Chronic Pain Management in General and Hospital Practice

慢性疼痛管理临床实践

原著 [日] Koki Shimoji

[美] Antoun Nader

[英] Wolfgang Hamann

主审 樊碧发 张达颖

主译 冯智英 李水清

中国科学技术出版社

·北 京·

图书在版编目（CIP）数据

慢性疼痛管理临床实践 /（日）下地恒毅 (Koki Shimoji)，（美）安托万・纳德 (Antoun Nader)，（英）沃尔夫冈・哈曼 (Wolfgang Hamann) 原著；冯智英，李水清主译．— 北京：中国科学技术出版社，2024.7

书名原文：Chronic Pain Management in General and Hospital Practice

ISBN 978-7-5236-0611-7

Ⅰ．①慢… Ⅱ．①下… ②安… ③沃… ④冯… ⑤李… Ⅲ．①疼痛－慢性病－诊疗 Ⅳ．① R441.1

中国国家版本馆 CIP 数据核字 (2024) 第 070834 号

著作权合同登记号：01-2023-4141

First published in English under the title

Chronic Pain Management in General and Hospital Practice

edited by Koki Shimoji, Antoun Nader, Wolfgang Hamann

策划编辑 延 锦 孙 超
责任编辑 延 锦
文字编辑 魏旭辉
装帧设计 佳木水轩
责任印制 徐 飞

出　　版 中国科学技术出版社
发　　行 中国科学技术出版社有限公司
地　　址 北京市海淀区中关村南大街 16 号
邮　　编 100081
发行电话 010-62173865
传　　真 010-62179148
网　　址 http://www.cspbooks.com.cn

开　　本 889mm × 1194mm 1/16
字　　数 540 千字
印　　张 20
版　　次 2024 年 7 月第 1 版
印　　次 2024 年 7 月第 1 次印刷
印　　刷 北京盛通印刷股份有限公司
书　　号 ISBN 978-7-5236-0611-7/R・3220
定　　价 258.00 元

译者名单

主　审　樊碧发　中日友好医院疼痛科

　　　　张达颖　南昌大学第一附属医院疼痛科

主　译　冯智英　浙江大学医学院附属第一医院疼痛科

　　　　李水清　北京大学第三医院疼痛科

副主译　彭志友　浙江大学医学院附属第一医院疼痛科

　　　　李　赓　北京大学第三医院疼痛科

译校者　（以姓氏笔画为序）

马云龙　北京大学第三医院疼痛科

王丽薇　北京大学第三医院麻醉科

王珺楠　山东第一医科大学附属省立医院疼痛科

申　敬　重庆市东南医院疼痛康复科

江　仁　宁波市鄞州区第二医院麻醉科

江　昊　福建医科大学附属第一医院疼痛科

李　涵　浙江大学医学院附属第一医院疼痛科

杨　娟　浙江省肿瘤医院麻醉科

宋春雨　北京大学第三医院麻醉科

张译丹　山东第一医科大学附属省立医院疼痛科

张嘉铖　浙江萧山医院疼痛科

陈　磊　浙江大学医学院附属第一医院疼痛科

陈蓓迪　北京大学第三医院风湿免疫科

陈嘉芳　福建医科大学附属第一医院疼痛科

林　鹏　福建医科大学附属第一医院疼痛科

罗宇家　浙江大学医学院附属第一医院疼痛科

郭雪娇　浙江大学医学院附属第一医院疼痛科

郭楠楠　浙江大学医学院附属第一医院疼痛科

盖　祺　浙江大学医学院附属第一医院疼痛科

梁依睿　浙江大学医学院附属第一医院疼痛科

梁逸夫　浙江大学医学院附属第一医院疼痛科

傅砚斌　浙江大学医学院附属第一医院疼痛科

蔡如意　北京大学第三医院风湿免疫科

穆　荣　北京大学第三医院风湿免疫科

内容提要

本书引进自 Springer 出版社，是一部全面介绍慢性疼痛管理的实用著作。全书共两篇28章，从疼痛的机制出发，阐述了疼痛管理技术，如神经阻滞、药物治疗、无创治疗技术和电刺激技术等，同时详细描述了常见疾病疼痛的病因、临床表现、诊断和相关疼痛管理，如头痛、背痛、四肢痛、带状疱疹后疼痛及复杂区域疼痛综合征等，为临床医生指导患者自我评估和自我管理治疗提供了独到见解。本书层次清晰，图文并茂，内容翔实，可操作性强，是临床疼痛科及相关学科医生不可多得的案头参考书。

主审简介

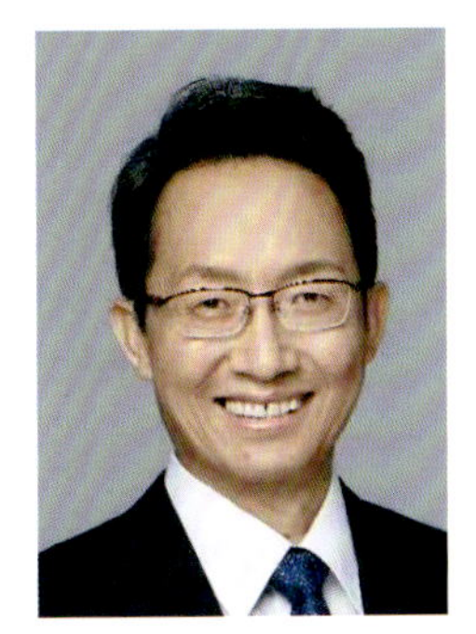

樊碧发

主任医师，教授，博士研究生导师，中日友好医院疼痛科主任，全国疼痛诊疗研究中心主任。国家疼痛专业医疗质量控制中心主任，神经调控国家工程研究中心副主任，享受国务院政府特殊津贴。中华医学会疼痛学分会前主任委员、候任主任委员，中国医师协会疼痛科医师分会会长，中国中西医结合学会疼痛专业委员会主任委员，北京市疼痛治疗质量控制和改进中心主任，美国纽约州立大学客座教授,《中国疼痛医学杂志》主编，《中华疼痛学杂志》总编辑。主要研究方向为神经调控技术与神经病理性疼痛、癌性疼痛的临床研究；慢性疼痛的微创介入治疗等。主（参）编专业著作 9 部，先后发表论文 100 余篇。

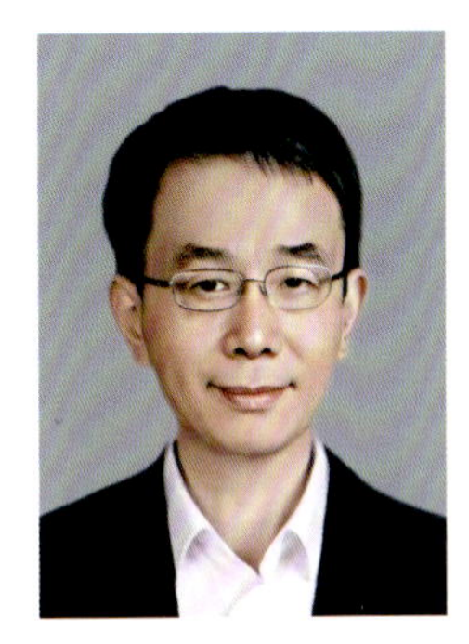

张达颖

主任医师，博士研究生导师，南昌大学第一附属医院疼痛科主任。中华医学会疼痛学分会主任委员，中国医师协会疼痛科医师分会副会长，中国医师协会疼痛科医师分会脊柱疼痛专业委员会副主任委员，中国医师协会疼痛科医师分会脊柱疼痛微创工作组组长，江西省医学会第十五届理事会常务理事，江西省疼痛专业质量控制中心主任,《中国疼痛医学杂志》副主编,《中华疼痛学杂志》副总编。国内知名疼痛医学专家、首届“国之名医・卓越建树”称号、江西省卫生系统学术技术带头人。

主译简介

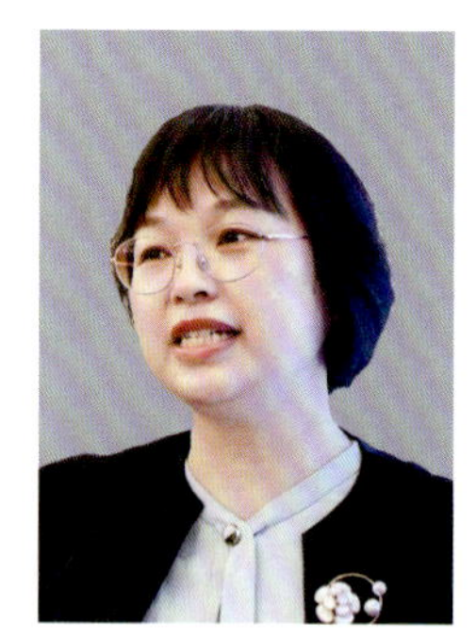

冯智英

主任医师，博士研究生导师，浙江大学医学院附属第一医院疼痛科主任。中华医学会疼痛学分会委员，中国医师协会疼痛学分会常务委员，中国女医师协会疼痛分会副主任委员，浙江省医学会疼痛学分会主任委员。荣获首批（2017年）“国之名医·青年新锐”称号。从事疼痛临床科研教学20余年，始终秉承“以患者为中心”宗旨，积极开展新技术，不断学习，精益求精，尤其是应用冲击波技术、超声引导疼痛诊治、鞘内输注系统植入术、神经射频术、脊髓电刺激植入术等技术处理难治性疼痛，好评如潮。主持国家自然科学基金、浙江省科技厅“尖兵”“领雁”研发攻关计划等课题15项，获批专利6项，参与行业标准的制订、专家共识和指南撰写19种。主编或副主编《解密：膝关节痛》《带状疱疹神经痛》《鞘内连续输注系统植入术》《经皮神经电刺激植入术》《脊柱源性疼痛》《慢性原发性疼痛诊疗技术》等多部专著，发表论文100余篇。

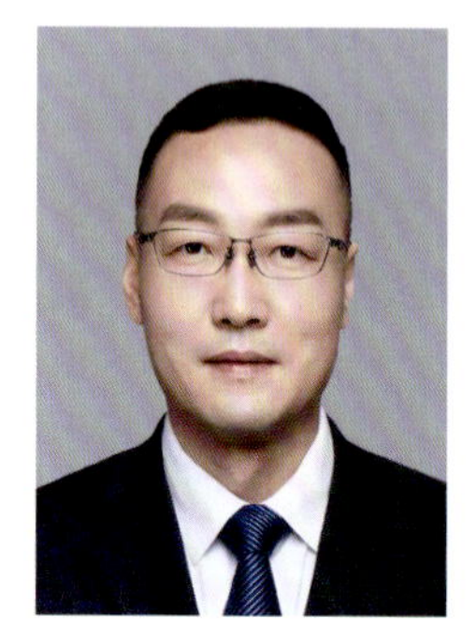

李水清

主任医师，北京大学第三医院疼痛科主任。中华医学会疼痛学分会常务委员兼秘书长，中国医师协会疼痛科医师分会常务委员兼总干事，中国医药教育协会疼痛医学专业委员会主任委员，《中国疼痛医学杂志》《中国微创外科杂志》《中国临床药理学杂志》和 *Frontiers in Pain Research* 等学术期刊编委。从事疼痛专业诊疗工作20余年，长期钻研疼痛医学理论和技术，在疼痛诊疗方面具有丰富的实践经验，擅长脊柱源性疼痛疾病的微创介入诊疗、各种外周神经阻滞技术、癌痛和其他慢性疼痛性疾病的诊断与治疗。获批专利10余项，主译《少见疼痛综合征》《神经阻滞与疼痛介入治疗技术》等多部专著，在国内外疼痛医学相关期刊发表学术论文40余篇。

译者前言

疼痛是一种主观的、不舒适的感受，绝大多数人都曾历经疼痛。尽管急性疼痛是一种躯体警示机制，但如果疼痛长期存在，持续时间超过 3 个月就会形成慢性疼痛，此时疼痛就会发展成为一种疾病。慢性疼痛常伴随失眠、焦虑、抑郁，这将极大影响患者的生存质量、心理和社交功能，对患者和社会造成很大的负担。目前，我国罹患慢性疼痛的超过 1 亿人，而且这个数据还在快速增长，因此，慢性疼痛的治疗和管理是医学领域中的一项重要任务。

疼痛医学是一门研究疼痛的原因、机制、评估、治疗及预防的科学，属于跨学科的医学领域，涉及骨科、神经内科、神经外科、麻醉科、风湿免疫科、肿瘤科、康复医学科等多个相关专业，是典型的临床交叉学科。这要求疼痛专科医生具备全面的医学知识，以对各种病因引起的疼痛进行准确的诊断和治疗。同时，疼痛医学是一个不断发展和更新的领域，所以要求疼痛专科医生具备不断学习和更新知识的意识和能力，以便为患者提供最新的治疗方法和技术。

本书内容系统全面，包括疼痛的基础理论、临床实践、治疗方法和科研进展等。全书共两篇 28 章，上篇包含疼痛的历史、疼痛的解剖生理学、疼痛的病理生理学、镇痛药的药理作用、疼痛的评估、慢性疼痛的介入治疗等，下篇则详细阐述了各种慢性疼痛的具体诊断和治疗方法，包括背痛、带状疱疹后神经痛、复杂性区域疼痛综合征、糖尿病性神经痛、幻肢痛、三叉神经痛、头面部疼痛、纤维肌痛、泌尿生殖系统疼痛、胸痛、上腹部疼痛、中枢性疼痛、关节痛、血管性疼痛等。书中强调，慢性疼痛综合管理不仅是单纯治疗疼痛，还需要针对不同患者制订个体化治疗方案，包括针对疼痛心理和社交的干预管理，即帮助患者提高社交功能和自我效能感，减轻焦虑和抑郁等负面情绪，提高生存质量。

这是一部关于慢性疼痛管理的全面指南，著者结合自身多年的疼痛专业实践经验和丰富的学术研究，为我们呈现了一份独具医学价值的作品。书中既有非常前沿的疼痛学基础和理论进展，又有临床实用的诊断和治疗方法。本书深入浅出，脉络清晰，结构完整，内容新颖，是一部难得的理论与实际相结合的疼痛学经典著作。

本书语言精练，编排合理，重点突出，图文并茂，理论深入，具有很强的临床指导性。不仅可以作为工具书为各级别的医护工作者提供参考，帮助其更好地了解慢性疼痛的治疗方法，以便在不同场合下为患者提供最佳治疗服务，还可以作为疼痛专科医生的培训教材，为疼痛专科诊治提供理论依据。

感谢参与本书翻译的所有学者和医生们，相信该书中译本的出版，将为国内疼痛医疗实践及学术界提供一份重要的参考资料，从而推动国内疼痛学科的进一步发展。

本书涉及的知识面十分广泛，我们以谨慎仔细的态度对中译本进行了反复的审校和修改，力求保留原著的原汁原味的同时又能通俗易懂，如有不妥之处，还望读者朋友斧正并提出宝贵意见，以便我们进一步改进，在此深表谢意。

目　录

上篇　基础知识

下篇　疼痛管理技术

上篇　基础知识

Basic Considerations

第1章　疼痛的历史

History of Pain

W. Hamann　著

梁依睿　彭志友　译　　冯智英　校

本章将重点总结疼痛管理的历史演变，以期更好地了解其现状，促进其发展。

首先，我们总结了现阶段对疼痛传导通路的理解，继而回顾疼痛医学研究的各个历史阶段临床医生和研究人员所采用的实验手段和技术，以及宗教信仰和哲学对疼痛本质思考的影响。我们需要注意在疼痛传导通路上的任何阶段（包括从外周受体到大脑的相关连接）都有可能发生病理性改变。例如，中枢性疼痛会使人极度衰弱，尽管它没有任何外周起源，但其疼痛可能投射到身体的外周部位。

Rey[1]强调了区分疼痛感知及其带来的痛苦的重要性，这两方面都是疼痛科医生的治疗目标[1]。若痛苦没有得到缓解，就不是有效的疼痛管理。因此，目前一致认同疼痛管理必须是全方位且身心兼顾的。

历史上，疼痛医学主要在于处理急性疼痛，究其原因可能是当时人们的预期寿命比较短，尚未罹患退行性疾病。在希腊–罗马诸神中，其关注点大多与缓解急性疼痛有关，而几乎没有与慢性疼痛相关的神。在天主教的圣人中，只有Milian、Saint Marcus和James the Great的职权范围是风湿病。相比之下，患有急性疼痛的圣徒有更多可以求助的圣人。

虽然，人类文明中每一位医学专家对疼痛的重要性和处理方法都有独特的见解，但他们的治疗方法都离不开草药，并且相同的植物其适应证类似。

本章将着重介绍医学史上发生的重要事件和疼痛及其管理的最新科学方法。

鸦片的最早书面记录可以追溯到3000年前苏美尔人的泥板书（泥板书是指古代西亚地区一种文字记录，因书写在黏土板上，故而得名）[2]。目前尚不清楚这份资料中提到的鸦片是否用于控制疼痛或是作为一种麻醉药。Thompson报道了亚述人的泥板书中建议将含有曼德拉草的软膏配合咒语来控制牙痛[2]。

与此同时，埃及、中国、印度次大陆的医学各自发展。在印度是以阿育吠陀医学形式发展，后来进一步向西，在希腊–罗马–阿拉伯发展。而起源于上古文明的疼痛管理理念和方法仍以主流或者非主流的方式存在。

埃及的疼痛治疗常与咒语相结合[3]。《埃伯斯纸草书》（*Ebers Papyrus*）记载了通过服用发酵后的鸦片饮料、柳树、罂粟、浆果和种子，同时诵读咒语的方法来减轻疼痛[3]。

在印度（阿育吠陀）和中国（道家）医学中，一个人的健康取决于天地人三者平衡。

中医历史上权威的参考资料是公元前2697年的《黄帝内经》，其中记载了当时的中医知识。

随着时间推移，书中又增添了其他内容。对现有的文书风格分析表明，此书大约著于公元前 1000 年,《黄帝内经》是中国关于预防医学的哲学纲要，它不是现代意义上的医学教科书，书中引用古圣先贤 [4] 的“不治已病，治未病”。道，即为“方法”，道家认为，在人体中表现为阴阳两种对立的概念，人体需要保持阴阳平衡来达到健康和长寿，诊断和治疗是基于五脏、五行和季节的结构体系，当人的精神受到伤害时，剧烈的疼痛也随之发生 [4]。

针灸是一种可以调节包括阴阳在内的生命力流动的技术。令人惊讶的是，外科技术在《黄帝内经》中的地位并不高，对于这一点，Veith[4] 给出了 2 个原因：其一，中国高度推崇内科而阻碍了外科发展；其二，儒家认为“身体发肤，受之父母，不敢毁伤，孝之始也”。因此，手术被认为是一种不恰当的治疗方式。然而，扁鹊和华佗两位外科医生在公元 190 年前后取得了突出成绩 [4]，除了高超的手术技巧，他们的成功还与进行了有效麻醉有关。不幸的是，华佗的所有医学记录都被烧毁了，至今已没有任何关于他和扁鹊用于控制疼痛的方法记录。

构成印度阿育吠陀医学实践基础的四卷梵文吠陀经［即梨俱吠陀（Rigveda）、夜柔吠陀（Yajurveda）、娑摩吠陀（Samaveda）、阿闼婆吠陀（Atharvaveda）］可以追溯到公元前 4500—公元前 1600 年 [5]。

埃及的医学纲要《埃伯斯纸草书》(*Ebers Papyrus*)[6] 大约写于公元前 1500 年，其中参考收集了公元前 3500 年的数据。

历史上的医学治疗方法和疼痛管理是各种形式的整体性治疗，超越了仅针对局部躯体的治疗方法。常对假定病理进行治疗，并辅以心理或精神治疗。柏拉图 [7] 简明扼要地表达其观点，即医生在治疗疾病时，将灵魂与躯体分开，是我们这个时代最大的错误。

在古代，医学发展取得了重大成就。希波克拉底文集 [1] 主要写于公元前 430—公元前 380 年，是当时医学知识和思想的集大成者，其借鉴了 Cosian 学派和 Cnidian 学派的理念。它虽然认同体液学说这一概念（人体由黑胆汁、黄胆汁、黏液和血液这四种体液组成），但同时引入了合理化的概念。希波克拉底进一步提出将医学理论与哲学分开。当时，医学理论是部分基于自然界的起源和组成的哲学，认为疼痛本身对人而言是无用的，但仍需要被控制。在其 *Epidermis* 第 5 章中，推荐利用另一种疼痛缓解原有疼痛，直至 1979 年 Le Bar 描述的弥漫性伤害抑制性控制（diffuse noxious inhibitory control，DNIC）[8] 阐明了其机制。对于妇科疼痛，建议使用曼陀罗、一种茄属植物和罂粟来控制。

位于亚历山大城的一所大型图书馆在公元前 3 世纪曾是医学研究的中心。Eristrasus[1] 曾利用罪犯进行活体解剖并描述了运动和感觉神经，不过后来被当局禁止了。

罗马医学建立在希腊医学知识和经验的基础上。Celsus[9] 可能并不是一名医生，他于公元 30 年撰写的 *De Re Medicinae* 一书中指出，疼痛主要用于判断预后，而季节因素、生命不同阶段、个人气质和性别是影响疼痛表现的重要因素。疼痛本身没有任何积极的价值。在医学方法论方面，他区分了试图理解疾病病理生理学的诊断学家、依靠临床经验的经验主义者和依靠不同特定疾病之间存在明显共同特征的方法主义者。

公元 2 世纪，古罗马最杰出的医生 Galen 是一名真正的名医 [1]，Marcus Aurelius、Commodus 和 Septimius Severus 等君主都是他的患者，他大约出版了 500 种图书，他认为疼痛不仅是一种需要治疗的症状，而且有助于理解疾病的病理生理学和预后。解剖学是了解疾病潜在机制的一个重要工具，正如光线太亮会损害视力，声音太大则会损害听力，过度机械刺激会导致疼痛。Galen 提出的病理生理学模式，即健康取决于黑胆汁、黄胆汁、黏液和血液之间的平衡，直到 19 世纪才最终被放弃。

直到 19 世纪中叶，Galen 的著作、希波克拉底语录和 Dioscorides 的《药物学》(*De Materia Medica*)[10] 仍然是医生的必读书目。《药物学》是一部高标准的植物汇编，详细地描述了 800 多种植物的疗效和不良反应，同时提到罂粟、田野罂粟、莴笋、颠茄、东莨菪碱和黑龙葵可用于控制疼痛。草药作为镇痛药物发展的一部分，在临床经验积累的基础上进一步发展，Dioscorides 的《药物学》[10] 详细记载柳树皮可作为一种镇痛药使用，由此我们推算第一个已知的非甾体抗炎药在很久以前就被用于镇痛了。

欧洲中世纪时期，人们对于医学的理解与宗教思想紧密交织在一起。疼痛是上帝对原罪或其他罪行的惩罚，这一概念往往意味着人类必须忍受疼痛。因此，在这一时期，疼痛管理无任何进展。在当时描绘圣人受刑的艺术品中，没有任何痛苦的迹象，充分证明控制疼痛来自于强大的信仰力量。

许多希腊手稿只有阿拉伯文译本幸存了下来。随着欧洲启蒙运动时代的到来，现代科学方法逐渐确立，并一直推动此后的发展。

基于解剖学知识，Descartes[11] 提出了一个疼痛感知的二元论体系，将疼痛的感知与情感成分分离。这显然偏离了如今流行的疼痛管理的整体方法论，但此模型激发了进一步的科学研究，也导致人们采取机械化的方法感知和控制疼痛。随着近年来不断强调认知行为和正念心理治疗在疼痛管理中的重要性，这种机械化方法才被放弃。早期的现代疼痛管理中心常常自称为疼痛缓解诊所。然而，后来发现慢性疼痛总是难以缓解，又重新更名为疼痛管理诊所或中心。

总之，在过去的几个世纪和几千年里，对疼痛潜在机制的普遍理解、文化和宗教的影响，限制了疼痛管理理念的形成。

公元 500—1500 年的中世纪，欧洲与阿拉伯和波斯关于疼痛的意义和控制的概念产生了分歧。阿拉伯和波斯通过翻译希腊和罗马专家的知识和著作成为高级教育中心。

在欧洲，以学术为主的医学方法很大程度阻碍了疼痛生理学的进一步发展。此外，宗教对疼痛的“鉴赏”对当代意义有着深刻的影响。无论是上帝的神圣惩罚或通过痛苦来获得救赎，基督都认为接受疼痛是值得的。疼痛使受难者更接近于基督所经历的苦难，故而被神圣化[1]。对于非信徒来说，则难以认同这一观念。宗教对于疼痛的理解间接地放大了学术方法对疼痛管理发展的抑制。

文艺复兴和启蒙时代给医学和生物学带来了更科学的方法。

1586 年，Fernel 将 Galen 的过度刺激概念应用于对疼痛的理解（引自 Rey）[1]。他把组织损伤作为疼痛感觉的共性。然而，疼痛的感知只是由损伤诱发的。

17 世纪中叶，Descartes 提出了二元论的感觉系统[12]。他认为手臂截肢后的幻肢痛是一种真实的现象，而不是精神失常。他的神经传导模型如同一个机械滑轮，在通往大脑过程中的任何一个位置可能被拖曳。他认为灵魂用于表达信息，而灵魂存在于松果体内。

18—19 世纪，有观点认为疼痛的感知取决于一个人的文明程度、文化水平和智力的综合因素，但这一观点并未被普遍接受。在 19 世纪，麻醉和镇痛取得了重大进展。与此同时，关于疼痛传导通路的假说、理论、事实的观察也越来越详细。Perl 为 19 世纪和 20 世纪的发展总结了一条全面的时间线[14]。

Brown-Sequard 对患者脊柱横断面病变的研究结果表明，人体脊髓对侧前外侧束对痛觉信息的传递至关重要[15]。Edinger 在 1890 年发现了脊髓丘脑束[16]。

19 世纪初，Johannes Mueller 进一步提出每种感官都有其特定外周受体[17]。在此之前，Avicenna 也提出了这一概念。Muellers 的特定神经能量学说指出，每种感官都有特定的受体。然而，他将它们的敏感性归因于传入神经纤维中独特的基于活力论的能量质量。他得出这个结论是因为由电刺激引发的非生理性兴奋可以引起特定的感官体验（如眼球上的过度压力）。Adrian 发现动作电位是神经传导的统一模式，推翻了初级传入纤维中神经能量对应特定感觉的假说。

von Frey 在对皮肤进行精细鉴别感官测试的基础上，结合组织学研究，提出了感官的特异性假说[18]。该理论的验证最终取决于电生理初级传入和突触后单个单元记录。最初只有少数的伤害感受器初级传入纤维被识别：Zottermann 发现了 Aδ 纤维[19]，Iggo 发现了 C 纤维[20]。

19—20 世纪，人们就疼痛是一种特有的还是非特有的感觉提出了几种假设。疼痛若是一种非特有的感觉，其独特性质就不是基于外周的特殊受体，而是完全由中枢神经处理获得。

自从人们可以记录脊髓中的单个突触后细胞以来，争论变得更为激烈。最初，只能观测到广动力域的单元，接受来自广泛的痛觉和非痛觉初级传入的兴奋性输入。神经系统是如何能将这些信息分开尚不清楚。Melzack 和 Wall 根据电生理证据于 1965 年提出了“疼痛闸门控制学说”，即初级传入 C 纤维的放电使得感知疼痛的闸门打开，并受到下行和分段调制的控制[21]。

此后，电生理记录技术得到了改进，发现很大部分初级传入 C 纤维与痛觉无关，然而，事实上很多是有关的[22]。在突触后，有些神经元只对有害刺激产生反应[23]。

1897 年，Sherrington 将“突触”引入神经生理学，认为信息是从周围神经到大脑调控整合，相较于 Descartes 的“滑轮”机制有相当大的进步，并且比 Mueller 赞同的“生机论”（“生机论”认为生命由躯体和灵魂两部分组成的）更为具体[24]。在现代医学中，通过经皮神经刺激器、针灸、脊髓刺激器和外周神经刺激器等可以人为地激活某些神经节段，抑制下行调控系统从而产生镇痛作用。1979 年，Mersky 提出的疼痛定义被国际疼痛研究协会所采用，即疼痛是与实际或潜在的组织损伤相关，或者用这种损伤来描述的一种不舒适的感觉和情感体验[25]。这一定义明确区分了感知到的感官事件及其情感影响。

直到 19 世纪的某个时候，西方临床医生仍根据希波克拉底哲学区分性格类型，即分为 4 种体液特征，包括黏液质、胆汁质、忧郁质和多血质。疼痛体验取决于一个人的性格类型。

自 19 世纪以来，正如 Mersky 疼痛定义所述，除感觉神经生理学以外，疼痛行为学观察和临床观察也成为疼痛医学的有影响力的研究手段。Leriche 在第一次世界大战期间和 Beecher 在第二次世界大战期间均观察到士兵遭受巨大伤害但没有任何疼痛的情况[26]。Bourke 也对临床和行为的假设和理论进行了深入报道[13]。

有观点认为，疼痛感觉取决于种族、个人特性或按阶级或职业分组的性格特征[13]。颅相学，即分析人的心理与头颅形状之间关系的理论学说，认为观察一个人的头颅形状就可以断定他的心理品质和道德面貌。例如，额突被认为是代表贪婪的“8”符号，小偷多数是额突。

虽然这些证据大多是传闻或带有偏见的，但它指出了中枢神经处理疼痛的个人认知差异。换句话说，疼痛通路上的信息传递一定存在调控。

在 20 世纪下半叶，疼痛管理中的心理学技术愈发重要。在第一波浪潮中，基于巴甫洛夫反射概念的操作性条件反射被尝试用于各种疾病。在第二波浪潮中，认知行为疗法（cognitive behavior therapy，CBT）被引入许多疼痛管理机构，住院部或者门诊均可进行，CBT 涵盖了对患者疼痛状况的现有医学理解，通过减少药物治疗和加强健身训练，以改善患者生存质量。最近，第三波浪潮的 Kabat-Zinn 正念心理疗法被广为接受，其本质是一种没有佛教教义的冥想形式[27]。

参考文献

[1] Rey R. History of pain. Paris: Editions La Decouverte; 1993. p. 11. ISBN 2-7071-2256-4, Ibid pp. 26-32, Ibid pp. 32-35, Ibid pp. 60-66, Ibid p. 72, ref 27.
[2] Thompson. Proc. Roy. Soc. Med. Sect. Hist. Med. 1926; 19: 69-78. Quoted from Sigchrist HE. Primitive and archaic medicine. Oxford Univ. Press; 1967.
[3] Ebers G. The Papyrus Ebers: translated from the German version by Cyril P. Brian. London: Geoffrey Bles; 1930. p. 24-30.
[4] Veith I. The Yellow Emperor's classic of internal medicine. Berkeley: University of California Press; 1970. p. 2-3. ISBN 0-520-01296-8, p.53, Ibid p 117, Ibid p 3, Ibid.
[5] Mishra LC. Scientific basis for Ayurvedic therapies. Boca Raton: CRC Press; 2004. 0-8493-1366-X. Introduction.
[6] The Ebers Papyrus (trans: Ryan CP). Letchworth: The Garden City Press LTD; 1930. Royal Soc Med.
[7] Stempsey WE. Plato and holistic medicine. Med Health Care Philos. 2001;4(2):201-9.
[8] Le Bars D, Dickenson AH, Besson JM. Diffuse noxious inhibitory controls (DNIC). I. Effects on dorsal horn convergent neurones in the rat. Pain. 1979;6:283-304.
[9] Celsus De Re Medicinae AD. 30 (quoted from Douglas Guthrie. Edinburgh: Thomas Nelson and Sons LTD; 1958. p. 72-75). Ibid pp. 74-82.
[10] De Materia Medica D. Being an herbal with many other medicinal materials (trans: Osbaldeston TA). Johannesburg: Ibidis Press; 2000.
[11] Descartes R. Dioptrique, Discourse Quatrieme. In: Oevres et lettres. Paris, Gallimard; 1637. [La Pleiade (1953) p. 203].
[12] Descartes R. Principia Philosophica. Amsterdam: Lois Elzevir; 1644.
[13] Bourke J. The story of pain. Oxford: Oxford University Press; 2014. p. 195. ISBN978-0-19-96843-9. Ibid pp. 193-268, Ibid p. 224, Ibid. p. 209.
[14] Perl E. Ideas about pain, a historical view. Nat Rev Neurosci. 2007;8:71-80.
[15] Brown-Sequard CE. Course of lectures on the physiology and pathology of the central nervous system. Philadelphia: Collins; 1860.
[16] Edinger L. Zwolf Vorlesungen uber den Bau der Nervosen Centralorgane Fur Arzte and Studierende. Leipzig: F.C.W. Vogel; 1892. p. 150-3.
[17] Müller J. Handbuch der Physiologie des Menschen fur Vorlesungen, vol. 2. Coblenz: Verlag von J. Holscher; 1837-1840.
[18] von Frey M. Beitrage zur Sinnesphysiologie der Haut. Dritte Mitteilung, Konigl Sachs Ges Wiss Math Phys, Classe 48; 1895. p. 166-184.
[19] Zottermann Y. Touch Pain and Tickling and electrophysiological investigation on cutaneous sensory nerves. J Physiol. 1939; 95:1-28.
[20] Iggo A. Cutaneous heat and cold receptors with slowly conducting © afferent fibres. Quart J Exp Physiol. 1959; 44:362-70.
[21] Melzack R, Wall PD. Pain mechanisms a new theory. Science. 1965;150:971-9.
[22] Walker SC, Trotter PD, Swaney WT, Marshall A, Mcglone FP. C-tactile afferents: cutaneous mediators of oxytocin release during affiliative tactile interactions? Neuropeptides. 2017;64:27-38.
[23] Christensen BN, Perl ER. Spinal neurons specifically excited noxious or thermal stimuli: marginal zone of the dorsal horn. J Neurophysiol. 1970;33:293-307.
[24] Sherrington CS. The integrative action of the nervous system. New York: Charles Scribner's Sons; 1906.
[25] Mersky H, Bogduk N. Classification of chronic pain. Seattle: IASP Press; 1994.
[26] Beecher HK. Pain in man wounded in battle. Ann Surg. 1946;123(1):96-105.
[27] Kabat-Zinn J. Mindfulness with Jon Kabat-Zinn. 2007. YouTube. https://www.youtube.com/watch?v=3nwwKbM_vJc.

第2章 疼痛的理论基础

Theories of Pain

Koki Shimoji Yoshiyuki Yokota 著
傅砚斌 译 彭志友 冯智英 校

一、特异性理论

疼痛的特异性理论认为，包括触觉或疼痛在内的每一种感觉形式都分别编码在不同的神经通路中。例如，触觉和疼痛刺激是由专门的感觉器官接收，之后沿着不同的神经通路传导，并最终分别投射到大脑的触觉和疼痛中枢。因此，原则上认为每一种感觉形态都有其特定的感受器和相应的传导纤维，且只对某一特定的刺激敏感[1]。

著名的希腊医生 Aelius Galen 业已证明，脊髓切断会导致感觉异常（包括疼痛）和运动障碍[2, 3]。此观点再次得到17世纪中叶被比利时解剖学家 Vesalius 证实。

早在1662年，Descartes 成为了首位描述人类疼痛通路假说的哲学家（图2-1）。他把疼痛描述为存在于大脑中的感知，并且认为神经元间的感觉传导和疼痛的感知之间有明显区别。Descartes 认为神经是中空的小管，负责感觉和运动。当人的足接近火苗时，火的热量会激活神经小管中的一根神经纤维，并沿着纤维向上传递到腿部、脊髓，最后到达大脑中枢。Descartes 假设了众所周知的管状结构，是一种沿着脊髓和脑室排列的小孔。当小孔因感官刺激而打开时，“动物本能”流经小管并引发运动反应。如转头看向火焰并识别火焰、举手并远离火焰，以保护自己不被烧伤（图2-1）。

疼痛通路的现代概念是 Bell 和 Shaw 在1868年提出的[4]。他们推测，大脑不是 Descartes 提出的共同感应器，而是17世纪 Willis 提出的异质性结构[5, 6]。神经系统是由发挥专门功能的异质神经元构成的，不同的感觉神经元连接不同类型的运动神经元，“重要神经元”通过连接心灵而不是大脑来发挥作用。

因此，疼痛特异性理论的基本思想即存在一条疼痛的特定通路（图2-2）。

Bernard 和 Magendie 在1856年[7]印证了 Bell 的发现，并描述了运动神经和感觉神经在脊髓中有独立的传导通路（引自 Stahnisch）[8]。

Pacinian corpuscles[9]、Meissner's corpuscles[10]、Merkel's discs[11] 和 Ruffini's end-organs[12] 等学者发现了皮肤触觉感受器，进一步证明每个特定的感觉是由特定的神经纤维编码的（引自 Ochs）[2, 3]。然而，目前还没有发现痛觉专属的终末器官。

另外，有观点认为疼痛与其他感觉的不同之处在于它会使人产生不愉快的情绪[13, 14]。

Charles-Edouard Brown-Sequard 观察到感觉纤维在脊髓中存在交叉，这进一步证实了特异性理论[14–16]。此外，Schiff 和 Woroschiroff 通过观察脊髓不同层次切片确定了两种通路的存在，脊髓前外侧束传导痛觉和温度觉，后束传导触觉[5]。

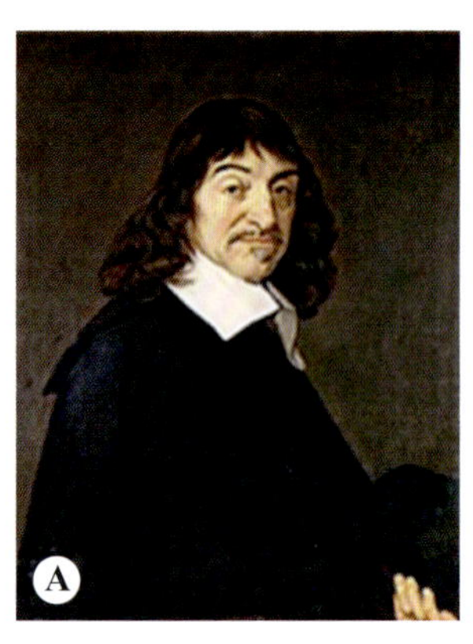

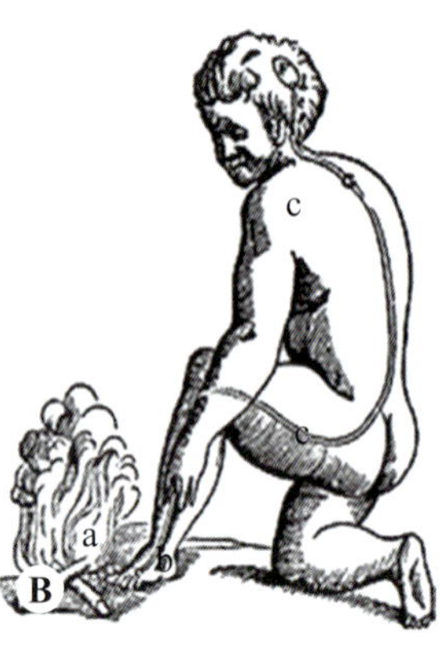

▲ 图 2-1 **A. Descartes 的画像；B. Descartes 疼痛通路：热刺激（a）激活皮肤点（b），通过细线（cc）连接到大脑的阀门，该活动打开阀门，使动物的精神从一个腔流入肌肉，使他们从刺激中收缩，将头部和眼睛转向受影响的身体部位，并保护性地移动手和身体**

经许可转载，引自 Descartes et al. (1664), out of copyright; translated by M. Moayedi

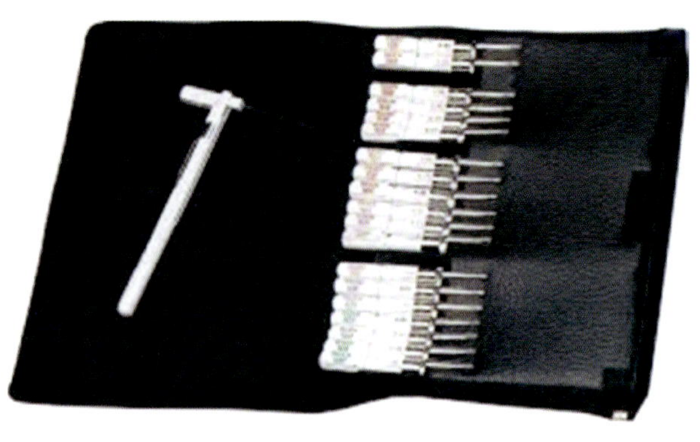

▲ 图 2-2 **von Frey 细丝组套，是一种触觉测量器，用于人体和动物的诊断、研究和筛查**

Maximilian von Frey 于 1896 年发明了 von Frey 纤毛。这些纤毛由长度相同直径不同的尼龙毛制成，其压力通常为 0.008～300g。其测定疼痛阈值的原理是弹性细丝在特定的压力下弯曲，若此时表现疼痛，对应此压力诱发疼痛的压力值被测定对象的疼痛机械阈值。弹性弯曲的力度取决于材料的长度、直径和材料模量（介质在弹性变形范围内，正应力和对应的正应变的比值）。一旦弯曲，细丝所施加的力是相当恒定的，与其弯曲程度无关

1894 年，Goldscheider 发现了引起特定感觉如温、冷、压力或者疼痛的感觉点，并证实了特异性理论[5, 16, 17]。

Maximilian von Frey 通过利用著名的 von Frey 细丝测量由 Blix 和 Goldscheider 确定的每个皮肤点引起感觉所需的压力，从而进一步推进了特异性理论[18]（图 2-2）。von Frey 发现，压力点的分布与 Meissner 小体的分布有关，而痛点则与皮肤中游离神经末梢的分布有关（图 2-3）。

Sherrington[19] 同样支持 von Frey 提出的特异性理论，他发现，动物行为学也表现出 von Frey 所证实的 4 个特定神经元所产生的时间和空间模式[19]。Burgess 和 Perl 发现了仅对有害机械刺激做出反应的主要传入纤维[20]，并进一步发现了伤害性无髓鞘传入纤维、多模态伤害感受器和高阈值机械感受器[21]。

最近 Hu 等报道手术后慢性疼痛与肝细胞生长因子有关[22]。这个报道可能在基因编码方面部分支持了特异性理论。

二、强度理论

疼痛的强度理论提出触觉或痛觉并没有独特的通路。该理论定义疼痛不是一种独特的感觉体验，而是刺激过于强烈时产生的一种情绪。

Erasmus Darwin 支持 Plato 在 *Timaeus* 中提出的观点，即疼痛不是一种独特的感觉方式，而是一种由强于正常的刺激（如强光、压力或温度）产生的一种情绪状态[23]。1874 年，德国神经学家 Wilhelm Erb 也认为，只要刺激足够强烈，疼痛可以由任何感觉刺激产生，此假说被称为强度理论[6, 23]。

Naunyn 在 1889 年发现，包括电刺激在内的重复的无害刺激对梅毒患者造成了难以忍受的疼痛，并总结出在这些病理条件下疼痛会表现出某种形式的总和[24]。

1943 年，William Kenneth Livingston 提出了一个总和理论，该研究认为损伤的神经或组织发出的高强度信号到达脊髓后，会在中间神经元池中建立一个回荡的、自我兴奋的活动环路，一旦刺激信号强度超过活动阈值，这些中间神经元就会激活“传递”细胞，将信号传递给大脑。回荡的中间神经元活动也会传播到脊髓细胞，从而激活交感神经系统和躯体运动系统反应。而这些疼

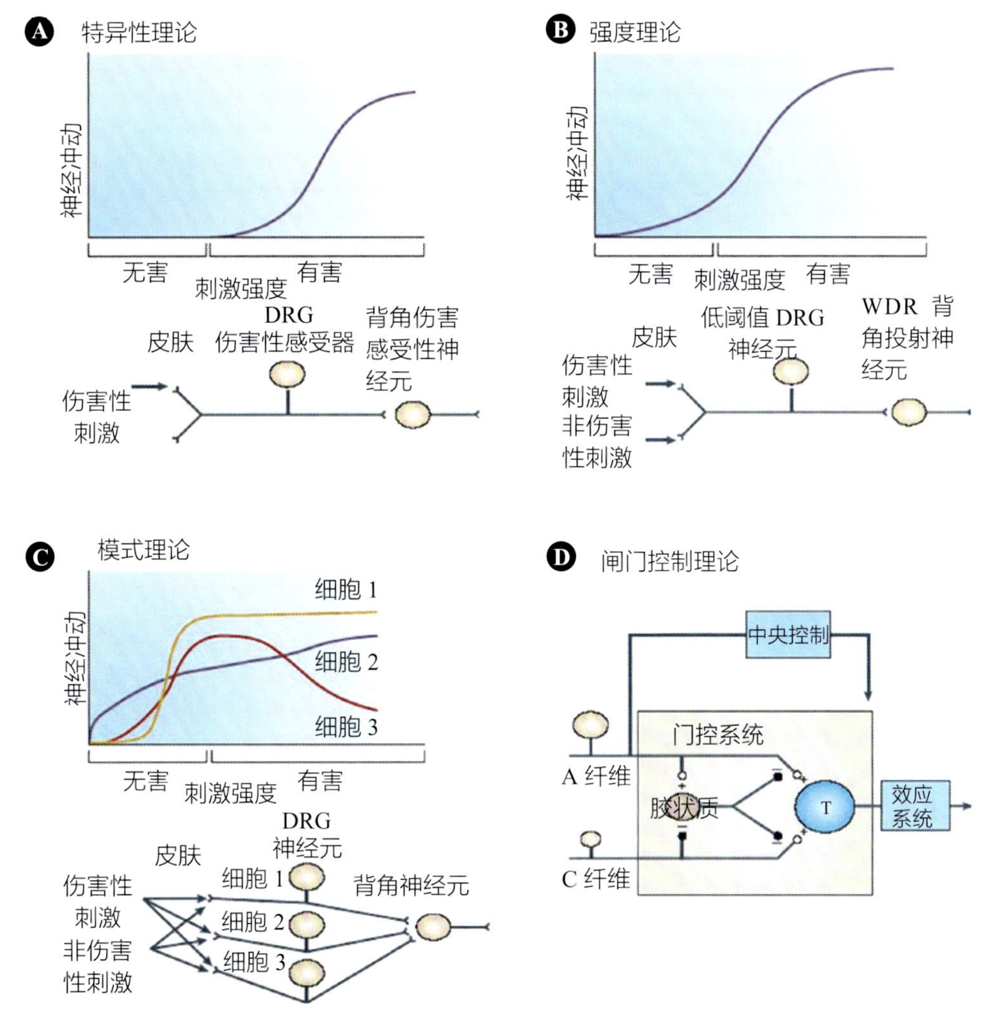

▲ 图 2-3 疼痛理论的示意

A. 基于疼痛的特异性理论；每一种感觉（触觉和疼痛）都在不同的路径中编码。触觉和疼痛刺激是由专门的感觉器官编码的，其冲动沿着不同的传导通路传递，分别投射到大脑中的触觉和疼痛中枢。B. 基于疼痛强度理论，低阈值和高阈值的刺激途径相同，而神经元的冲动数量决定了刺激的强度，初级传入神经元突触到脊髓背角的广动力域（WDR）次级神经元上，低水平的活动编码无害刺激，高水平的活动编码有害刺激。C. 疼痛模式理论认为，躯体感觉器官对刺激强度的动态范围做出反应。不同的感觉器官对刺激有不同程度的反应。群体编码或不同神经元的活动模式对刺激的方式和位置进行编码。D. 疼痛的闸门控制理论提出，粗神经（A 纤维）和细神经（C 纤维）都在脊髓胶状质和传递（T）细胞形成不同的突触和传递（T）细胞上形成突触，SG 细胞对 T 细胞的初级传入纤维抑制作用因 A 纤维的活动而增加，因 C 纤维的活动而减少另外粗纤维传导之初，疼痛信号在进入闸门前先经背索向高位中枢投射（快痛），中枢的调控机制在通过下行的控制系统作用于脊髓的闸门系统，也形成关闭效应，细纤维的传导使闸门开放，则形成慢性钝痛并持续增强。DRG. 背根神经节；+. 兴奋；–. 抑制（经许可转载，引自 Dr. Perl ER: Ideas about pain, a historical view, Nature Reviews Neuroscience, 2007）

痛引起的反应，以及恐惧和其他情绪，都进入并延续了中间神经元的回荡活动[6]。

因此，其他神经元的冲动数量决定了刺激的强度。初级传入神经元突触传到脊髓背角的广动力域（wide-dynamic range，WDR）次级神经元上。

低阈值或低强度的传入冲动编码无害刺激，而高水平的传入冲动和编码有害或疼痛的刺激（图 2-3B）[6]。

三、模式理论

疼痛模式理论认为，感觉器官能对广泛和动态范围的刺激做出反应。不同的感觉器官对刺激的反应程度不同。不同神经元的活动模式编码了刺激的方式和位置（图 2–3C）。

模式理论认为，痛觉感受器是与其他感觉（如触觉）共享的，而疼痛的感知并不是由单一系统完成。这一理论认为，外周感觉感受器对触摸、温度和其他非损伤性及损伤性刺激做出反应，产生非疼痛或疼痛的体验，这是通过神经系统发送信号的模式和时间的差异造成的[6]。

因此，根据这一理论，当特定的神经活动模式发生时（如适当的活动在大脑中达到高水平），人们会感到疼痛。这些模式只在强烈刺激下才会出现。因为在同一感觉模式中，强烈和温和的刺激会产生不同的神经活动模式，被猛烈地击打会感到疼痛，但被爱抚不会。这表明所有的皮肤感受都是由神经冲动的空间和时间模式产生的，而不是由单独、特定模式的传输途径产生的。

Livingstone 的中枢积聚理论[25]、疼痛第四理论[26]、感觉交互理论[27]都可能与模式理论相关[6]。

中枢积聚理论提出，神经和组织损伤导致的强烈刺激激活了脊髓中间神经元池的投射纤维，形成了具有自我激活神经元的异常反射回路。长时间的异常活动作用于脊髓中的细胞，继而信息被投射到大脑感知疼痛。

疼痛第四理论认为疼痛由两部分组成，即对疼痛的感知和对疼痛的反应。这种反应被描述为一个复杂的生理心理过程，涉及认知、过去的经验、文化和影响疼痛感知的各种心理因素。

感觉交互理论描述了 2 个涉及疼痛传递的系统，即快系统和慢系统。后者被认为是传导躯体和内脏传入，而前者被认为是抑制小纤维的传递[5, 6, 28]。

四、闸门控制理论

Melzack 和 Wall 在 1965 年提出了一个新的理论，即疼痛闸门控制理论，它在一定程度上同时支持疼痛的特异性理论和模式理论[29]。

疼痛闸门控制理论提出，粗的 A 纤维和细的 C 纤维在脊髓背角胶状质（substance gelatinosa cells，SG）细胞和传递细胞（T 细胞）上形成突触。他们的模型提出，刺激皮肤的初级传入信号被传送到脊髓的 3 个区域：①胶状质；②脊髓背角；③被称为传递细胞（T 细胞）的一组细胞（图 2–3D）。他们提出，脊髓中的“门”位于 SG 细胞，它可以调节感觉信息从初级传入神经元到脊髓中的 T 细胞的感觉传输。这种门控机制是由粗纤维和细纤维的活动控制的。粗纤维活动抑制（或关闭）“门”，而细纤维活动促进（或打开）“门”。来自脊髓上部结构的下行纤维的活动也可以调节这个“门”。SG 细胞对突触到 T 细胞的初级传入纤维末梢（包括 A 纤维和 C 纤维）的抑制因 A 纤维的活动而增强，因 C 纤维的活动而减弱。SG 细胞或其他中间神经元对初级传入终端的抑制活动可以记录为动物[30]甚至人类[31]的脊髓背侧的初级传入末梢去极化（primary afferent depolarization，PAD）。T 细胞投射到包括大脑在内的中枢神经系统（central nervous system，CNS），来自 A 纤维的冲动也激活了 CNS，中枢的调控机制在通过下行的控制系统作用于脊髓的闸门系统，也形成关闭效应。因此，门控理论实际上可能有助于解释疼痛的特异性理论和模式理论之间的差异（图 2–3D）。

五、对慢性疼痛的思考

尽管特异性理论恰当地描述了只对阈上刺激做出反应的感受器，但大脑中还没有对非痛觉和痛觉刺激都做出反应的神经元，如 WDR 神经元。虽然 WDR 神经元已被文献充分记载，但它们在痛觉中的具体功能仍有待确定。

因此，尚未有理论能够充分解释疼痛系统的复杂性。换句话说，上述理论侧重于浅表疼痛，未涉及深层组织、内脏或肌肉的疼痛。此外，上述模型侧重于急性疼痛，尚不能解释持续性疼痛或慢性疼痛的机制。尽管持续性疼痛和慢性疼痛的机制尚不完全清楚，但现在已经明确即使在健康受试者[32]和慢性疼痛患者[33]中，重复的有害刺激也会导致外周神经和中枢神经的可塑性变化。最近的研究也表明，神经可塑性变化不仅限于神经元，还包括胶质细胞[34]。神经胶质细胞被认为与持续性疼痛和慢性疼痛的维持有关[35]。

例如，复杂性区域疼痛综合征（complex regional pain syndrome，CRPS）的潜在机制非常复杂，涉及重要的自主神经功能。其病因涉及外周和中枢神经系统的机制，包括外周和中枢敏化、炎症、交感神经和儿茶酚胺功能的改变、大脑中躯体感觉表征的改变、遗传因素和心理生理相互作用[36]。在不同的患者之间 CRPS 的机制存在差异，而同一个体，随着时间的推移，其机制也存在差异，特别是急性疼痛慢性化阶段。最近，对 CRPS 的发病机制研究也提出了性别差异的观点[37]。尽管已有不同的疼痛模型中研究了 CRPS 的痛觉超敏，但其潜在的分子和细胞机制尚不明确。虽然已有多种治疗方法被证明能有效治疗 CRPS，但如何做好个体化治疗，疼痛科临床医生尚无明确有效的方案[38]。

在今后的研究中，对 CRPS 的病理生理学的进一步认识将有助于最终实现基于机制的 CRPS 诊断和个体化治疗目标[39]。

参考文献

[1] Dubner R, Sessle BJ, Storey AT. The neural basis of oral and facial function. New York: Plenum; 1978.

[2] Descartes R. De Homine Figuris et Latinitate Donatus a Florentio Schuyl. Leiden: Franciscum Moyardum & Petrum Leffen; 1662.

[3] Ochs S. A history of nerve functions: from animal spirits to molecular mechanisms. Cambridge: Cambridge University Press; 2004.

[4] Bell C, Shaw A. Reprint of the "idea of a new anatomy of the brain," with letters, & c. J Anat Physiol. 1868;3:147-82.

[5] Rey R. The history of pain. Cambridge: Harvard University Press; 1995.

[6] Moayedi M, Davis KD. Theories of pain: from specificity to gate control. J Neurophysiol. 2013;109:5-12.

[7] Bernard C, Magendie F. Leçon d'ouverture du Cours de Médecine du Collège de France. Paris: Baillière; 1856.

[8] Stahnisch FW. Francois Magendie (1783-1855). J Neurol. 2009;256:1950-2.

[9] Pacini F. Sopra un Particolar Genere di Piccoli Corpi Globulosi Scoperti Nel Corpo Umano da Filippo Pacini Alunno Interno Degli Spedali Riunti di Pistoia. (Letter to Accademia MedicoFisica di Firenze.); 1835.

[10] Meissner G. Beitraege zur Anatomie und Physiologie der Haut. Leipzig: Leopold Voss; 1853.

[11] Merkel F. Tastzellen und Tastkörperchen bei den Hausthieren und beim Menschen. Arch Mikr Anat EntwMech. 1875; 11:636-52.

[12] Ruffini A. Sur un nouvel organe nerveux terminal et sur la presence des corpuscules GolgiMazzoni dens le conjonctif souscutané de la pulpe des doigts de l'homme. Mémoires de l'Academie Royale. Roma: LAccademia Nazionale dei Lincei Lincei; 1893. p. 249-65.

[13] Boring EG. Sensation and perception in the history of experimental psychology. New York: D. Appleton-Century; 1942.

[14] Dallenbach KM. Pain: history and present status. Am J Psychol. 1939;52:331-47.

[15] Aminoff MJ. Historical perspective Brown-Sequard and his work on the spinal cord. Spine (Phila Pa 1976). 1996; 21:133-40.

[16] Goldscheider A. Ueber den Schmerz in Physiologischer und Klinischer Hinsicht: Nach einem Vortrage in der Berliner Militärärztlichen Gesellschaft. Ann Arbor: University of Michigan Library; 1894.

[17] Norrsell U, Finger S, Lajonchere C. Cutaneous sensory spots and the "law of specific nerve energies": history and development of ideas. Brain Res Bull. 1999;15(48):457-65.

[18] Forster C, Handwerker HO. Central nervous processing of itch and pain. In: Carstens E, Akiyama T, editors. Itch: mechanisms and treatment. Boca Raton: CRC Press/Taylor & Francis; 2014. Chapter 24.

[19] Sherrington CS. The integrative action of the nervous system. Cambridge: Cambridge University Press; 1947.

[20] Burgess PR, Perl ER. Myelinated afferent fibres responding specifically to noxious stimulation of the skin. J Physiol. 1967;190:541-62.

[21] Bessou P, Perl ER. Response of cutaneous sensory units with unmyelinated fibers to noxious stimuli. J Neurophysiol. 1969;32:1025-43.

[22] Hu C, Lu Y, Chen X, Wu Z, Zhang Q. Gene transfer of a naked plasmid (pUDK-HGF) encoding human hepatocyte growth factor attenuates skin/muscle incision and retraction-

induced chronic post-surgical pain in rats. Eur J Pain. 2018;22(5):961-72.
[23] Jost WH. A tribute to Wilhelm H. Erb. J Neurol. 2006; 253(Suppl 1):I1-2.
[24] Naunyn B. Ueber die Auslösung von Schmerzempfindung durch Summation sich zeitlich folgender sensibler Erregungen. Naunyn Schmiedeberg's Arch Pharmacol. 1889;25:272-305. Access Volume 45, Issue 1 January 2001, pp. 134-135
[25] Livingston WK. In: Fields HL, editor. Pain and suffering. Seattle: IASP Press; 1998. p. xvii, 250.
[26] Noordenbos W. On the specificity of sensory events. Psichiatr Neurol Neurochir. 1960;63: 298-306.
[27] Hardy JD, Wolf HG, Goodell H. Studies on pain. A new method for measuring pain threshold: observations of spatial summation of pain. J Clin Invest. 1940;19:649-57.
[28] Perl ER. Ideas about pain, a historical view. Nat Rev Neurosci. 2007;8:71-80.
[29] Melzack R, Wall PD. Pain mechanisms: a new theory. Science. 1965;150:971-9.
[30] Lidierth M, Wall PD. Dorsal horn cells connected to the Lissauer tract and their relation to the dorsal root potential in the rat. J Neurophysiol. 1998;80:667-79.
[31] Shimoji K, Higashi H, Kano T. Epidural recording of spinal electrogram in man. Electroencephalogr Clin Neurophysiol. 1971;30:236-9.
[32] Bingel U, Herken W, Teutsch S, May A. Habituation to painful stimulation involves the antinociceptive system—a 1-year follow-up of 10 participants. Pain. 2008;140:393-4.
[33] Davis KD, Moayedi M. Central mechanisms of pain revealed through functional and structural MRI. J Neuroimmune Pharmacol. 2013;8:518-34.
[34] Eroglu C, Barres BA. Regulation of synaptic connectivity by glia. Nature. 2010;468:223-31.
[35] Zhuo M, Wu G, Wu LJ. Neuronal and microglial mechanisms of neuropathic pain. Mol Brain. 2011;4:31.
[36] Bäckryd E. Pain as the perception of someone: an analysis of the interface between pain medicine and philosophy. Health Care Anal. 2019;27:13-25.
[37] Tang C, Li J, Tai WL, et al. Sex differences in complex regional pain syndrome type I (CRPS-I) in mice. J Pain Res. 2017;10:1811-9.
[38] Packham T, Holly J. Mechanism-specific rehabilitation management of complex regional pain syndrome: proposed recommendations from evidence synthesis. J Hand Ther. 2018;31(2):238-49.
[39] Bruehl S. An update on the pathophysiology of complex regional pain syndrome. Anesthesiology. 2010;113:713-25.

第3章 疼痛的解剖生理学

Anatomical Physiology of Pain

Koki Shimoji　Satoshi Kurokawa　著
林　鹏　译　　江　昊　校

一、疼痛的定义

被广泛接受的疼痛定义是由国际疼痛研究协会（International Association for the Study of Pain，IASP）的一个分类工作组提出的，即疼痛是一种与实际或潜在的组织损伤相关的不舒适的感觉和情绪体验，或与此相似的经历[1]。因此，该定义的一个关键特征是疼痛是一种主观感觉。当我们观察疼痛患者时，我们应该始终认真谨慎地对待患者由自己过去和最近的经历来解释和判断他们所感知的疼痛、不适、痛苦和焦虑。需要在研究和观察患者的行为方面进行培训和积累经验，以理解患者主诉的内容和患者的疼痛程度。

二、外周机制

皮肤、肌肉、骨骼和其他组织在 $1mm^2$ 内有数千个神经末梢。当受到刺激时，这些神经会产生电信号，即动作电位，它们以不同的速度沿着（传入）神经纤维到达脊髓和大脑。这些信号可能需要几毫秒到几秒的时间来产生疼痛体验或产生适当的生理和（或）行为反应。

有害刺激是由伤害感受器检测到的，伤害感受器位于各种组织中薄的有髓（Aδ）和无髓（C）神经纤维的游离神经末梢上。

疼痛感受器，即伤害感受器，对高强度的机械刺激（针刺、拉伸）、高强度的温度刺激（热、冷）和强烈的化学刺激（K^+、H^+、前列腺素、细胞因子等）做出反应。这些化学物质可能因创伤、炎症或缺血对组织的损伤而释放。在对传染性、毒性或致敏剂的炎症反应中释放的化学物质也会刺激和（或）致敏伤害感受器。可以通过常用的镇痛和抗炎治疗，如非甾体抗炎药（non-steroidal anti-inflammatory drug，NSAID）和（或）类固醇来减少或停止这些化学物质的释放或作用。

当伤害感受器纤维检测到皮肤或内脏的疼痛刺激时，疼痛信号通过不同于其他皮肤感觉的神经途径传递到脊髓，然后传递到大脑（图 3–1）。

在该疼痛路径的每个突触上，有几种神经递质参与传递伤害性信息。主要分为两类，即经典神经递质和神经肽[2, 3]。

经典神经递质的例子包括谷氨酸、天冬氨酸和血清素。至少有 20 种神经肽参与传递疼痛冲动，包括 P 物质、血管活性肠肽、降钙素基因相关肽、生长抑素和胆囊收缩素。相比之下，促肾上腺皮质激素（ACTH）、脑啡肽、肽的大家族对下行控制通路产生抑制作用。

单个伤害性纤维可以含有多种不同的肽和神经递质，它们各自的作用在很大程度上仍未确定。在各种伤害性通路所含的肽种类及其电生理特性之间也很难建立任何相关性。

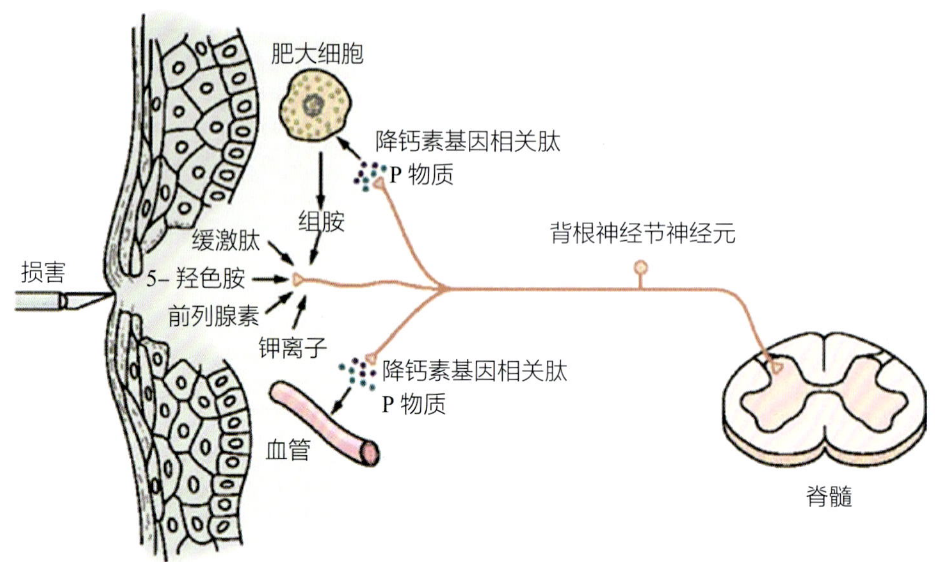

▲ 图 3-1 受损组织和（或）肥大细胞（钾离子、缓激肽、5- 羟色胺、前列腺素、组胺等）和神经肽（P 物质、降钙素基因相关肽、神经肽 Y 等）产生的化学物质附着在游离神经末梢上，产生信号，通过 Aδ 纤维或 C 纤维发送到脊髓，然后通过脊髓进入大脑

引自 Barrett KE et al.: Ganong's Review of Medical Physiology, 25th Ed.www.accessmedicine. com Copyright McGrawHill Education

然而，众所周知，谷氨酸和 P 物质被认为是参与疼痛传递最多的物质。例如，P 物质与位于脊髓背角伤害性神经元上的称为 NK1 受体的特定受体结合。

一般来说，P 物质与相对缓慢的兴奋性连接有关，因此与 C 纤维传递的持续性慢性疼痛感有关，而谷氨酸则参与与 Aδ 纤维相关的急性疼痛的快速神经传递。谷氨酸和 P 物质的受体可以分布在保持特定特征的不同神经元群体中。但是正如在中枢神经系统的几个不同部位观察到的那样，这两种受体也可以共存于同一个神经元上。

（一）疼痛的传导

当初级传入神经元的 C 纤维和 Aδ 纤维的伤害感受器对有害刺激做出反应时，传导开始。当创伤、手术、炎症、感染和（或）缺血导致组织损伤和炎症时，伤害感受器会受到有害刺激。

伤害感受器分布在躯体结构（皮肤、肌肉、结缔组织、骨骼、关节）和内脏结构（内脏器官，如肝脏、胃肠道）中。

伤害感受器主要有 3 种，即 Aδ 机械伤害感受器、C 多模态伤害感受器和沉默伤害感受器。

Aδ 纤维和 C 纤维相关的疼痛性质区别列出在表 3-1。

（二）有害刺激和反应

对皮肤或皮下组织（如关节或肌肉）的有害刺激会激活多类伤害感受器末梢，即初级感觉神经元的末梢，其细胞体位于背根神经节和三叉神经节。伤害感受器被分为 3 大类，即极端温度、机械的和多模态（即沉默伤害感受器）。

极端温度（>45℃或<5℃）会激活热伤害感受器。它们有较小直径、薄髓鞘的 Aδ 纤维，以 5～30m/s 的速度传导信号。机械伤害感受器被施加在皮肤上的强烈压力激活。它们还具有薄的有髓 Aδ 纤维，以 5～30m/s 的速度传导。多模态伤害感受器被高强度的机械、化学或极端温度（冷和热）刺激激活。这些伤害感受器具有较小直径、无髓鞘的 C 纤维，通常以 0.5～2.0m/s 的速度缓慢传导（表 3-1）。

刺激的原因可能是内部的，如肿瘤施加的压力或外部过度刺激（如创伤或烧伤）。这些有害

表 3-1　A-δ 和 C 纤维的特性和功能

A-δ 纤维	C 纤维
特　点	
初级传入纤维	初级传入纤维
较小直径（>C 纤维）	较小直径
有髓	无髓
快速传导	慢速传导
受体类型	
高阈值机械感受器对一定强度机械刺激的反应	对多种有害刺激做出反应的多模态受体
	极端温度（冷和热）
	化学
	机械
疼痛特征	
定位明确	弥漫性
尖锐痛	沉闷
蜇痛	烧灼痛
针扎样痛	酸痛
称为快痛或第 1 次疼痛	称为慢痛或第 2 次疼痛

刺激导致受损细胞释放化学介质，包括前列腺素、缓激肽、5- 羟色胺、P 物质、钾、组胺等（图 3-1）。

这些化学介质介导有害刺激对伤害感受器的激活和（或）敏感化。为了产生疼痛冲动，钠离子和钾离子的交换（去极化和复极）发生在细胞膜上。这会导致动作电位和疼痛冲动的产生（图 3-2）。

三、脊髓层面的疼痛传递

传输过程分为 3 个阶段。痛觉冲动通过以下途径传递：①由初级传入纤维携带，从痛觉感受器纤维传导部位传递到脊髓背角；②从脊髓到脑干（如丘脑、网状结构），由第二级神经元携带；③通过丘脑、皮层和大脑更高层次的第三级神经元之间的连接。

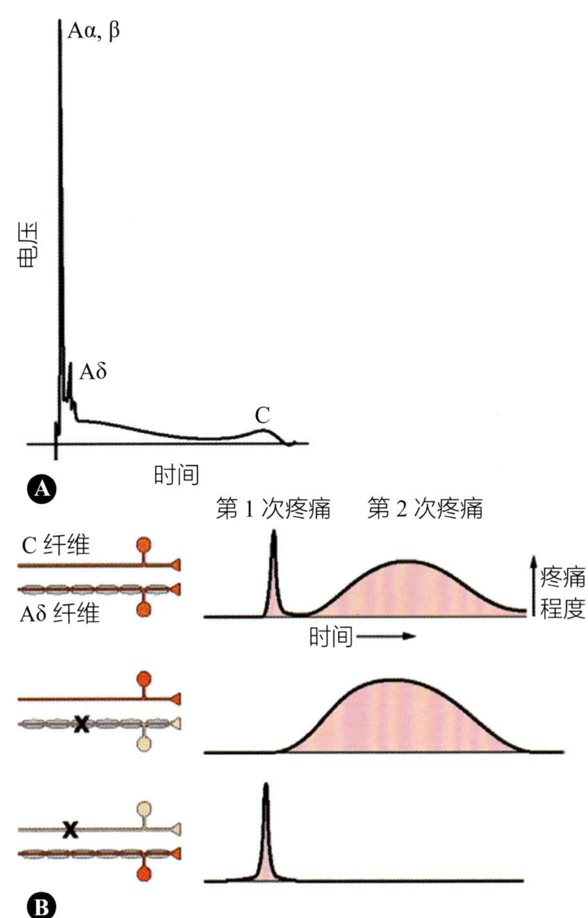

▲ 图 3-2　**动作电位在感觉纤维中的传播导致了对疼痛的感知**

A. 来自整个神经的电记录显示了一个复合动作电位，表示神经中所有组成轴突的动作电位之和，尽管神经中包含的大部分是非髓鞘轴突，但主要的电压偏转是由相对较少的有髓鞘轴突产生的，这是因为传导速度较慢的轴突群体中的动作电位随时间分散，非髓鞘轴突中动作电位产生的细胞外电流小于有髓鞘轴突中产生的电流；B. 第 1 次和第 2 次疼痛来自 2 个不同的初级传入轴突，通过选择性阻断 Aδ 有髓轴突（中部）消除第 1 次疼痛，通过阻断 C 纤维消除第 2 次疼痛（底部）

改编自 Fields HL，Basbaum AI，Heinricher MM, 2005[3]

Aδ 纤维和 C 纤维终止于脊髓的背角。Aδ 纤维和 C 纤维的末端与伤害性背角神经元（nociceptive dorsal horn neurons，NDHN）之间存在突触间隙。突触中兴奋性神经递质被释放，与 NDHN 中的特异性受体结合，随后使疼痛脉冲通过突触间隙传递到 NDHN。

脊髓中的这些神经递质是三磷酸腺苷（adenosine triphosphate，ATP）、谷氨酸、降钙素基因相关肽、缓激肽、一氧化氮、P 物质。

每个 Aδ 纤维和 C 纤维向头侧（朝向大脑）和尾侧（朝向足）2～4 个脊髓节段发送树突。一根纤维可以与多达 9 个脊髓节段的神经元通信。Ⅰ层投射神经元主要受到直接来自 Aδ 纤维和间接来自 C 纤维的伤害性输入的刺激。广动力域（WDR）神经元接收来自低阈值 Aβ 纤维的输入，以及来自伤害性传入的直接和间接输入。WDR 神经元的树突也接收来自伤害性（Lamina Ⅱ）和非伤害性（Lamina Ⅲ）细胞的输入。

脊髓灰质分为 10 层。背侧部分分为 5 层（Ⅰ～Ⅴ），其组成部分主要接收传入的疼痛纤维（图 3–3）。Ⅶ层位于这些层和更靠腹侧的Ⅷ层和Ⅸ层之间，Ⅹ层指脊髓中央管周围的灰质。Ⅵ层仅存在于与四肢神经支配起源相关的脊髓隆起处[4,5]。

在疼痛的门控理论首次被描述之后，已经产生了各种增强的理论。尽管这一机制现在已经得到了很好的证明，并且具有一些临床实用性，但普遍认为这是一种严重的过度简化。其基本思想是，传入的疼痛刺激可以由其他刺激门控，因为许多神经细胞在背角相互交联。从外周进入背角的重要纤维包括以下纤维。

• 相对较薄的有髓 Aδ 纤维，与更准确的疼痛定位有关，主要终止于Ⅰ层和Ⅴ层。

• 相对大的 Aβ 纤维，将振动和位置感信息从外围传输到脊髓。

• 小的无髓 C 纤维，是长期烧灼样疼痛的重要载体，这种烧灼样疼痛使手术伤口成为一种不愉快的体验。根据 Willis 和 Westlund 的说法，这些纤维在哪里终止仍存在争议，在灵长类动物中，

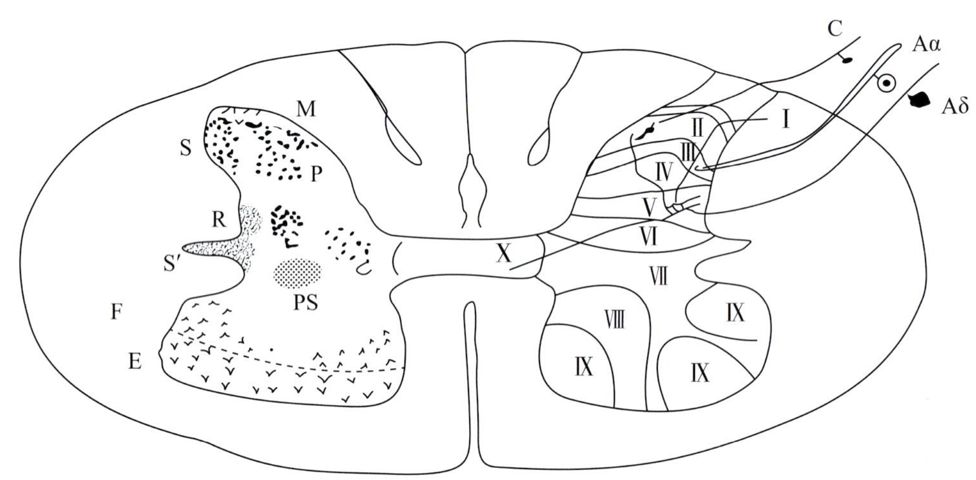

▲ 图 3–3　脊髓层（右侧）及其细胞群（左侧）的示意图

第Ⅰ层（Ⅰ）：背角尖端，细胞对有害刺激或热刺激有反应，通过对侧脊髓丘脑束向大脑发送信息，对应于边缘区域。第Ⅱ层（Ⅱ）：参与有害刺激和无害刺激的感觉，并调节感觉输入，以帮助大脑将传入信号解释为疼痛或不是疼痛，向第Ⅲ和Ⅳ层发送信息，对应于胶状质。第Ⅲ层（Ⅲ）：参与本体感觉和轻触摸感觉，该层的细胞与第Ⅳ层、第Ⅴ层和第Ⅵ层的细胞连接，部分对应于固有核。第Ⅳ层（Ⅳ）：参与非伤害性感觉信息传递和处理，细胞与第Ⅱ层的细胞连接，部分对应于固有核。第Ⅴ层（Ⅴ）：通过对侧和脊髓丘脑束向大脑传递感觉信息，包括伤害性（潜在疼痛）信息，通过皮质脊髓束和红核脊髓束从大脑接收下行信息。第Ⅵ层（Ⅵ）：包含许多参与脊髓反射的小中间神经元，从肌梭（参与本体感觉）接收感觉信息，通过同侧脊髓小脑通路向大脑发送信息。第Ⅶ层（Ⅶ）：大而不均匀的区域，随脊髓长度而变化，第Ⅱ～Ⅵ层和内脏接收信息，将运动信息传递给内脏，产生参与自主神经系统的细胞，Clarke 的背核是第Ⅱ层的一部分。第Ⅷ层（Ⅷ）：根据脊髓水平而变化，但在颈椎和腰椎扩大时最为突出，细胞参与调节骨骼肌的运动输出。第Ⅸ层（Ⅸ）：大小和形状因脊髓水平而异，支配骨骼肌的不同运动神经元群。第Ⅹ层（Ⅹ）：围绕中央管的灰色连合，轴突从脊髓的一侧交叉到另一侧。Aα 纤维进入脊髓背侧，并与广动力域神经元突触连接；Aδ 纤维也与Ⅴ层的 W 神经元突触连接；C 纤维也通过中间神经元与第Ⅱ层的 W 神经元连接

M. 边缘细胞（后边缘核）；S. 胶状物质细胞（第Ⅱ层）；P. 背角固有核；R. 脊髓网状区；L. 外侧基底核；C. Clarke 柱（C 纤维，背核）（T_1～L_3）；S′. 交感节前细胞组（中间外侧细胞柱）（T_1～L_2）；PS. 副交感节前神经元组（中间内侧细胞柱）；F. 屈肌的运动神经元群；E. 伸肌的运动神经元群；Aδ. Aδ 纤维；Aα. Aα 纤维

许多纤维终止于背角深处，甚至是腹角，尽管传统上第Ⅱ层被认为是它们的目的地[4, 5]。

通过 C 纤维进入的不舒适刺激可以通过同时刺激 Aδ 纤维（如通过针灸进行高振幅低频刺激）或通过 Aβ 纤维的脉冲来抑制。后者的例子包括经皮神经电刺激（TENS）和摩擦皮肤的简单方法，这是人们熟知的减少疼痛感的方法。

四、疼痛向上行通路

疼痛冲动通过 3 条主要的伤害性上行通路从脊髓传递到脑干和丘脑，分别是脊髓丘脑通路、脊髓网状通路和脊髓中脑通路[5–7]（图 3–4）。

大脑没有一个集中的疼痛中心，因此当脉冲到达丘脑时，它们被引导到大脑中处理这些信号的多个区域。

五、疼痛的感知

对疼痛的感知是疼痛传递的神经元活动的最终结果，使疼痛成为一种有意识的多维体验。疼痛的多维体验具有情感动机、感官辨别、情感和行为成分。

当疼痛刺激传递到脑干和丘脑时，多个皮层区域被激活，并引发反应。

这些领域包括以下方面。

- 网状系统：该系统负责自主神经和运动对疼痛的反应，并做出相应反应，如当手接触热炖锅时，自动移开手。它也在对疼痛的情感激励反应中发挥作用，如在手从热炖锅中取出后观察和评估手的损伤。
- 躯体感觉皮层：这一区域涉及感觉的感知和解释。它识别疼痛感的强度、类型和位置，并将疼痛感与过去的经历、记忆和认知活动联系起来。它在刺激引发反应之前识别刺激的性质，如疼痛在哪里、疼痛有多强烈、感觉如何。
- 边缘系统：该系统负责对疼痛的情绪和行为反应，如注意力、心情和动机，以及处理疼痛和

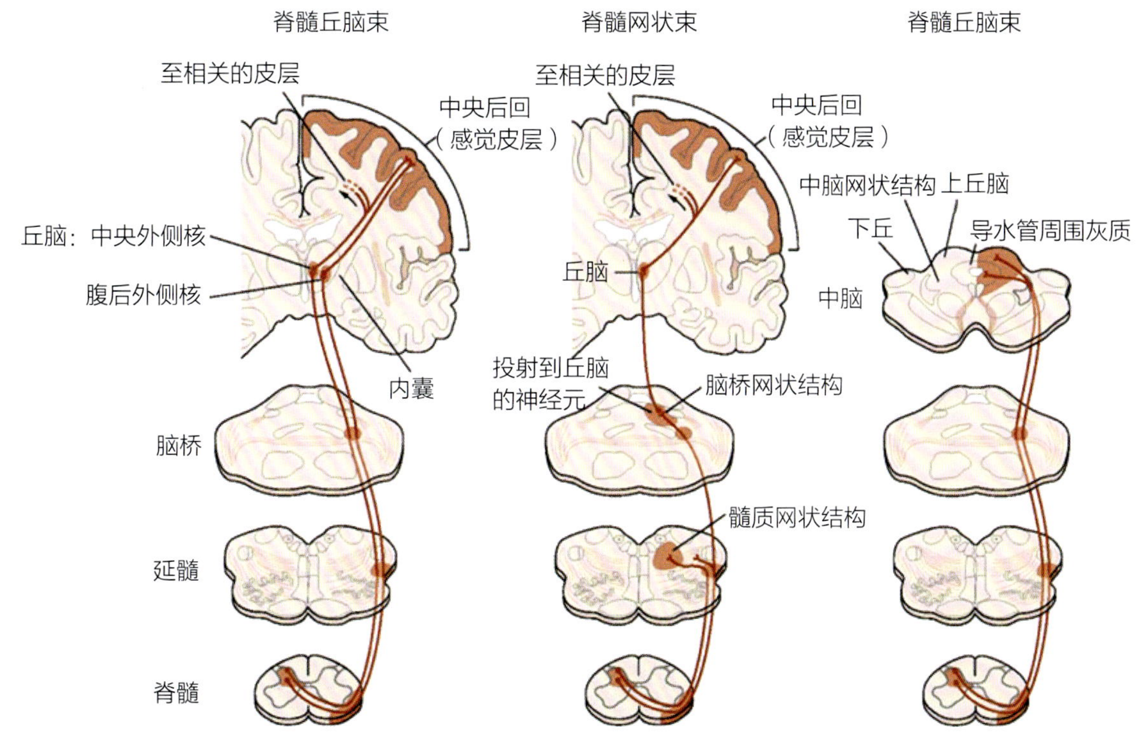

▲ **图 3–4　3 条主要的将伤害性信息从脊髓传递到更高中枢的上行通路**

脊髓丘脑束是脊髓最重要的上行伤害性感受通路（改编自 Willis PD, Evoked Spinal Cord Potentials An Illstrated Guide to Physiology, Pharmacology, and Recording Techniques, edited by Shimoji K, Willis WD, Springer-Verlag, Tokyo, 2006）[4, 5]

过去的疼痛经历[4-7]。

（一）伤害性感受 vs. 疼痛

应该认识到疼痛和伤害性感受有着重要的差别。伤害性感受是一个由伟大的生理学家 Sherrington（1906）在近 100 年前引入的术语，以明确检测到伤害性事件或潜在伤害性事件与对其的心理和其他反应（即疼痛）之间的区别。Sherrington 和他之前的学者都明白，疼痛不是一种简单的感觉，而是一种复杂的体验，其中只有一部分本质上是感官的。因此，将我们研究的非人类动物的疼痛描述为伤害性感受是最准确的。然而，尽管非人类动物无法用语言表达有害刺激或事件的心理和情感后果，但应使用术语“伤害性感受”而不是“疼痛”来描述这种情况[8, 9]。

创伤或外科手术可能导致长时间的疼痛，从而可能会造成痛苦。一小块皮肤受多种感觉感受器（称为伤害感受器）支配。伤害感受器只对损伤组织或可能损伤组织的刺激做出反应，伤害感受器有多种类型（图 3-1）。当伤害感受器被机械、极端温度（冷和热）或化学刺激激活时，刺激能量由伤害感受器转换成电事件（动作电位），信息沿着神经轴突传递到中枢神经系统的脊髓。来自伤害感受器的输入在脊髓背角传递到脊髓神经元细胞体，其轴突上行到脊髓上核团。伤害性信息继而被分配到多个大脑核团，这些核团对外周伤害性事件产生简单和复杂的反应[9, 10]。

（二）对于疼痛正常 vs. 非正常反应

疼痛通常会引起适当的保护性反射和（或）行为，如将手指从加热的障碍物中抽出。实际上，在感觉到这件事很痛苦之前，个体会把手指从受热的表面移开。另一种更常见的正常或保护性疼痛是与组织炎症和组织修复相关的疼痛。一个常见的例子是手术后疼痛，其持续时间比接触受热表面时产生的疼痛更长（图 3-5）。

（三）疼痛敏感化

敏感化可能是与创伤或外科手术相关的组织损伤的后果。通过敏感化，伤害感受器改变了它们的行为。它们对刺激变得更加敏感。这一因素导致了所谓的痛觉过敏。

还有一种所谓的沉默或睡眠伤害感受器的觉醒。沉默伤害感受器被认为存在于人体组织中。这些沉默的伤害感受器显然在伤害性感受或疼痛中没有正常的生理作用。

当组织受伤或受损时，沉默的伤害感受器会变得活跃，并开始向神经系统提供以前没有的信息[8-11]。

这 2 个事件，即伤害感受器敏感化和沉默伤害感受器的觉醒，放大了对受伤部位或其附近施加刺激时引起的感觉。

（四）痛觉过敏

随着刺激强度的增加，人们会报告与刺激强度增加相关的疼痛感增加。这种刺激反应功能存在于独特的中枢神经系统神经元[12]。

当组织以某种方式受到损伤时，正常的心理物理功能在刺激强度关系中发生变化。其变化程度取决于损伤的程度。在正常个体中，有害刺激强度通过一定程度的疼痛来确定，而在组织损伤的情况下，相同强度的有害刺激会产生更大的疼痛（图 3-6）。

组织损伤如何影响对施加刺激的反应见图 3-7。通常，只有当刺激强度在有害范围内时，才会对刺激产生可预测的反应，从而产生疼痛感[12]。

这 2 种类型的痛觉过敏被称为原发性和继发

痛觉刺激→
A. 正常应答→保护性反应→①急性反应→反射作用；②如果延长→炎症和修复
B. 异常响应→无防护→慢性→①外周可塑性变化；②中枢可塑性变化

▲ 图 3-5 可能被视为“正常”的疼痛通常具有保护作用

急性有害刺激，如意外触摸热表面或用针刺手指，会引起伤害性退缩反射。当疼痛刺激持续存在时，外周和中枢神经结构会产生异常反应

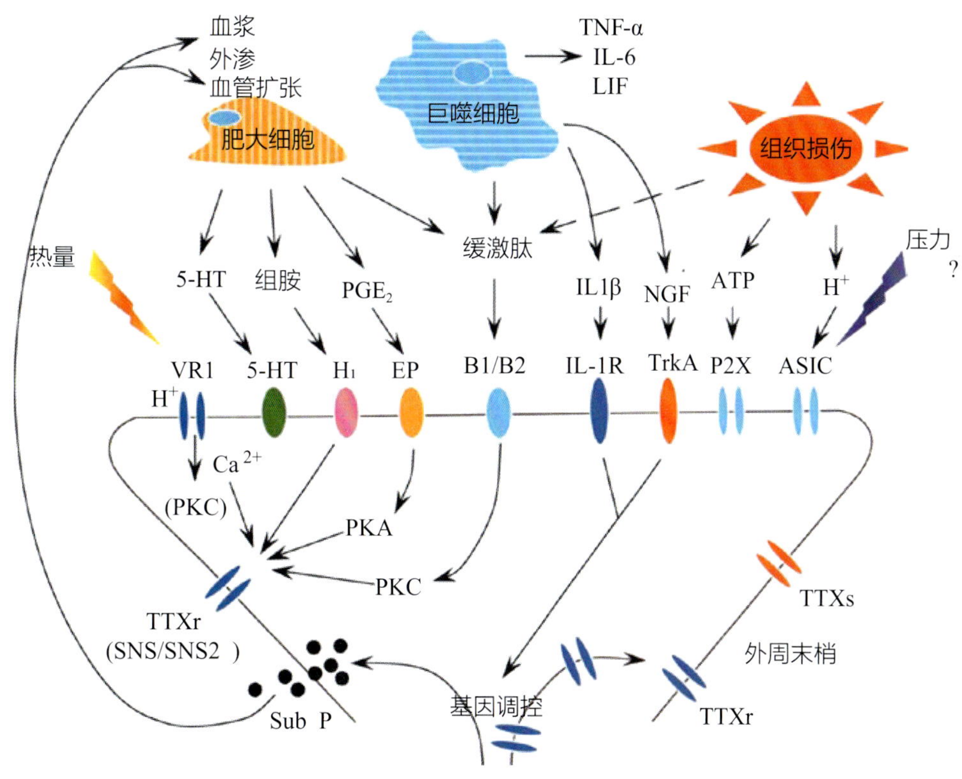

▲ 图 3-6　神经纤维敏感化的外周机制

考虑到已知的配体和电压门控离子通道的数量，理解外周神经元敏感化的能力是复杂的，然而，许多这些受体使用蛋白激酶 A 和 C（PKA、PKC）信号通路

TNF-α. 肿瘤坏死因子 –α；LIF. 白血病抑制因子；VR1. 香草素受体亚型 1；5-HT. 5– 羟色胺；H_1. 组胺 1 型；PGE_2. 前列腺素 E_2；EP. 前列腺素受体 EP 亚型；B1/B2. 缓激肽受体；IL. 白细胞介素；NGF. 神经生长因子；TrkA. 酪氨酸激酶 A 受体；ATP. 三磷酸腺苷；P2X. 嘌呤能受体亚型 P2X；Ca^{2+}. 钙；TTXr. 蛋白质河豚毒素抗性电压门控钠通道；TTXs. 河豚毒素敏感电压门控钠通道；Sub P. P 物质；ASIC. 酸敏感通道

经 Elsevier Limited 许可转载，引自 Drs.Costigan M, Woolf CJ: Pain: molecular mechanisms. J Pain 2000(Suppl. 3): 35-44

性，并被认为是由不同的机制产生的。原发性痛觉过敏与损伤部位伤害感受器行为的改变有关。继发性痛觉过敏与中枢神经系统神经元行为的改变有关。神经系统是非常动态的，可以被组织损伤改变。当一个人外周组织损伤时，大量的化学物质会导致伤害感受器的敏感化，从而导致原发性痛觉过敏。这些介质是前列腺素、胺类、细胞因子、激肽、肽，为药物干预提供靶点，以防止敏感化和痛觉过敏的发展 [8-10]。

当来自伤害感受器的强烈信息到达脊髓时，它通过致敏伤害感受器和觉醒的沉默伤害感受器增加了中枢神经元的兴奋性。这种兴奋性的变化会引起脊髓伤害感受器末端释放出多种其他介质和调节剂，即兴奋性氨基酸和肽。这些介质可增加中枢神经元的兴奋性，并导致与慢性疼痛相关的继发性痛觉过敏 [9-11]。

六、慢性疼痛的发展

从急性疼痛到慢性疼痛的转变似乎发生在离散的病理生理学和组织病理学步骤中。引发伤害性反应的刺激各不相同，但无论受到何种伤害，外周的受体和内源性防御机制都以类似的方式相互作用。化学、机械和极端温度，以及白细胞和巨噬细胞决定了伤害性事件的强度、位置和持续时间。

伤害性刺激被传导到脊髓的背角，在那里氨基酸和肽递质激活二级神经元。然后，脊髓神经元向大脑传递信号。个体的最终行动包括感官辨别、动机情感和调节过程，从而试图限制或停止

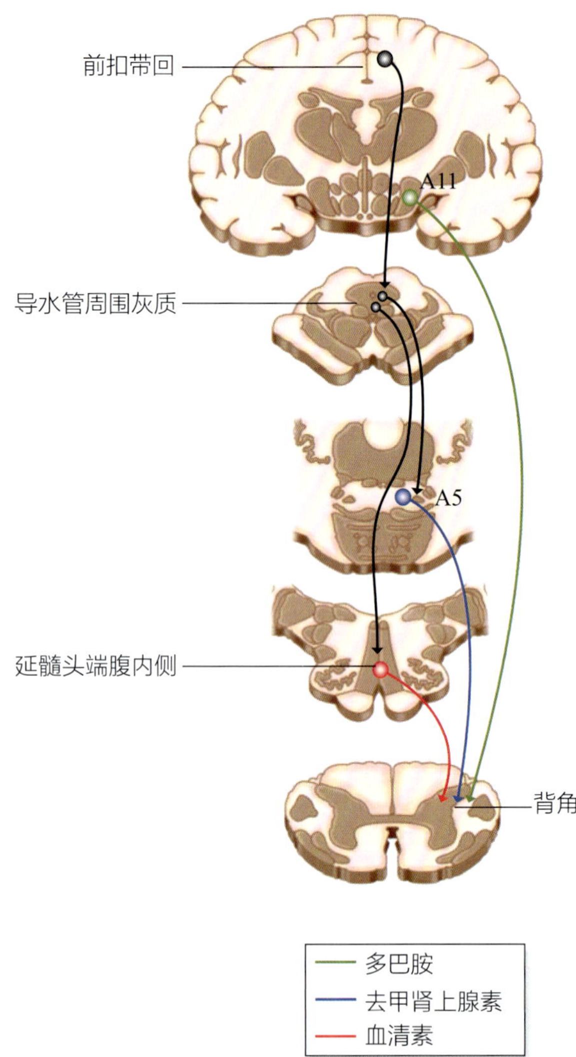

▲ 图 3-7　下行疼痛调节通路

中枢疼痛调节网络包括扣带回、导水管周围灰质、背外侧脑桥膜被盖和延髓腹内侧。这些区域通过利用血清素、去甲肾上腺素或多巴胺作为其主要神经递质的下行通路发挥抗伤害性或促伤害性作用（经许可转载，引自 Dr. Eduardo E. Benarroch, Mayo Foundation for Medical Education and Research, Wolters Kluwer Health, Inc）

痛苦过程。

在正常情况下，随着治疗的进展，伤害性刺激减少，疼痛感减轻直至消失。然而，疼痛持续且剧烈，次要机制在外周和中枢神经系统内都被激活，导致痛觉超敏、痛觉过敏和痛觉增强，从而降低正常功能。

这些变化被认为始于外周，即环氧化酶 –2（COX-2）的上调和 IL-1β 敏化一级神经元，最终通过激活 N– 甲基 –D– 天冬氨酸（N-methyl-d-aspartic acid，NMDA）通道和信号传导小胶质细胞改变神经元细胞结构，使二级脊髓神经元敏化。在这些过程中，前列腺素、内源性大麻素、离子特异性通道和巨噬细胞都在急性疼痛向慢性疼痛的转变中发挥关键作用[9]。神经纤维敏感化的外周机制见图 3–8。

足以激活伤害感受器的刺激似乎是组织特异性的，并不总是需要组织损伤。例如，咬肌中的致敏过程涉及特定电压门控 K^+ 通道的减少。在其他组织的致敏过程中也发现了特定配体门控或电压门控通道减少或增加的类似机制。此外，在暴露于炎症和其他内源性介质后，所谓的睡眠或沉默的伤害感受器会被激活，可能占所有 C 纤维的 15%，从而导致中枢神经系统的外周输入显著增加。

神经可塑性或神经元细胞结构的物理重塑发生在持续性急性疼痛发作后不久，并导致从急性疼痛过渡到慢性疼痛状态。由于外周病变持续向脊髓产生疼痛冲动，负责调节疼痛神经传导冲动的抑制性中间神经元最终死亡[9–11]。此外，神经胶质细胞重塑神经元突触以强化伤害性传递。因此，这些传递疼痛的神经元变得更加敏感，对刺激的反应更加强烈，并与中枢神经系统内的二级神经元建立了更多的联系。这种神经可塑性过程可能导致中枢敏化，在中枢敏化过程中，在背角神经元和其他中枢神经系统结构（包括更高的中枢）中观察到活性依赖性表型变化[13–15]。

原发性痛觉过敏发生在外周，继发性痛觉过敏则发生在中枢神经系统内，并先于长期中枢敏化。大多数术后疼痛的治疗对继发性痛觉过敏的镇痛作用很小。由于继发性痛觉过敏被认为是慢性手术后疼痛的来源，开发更好的治疗继发性痛觉过敏的药物可能更有效地预防慢性手术后疼痛，并治疗急性术后疼痛[16, 17]。

（一）手术后疼痛

导致手术后疼痛的因素可大致分为患者因素

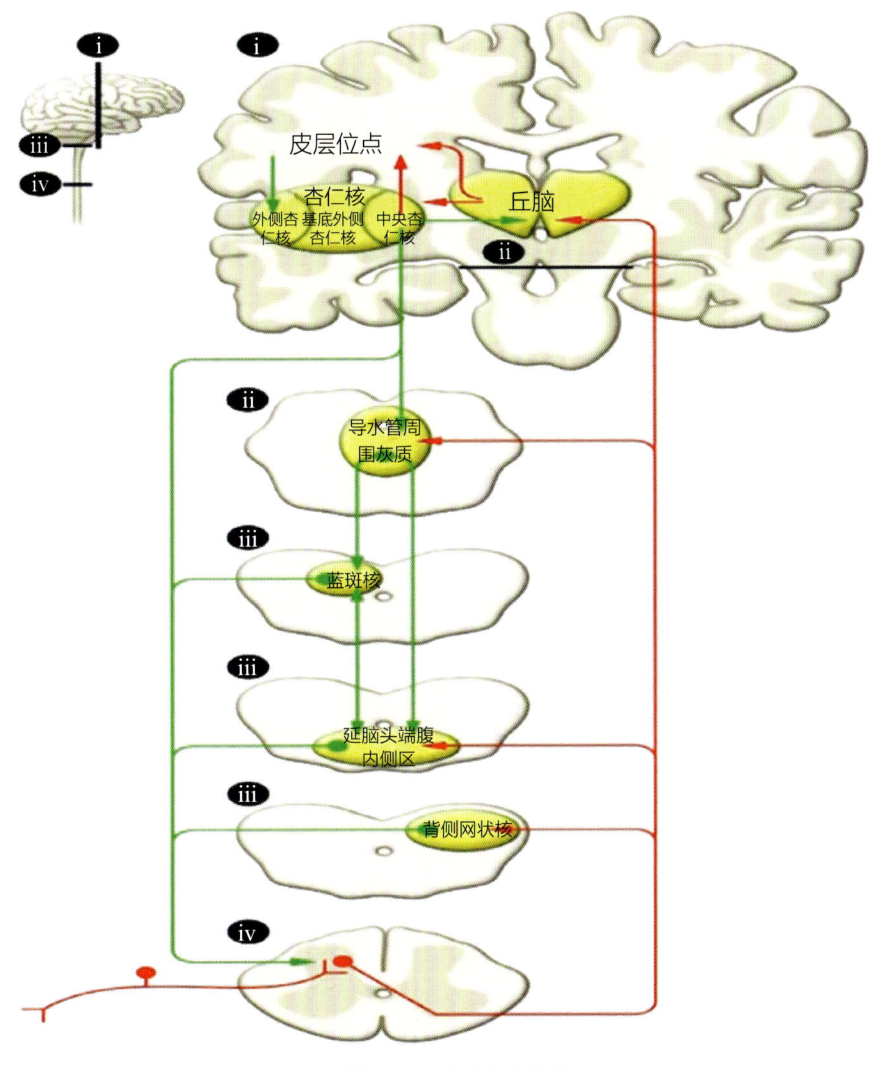

▲ 图 3-8 疼痛调节通路

上行路径（红色），下行路径（绿色）（引自 Ossipov et al[55]）

和手术因素[9]。患者因素包括心理社会状况、预先存在的疼痛状况、过度疼痛反应的遗传倾向和性别。手术因素包括麻醉类型（全麻或局麻）和手术方法，包括识别和避免神经损伤的能力。其他手术因素包括术后时长、疼痛治疗类型和持续时间，以及对疼痛及其后果和神经生理学检查的全面评估[18-20]。

急性手术后疼痛和慢性手术后疼痛的机制是复杂的，人们对其了解甚少。许多综合征可能（至少部分）是由损伤后神经可塑性改变引起的神经病理[21]。手术干预后，患者持续疼痛或对偶尔发生的、通常无痛感的刺激变得敏感。

随着伤口愈合，这种疼痛逐渐减轻并消失，但所需时长各不相同。术后持续疼痛的患者群体可能经历持续数月或数年的深部疼痛或牵涉性疼痛。

将手术后疼痛定义为术后 2 个月以上显著的持续疼痛状态，无法用其他原因解释。这种疼痛的性质和特征尚不清楚，没有从急性疼痛到慢性疼痛的明显过渡期。

目前尚不清楚慢性病是否只是围术期疼痛的延伸。举一个问题严重程度的例子，在开胸、乳房切除术和截肢等手术后，多达 50%～70% 的患者持续疼痛至少 6 个月，约 10% 的患者报告严重疼痛[20, 22–24]。下腹手术、胸骨切开术、子宫切除术和疝修补术后 1 年内，术后疼痛也很常见，发生率为 25% 或更高[23, 25–30]。这个问题并不局限于大型手术，在小型手术后，约 5% 的患者遭受严重的慢性手术后疼痛[20]。慢性手术后疼痛发生率的巨大差异可能是由于手术技术、研究设计、患者群体和慢性疼痛定义的不同。

（二）痛苦

压力可能是我们生活中不可避免的一部分，但除非它持续存在并导致不良行为，否则它可能不会产生痛苦。

痛苦是一种厌恶状态，在这种状态下，一个人无法完全适应压力源，由此产生的痛苦表现为不适应行为。然而，我们无法客观地衡量或量化痛苦。我们没有可靠的生理指标来告诉我们动物是否有压力或痛苦。除了我们在动物甚至人类身上观察到的行为外，我们没有任何措施可以为我们提供关于痛苦的可靠信息。重要的是，行为必须由经过培训并了解特定或典型行为的个人进行评估，他们了解什么是正常的，什么是不适应的。

（三）超前镇痛

该策略基于这样的知识，即当组织受损时，伤害感受器和中枢神经元的行为会发生变化[31, 32]。因此，先发制人的策略尤其适用于外科手术。例如，该策略包括在麻醉开始前和切口前使用阿片类药物或硬膜外阻滞，以防止伤害感受器致敏[31–33]。该策略的目的是防止中枢过度兴奋的发展，从而减少术后痛觉过敏，减少术后压力和潜在的痛苦。

七、下行疼痛调节

（一）下行血清素能通路（图 3–7）

早期对可用的 5– 羟色胺（5-HT）拮抗药阻断刺激产生的镇痛（stimulation produced analgesia，SPA）的研究始于延髓头端腹内侧区（rostral ventromedial medulla，RVM）[34]，这表明，通过背外侧索（dorsolateral funiculus，DLF）从 RVM 投射的 5-HT 能神经元介导疼痛的下行抑制[6, 7]。研究发现，中脑导水管周围灰质（periaqueductal gray，PAG）或 RVM［包括中缝大核（nucleus raphe magnus，NRM）和网状巨细胞核（nucleus reticularis gigantocellularis，NRG）］的刺激可导致脊髓中 5-HT 的释放[35]，鞘内注射 5-HT 激动药可产生抗伤害作用[36]，而鞘内注射 5-HT 拮抗药可减弱源自 RVM 的 SPA[37]。

有学者认为，血清素能 RVM 神经元既不在细胞内也不在细胞外，但它们可以调节疼痛传递神经元的活动[38]。然而，最近的一项研究，通过使用 shRNA 质粒和电穿孔选择性地消融了下行血清素能 RVM 神经元，表明来自 RVM 的下行血清素投射对于促进炎症或神经性疼痛状态下的疼痛是重要的，尽管它们对于阿片介导的急性疼痛抑制不是必须的[39]。电生理研究表明，来自 RVM 的 GABA 能和甘氨酸能投射介导抗伤害感受。

除了被激活的下行血清素能群体外，5-HT 受体亚型的多样性和脊髓背角的复杂解剖结构使 5-HT 在疼痛调节中的作用的解释变得复杂。

因此，脊髓血清素的作用可以是抑制性的，也可以是促进性的，这取决于激活的受体亚型[40–44]。脊髓给药抑制性 5-HT7 受体拮抗药阻断了微量注射到 RVM 中的吗啡的镇痛作用，而促进性 5-HT3 受体的药理学拮抗药阻断由胆囊收缩素（CCK）给药到 RVM 引起的痛觉过敏[41]。此外，5-HT7 激动药的全身给药阻断了辣椒素诱导的小鼠痛觉过敏，而 5-HT7 拮抗药引发了机械性痛觉超敏[45]。5-HT7 受体已在背根神经节和初级传入纤维的中枢末端[46–48]、脊髓背角的 GABA 能中间神经元上鉴定，这与疼痛调节中的作用一致。尽管这些观察表明血清素对疼痛调节起重要作用，但精确的脊髓机制仍不清楚。

（二）去甲肾上腺素能系统和疼痛调节

电刺激 PAG 或 RVM 诱发的抗伤害作用增加了脑脊液中测量到的去甲肾上腺素水平，这种作用被脊髓肾上腺素能拮抗药阻断[35, 49–51]。这些发现表明，去甲肾上腺素在与下行抑制相关的抗伤害感受中有很强的作用。虽然 PAG 和 RVM 都不包含去甲肾上腺素能神经元，但这两个区域都能够与对疼痛调节很重要的去甲肾上腺素产生位点联系，包括 A5（蓝斑）、A6 和 A7（Kölliker-Füse）核。这些去甲肾上腺素能核是直接向脊髓投射去甲肾上腺素的主要来源，可能最终抑制突触前和突触后脊髓疼痛传递神经元的反应[3]。

许多研究表明，脊髓 α_2 肾上腺素能受体的激活具有强烈的抗伤害作用[52-55]。PAG 的激活可抑制通过激活脊髓 α_2 受体介导的背侧神经元的伤害性反应[56]。α_2 肾上腺素能受体的激活可通过突触前活动抑制脊髓水平的伤害性传递，以及通过突触后位点抑制兴奋性神经递质从初级传入末端释放[52]。对脊髓切片进行的记录显示，α_2 肾上腺素能受体的激活使神经元超极化，因此具有抑制作用。最近，研究发现 α_1 肾上腺素能受体的激活导致 GABA 中间神经元的去极化[56]，这证明了增强抑制的另一种机制。另外，脊髓 α_1 肾上腺素能受体的激活也增强了背角神经元对伤害性输入的反应[56]（图 3-7）。

去甲肾上腺素能和血清素能这两种系统都可能包含在疼痛的下行伤害性抑制系统（descending nociceptive inhibitory system，DNIS） 中。DNIS 受损的患者表现出心脏迷走神经控制的改变[57]。

（三）应激疼痛

甩尾试验发现大鼠前爪短暂足部震颤引起的压力会产生抗伤害感作用[58]。DLF 的损伤位于前肢周围神经的入口区，前肢和尾部之间保持完整的脊髓束连通，消除了应激诱导镇痛（stress-induced analgesia，SIA），这表明脊髓上部位是激活脊髓疼痛抑制回路所必需的。研究还发现，全身和鞘内纳洛酮可消除前爪短暂休克引起的镇痛，这表明内源性阿片类镇痛系统被激活[58]。

应激诱导镇痛与 PAG 的 β- 内啡肽水平升高相关[59]，在 PAG 或 RVM 中微量注射 μ 阿片受体拮抗药可消除 SIA[60, 61]。这些研究和其他研究得出结论，SIA 可能对阿片类药物敏感，并通过从杏仁核、PAG 和 RVM 投射到脊髓的下行抑制途径介导[62]。

最近的研究揭示了内源性大麻素在 SIA 和下行调节通路中的作用。通过微量注射毒蕈碱抑制 RVM 活性，消除了全身注射大麻素激动药 WIN55212-2[63] 的诱导的抗伤害感受作用。此外，机制也可能解释阿片类药物不敏感的 SIA。阿片类药物不敏感的 SIA 通过全身施用 CB1 而非 CB2 拮抗药而被消除[64]。将 CB1 拮抗药 Rimonabant 微量注射到 PAG 背外侧，可消除这种抗伤害感受，进一步表明 SIA 由内源性大麻素介导[64]。阿片类药物敏感的 SIA 与 PAG 中内源性大麻素水平升高相关，微量注射单酰基甘油脂酶抑制药可增强 SIA，单酰基甘油脂肪酶可水解内源性大麻药 2- 吲哚酰甘油[64]。

这些研究表明，内源性大麻素和阿片类药物一样，通过下行通路调节对环境条件的疼痛敏感性[55, 64, 65]。由于 SIA 会产生广泛的影响，包括释放压力激素，因此会产生多种生理作用，可能有助于产生抗伤害作用。

伤害性输入通过与传递神经元突触的初级传入纤维进入脊髓背角。投射纤维通过对侧脊髓丘脑束上行。上行投射靶向丘脑，旁侧投射也靶向中脑核，包括背侧网状核（dorsal reticular nucleus，DRt）、RVM 和中脑 PAG。DRt 的下行投射是弥漫性伤害抑制性控制（diffuse noxious inhibitory control，DNIC）通路的关键组成部分。

丘脑靶区的头侧投射区域包括皮质部位和杏仁核。中央杏仁核（CeA）（"伤害性杏仁核"）的外囊部分接收来自脑干和脊髓的伤害性输入。来自丘脑和皮层的输入通过外侧杏仁核（lateral，LA）和基底外侧杏仁核（basolateral，BLA）进入。CeA 将输出发送到皮层部位和丘脑，在这些部位中，对疼痛的认知和意识感知被整合在一起。下行疼痛调节通过投射到 PAG 介导，PAG 也接收来自其他部位的输入，包括下丘脑，并与 RVM 及其他髓核联系，通过 DLF 将下行投射发送到脊髓背角。

去甲肾上腺素能蓝斑（locus coeruleus，LC）接收PAG的输入，与RVM联系，并向脊髓发送下行去甲肾上腺素抑制投射。来自RVM的抗伤害性和促伤害性脊髓投射积极和消极地调节伤害性输入，并提供内源性疼痛调节系统。

上行（红色）和下行（绿色）区域见图3-8。小图中标记为Ⅰ～Ⅳ的区域与大图中标记的细节相对应[55]（表3-2）。

表3-2 自然发生的激活或敏化伤害感受的物质

物 质	来 源	参与合成的酶	对初级传入纤维的影响
钾	受损细胞		激活
血清素	血小板	色氨酸羟化酶	激活
缓激肽	血浆激肽原	激肽释放酶	激活
组胺	肥大细胞		激活
前列腺素类	花生四烯酸损伤细胞	环氧合酶	敏感化
白三烯类	花生四烯酸损伤细胞	5-脂氧合酶	敏感化
P物质	初级传入		敏感化

改编自Fields HI et al，2005

参考文献

[1] Merskey H, Bogduk N. Part III: pain terms, a current list with definitions and notes on usage. In: Classification of chronic pain, second edition, IASP task force on taxonomy. Seattle: IASP Press; 1994. p. 209-14.

[2] Bayne K. Assessing pain and distress: A veterinary behaviorist's perspective, Definition of Pain and Distress and Reporting Requirements for Laboratory Animals. In: Proceedings of the Workshop Held June 22, 2000. Washington, DC: The National Academies Press; 2000.

[3] Fields HL, Basbaum AI, Heinricher MM. Central nervous system mechanisms of pain modulation. In: McMahon S, Koltzenburg M, editors. Textbook of pain. 5th ed. Burlington: Elsevier Health Sciences; 2005. p. 125-42.

[4] Willis WD, Westlund KN. Neuroanatomy of the pain system and of the pathways that modulate pain. J Clin Neurophysiol. 1997;14:2-31.

[5] Willis WD. Chapter 2. In: Shimoji K, Willis WD, editors. Physiology of the spinal cord, evoked spinal cord potentials. Springer; 2006. pp. 26-33.

[6] Basbaum AI, Fields HL. Endogenous pain control mechanisms: review and hypothesis. Ann Neurol. 1978;4:451-62.

[7] Basbaum AI, Bautista DM, Scherrer G, Julius D. Cellular and molecular mechanisms of pain. Cell. 2009;139:267-84.

[8] Gebhart GF: 2000Scientific issues of pain and distress, definition of pain and distress and reporting requirements for laboratory animals, Proceedings of the Workshop held June 22, 2000,The National Academies Press. Washington, DC

[9] Voscopoulos C, Lema M. When does acute pain become chronic? Brit J Anaesth. 2010;105(Suppl 1):i69-85.

[10] Bérubé M, Gélinas C, Choinière M, et al. The effect of psychological interventions on the prevention of chronic pain in adults: a systematic review protocol. Syst Rev. 2017;6(1):190.

[11] Jensen TS, Finnerup NB. Allodynia and hyperalgesia in neuropathic pain: clinical manifestations and mechanisms. Lancet Neurol. 2014;13:924-35.

[12] Bayne K. Revised guide for the care and use of laboratory animals available. American Physiological Society. Physiologist. 1996;39(199):208-11.

[13] Costigan M, Woolf CJ. Pain: molecular mechanisms. J Pain. 2000;1(3 Suppl):35-44.

[14] Ueda H. Molecular mechanisms of neuropathic pain-phenotypic switch and initiation mechanisms. Pharmacol Ther. 2006;109:57-77.

[15] Torebjork HE, Lundberg LE, LaMotte RH. Central changes in processing of mechanoreceptive input in capsaicin-induced secondary hyperalgesia in humans. J Physiol. 1992;448:765-80.

[16] Eisenach JC. Preventing chronic pain after surgery: who, how, and when? Reg Anesth Pain Med. 2006;31:1-3.
[17] Apfelbaum JL, Chen C, Mehta SS, Gan TJ. Postoperative pain experience: results from a national survey suggest postoperative pain continues to be undermanaged. Anesth Analg. 2003;97:534-40.
[18] Kehlet H, Rathmell JP. Persistent postsurgical pain: the path forward through better design of clinical studies. Anesthesiology. 2010;112:514-5.
[19] Granot M. Can we predict persistent postoperative pain by testing preoperative experimental pain? Curr Opin Anaesthesiol. 2009;22:425-30.
[20] Kehlet H, Jensen TS, Woolf CJ. Persistent postsurgical pain: risk factors and prevention. Lancet. 2006;367:1618-25.
[21] Macrae WA. Chronic post-surgical pain: 10 years on. Br J Anaesth. 2008;101:77-86.
[22] Dworkin RH, McDermott MP, Raja SN. Preventing chronic postsurgical pain: how much of a difference makes a difference? Anesthesiology. 2010;112:516-8.
[23] Katz J, Seltzer Z. Transition from acute to chronic postsurgical pain: risk factors and protective factors. Expert Rev Neurother. 2009;9:723-44. CrossRefMedlineGoogle Scholar.
[24] Gartner R, Jensen MB, Nielsen J, Ewertz M, Kroman N, Kehlet H. Prevalence of and factors associated with persistent pain following breast cancer surgery. JAMA. 2009;302:1985-92.
[25] Katz J, Cohen L. Preventive analgesia is associated with reduced pain disability 3 weeks but not 6 months after major gynecologic surgery by laparotomy. Anesthesiology. 2004;101:169-74.
[26] Bruce J, Poobalan AS, Smith WC, Chambers WA. Quantitative assessment of chronic postsurgical pain using the McGill pain questionnaire. Clin J Pain. 2004;20:70-5.
[27] Kalso E, Mennander S, Tasmuth T, Nilsson E. Chronic post-sternotomy pain. Acta Anaesthesiol Scand. 2001;45:935-9.
[28] Bay-Nielsen M, Perkins FM, Kehlet H. Pain and functional impairment 1 year after inguinal herniorrhaphy: a nationwide questionnaire study. Ann Surg. 2001;233:1-7.
[29] Haythornthwaite JA, Raja SN, Fisher B, Frank SM, Brendler CB, Shir Y. Pain and quality of life following radical retropubic prostatectomy. J Urol. 1998;160:1761-4.
[30] Gottschalk A, Smith DS, Jobes DR, et al. Preemptive epidural analgesia and recovery from radical prostatectomy: a randomized controlled trial. JAMA. 1998;279:1076-82.
[31] Aida S, Yamakura T, Baba H, et al. Preemptive analgesia by intravenous low-dose ketamine and epidural morphine in gastrectomy: a randomized double-blind study. Anesthesiology. 2000;92:1624-30.
[32] Aida S, Fujihara H, Taga K, et al. Involvement of presurgical pain in preemptive analgesia for orthopedic surgery: a randomized double blind study. Pain. 2000;84:169-73.
[33] Aida S, Baba H, Yamakura T, et al. The effectiveness of preemptive analgesia varies according to the type of surgery: a randomized, double-blind study. Anesth Analg. 1999;89:711-6.
[34] Oliveras JL, Hosobuchi Y, Guilbaud G, Besson JM. Analgesic electrical stimulation of the feline nucleus raphe magnus: development of tolerance and its reversal by 5-HTP. Brain Res. 1978;146:404-9.
[35] Cui M, Feng Y, McAdoo DJ, Willis WD. Periaqueductal gray stimulation-induced inhibition of nociceptive dorsal horn neurons in rats is associated with the release of norepinephrine, serotonin, and amino acids. J Pharmacol Exp Ther. 1999;289:868-76.
[36] Yaksh TL, Wilson PR. Spinal serotonin terminal system mediates antinociception. J Pharmacol Exp Ther. 1979; 208:446-53.
[37] Jensen TS, Yaksh TL. Spinal monoamine and opiate systems partly mediate the antinociceptive effects produced by glutamate at brainstem sites. Brain Res. 1984;321:287-97.
[38] Mason P. Contributions of the medullary raphe and ventromedial reticular region to pain modulation and other homeostatic functions. Annu Rev Neurosci. 2001;24: 737-77.
[39] Wei F, et al. Molecular depletion of descending serotonin unmasks its novel facilitatory role in the development of persistent pain. J Neurosci. 2010;30:8624-36.
[40] Suzuki R, Rygh LJ, Dickenson AH. Bad news from the brain: descending 5-HT pathways that control spinal pain processing. Trends Pharmacol Sci. 2004;25:613-7.
[41] Dogrul A, Ossipov MH, Porreca F. Differential mediation of descending pain facilitation and inhibition by spinal 5HT-3 and 5HT-7 receptors. Brain Res. 2009;1280:52-9.
[42] Sasaki M, Obata H, Kawahara K, Saito S, Goto F. Peripheral 5-HT2A receptor antagonism attenuates primary thermal hyperalgesia and secondary mechanical allodynia after thermal injury in rats. Pain. 2006;122:130-6.
[43] Green GM, Scarth J, Dickenson A. An excitatory role for 5-HT in spinal inflammatory nociceptive transmission; state-dependent actions via dorsal horn 5-HT(3) receptors in the anaesthetized rat. Pain. 2000;89:81-8.
[44] Rahman W, Bauer CS, Bannister K, Vonsy JL, Dolphin AC, Dickenson AH. Descending serotonergic facilitation and the antinociceptive effects of pregabalin in a rat model of osteoarthritic pain. Mol Pain. 2009;5:45.
[45] Brenchat A, et al. 5-HT7 receptor activation inhibits mechanical hypersensitivity secondary to capsaicin sensitization in mice. Pain. 2009;141:239-47.
[46] Doly S, Fischer J, Brisorgueil MJ, Verge D, Conrath M. Pre- and postsynaptic localization of the 5-HT7 receptor in rat dorsal spinal cord: immunocytochemical evidence. J Comp Neurol. 2005;490:256-69.
[47] Pierce PA, Xie GX, Levine JD, Peroutka SJ. 5-Hydroxytryptamine receptor subtype messenger RNAs in rat peripheral sensory and sympathetic ganglia: a polymerase chain reaction study. Neuroscience. 1996;70:553-9.
[48] Cortes-Altamirano JL, Olmos-Hernandez A, Jaime HB,

et al. Review: 5-HT1, 5-HT2, 5-HT3 and 5-HT7 receptors and their role in the modulation of pain response in the central nervous system. Curr Neuropharmacol. 2018;16: 210-21.

[49] Hammond DL, Tyce GM, Yaksh TL. Efflux of 5-hydroxytryptamine and noradrenaline into spinal cord superfusates during stimulation of the rat medulla. J Physiol. 1985;359:151-62.

[50] Barbaro NM, Hammond DL, Fields HL. Effects of intrathecally administered methysergide and yohimbine on microstimulation-produced antinociception in the rat. Brain Res. 1985;343:223-9.

[51] Hammond DL, Yaksh TL. Antagonism of stimulation-produced antinociception by intrathecal administration of methysergide or phentolamine. Brain Res. 1984;298:329-37.

[52] Pertovaara A. Noradrenergic pain modulation. Prog Neurobiol. 2006;80:53-83.

[53] Ossipov MH, Harris S, Lloyd P, Messineo E. An isobolographic analysis of the antinociceptive effect of systemically and intrathecally administered combinations of clonidine and opiates. J Pharmacol Exp Ther. 1990;255:1107-16.

[54] Ossipov MH, Harris S, Lloyd P, Messineo E, Lin BS, Bagley J. Antinociceptive interaction between opioids and medetomidine: systemic additivity and spinal synergy. Anesthesiology. 1990;73:1227-35.

[55] Ossipov MH, Dussor GO, Porreca J. Central modulation of pain. J Clin Invest. 2010;120:3779-87.

[56] Budai D, Harasawa I, Fields HL. Midbrain periaqueductal gray (PAG) inhibits nociceptive inputs to sacral dorsal horn nociceptive neurons through alpha2-adrenergic receptors. J Neurophysiol. 1998;80:2244-54.

[57] Rodrigues P, Correa L, Ribeiro M, et al. Patients with impaired descending nociceptive inhibitory system present altered cardiac vagal control at rest. Pain Physician. 2018;21:E409-18.

[58] Watkins LR, Mayer DJ. Organization of endogenous opiate and nonopiate pain control systems. Science. 1982;216:1185-92.

[59] Nakagawasai O, et al. Changes in beta-endorphin and stress-induced analgesia in mice after exposure to forced walking stress. Methods Find Exp Clin Pharmacol. 1999;21:471-6.

[60] Wiedenmayer CP, Barr GA. Mu opioid receptors in the ventrolateral periaqueductal gray mediate stress-induced analgesia but not immobility in rat pups. Behav Neurosci. 2000;114:125-36.

[61] Foo H, Helmstetter FJ. Hypoalgesia elicited by a conditioned stimulus is blocked by a mu, but not a delta or a kappa, opioid antagonist injected into the rostral ventromedial medulla. Pain. 1999;83:427-31.

[62] Hopkins E, Spinella M, Pavlovic ZW, Bodnar RJ. Alterations in swim stress-induced analgesia and hypothermia following serotonergic or NMDA antagonists in the rostral ventromedial medulla of rats. Physiol Behav. 1998;64: 219-25.

[63] Meng ID, Manning BH, Martin WJ, Fields HL. An analgesia circuit activated by cannabinoids. Nature. 1998;395:381-3.

[64] Hohmann AG, et al. An endocannabinoid mechanism for stress-induced analgesia. Nature. 2005;435:1108-12.

[65] Suplita RL, Farthing JN, Gutierrez T, Hohmann AG. Inhibition of fatty-acid amide hydrolase enhances cannabinoid stress-induced analgesia: sites of action in the dorsolateral periaqueductal gray and rostral ventromedial medulla. Neuropharmacology. 2005;49:1201-9.

第 4 章　疼痛的病理生理学

Pathophysiology of Pain

W. Hamann　著

陈嘉芳　译　　江　昊　校

国际疼痛研究协会把疼痛定义为“一种与实际或潜在的组织损伤相关的不舒适的感觉和情绪体验，或与此相似的经历” [1]。

这一定义的含义是疼痛可能来自疼痛通路的任何部分。然而，疼痛通常是由创伤激活伤害性感受器引起的。相反，疼痛的原因可能仅存在于大脑中，即使患者会将疼痛投射到特定的身体部位。更常见的是，特别是在慢性疼痛中，可能是初始的和可能持续的外周刺激的结合，这反过来又会引发中枢神经系统的中枢敏化。

就疼痛机制而言，有 3 种不同类型。

- 伤害感受器刺激后的伤害性疼痛。
- 神经系统的任何部分损伤引起神经病理性疼痛。
- 行为或心理上的疼痛。

临床上出现疼痛的患者常包括上述两种甚至全部机制的组合。区分每种机制很重要，因为它们各自有不同的治疗方式。

疼痛通路从外周以自由神经末梢形式的伤害性感受器开始。来自伤害性感受器的传入神经纤维是无髓鞘的 C 纤维或者是有髓鞘的 Aδ 纤维 [2-4]。它们在周围神经中通过背根到达脊髓，或通过脑神经 Ⅴ、Ⅶ、Ⅸ和Ⅹ的部分到达延髓，在那里它们在浅层内突触，并在几个节段内跨越，在前外侧隔室上行到丘脑（脊髓丘脑束）或脑干（脊髓顶盖束）。相对较小的脊髓顶盖部分终止于上丘的中间和深层，而较大的中脑部分也包括到导水管周围灰质的脊髓投射（脊髓 – 导水管周围纤维）。导水管周围的灰质是 μ 受体高度集中的部位，μ 受体在疼痛通路上激活强大的下行抑制。脊髓丘脑束终止于丘脑的腹后外侧核（ventroposterolateral nucleus，VPL）。相应的解剖结构适用于脑神经的感觉部分，终止于腹后内侧核（ventroposteromedial nucleus，VPM）。来自丘脑的三级神经元连接到许多皮层和皮层下区域，包括躯体感觉区域 SⅠ和 SⅡ、扣带皮层、下丘脑及其他区域。在人躯体感觉拓扑图中，躯体感觉区域 SⅠ位于中央后回，支配对侧躯体。在慢性疼痛中，大脑的许多其他区域也以一种复杂的方式参与，目前尚未完全清楚。

在背角水平发现在每个突触水平上都有调节的潜力。

损伤的组织可能刺激伤害感受性游离神经末梢，导致细胞内物质释放到细胞外环境中。感受器可能是热感受器或压力感受器这样特异性的，也可能是对各种有害刺激做出反应（多模态伤害感受器）。在缺血时观察到的低 pH 对伤害性感受器是一个强有力的刺激。一个单独类别包含所谓的沉默伤害性感受器 [5]，它可能被炎症激活。扩张是空腔器官伤害性感受的有力刺激。

热敏痛觉感受器神经元的细胞膜上含有辣椒素受体1（TRPV1）[6]。辣椒素与这种感受器紧密结合，引起一种烧灼痛的感觉。当辣椒素浓度足够高时，在最初强烈的烧灼感后，局部应用辣椒素会使TRPV1失活，从而减轻带状疱疹后神经痛、糖尿病性神经痛或人类免疫缺陷病毒（HIV）神经病理性疼痛等情况下的疼痛[7]。重复的有害刺激会损害伤害感受器附近的细胞，导致细胞内物质释放到细胞外空间。由此产生的炎症引起外周敏化，这意味着在对刺激做出反应时，供应伤害性感受器的初级传入神经纤维中会有更多的动作电位。临床上，外周敏化表现为痛觉过敏（在正常的非疼痛刺激后神经元反应增加）或痛觉超敏（疼痛反应增强）。外周敏化是指皮肤、内脏、肌肉和关节的伤害感受器。外周敏化的介质是神经生长因子（nerve growth factor，NGF）、前列腺素、炎症因子[8]、P物质、速激肽和降钙素基因相关肽（calcitonin gene related peptide，CGRP）[9]的释放。NGF引起伤害性感受器的长期敏化[9]。CGRP主要存在于伤害性初级传入神经元中。它是一种强大的血管扩张药，但注射时不会产生疼痛。CGRP在脑膜血管上高度表达，一种偏头痛模型将这种情况描述为CGRP作为主要中介的外周敏化[10]。从磷脂到花生四烯酸的级联反应具有重要的治疗意义。它被类固醇抑制，随后分解为受到非甾体抗炎药的抑制的前列腺素。

细胞因子是小的分泌蛋白质。它们对细胞间的交流有特殊的影响。促炎细胞因子与炎症过程的上调有关[11]。特别是白细胞介素（IL-1）、IL-6和肿瘤坏死因子-α（TNF-α）参与病理性疼痛的发展[12]。产生疼痛的细胞因子可由单核细胞、巨噬细胞、非免疫细胞（如成纤维细胞、内皮细胞和施万细胞）释放。在中枢神经系统中，小胶质细胞可以释放细胞因子。细胞因子是神经损伤后疼痛的重要介质。它们在几种神经病理性疼痛状态的产生中起作用，如复杂性区域疼痛综合征、幻肢痛和髓核脱出后的坐骨神经痛。细胞因子也可以轴向双向运输，因此可能在周围神经损伤或炎症后对中枢产生影响。

沿着周围神经和背根神经节，急性和慢性疼痛可能是由各种机械性或缺血性和脱髓鞘情况引起的。动脉压迫三叉神经节可引起三叉神经痛。慢性压迫（如腕管综合征）和神经压迫通常会引起疼痛、感觉异常和麻木。在截肢过程中必要的神经切断导致神经瘤的形成，这是造成幻肢感觉和疼痛的原因。周围神经连续性的创伤可导致Ⅱ型复杂性区域疼痛综合征。这两种类型的神经病理性疼痛在病理生理学上也有中枢神经成分。上面已经概述了细胞因子在许多条件下作用的重要性。除步态和其他感觉异常外，脊髓痨等脱髓鞘疾病也可能是严重灼痛和刺痛的原因。可以推测，除了炎症介质的作用外，抑制和兴奋机制之间的不平衡可能是这些条件的一个促成因素。在椎间盘突出或椎管狭窄时观察到背根的压迫和炎症刺激会引起相关神经段分布模式的疼痛。通过仔细的感觉测试，可以证明疼痛局限于相关的皮肤区。这种所谓的投射性神经根疼痛通常需要通过拉伸试验阳性（Lasegue征）与牵涉性疼痛鉴别，如小关节关节病也可以投射到腿部到足踝，但它不遵循皮节分布，也不会产生拉伸试验阳性。

对皮肤的有害刺激通常会引起Lewis三重反应。

- 最初的红线表示刺激已经开始。
- 由主要传入轴突的分支（轴突反射）介导的加剧。
- 由组胺释放引起的风疹。

虽然轴突反射模仿自主血管活动，但它本身并不是自主神经反射。

疼痛常伴有自主神经反射。这可能表现为皮肤血管扩张或收缩和多汗症。既往这被认为是一种自身的病理生理机制，并被诊断为交感神经维持性疼痛。例如，复杂性区域疼痛综合征被认为是一种“反射性交感神经营养不良”（reflex sympathetic dystrophy，RSD）。不幸的是，交感神经阻滞很少能有效地控制这种情况，RSD 这个术语已经被抛弃了。总的来说，交感神经维持性疼痛的概念也变得值得怀疑。在基础科学和临床医学中都没有令人信服的证据来支持这个概念。

然而，交感神经阻滞仍被用于血管痉挛和周围血管疾病的治疗，在这些疾病中，当以前寒冷的腿再次感到温暖时，主观效果往往是显著的。如果潜在问题是雷诺病或预防皮肤溃疡，这可能是有帮助的。然而，在动脉血管硬化的晚期是否会受益仍值得怀疑。

一种明显成功的交感神经操作是腹腔神经丛阻滞，它可以为胰腺疼痛患者提供有意义的疼痛缓解。然而，它的有益作用很可能是由于中断了与交感神经纤维一起走行的伤害性传入。

伤害感受器纤维进入背角后，在胶状质浅层Ⅰ层和Ⅱ层的谷氨酰胺能突触内终止，突触后细胞在几个脊髓节段内穿过后，从这里投射到脊髓丘脑束和脊髓顶盖束，再投射到对侧前索。背角中的许多细胞接受来自皮肤、结缔组织、关节和内脏的输入。来自内脏的伤害性信息可能被错误地解释为来自同一身体节段的皮肤，这种现象称为牵涉痛。

初级传入侧支也与背角更深的第Ⅳ层和第Ⅴ层的细胞突触，这不是脊髓丘脑 / 脊髓顶盖系统的一部分。更深层次的许多细胞被称为广动力域神经元，因为它们接受来自有害和非有害初级传入的兴奋性输入。从这些有时未被识别的细胞中记录了许多显示背角调节的电生理学。Perl[14] 用下面的话总结了这些细胞提出的问题："这种细胞信号和细胞群的混合是如何组织起来提供感觉的，这是未知的。" 为了回答这个难题，Melzack 和 Wall 提出了闸门控制理论。在最近的一篇综述中，Mendell[16] 分析了 Melzack 和 Wall 模型，其中胶质中的细胞作为促进或抑制伤害性感受信息传递的门。闸门由小初级传入开启，由大初级关闭。此外，闸门还处于下行控制之下。门控理论是模式理论与倡导非特异性疼痛途径的特定理论之间争论的最后一部分。在这种情况下，重要的是要记住，并不是所有的初级传入 C 纤维都支持伤害性感受，脊髓丘脑束神经元接受来自需要强机械刺激 [17] 的外周受体的输入，并进行了电生理记录。门控理论概念的重要信息是伤害性信号在突触中继上进行调节。

背角的调节是复杂的，通过多种机制起作用。

- 下行抑制和节段抑制。
- 中枢敏化。
- 弥漫性伤害抑制性控制（DNIC）。
- 内啡肽和脑啡肽。
- 神经胶质细胞的活跃作用。

1. 下行抑制和节段抑制

Sherrington 以拮抗药抑制的形式描述了节段性抑制。在肌肉收缩时，拮抗肌的收缩同时受到抑制。节段抑制和下行抑制对二级感觉神经元的影响同样强大。对周围神经 A 纤维或脊髓下行纤维的条件性电刺激可消除突触后背角神经元的诱发放电 [18]。正是这些机制被用于经皮神经刺激或脊髓背柱刺激器。1/3 的神经病理性疼痛患者通过服用三环类抗抑郁药物有效缓解疼痛 [19]。这些药物通过不止一种机制发挥作用。它们是单胺再摄取抑制药，作用于下行抑制突触。它们还会阻断 NMDA 受体及一些钠泵。虽然它们对多巴胺能传递没有影响，但这种传递物质可能也很重要。选择性 5- 羟色胺再摄取抑制药效果较差。加巴喷丁和普瑞巴林是另外两种有效治疗神经病理性疼痛的化合物 [20]。主要的镇痛作用模式似乎是附着在电压依赖性钙通道的 $\alpha_2\delta$ 亚基上，从而抑制钙通过 P/Q 型钙通道流入。

2. 中枢敏化

中枢敏化的概念已被 Woolf 等广泛研究 [21]。背角的突触后痛觉细胞在初级传入 C 纤维痛觉兴奋后增加了它们的反应性。通过 NMDA 受体介导的效应，它们对更高频率和更持久的放电做出反应，并增加了外周感受域（痛觉过敏），发展为对触觉刺激表现出以前不存在的兴奋性（痛觉超敏）（图 4–1 和图 4–2）。

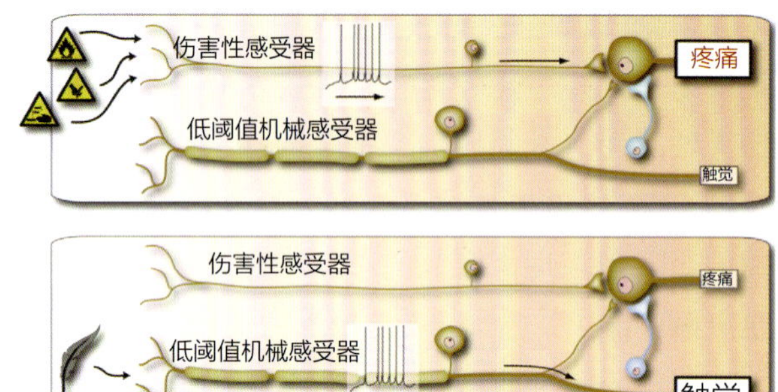

▲ 图 4-1 正常感觉

躯体感觉系统的组织结构是这样的：专门编码低强度刺激的初级感觉神经元只激活那些导致无害感觉的中央通路，而激活伤害性感受器的高强度刺激只激活导致疼痛的中央通路，两条平行通路在功能上没有交集。这是由特定的感觉输入和通路之间的强突触输入，以及将活动集中到这些专用回路的抑制性神经元所介导的[21]（经许可转载）

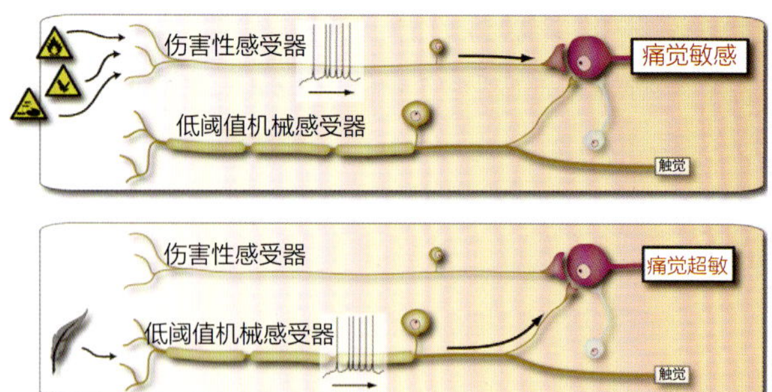

▲ 图 4-2 中枢敏化

随着体感通路的中枢敏化的诱导，突触效能的增加和抑制的减少，发生了中枢放大，增强了对有害刺激的疼痛反应幅度、持续时间和空间范围，而通常无效的突触的加强则吸收了阈下输入，使低阈值感觉输入现在可以激活疼痛环路，导致 2 条平行的感觉通路汇聚[21]（经许可转载）

高级中枢的中枢敏化将在下面讨论。现在认为，一些慢性疼痛，如关节炎、纤维肌痛或肠易激综合征疼痛至少部分原因是由中枢敏化引起的。

3. 弥漫性伤害抑制性控制

弥漫性伤害抑制性控制[22]代表的概念是，在一个位置的疼痛可以通过施加到身体远端区域来抑制。历史上曾记载，当理发师在拔牙前踢到顾客的小腿时，弥漫性伤害抑制性控制就会被激活。

4. 内啡肽和脑啡肽

脑啡肽[23]是中枢神经系统中 μ 受体天然配体的五肽。内啡肽是较大的肽，具有类似的药理特性，可以在脑垂体中找到。这些肽构成了另一个控制疼痛的内部系统。它们是由其他生理或心理刺激释放的，以在长跑运动员身上唤起的“快感”而闻名。它们还发挥了另一个重要的功能，即安慰剂反应是通过释放脑啡肽和内啡肽来介导的[24]。拔牙后疼痛的患者要么服用安慰剂，要么服用止痛药。一些患者在服用安慰剂后疼痛有所缓解，但纳洛酮可能会抵消这种效果。

到目前为止，上述 1～4 的调节方式主要是通过从动物身上获得的结果来解释的。Gruener 等发现它们在脊髓损伤后的神经病理性疼痛患者中也具有重要的功能[25]。

5. 神经胶质细胞的活跃作用

严重的慢性疼痛条件复杂性区域疼痛综合征被认为是由对损伤神经组织释放的物质的异常免疫反应引起的。Helyes 等在小鼠损伤的小爪中通过灌注来自患者的人 IgG 重现大多数复杂性区域疼痛综合征（CRPS）症状[26]。在接下来的几天里，接受治疗的小鼠表现出典型的行为、免疫和神经化学变化。作者观察到 $L_{4\sim5}$ 脊髓背角、导水管周围灰质和体感皮层双侧星形胶质细胞相关胶质纤维酸性蛋白（glial fibrillary acidic protein，GFAP）密度显著增加，并且只有同侧出现了 Iba1 标记的小胶质细胞染色。与脑膜相反，中枢神经组织本身不具有任何伤害感受器，然而脊髓或大脑的损伤都可能导致所谓的中枢神经病理性疼痛。Gruener 等研究了包括脊髓丘脑束部分中断的脊髓损伤患者[25]。这些患者中一部分患者出现了顽固性疼痛。作者提供的证据表明，下行抑制和弥漫性伤害抑制性控制的损伤是导致脊髓损伤后疼痛发展的原因。

大麻过去曾被用于镇痛。内源性大麻素系统广泛分布于整个神经系统[27]。国家科学、工程和医学科学院的最近更新[28]发现它对控制神经病理性疼痛有效。大脑处理的详细机制是复杂的，目前尚未被完全理解。然而，无创成像已经提供了一些有用的信息。在各种成像技术中，MRI 已成为使用最广泛的工具，因为它不涉及辐射。

解剖 MRI 广泛用于识别大脑的破坏性病变或退行性效应。在慢性疼痛机制方面，基于体素的形态测量学（voxel based morphometry，VBM）、功能 MRI（functional MRI，fMRI）、弥散张量成像（diffusion tensor imaging，DTI）和 MRI 光谱学已被证明是有用的，后者等待更强大的机器的发展，这将提供比目前更好的分辨率。Wager 等分析了健康受试者急性疼痛的 fMRI 神经特征[29]。他们的"疼痛矩阵"包括腹外侧丘脑、第二体感皮层，以及被许多心理过程激活的区域，如前脑岛和前扣带皮层。有趣的是，除了体感觉区 1 和 2 外，大脑投射主要是双侧的。双边投射已被 Ramachandran 利用[30]，他能够通过使用镜盒来控制幻肢疼痛。通过将未截肢的手臂放置和移动到盒子中，镜子产生了截肢肢体仍然存在的错觉，从而缓解了幻肢疼痛。

在临床实践方面，尚缺乏将现有知识转化为临床实践的手段。迄今为止研究的慢性疼痛包括背痛、纤维肌痛、颞下颌关节痛、神经病理性疼痛、肠易激综合征、CRPS、骨盆痛、偏头痛、骨关节炎、多躯体形式综合征、肌肉骨骼痛、灼口综合征和克罗恩病。尽管进行了大量的调查，但尚未能够为特定的慢性疼痛状况制订诊断标准。然而，已经做出了一些重要的一般观察[31]。

- VBM 和 fMRI 已经确定了大脑标志着慢性疼痛的客观变化。
- 一旦疼痛的原因得到有效治疗，许多由慢性疼痛引起的结构变化是可逆的。

具体来说，在慢性背部疼痛中，新皮层中的灰质体积减小了 5%～11%。参与调节的大脑部分包括背外侧前额叶皮层和丘脑也会受到影响。同样，骨关节炎患者在丘脑、岛叶和前扣带皮层的灰质体积减小。

图 4-3 显示了 55 例膝关节内侧关节间线受

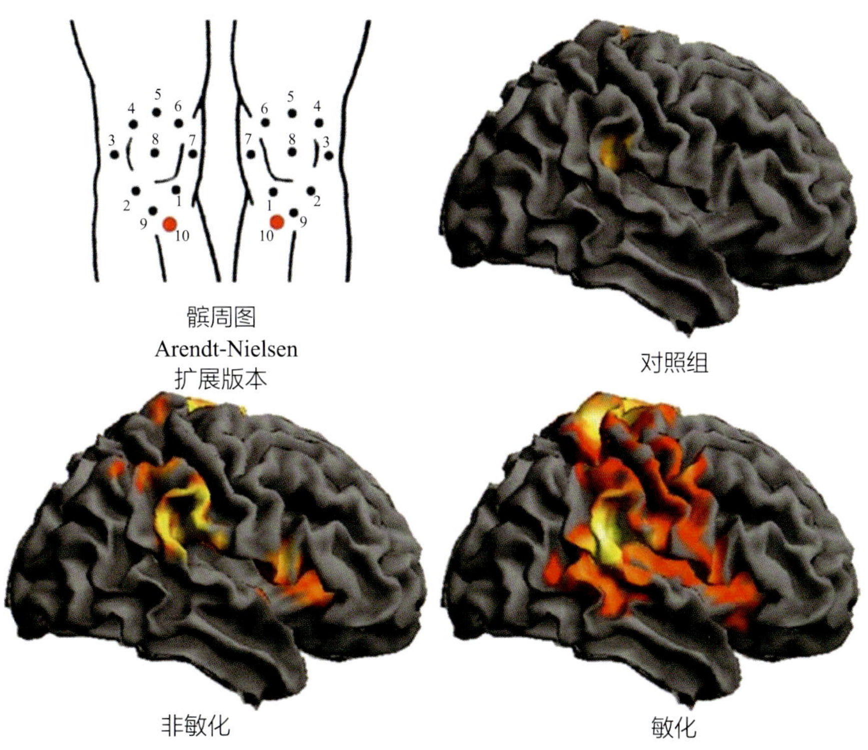

▲ 图 4-3 胫骨前表面压力刺激的大脑反应（Arendt-Nielsen 图中红色填充圈）

敏化患者表现出广泛的激活，而非敏化患者的显著变化涉及疼痛处理核心区域，而对照组的激活仅限于初级和第二躯体感觉区域[33]（经许可转载）

压引起骨关节炎患者的平均fMRI反应。重要的是，并不是每个关节炎患者都会出现中枢敏化。这些图像令人信服地显示了有中枢敏化和没有中枢敏化的患者人群之间的差异[32]。

几项关于纤维肌痛的研究表明，灰质的减少或增加似乎与年龄有关。然而，一项研究表明，当抑郁和焦虑得到控制时，正常对照组和纤维肌痛患者之间没有差异（参考文献[27]）。影像研究也证实了俗话“一切都在你的头脑中”的实质。认知行为疗法已被证明可以逆转慢性疼痛的容积标志。最近，正念冥想已经成为治疗慢性疼痛的重要手段[33]。未来更精细的成像技术可能会进一步揭示慢性疼痛状态下大脑处理的机制。

参考文献

[1] Mersky H, Bogduk N. Classification of chronic pain. Seattle: IASP Press; 1994.
[2] Iggo A. Cutaneous heat and cold receptors with slowly conducting ©afferent fibres. Quart J Exp Physiol. 1959; 44: 362-70.
[3] Torebjörk HE, Schady W, Ochoa J. Sensory correlates of somatic afferent fibre activation. Hum Neurobiol. 1982; 3(1): 15-20.
[4] Torebjörk HE, Ochoa J. New method to identify nociceptor units innervating glabrous skin of the human hand. Exp Brain Res. 1990;81(3):509-14.
[5] Schaible HG, Grubb BD. Afferent and spinal mechanisms of joint pain. Pain. 1993;55:5-54.
[6] Caterina MJ, Schumacher MA, Makoto T, Rosen TA, Levine DJ, Julius D. The capsaicin receptor: a heat activated ion channel in the pain pathway. Nature. 1997;389:816-24.
[7] Derry S, Wiffen PJ, Kalso EA, Bell RF, Aldington D, Phillips T, Gaskell H, Moore RA. Topical analgesics for acute and chronic pain in adults - an overview of cochrane reviews. Cochrane Database Syst Rev. 2017;5(3):CD008609.
[8] Zhang JM, An J. Cytokines, inflammation and pain. Intl Anesthesiol Clin. 2007;45(2):27-37.
[9] Iyengar S, Ossipov MH, Johnson KW. The role of calcitonin-related pain mechanisms including migraine. Pain. 2017;158(4):543-59.
[10] Hirth M, et al. Nerve growth factor induces sensitization of nociceptors without evidence for increased intra-epidermal nerve fibre density. Pain. 2013;154:2500-11.
[11] Yuan H, Lauritsen CG, Kaiser EA, Silberstein SD. CGRP monoclonal antibodies for migraine. BioDrugs. 2017; 31(6):487-501.
[12] Woolf CJ, Allchorne A, Safieh-Garabedian B, Poole S. Cytokines, nerve growth factor and inflammatory hyperalgesia: the contribution of tumor necrosis factor. Br J Pharmacol. 1997;121:417-24.
[13] Thacker M, Gifford L. Sympathetically maintained pain: myth or reality. 2013. https://giffordsachesandpains.files.wordpress.com/2013/06/04_chapteru.pdf.
[14] Perl ED. Ideas about pain, a historical review. Nat Rev Neurosci. 2007;8:71-80.
[15] Melzack R, Wall P. Pain mechanisms: a new theory. Science. 1965;150(3699):971-9.
[16] Mendell LM. Constructing and deconstructing the gate theory of pain. Pain. 2014;155(2):210-6.
[17] Christensen BN, Perl ER. Spinal neurones specifically excited by noxious or thermal stimuli: marginal zone of the dorsal horn. J Neurophysiol. 1970;33:293-307.
[18] Brown AG, Hamann WC, Martin HF 3rd. Effects of activity in non-myelinated afferent fibres on the spinocervical tract. Brain Res. 1975;98(2):243-59.
[19] Sindrup SH, Otto M, Finnerup NB, Jensen TS. Antidepressants in the treatment of neuropathic pain. Basic Clin Pharmacol Toxicol. 2005;96(6):399-409.
[20] Rose MA, Kam PCA. Gabapentin: pharmacology and its use in pain management. Anaesthesia. 2002;57:451-62.
[21] Woolf CJ. Central sensitization: implications for the diagnosis and treatment of pain. Pain. 2011;152:S2-S15.
[22] Bannister K, Patel R, Goncalves L, Townson L, Dickenson AH. Diffuse noxious inhibitory controls and nerve injury: restoring an imbalance between descending monoamine inhibitions and facilitations. Pain. 2015;156(9):1803-11.
[23] Hughes J, Smith TW, Kosterlitz HW, Fothergill LA, Morgan BA, Morris HR. Identification of two related pentapeptides from the brain with potent opiate agonist activity. Nature. 1975;258:577-9.
[24] Levine JD, Newton CG, Fields HL. The mechanism of placebo analgesia. Lancet. 1978;312:654-7.
[25] Gruener H, Zeilig G, Laufer Y, Blumen N, Defrin R. Differential pain modulation properties in central neuropathic pain after spinal cord injury. Pain. 2016;157:1415-25.
[26] Helyes Z, Tekus V, Szentes N, Pohoczky K, Botz B, et al. Non-inflammatory autoantibodyinduced glia activation in a passive transfer complex regional pain syndrome. J Neurochemistry. 2017;142(Suppl. 1):255.
[27] Woodhams SG, Chapman V, Finn DP, Hohmann AG, Neugebauer W. The cannabinoid system and pain. Neuropharmacology. 2017;124:105-20.
[28] Abrams DI. The therapeutic effect of Cannabis and

cannabinoids: An update from the National Academies of Sciences, Engineering and Medicine report. Eur J Intern Med. 2018;49:7-11.
[29] Wager TD, Atlas LY, Lindquist MA, Mathieu R, Choong WW. An fMRI-based neurologic signature of physical pain. N Engl J Med. 2013;368:1388-139.
[30] Guenther K. "It's all done with mirrors" V.S. Ramachandran and the material culture of phantom limb research. Med Hist. 2016;60:342-58.
[31] Kumbhare DA. Evaluation of chronic pain using magnetic resonance (MR), neuroimaging approaches, what the clinician needs to know. Clin J Pain. 2017;33(4):281-90.
[32] Pujol J, Martinez-Vilavella G, Llorente-Onaindia J, Harrison BJ, Lopez-Sola M, Lopez-Ruiz M, Bianco-Hinojo L, Benito P, Deus J, Monfort J. Brain imaging of pain sensitization in patients with in patients with knee osteoarthritis. Pain. 2017;158(9):1831-8.
[33] Kabat-Zinn J. Mindfulness with Jon Kabat-Zinn. YouTube. 2007. https://www.youtube.com/watch?v=3nwwKbM_vJc.

第5章　镇痛药的药理作用

Pharmacology of Analgesics

Koki Shimoji　Hitoshi Fujioka　著

罗宇家　译　　冯智英　校

一、基本方面

每种镇痛药具有其独特的药代动力学和药效动力学。药代动力学是指机体如何影响药物，而药效动力学是指药物如何作用于机体。

（一）药代动力学

药代动力学描述应用某种药物后在体内的吸收与分布情况，体内的代谢酶（如细胞色素 P_{450} 或葡萄糖醛酸糖基转移酶）的代谢过程，以及最后药物代谢物的排泄与清除。

为了简化机体和药物相互作用的许多过程，已开发多种模型。其中，涉及很多因素的多室模型可以最大限度地反映出体内药物的真实过程。

单室模型，特别是双室模型是最常见的。不同的房室通常用 LADME 体系描述[1]。

- 释放：药物从制剂中释放的过程。
- 吸收：药物进入血液循环的过程。
- 分布：药物在体内液体和组织中的分散或扩散。
- 代谢（生物转化或失活）：机体识别外来药物成分，并将母体化合物不可逆地转化为子代谢物。
- 排泄：将物质从体内排出。在极少的情况下，某些药物会不可逆地积聚在人体组织中。

所有这些概念都可以通过数学公式及相应图形来表示。通过这些模型可以了解化合物的特性，以及特定药物在体内的作用。每种镇痛药的作用取决于药物本身的基本特性，包括酸解离常数（pKa）、生物利用度、溶解度、吸收能力、生物体分布等。

药代动力学模型

药代动力学模型采用房室法或非房室法。房室法采用动力学模型估算药物浓度随时间变化图。非房室法则通过计算药物浓度–时间曲线下的面积来估算药物平均驻留时间等指标。

（1）单室模型：最简单的办法是将机体看成单一房室。该模型假定药物的血浆浓度能够真实地反映其他体液或组织中的药物浓度，而且药物的清除与体内的药物浓度是成正比的（一级动力学）（图 5–1）。

线性药物动力学的关系图虽然涉及各种因素（剂量、血浆浓度、消除等），但呈现为一条直线或近似直线。药物须迅速地从血浆中均匀快速地转移到其他体液和组织中以发挥作用。

例如，短时间静脉注射一种药物后，其血药浓度立即达到最高，然后随着时间的推移而减少。若存在一个简单的指数衰减，即半对数尺度的线性衰减，其消除和失活只依赖于浓度。下列公式用于表达血浆浓度的变化。

$$C=C_0 \cdot e^{-\mathrm{Kel}\,T}$$

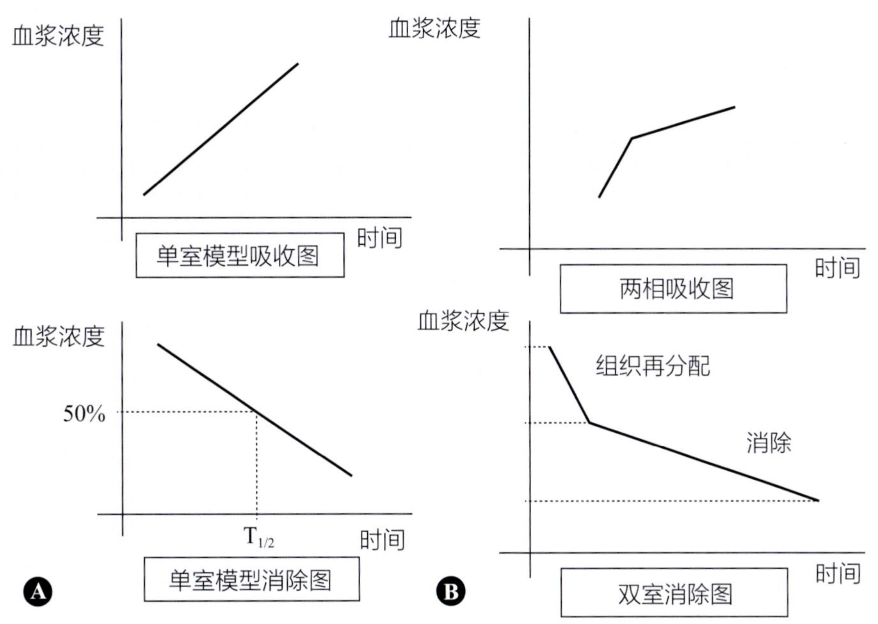

▲ **图 5-1 A 为单室模型，B 为非线性药物动力学模型的吸收与消除**

引自 Open access, Galego: Gráfica de dous models farmacocinéticos, 28 May 2017

其中，C 表示某一特定时刻的浓度，C_0 表示初始浓度，-Kel 表示表示消除常数，T 表示时间。

然而，这个模型并不总能真实地反映一个生物体内部的真实情况，因为每个机体组织结构有所不同，血液供应情况也有所不同。因此，与血供较少组织相比，血供丰富组织中药物分布更快。此外，大脑等一些组织的屏障（如血脑屏障）影响药物分布。

如果考虑到在不同类型组织中药物分布的相对条件、消除速率，可把生物体看成有 2 个房室，一个分布较快、血供丰富的中央腔室和一个血流量较低的外周腔室（图 5-1B）。虽然同为血供丰富的组织，因有血脑屏障，脑内药物浓度依赖于药物通过血脑屏障的能力。

无室模型不假设任何具体的房室模型，产生结果精确，因而用途更广，也可用于生物等效性研究。药物在机体中的转化的最终效果取决于很多相互关联的因素。

在将生物体分成若干相关房室的基础上[2]，已建立多个功能模型以简化药代动力学研究。如果将机体中的药物体积浓度 Vd_F 和组织内分布体积 Vd_T 考虑进去，那么可以通过下列公式进行说明。

$$Vd_F=Vd_{T1}+Vd_{T2}+Vd_{T3}+\cdots Vd_{Tn}$$

该公式表示多室模型，通过整合多条复杂方程的曲线以获得总体曲线。现已开发很多计算机程序用来绘制这些方程[2]。

Gabrielsson 等[1, 2] 详细讨论了多种经静脉给药的案例模型。非线性药代动力学模型主要以 Michaelis-Menten 动力学为基础（图 5-2、图 5-5 和图 5-6）。

影响药物作用的因素包括给药途径、代谢、酶诱导或抑制、生物利用度和剂量等。

（2）吸收速率与分布：大多数药物在口服后的吸收速率都比其他途径慢。达到最大浓度（C_{max}）的时间（T_{max}）受胃酸、排空时间、肠蠕动、年龄等因素影响[3, 4]。

（3）静脉途径血浆浓度：静脉注射药物通过

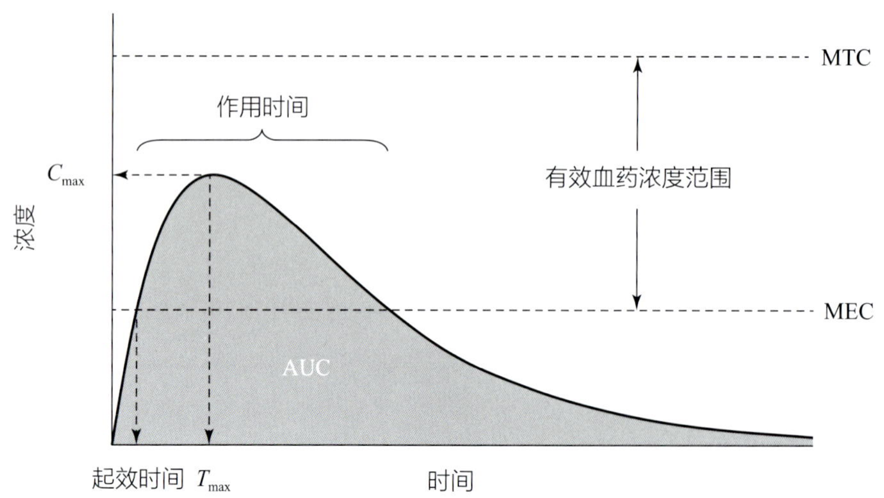

▲ 图 5-2 单次口服给药后血浆中的药物浓度随时间的变化

图中标记了最低有效浓度（MEC）和最低中毒浓度（MTC）。只有当血药浓度高于 MEC 且低于 MTC 时，才能获得理想的治疗效果。C_{max} 表示镇痛药的最大浓度，T_{max} 表示达到最大浓度的时间，作用时间代表镇痛的作用时间。血浆药物浓度 - 时间曲线下面积（AUC）反映了给药后体内实际药物暴露剂量（经 Mehrotra N et al 许可转载，引自 The role of pharmacokinetics and pharmacodynamics in phosphodiesterase-5 inhibitor therapy, Sexual Med, Springer Nature, 2006）

2 个主要途径从血浆中清除，即分布到身体组织，药物代谢与排泄。因此，药物血浆浓度的下降遵循双相模式（图 5-1B 和图 5-4）。

当药物的剂量超过一定阈值时，负责其代谢的酶就会达到饱和状态。由此，药物的血浆浓度会不成比例地增加，其消除也不再是恒定的（图 5-3）。

（4）酶的诱导或抑制：一些药物通过负反馈或正反馈反应抑制或刺激自身代谢，如抗抑郁药氟伏沙明、氟西汀和抗惊厥药物苯妥英钠。随着给药剂量的增加，未被代谢的药物血浆浓度也会升高，清除半衰期也会增加。此时，有必要调节药物的用量，或采取其他的疗法。

因此，非线性效应可存在于吸收、分布、代谢和清除的整个药代动力学过程。

静脉持续输注芬太尼或异丙酚经常用于镇痛、镇静和全身麻醉的诱导和维持。麻醉医生可以手动控制输注装置（manually controlled infusion，MCI），从而改变输注速率；也可以通过靶控输注（target-controlled infusion，TCI），即麻醉医生设定目标血液或效应部位浓度，通过计算机软件

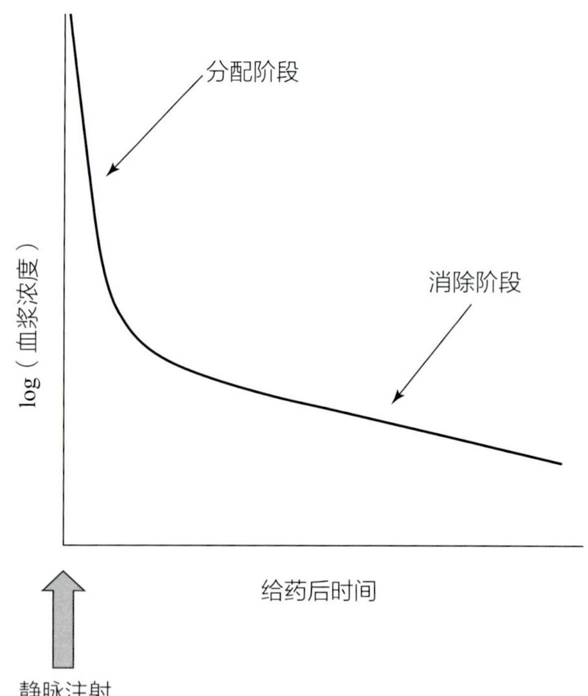

▲ 图 5-3 静脉注射镇痛药后血浆中的药物浓度随时间的变化

α 期（分布期）：早期血浆浓度迅速下降，是因为药物从中心房室（血液）分布到外周房室（组织）。在这一阶段末，中心房室与外周房室的药物浓度基本平衡。β 期（清除期）：在 α 期之后，镇痛药的血浆浓度会逐渐降低。这是因药物的代谢和排泄造成的。有时也会出现其他阶段（如 γ 期、δ 期等）[2]（引自 Gabrielsson and Weiner，2012）

实现对输液速率的调控。

Hughes 等[5]提出时量相关半衰期（图 5-4），即同一个药物随着输注持续时间的不同其消除半衰期也不同。

（5）生物利用度：镇痛药的生物利用度是指药物到达作用部位的比例。因此，药物静脉注射能使生物利用率最大化。静脉给药的生物利用度为 1（或 100%）。该药物的浓度 - 时间曲线下面积和静脉注射剂的浓度 - 时间曲线下面积的比值为绝对生物利用度；同一药物的相同或者不同的剂型，其浓度 - 时间曲线下面积的比值为相对生物利用度。一旦该药物的生物利用率确定，就可以计算出需要增加或减少多少药物剂量以期获得目标血浆浓度[1, 2, 5]。

因此，生物利用度是评价药物使用剂量的一个重要指标。可以使用以下公式计算出血浆中实际起作用的药物剂量。

有效剂量（De）= 生物利用度（B）× 给药剂量（Da）

如果一种药物的生物利用率为 0.8（或 80%），给药 100mg 的方程如下。

有效剂量（De）=0.8 × 100mg=80mg

也就是说，100mg 的剂量可以产生 80mg 血浆浓度的药效。

通过数学量化和积分后，得出以下一个完整的数学计算方程。

$$有效剂量（De）=Q \times Da \times B$$

Q 是指药物的纯度。

$$Va=Da \times B \times Q/\tau$$

Va 是给药速度，τ 是被吸收药物进入循环系统的速率。

最后，利用 Henderson-Hasselbalch 方程，使用 pKa 和电离分子（B）和非电离分子（A）之间的平衡来描述 pH 的变化，从而计算出药物的非电离浓度和药物的吸收浓度。

$$pH=pKa+\log B/A$$

生物利用度相同的两种药物，可以称之为“生物学等效物”或“生物等效物”。

（6）群体药代动力学：每一位患者的病理生

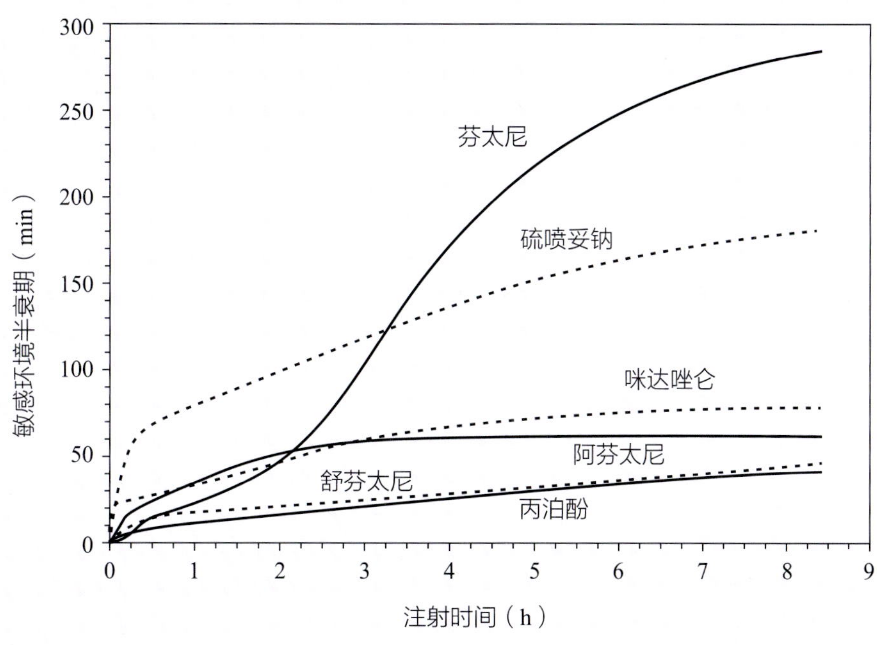

▲ 图 5-4　芬太尼、舒芬太尼、阿芬太尼、丙泊酚、咪达唑仑和硫喷妥钠的时量相关半衰期的药代动力学模型
该模型表明，同一个药物随着输注持续时间的不同其消除半衰期也是变化的[5]

理、治疗状况、体重、代谢和排泄功能、其他同时服用的药物都会影响血液中镇痛药的剂量－浓度关系。例如，主要从肾脏排出的药物的血液浓度在肾功能不全的患者中可能会升高。群体药代动力学的目标是测定引起剂量－浓度关系变化及其变异程度的病理生理因素。如果上述因素显著影响/改变了治疗指标，则需适当地调整镇痛药的用量。群体药代动力学模式的优势是它能分析稀疏数据集（与传统的药物代谢研究方法不同，群体药代动力学研究时只需一个给药间隔内 1～2 次抽血，总共 2～4 次抽血，称为稀疏数据）[6-8]。

群体药代动力学分析软件包括 UCSF 开发的 NONMEM®（用于药代动力学/药效动力学分析的非线性混合作用建模工具），整合了图形用户界面的新型软件包，如由 Lixoft 开发的 Monolix® 和由 CERTARA 开发的 Phoenix® 非线性混合作用模型（NLME）等。

（7）药代动力学治疗应用的基本图：药代动力学的临床应用源于群体药代动力学的运用和患者群体的特点。

目前，测定镇痛药的血浆浓度是最常用的临床监测，也是获取数据最简单、最可靠的方法。对于治疗范围窄、毒性大的药物，血药浓度的监测尤为重要。建议进行药代动力学监测的药物包括抗癫痫药（苯妥英钠、卡马西平）及苯巴比妥等（图 5-4）。

Michaelis-Menten 模型是目前最简单和最为人所熟悉的酶代谢动力学方法。它是反应速度与底物浓度的关系式，底物 S 与酶 E 可逆结合，形成酶－底物复合物 ES，然后 ES 进行不可逆反应，生成产物 P，并重新生成游离酶 E。该体系可以简图表示如下。

$$E+S \rightleftharpoons ES \rightarrow E+P$$

该体系的 Michaelis-Menten 方程如下。

$$v=\frac{V_{\max}[S]}{K_M+[S]}$$

其中，V_{max} 是系统最大（饱和）底物浓度的最大速度；K_M（Michaelis 常数）是指在反应速度为 50%V_{max} 时的底物浓度；S 是底物的浓度。

这是一个 Michaelis-Menten 方程预测反应速率与底物浓度的关系图，并图形化地描述了动力学参数 V_{max} 和 K_M 的意义（图 5-5 和图 5-6）。

（二）药效动力学

药效动力学（pharmacodynamics，PD）主要研究药物对人体的影响，而药代动力学（pharmacokinetics，PK）则是研究机体对药物的作用。

所以，药效动力学的目的在于探讨药物在人体内的生理和生化效应，以及药物的浓度和药效的关系。药物受体的交互作用主要应用以下公式。

$$L+R \rightleftharpoons L \cdot R$$

L 是配体，R 是受体，采用自由能模拟等数学工具以研究反应动力学。

大部分的药物可以活化或抑制人体的正常生理和（或）生物化学过程，或抑制体内或体外寄生虫和微生物有机体的重要过程。

有以下 7 类主要的药物效应。

• 激动药：药物与受体有较强的亲和力，也有较强的内在活性。它兴奋受体产生明显效应。

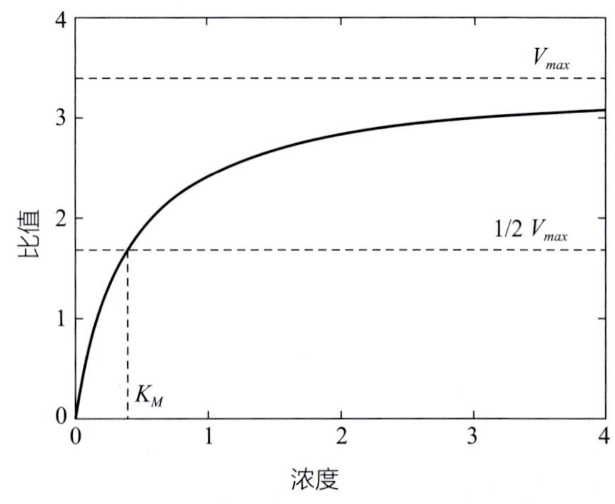

▲ 图 5-5 酶与底物关系的 Michaelis-Menten 动力学模型：药代动力学中研究的参数之一，其中底物是药物

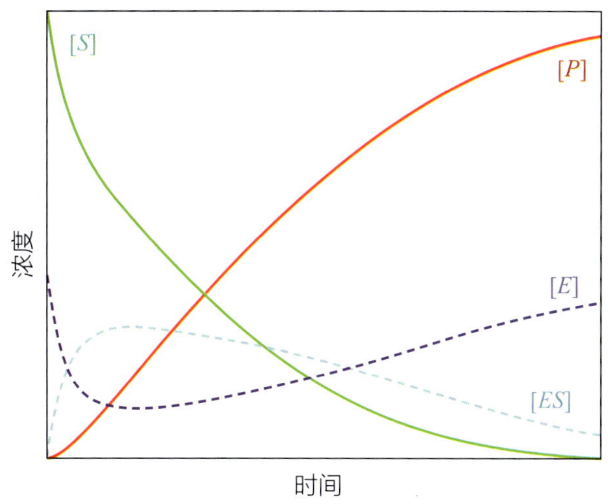

▲ 图 5-6　**Michaelis-Menten 动力学，底物 *S*、产物 *P*、酶 *E* 和复合物 *ES* 浓度随时间变化**

根据 Michaelis-Menten 动力学的符号，参数值为 k_f=0.001，k_r=0.0001，k_{cat}=0.1，S_0=500，E_0=200，P_0=ES_0=0，评估值为 t=50（引自 Wikipedia page, last edited on March 28, 2018）

- 反向激动药：反向激动药与激动药一样结合到相同的受体，能够逆转受体的固有活性，显示与受体激动药相反的药理学作用。
- 阻滞药或沉默拮抗药：能与受体结合，并能阻止激动药产生效应的一类配体物质。拮抗药对相应受体有亲和性，但没有效能，从而抑制了激动药对受体的作用。
- 稳定作用：既不是激动药也不是抑制药，但能使稳定受体的活化（阿片成瘾患者，丁丙诺啡作用取决于剂量和受体）。
- 交换 / 替换物质或积累物质形成储备库，如贮存糖原。
- 直接有益的化学反应，如清除自由基。
- 细胞毒性：直接有害的化学反应，通过诱导毒性或致命损伤，从而导致细胞损伤或破坏。

1. 疗效

药物的靶点作用主要包括：①破坏细胞膜；②下游效应化学反应；③与酶蛋白相互作用；④与结构蛋白相互作用；⑤与载体蛋白相互作用；⑥与离子通道相互作用；⑦结合受体（激素受体、神经调节剂受体、神经递质受体）。镇痛药主要通过⑥和⑦起作用。

此外，酶和底物的结合与内源性化合物的产生和代谢密切相关。例如，阿司匹林对前列腺素合酶和环氧合酶（cyclooxygenase，COX）具有不可逆的抑制作用，因此可以起到抗炎作用，减轻疼痛。秋水仙碱对痛风有一定的抑制作用，其主要机制是通过干扰结构蛋白微管蛋白的功能。洋地黄用于心力衰竭的主要机制是抑制心肌细胞 Na-K-ATP 酶活性，从而具有正性肌力作用。

镇痛药物通常作为配体，与受体结合后产生激动作用（激动药）、阻断作用（拮抗药），甚至是反向激动作用（反向激动药）。

镇痛药的药效受多种因素的影响。药效动力学因素决定了其在血液和组织中的浓度峰值。遗传因素和疾病可能会改变新陈代谢或药物本身作用，而患者的病情也会对所需的剂量产生影响。

2. 不良反应

镇痛药的不良反应包括：细胞突变可能性增加（致癌活性），与正常的代谢相互作用导致长期的影响（耐受）。

3. 治疗窗

治疗窗是指产生镇痛效果的有效剂量与产生不良反应之间的剂量。例如，药物窗口很小的药物须谨慎使用，需要经常测量药物的血药浓度，以防其效果不佳或产生不良反应。

4. 药物作用的持续时间

药物作用的持续时间是指特定药物有效时间的长短。药物作用持续时间取决于：①绝对剂量；②药物制剂；③药物作用可逆性；④药物半衰期；⑤浓度 - 反应曲线斜率；⑥代谢产物活性；⑦疾病对药物清除的影响。

具有多种作用的药物，其作用持续时间可能不同，主要取决于是哪种作用。因此，疗效持久的镇痛药应每天给药 1～2 次。持续时间短的镇痛药物最好是定期给药，不一定拘泥于每日 3 次或 4 次[10, 11]。

5. 受体结合

配体（镇痛药）和受体的结合是由质量作用

定律决定的，实体物质的特性取决于其组成的元素及其他物质的分量，只有了解物质的组成，才能确定其作用机制。可以利用形成和反向形成速度来测定结合受体的平衡浓度。下列公式定义了平衡解离常数（K_d）。

$$L+R \leftrightarrow L\cdot R \quad K_d=\frac{[L][R]}{[L\cdot R]}$$

其中，L 代表配体，R 代表受体，中括号代表浓度。结合受体的比率如下。

$$受体结合率=\frac{[L\cdot R]}{[R]+[L\cdot R]}=\frac{1}{1+\frac{K_d}{[L]}}$$

此表达式是药物作用的一种方式，反应取决于结合受体的比例。结合受体所占比例称为“占有率”。药物占有率和药物反应之间存在着非线性的关系，未被占领的受体称为储备受体。产生 50% 占用率的浓度通常高于产生 50% 最大响应的浓度。受体储存现象是一个细胞表面的受体数量超过了充分发挥作用所需的受体数量的模型（图 5–7）。

考虑到浓度的数量级较多，通常采用 log[L] 来表达反应曲线。但至今尚无关于镇痛药物作用和剂量对数的生物解释。在配体浓度 [L]=KD 时，受体结合率为 50%。

图 5–7 表示以半对数方式绘制的 2 种假定受体激动药的剂量 – 反应曲线。蓝色曲线产生反应所需的药物浓度较低，代表效能较高的药物。

6. 多细胞药效动力学研究

药效动力学的概念已经被扩展到了多细胞药效动力学（multicellular pharmacodynamics，MCPD）。MCPD 是研究一组药物与动态多样的多细胞四维组织之间的静态和动态关系的学科。它研究的是药物在最小多细胞系统中的作用，包括在体内作用和电脑上仿真模拟。网状多细胞药效动力学（networked multicellular pharmacodynamics，Net-MCPD）进一步扩展了 MCPD 的概念，它把调节性基因组网络和信号传

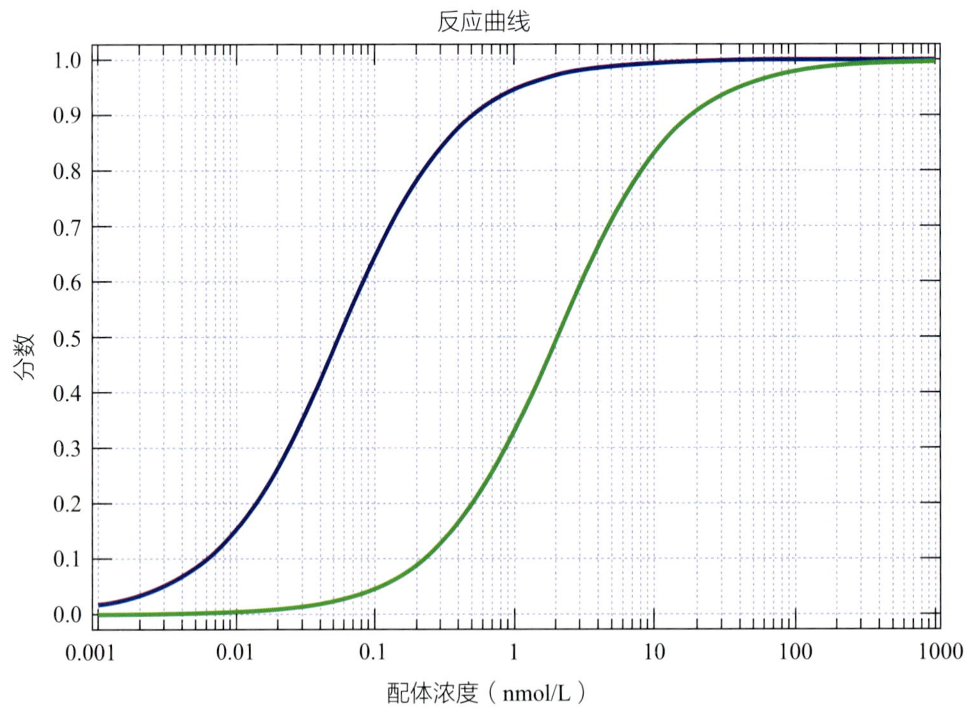

▲ 图 5–7　两种不同平衡解离常数（*Kd*）激动药的剂量 – 反应曲线

蓝色曲线代表较强的配体（经作者许可转载）

导通路结合在一起，作为细胞内相互作用成分复合物的一部分[12]。

7. 毒物效应动力学

生态毒理学的药代动力学和药效动力学被称作毒物代谢动力学和毒物效应动力学。本部分将重点讨论对各种生物的毒性效应，相应的模型分别称为毒物代谢动力学模型和毒物效应动力学模型（图 5-8）。

二、临床应用

（一）镇痛治疗应注意的问题

非甾体抗炎药是治疗躯体浅表疼痛的一线药物，如手术后切口（皮肤、黏膜）疼痛。在创伤后或较大手术（肌肉、骨骼）引起的躯体深层疼痛时，可使用非甾体抗炎药与对乙酰氨基酚、NSAID 和（或）对乙酰氨基酚与阿片类药物等联合镇痛。

辅助药物可以增强镇痛药的效果，或自身具有镇痛作用（Drugs for pain.Treat Guide Med Lett 2013）[13]。例如，100mg 以上的咖啡因能增强常用镇痛药 NSAID 和对乙酰氨基酚的镇痛作用。25～50mg 的抗组胺药羟嗪能增强阿片类药物在术后疼痛中的镇痛作用，并显著降低阿片类药物引起的恶心、呕吐的发病率[13]。皮质类固醇通过抗炎作用和磷脂酶抑制作用，从而增强炎性疼痛患者的镇痛作用[14, 15]。

安慰剂效应及其镇痛强度，与患者精神上对治疗效果的“预期”或“相信”有关。研究人员发现，安慰剂效应药理上会被阿片受体拮抗药纳洛酮抑制，心理上则通过隐蔽注射而抑制。因此，安慰剂效应可影响患者的诊疗，临床医生使用药物时的措辞（态度）影响患者的预期。安慰剂效应时，神经生物学上的变化增强其镇痛作用，降低药物剂量的情况下保持其临床疗效[16]。因此，临床实践中我们应该牢记《赫尔辛基宣言》（*Declaration of Helsinki*）[17]。

镇痛药的最佳剂量需通过滴定来确定，并按时服药。“按时”给药比疼痛复发时再给药更有效，治疗疼痛发作所需要的总剂量实际上也可以减少。给药间隔时间与药物清除半衰期有关。患

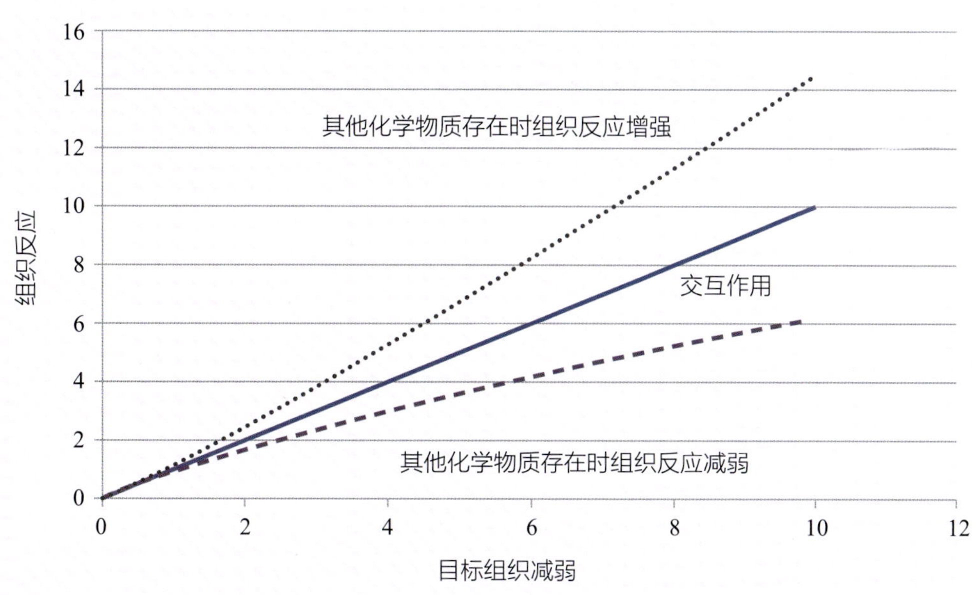

▲ 图 5-8　药效动力学（PD）相互作用对组织反应的影响

PD 相互作用是指在其他化学物质存在的情况下，与单独暴露于化学物质 X 本身相比，一个单位的目标组织剂量导致的组织反应增强或减弱（引自 Tan et al.[13]）

者的代谢和药物不良反应个体间差异较大，一些患者可能会对某种非甾体抗炎药或联合使用阿片类镇痛药的镇痛效果更加敏感。

当镇痛药疗效欠佳时，应采取个体化治疗。有时医生为了达到最佳效果，会使用不止一种止痛药。例如，布洛芬可与全剂量的对乙酰氨基酚或布洛芬和（或）对乙酰氨基酚与阿片类药物联合使用，以更好地控制急性或严重的慢性疼痛。

联合使用两种机制的药物效果更好，若同时使用作用机制相同的药物，药理学基础上是不合理的[13, 18]。

（二）非甾体抗炎药

非甾体抗炎药（NSAID）可显著抑制 COX-1 和 COX-2 活性，从而抑制前列腺素的合成。COX-1 在正常组织（包括血小板）中表达，“管家基因”是调节正常的体内平衡功能，如维持胃黏膜的完整性、血小板的功能及肾血流量[20]。COX-2 主要表达于脑、肾、女性生殖系统及骨骼；除了血小板，来源于其他组织的炎症因子诱导促进 COX-2 的产生。NSAID 抗炎作用的主要机制是抑制 COX-2。

前列腺素 E_2（PGE_2）影响血管的张力和通透性，在一定程度上起到调节炎症的作用，并影响痛觉[22, 23]。NSAID 能降低外周前列腺素的合成，减少白细胞的聚集，增加白细胞来源炎症介质的合成，并通过化学激活剂提高初级传入感觉神经元的激活阈值。NSAID 通过血脑屏障抑制中枢神经系统 PGE_2 合成，后者是一种存在于三叉神经核或脊髓后角的致痛物质。

评估新型镇痛药物时，布洛芬是对比的金标准。萘普生与布洛芬相似，具有镇痛、消炎、解热作用。其他口服 NSAID 与布洛芬、萘普生相比并无明显优势[24]。

阿司匹林可有效治疗大多数轻度到中度的疼痛。然而，单一剂量的阿司匹林会不可逆地抑制血小板功能、干扰止血、引起长期出血、诱发哮喘样症状。长期大剂量服用阿司匹林可导致消化道溃疡。另外，在病毒性疾病期间服用阿司匹林可能会导致儿童和青少年的 Reye 综合征。低剂量阿司匹林（由于有效且毒性更小）主要应用于心血管疾病、预防潜在癌症[25]。

酮咯酸可分为肠道剂型和非肠道剂型。口服制剂仅适用于围术期患者[27]。

COX-2 选择性抑制药是具有 COX-2 靶向选择性的 NSAID，直接作用于炎症和疼痛相关的诱生型 COX-2 酶。COX-2 选择性抑制药（如罗非昔布、塞来昔布等）能降低消化性溃疡的发病率。但临床试验结果也显示，其可明显增加心脏病和脑卒中的发生率，有些药物甚至更为危险。

一些 COX-2 抑制药单剂量用于控制手术后疼痛[28, 29]。依托考昔可能与其他镇痛药一样有效。塞来昔布具有类似布洛芬的镇痛效果[30]。

NSAID 可在胃、小肠上段快速吸收。在 30～60min 内血浆浓度迅速升高，2～3h 达到峰值，作用时间持续 4～12h。NSAID 广泛分布于体内并能进入胎盘。在肝脏中以一级药物代谢动力学方式代谢。但是，随着剂量的增加和酶的饱和，药物动力学过程接近于零，半衰期也随之延长。代谢产物主要通过肾脏排泄。

1. 开具对乙酰氨基酚和 NSAID 的注意事项

对于健康人群，治疗剂量的对乙酰氨基酚疗效确切，安全性较好。一般在妊娠期间偶尔使用对乙酰氨基酚也是安全的，但可能增加儿童注意缺陷多动障碍（attention deficit/hyperactivity disorder，ADHD）样行为或多动症（hyperkinetic disorders，HKD）的风险[31–33]。NSAID 不损伤血小板，是肝病患者首选的镇痛药。过量服用、肝病、酗酒和营养不良的患者可能发生肝毒性，此类患者服用对乙酰氨基酚时毒性也会增加[33]。此外，长期使用对乙酰氨基酚可能增加华法林的抗凝作用[34]。在慢性肝病患者中，对乙酰氨基酚的半衰期可能延长。

服用过量的对乙酰氨基酚和治疗失误可能导致肝毒性。酗酒、滥用、共同用药、遗传因素和营养状况等因素均会影响对乙酰氨基酚的肝毒性。

N- 乙酰半胱氨酸是对乙酰氨基酚非常有效的解毒剂，建议在 6～8h 内服用。出现肝毒性和急性肝衰竭后也推荐使用。与其他原因所致的急性肝衰竭相比，对乙酰氨基酚所致的预后较好。对于存活概率较低的患者可考虑进行肝移植[33]。

对乙酰氨基酚的肝毒性可能与基因变异相关的线粒体活性氧（ROS）增加，导致线粒体电子传递链的破坏[35, 36]。

可以使用藏红花花瓣提取物[37]、姜、维生素 E 或丹酚酸 B 治疗或预防对乙酰氨基酚的不良反应。从丹参提取的主要水溶性化合物也可通过诱导 Nrf 2 表达治疗对乙酰氨基酚的肝毒性[38, 39]。

药物性肝损伤可以出现在服用后于 2～6 天，最初的 24h 内会出现恶心、呕吐、厌食、腹泻和腹痛等症状。应避免过量服用和（或）滥用对乙酰氨基酚，及早发现肝毒性的迹象[40, 41]。

（1）药物不耐受：NSAID 的不耐受主要发生于哮喘、鼻息肉、慢性荨麻疹病史的患者[42]。若服药后 3h 内出现流涕、荨麻疹、血管性水肿、支气管痉挛等，则为出现不耐受的症状。即使只使用一次 NSAID 也可引起易感患者哮喘[43, 44]。不耐受并非免疫现象；相反，这与 NSAID 抑制环氧化酶的能力有关，导致花生四烯酸不能被环氧化酶，代谢后分流到脂氧合酶代谢途径，从而导致白三烯水平增加[45]。

（2）消化道不良反应：治疗剂量的 NSAID 可导致恶心、呕吐、腹痛、腹泻和消化不良，可加重消化性溃疡发生。

若 NSAID 长期使用，会引发胃溃疡、穿孔和出血[46]。长期服用大量 NSAID，同时服用抗凝血药、阿司匹林、皮质类固醇，过量饮酒和高龄，会增加这些并发症发生的风险。胃黏膜的损伤主要与 NSAID 阻断了具有胃保护作用的前列腺素合成有关。总体来看，布洛芬相关消化道毒性的风险最低[47]。

（3）肾毒性：NSAID 会降低肾前列腺素的合成，降低肾血流量，进而导致体液潴留、血压升高，并可能导致肾衰竭[48, 49]。肾毒性的危险因素包括老年、慢性肾功能不全、充血性心力衰竭、肝硬化，以及同时使用β受体拮抗药和血管紧张素转换酶抑制药[50, 51]。

长期使用 NSAID 的患者会增加肾病综合征、急性间质性肾炎和终末期肾病的风险，既往有肾脏疾病的患者应避免使用 NSAID。

（4）抗血栓作用：非甾体抗炎药主要是通过抑制 TXA_2 的合成来破坏血小板黏附和聚集。与阿司匹林相比，其他 NSAID 的血小板抑制作用可逆且短暂。大部分药物在体内被清除后，血小板功能恢复正常。然而，对于有出血倾向的患者，无论是遗传、后天或药物诱导的，NSAID 抗血小板作用都可能导致严重出血。NSAID 与抗凝血药联合使用导致凝血酶原时间国际标准化比值（international normalized ratio，INR）提高 15%[52]。

（5）肝毒性：文献报道对乙酰氨基酚的肝毒性主要与它和 NSAID 合用或与剂量相关[53]。老年、肾功能下降、胶原血管病是其导致肝毒性的主要高危因素。与大多数药物不良反应相似，肝毒性发生在药物治疗后的数周内[53]。肝硬化患者本身凝血功能受损，导致 NSAID 服用后的出血风险更高。NSAID 与某些中草药同时使用可减轻包括肝毒性在内的不良反应[54]。

（6）心血管毒性：选择性 COX-2 抑制药会导致小概率的心血管风险[47]。抑制 COX-2 使前列环素（PGI_2）合成减少，TXA_2 合成增加。PGI_2 是血管扩张药，具有抑制血小板聚集的作用；TXA_2 具有收缩血管、促进血小板聚集等作用。抑制 COX-2 后原本 PGI_2 和 TXA_2 在血小板聚集、血管扩张作用中的平衡被打破，导致心血管不良事件风险增加。尽管非选择性 NSAID 同时阻断 COX-1 和 COX-2，但其危险程度与治疗剂量和疗程有关。高血压、缺血性心脏病、脑卒中或充血性心力衰竭病史的患者应谨慎使用 NSAID[57]。

（7）中枢神经系统的不良反应：极少数情况下，NSAID 会导致耳鸣、眩晕、焦虑、嗜睡、意识模糊、定向障碍、抑郁和严重头痛，在老年人中尤为常见。耳鸣具有可逆性，并可能是 NSAID

过量的信号[58]。有文献报道系统性红斑狼疮患者服用布洛芬和萘普生后出现无菌性脑膜炎[59]。

（8）对妊娠和哺乳的影响：妊娠期间服用NSAID增加流产风险[42]。一般认为低剂量间歇使用NSAID是安全的，但是在妊娠第6～9个月不应服用NSAID[60, 61]。对产妇的潜在影响包括延长妊娠和分娩时间、增加围产期出血。对胎儿的潜在影响包括动脉导管过早闭合、肺动脉高压、肾功能紊乱、羊水量减少和（或）皮肤及颅内出血风险增加。哺乳期女性服用布洛芬和萘普生是安全的[60]。

（9）对儿童的影响：儿童服用NSAID主要警惕剂量错误致使过量，从而导致严重并发症甚至致命[55]。应向看护者（父母、监护人、其他人）宣教正确给药剂量和剂量间隔的重要性，并防止同时使用其他可能含有NSAID的药物。将镇痛药放置于儿童不易触碰的位置，并且对儿童无害的容器内以降低风险。

（10）药物的相互作用：药物的相互作用基于药效动力学或药代动力学。NSAID通过阻断前列腺素合成，降低血管紧张素转换酶抑制药、利尿药、β受体拮抗药的降压效果；通过减少肾排泄增加锂和甲氨蝶呤的毒性；通过协同效应增加皮质类固醇激素消化性溃疡的风险[62]。此外，NSAID还抑制血小板功能，延长服用华法林患者INR，增加出血风险[63-66]。

NSAID可阻断阿司匹林进入其活性部位，干扰低剂量阿司匹林（81mg/d）的抗血小板作用，潜在减弱阿司匹林心脏保护和预防脑卒中效果[66]。为了避免其干扰，医护人员应建议患者合理地联合使用NSAID和阿司匹林。服用阿司匹林2h后方可使用NSAID，服用NSAID 8h后才能使用阿司匹林[67]。

（11）阿片受体激动药：阿片受体分为μ、δ和κ三种类型。阿片受体激动药主要通过作用于大脑、脑干、脊髓和初级传入感觉神经元中的μ受体产生镇痛作用[68, 69]。

阿片类药物激活突触前μ受体抑制钙流入感觉神经元，从而降低神经递质的释放。突触后μ受体激活增加了K^+电导，从而降低突触后反应对兴奋性神经传递的影响。

吗啡是一种天然的阿片类镇痛药，具有很强的镇痛作用。它是一种天然的强效、完全受体激动药，可以完全激活μ受体，使其发挥最大效用。然而，吗啡在口服后通过肝脏葡萄糖醛酸化迅速代谢，其生物利用度较低。

羟考酮为半合成的强效、完全μ受体激动药，口服后具有很高的生物利用度。羟考酮经葡萄糖醛酸化转化为去甲羟考酮，并通过CYP2D6转化成去甲羟考酮。羟考酮本身是主要的镇痛物质，并非其代谢物。

可待因是一种天然存在的弱效、完全的μ受体激动药。即使所有可用受体均被激活，其作用比强效的完全激动药产生的效果要小。其镇痛作用主要依赖于去甲基化的吗啡。遗传多态性影响CYP2D6的甲基化。CYP2D6负责除可待因外的常用处方药物（如抗抑郁药、抗精神病药、阿片类药物、抗心律失常药、他莫昔芬）中约25%的氧化代谢[70]。约10%的患者对可待因的镇痛作用不敏感。约10%的患者可以迅速地把可待因转化成高浓度吗啡，在治疗剂量时也会引起严重毒性[71]。

氢可酮在结构上与天然可待因相似，但镇痛效果更强。其口服后的生物利用度较高。氢可酮被CYP2D6去甲基化形成氢吗啡酮。由于氢吗啡酮对μ受体的亲和力比氢可酮强得多，有学者认为氢可酮是前药物［生物可逆的药物分子的衍生物，在体内经过酶和（或）化学转化释放活性母药］。因此，其在CYP2D6缺陷和正在使用CYP2D6抑制药的患者可能无法获得足够的镇痛效果[71, 72]。

曲马多是一种弱效、中枢μ受体激动药，同时也是去甲肾上腺素和血清素再摄取抑制药[72]。该药的镇痛效果不如强效完全μ受体激动药，其活性仅限于中枢神经系统。口服曲马多后易被消化道吸收，血药浓度在60min内达到最佳值，约2h达到峰值。曲马多的生物利用度很高，易从血管室分布到所有组织。在肝脏中被广泛代谢[72, 73]，药物的未代谢部分及其代谢产物经肾脏排泄[72]。

他喷他多是一种弱效、中枢 μ 受体激动药和去甲肾上腺素再摄取抑制药[74, 75]。口服后迅速被吸收，因首过效应导致其生物利用度较低。他喷他多易从血管室分布到组织，血浆蛋白结合率约为 20%。主要代谢途径为肝脏葡萄糖醛酸化[34, 35]。他喷他多及其代谢物可通过肾脏迅速而完全地排泄[76, 77]。优势在于其不需要 CYP_{450} 系统的激活，并且具有极小的 5- 羟色胺能作用[78]。

2. 阿片受体激动药的不良反应和预防措施

（1）阿片类药物的不耐受：与阿片类镇痛药相关的过敏反应非常罕见。然而，μ 受体激动药能够诱导组织胺释放，血管扩张，产生瘙痒感，以及面部、颈部和上胸部出现“面红耳赤”的表现，并引起体位性低血压。阿片受体激动药能直接激活肥大细胞，但血管活性物质的释放并不具有免疫作用[79, 80]。当出现过敏反应时给予呼吸和心血管支持，必要时给予肾上腺素和（或）抗组胺药，如苯海拉明[81]。

（2）阿片类药物对消化系统的影响：阿片类药物激活延髓化学感受器触发区 μ 受体，恶心、呕吐是其治疗开始时的常见不良反应。阿片类镇痛药物与胃肠道 μ 受体结合，导致胃前部张力增加，降低胃动力。便秘是其长期使用最常见的不良反应，并且具有剂量依赖性，患者对这种作用不产生耐受性。增加摄入液体和膳食纤维可降低便秘风险[82]。含有阿片激动药羟考酮和阿片拮抗药纳洛酮的片剂可阻断羟考酮在胃肠道中的不良反应，并且不影响其镇痛效果[83]。

（3）阿片类药物对呼吸的影响：脑干中的 μ 受体激活，可抑制呼吸化学感受器对二氧化碳的敏感性而导致呼吸抑制风险[84]。遗传风险预测结合临床风险因素可有效识别阿片类药物引起儿童呼吸抑制风险的高低[85]。同时，吸氧可引起呼吸暂停。二氧化碳潴留导致颅内血管扩张，并可加重颅内压升高。阿片类药物可抑制咳嗽反射、削弱纤毛活动、加重支气管痉挛，因此，头部外伤患者、老年患者、虚弱和肺病患者使用阿片类药物时须非常谨慎。

（4）阿片类药物的不良反应：阿片类药物激活大脑 μ 受体会导致眩晕、嗜睡、镇静和认知改变[79]。认知改变主要发生于已有认知障碍的患者。老年人中枢神经系统的不良反应并不罕见。因此，一开始必须服用常规剂量的 1/4～1/2。阿片类镇痛药也能调节情绪和行为，部分人产生愉悦感，而另一部分则会产生焦虑和烦躁感。动眼神经 μ 受体激活会导致瞳孔收缩。

药物治疗并不是绝对安全的，很少有药物发挥作用的时候没有不良反应。与其他药物相似，即使单一剂量使用阿片类镇痛药也会产生不良反应。然而，也有证据认为阿片类药物相关的不良反应与长期使用、高剂量、存在基础疾病和联合使用多种药物有关[86, 87]。

（5）阿片类药物的耐受性：重复给予恒定剂量的阿片受体激动药会导致药物耐受或治疗效果下降[88]。耐受性可以是先天遗传的，也可以是后天获得的，这存在着药代动力学或药效动力学机制。

阿片类药物的耐受性可见于急性和慢性阿片类药物的使用。为了维持充分的镇痛效果，出现耐受时需要增加给药剂量或频率。目前尚无证据表明，耐受性会导致药物依赖性。δ 阿片肽（delta opioid peptide，DOP）受体拮抗药已被证明可降低阿片耐受性[89]。

（6）阿片类药物的依赖性：阿片类药物的潜在危害是依赖性。服用阿片类药物治疗急性疼痛却极少有欣快感，甚至极少出现心理依赖和成瘾。临床上出现明显的生理依赖性主要发生在服用较大剂量阿片类药物数周后[90, 91]，突然停止服药会导致戒断综合征，表现为瞳孔扩大、脉搏加快、肌肉抽搐、起鸡皮疙瘩、流感样症状、呕吐、腹泻、颤抖、打哈欠和睡眠不安。

（7）阿片类药物过量：阿片类药物过量会危及生命。呼吸抑制是阿片类药物中毒的主要症状之一[92]。无生理睡眠时呼吸频率低于每分钟 12

次，强烈提示阿片类药物过量，特别是伴有瞳孔缩小或昏迷的情形[93]。呼吸频率≤每分钟12次或昏迷的患者应使用氧袋面罩进行通气，同时给予μ受体拮抗药纳洛酮以逆转阿片类药物中毒症状[93]。一旦呼吸频率改善，应密切观察4～6h。

（8）妊娠和哺乳女性使用阿片类药物：由于对胎儿和婴儿具有中枢抑制作用，因此不鼓励孕妇或护理患者使用阿片类药物。

阿片类药物在妊娠期的应用与新生儿并发症有密切关系。产前处方阿片类药物累积暴露、阿片类药物类型、烟草使用和选择性5-羟色胺再摄取抑制药使用会增加新生儿戒断综合征的风险[94, 95]。

治疗剂量的可待因联合对乙酰氨基酚可在中至重度术后疼痛短期使用。若母亲代谢速度很快，代谢产生的吗啡可能比正常代谢活性者更多，会导致2～3天内出现吗啡过量的症状[96]。

（9）阿片类药物的药物－药物相互作用：阿片类药物之间的相互作用源于药代动力学或药效动力学机制。阿片类药物最严重的不良反应是呼吸抑制[85]。因此，合用苯二氮䓬、巴比妥类药物、三环类抗抑郁药及其他中枢神经系统抑制药会增加呼吸抑制的风险[97]。

三、处方

（一）轻度疼痛

轻度疼痛患者的首选药物为非处方NSAID（表5-1）。布洛芬200mg比阿司匹林（乙酰水杨酸）650mg、对乙酰氨基酚650mg或萘普生200～220mg更有效[99]。布洛芬也可经静脉注射给药[100]。

布洛芬400mg比200mg更有效，镇痛效果相当于萘普生400～440mg[99]。标准剂量的布洛芬和萘普生，与标准剂量的对乙酰氨基酚联合使用，比单独使用更有效[101]。一项Meta分析也表明联用用药可减少术后阿片类药物需要量[102]。

对乙酰氨基酚650～1000mg可安全有效地控制小手术（如拔智齿）后的疼痛[103]。然而，对乙酰氨基酚没有明显抗炎作用，布洛芬200mg的抗炎作用强于对乙酰氨基酚1000mg[104]。因此，除了明显禁忌证不能使用NSAID时，才考虑使用对乙酰氨基酚。

（二）中度疼痛

中度疼痛患者可选用标准剂量的布洛芬或萘普生（表5-1）[47, 105, 106]。布洛芬400mg比可待因/阿司匹林60mg/650mg或可待因/对乙酰氨基酚60mg/600mg更有效[38]。布洛芬400mg与萘普生400～440mg和500～550mg疗效相当，但布洛芬600～800mg的镇痛效果更好[105]。标准剂量的布洛芬和萘普生，与标准剂量的对乙酰氨基酚联合使用，比单独使用更有效[101]。

Meta分析表明标准剂量布洛芬（或萘普生）联合标准剂量对乙酰氨基酚可减少术后阿片类药物剂量。若单独应用标准剂量NSAID和（或）对乙酰氨基酚组合不能充分控制中度疼痛，可考虑联合使用弱的完全μ受体激动药，如可待因或氢可酮（表5-1），附加剂量的布洛芬或对乙酰氨基酚可以增强标准剂量的镇痛效果。

Meta分析表明NSAID具有超前镇痛作用，从而减少术后镇痛药剂量[47]。在口腔外科手术中，超前镇痛效应可以降低术后疼痛，减少术后阿片类药物的剂量。另一项研究显示，术后1h内及时给予NSAID镇痛药物也能产生超前镇痛作用。另有文献报道，在局部麻醉前1h注射布洛芬有助于实现术中深度麻醉。

（三）重度疼痛

对于术后疼痛严重的患者，应考虑联合使用强效完全μ受体激动药羟考酮与布洛芬或对乙酰氨基酚（表5-1），同时考虑增加布洛芬或对乙酰氨基酚的剂量。阿片类药物剂量需求因患者而异，口服吗啡10mg/70kg被认为是合理的起始剂量[13, 106]。可待因的等效剂量约为60mg，氢可酮约为10mg，羟考酮约为5mg。

与布洛芬400mg相比，氢可酮/布洛芬15mg/400mg的镇痛效果更好[107]。与羟考酮/对乙酰氨基酚5mg/650mg和氢可酮/对乙酰氨基酚

表 5-1 与口服吗啡相比的镇痛药等效镇痛量（吗啡，PO）

镇痛药	强度（相对）	等效剂量（10mg）	生物利用度	活性代谢物的半衰期（h）
阿司匹林（非阿片类药物）	1/360	不适合	100%	3.1～9
二氟尼柳（NSAID，非阿片类药物）	1/160	1600mg	80%～90%	8～12
右丙氧芬[7]	1/20～1/13	130～200mg		
可待因	1/10	100mg	约 90%	2.5～3（C6G 1.94[8]；吗啡 2～3）
曲马多	1/10	100mg	68%～72%	5.5～7（约 9）（有待证实）
他喷他多	1/10	100mg	95%	
二氢可待因	1/5	50mg	20%	4
阿尼利定[9]	1/4	40mg		
阿法罗定	1/6～1/4	40～60mg		
哌替啶（盐酸哌替啶）	1/3	28mg	50%～60%	3～5
氢可酮	1	10mg	≥80%	3.8～6
甲基二氢吗啡酮	1	10mg		
乳酸喷他佐辛（IV）[10]	1	10mg（6.7～13.3mg）		
吗啡（口服）	(1)	（10mg）	约 25%	
羟考酮[11]	1.5	6.67mg	≤87%	3～4.5
吗啡（IV/IM）	3	3.33mg	100%	2～3
氯尼他秦	3	3.33mg		
美沙酮（急性）[12, 98]	3～4	2.5～3.33mg	40%～90%	15～60
二乙酰吗啡（海洛因，IV/IM）[13]	4～5	2～2.5mg	100%	<0.6
氢吗啡酮[15]	5	2mg	30%～35%	2～3
羟吗啡酮[16]	7	3.33mg	10%	7.25～9.43
美沙酮（长期）[13]	7.5	1.35mg	40%～90%	15～60
左啡诺[16]	8	1.3mg	70%	11～16
7- 羟基帽柱木碱	17	约 0.6mg		
丁丙诺啡[7]	40	0.25mg	35%～40%（SL）	20～70，均值 37
芬太尼	50～100	0.1～0.2mg	33%（PO）；92%（TD）	0.04（IV）；7（TD）
舒芬太尼	500～1000	10～20μg		4.4

（续表）

镇痛药	强度（相对）	等效剂量（10mg）	生物利用度	活性代谢物的半衰期（h）
溴朵林	504	约 20μg		
羟戊甲吗啡	1000～3000	3.3～10μg		
依托尼秦	2000	5.0μg		
二氢埃托啡	1000～12 000	20～40μg		
卡芬太尼	10 000～100 000	0.1～1.0μg		7.7

“强度”定义为相对于吗啡的镇痛效力；耐受性、致敏性、交叉耐受性、代谢和痛觉过敏都是影响镇痛药的复杂因素；多种药物、食品、饮料和其他因素的相互作用可能增强或抑制某些镇痛药的作用，并明显改变其半衰期；因为一些镇痛药是前药（前体），肝酶（如 CYP2D6）的个体差异可导致其疗效显著差异性

IV. 静脉注射；IM. 肌内注射；PO. 口服；SL. 舌下；TD. 贴剂

7.5mg/500mg 相比，羟考酮 / 布洛芬 5mg/400mg 的镇痛效果更好[30, 108]。羟考酮 / 对乙酰氨基酚 5mg/500mg 与可待因 / 对乙酰氨基酚 60mg/1000mg 的镇痛效果相当。然而，布洛芬 600～800mg 比上述混合剂型更有效[104, 105]。

若患者存在 NSAID 使用禁忌，可待因、氢可酮、羟考酮和对乙酰氨基酚可作为替代药物。

对于术后疼痛的治疗，曲马多 / 对乙酰氨基酚 75mg/650mg 与氢可酮 / 对乙酰氨基酚 10mg/650mg 同样有效（表 5-1）[109]。然而，曲马多 / 对乙酰氨基酚 112mg/650mg 效果不及布洛芬 200mg。他喷他多 200mg 对术后牙痛的治疗效果不及布洛芬 400mg[110]。很明显，无论是曲马多还是他喷他多，都不应该成为牙源性术后疼痛的首选镇痛药。然而，鉴于其长期疗效、安全性和耐受性等优点，口服他喷他多已被用于慢性腰痛的治疗[111]。需要注意的是他喷他多可能存在滥用风险[112, 113]。

药物代谢在患者之间差异很大是有其药理基础的，不应单单被视为心理效应。不同药物镇痛的起效时间、达峰值时间、持续时间和最大安全剂量存在差异。提高镇痛效果，使用阿片类药物时推荐联合使用 NSAID 和（或）对乙酰氨基酚。定期服用止痛药对某些患者有积极的生理和心理作用。应密切观察有无嗜睡、恶心和呕吐等不良反应，必要时调整药物剂量或采取其他治疗。

当药物疗效欠佳时，建议增加药物剂量、给药频率或联合用药、改用替代药物以改善镇痛效果。达到有效镇痛需要足量的镇痛药剂量，但是处方时机需要严密监测尤其是阿片类药物。

参考文献

[1] Gabrielsson J, Meibohm B, Weiner D. Pattern recognition in pharmacokinetic data analysis. AAPS J. 2016;18:47-63.

[2] Gabrielsson J, Weiner D. Non-compartmental analysis. Methods Mol Biol. 2012;929:377-89.

[3] Anderson BJ, van Lingen RA, Hansen TG, Lin YC, Holford NH. Acetaminophen developmental pharmacokinetics in premature neonates and infants: a pooled population analysis. Anesthesiology. 2002;96:1336-45.

[4] Haslund-Krog SS, Hertel S, Dalhoff K, et al. Interventional cohort study of prolonged use (>72 hours) of paracetamol in neonates: protocol of the PARASHUTE study. BMJ Paediatr Open. 2019;30(3):e000427.

[5] Hughes MA, Glass PS, Jacobs JR. Context-sensitive half-time in multicompartment pharmacokinetic models for intravenous anesthetic drugs. Anesthesiology. 1992;76:334-41.

[6] Olofsen E, Dahan A. Population pharmacokinetics/pharmacodynamics of anesthetics. AAPS J. 2005;7:E383-9.
[7] Heeremans EH, Proost JH, Eleveld DJ, et al. Population pharmacokinetics and pharmacodynamics in anesthesia, intensive care and pain medicine. Curr Opin Anaesthesiol. 2010;23:479-84.
[8] Martini C, Olofsen E, Yassen A, et al. Pharmacokinetic-pharmacodynamic modeling in acute and chronic pain: an overview of the recent literature. Expert Rev Clin Pharmacol. 2011;4:719-28.
[9] Lees P, Cunningham FM, Elliott J. Principles of pharmacodynamics and their applications in veterinary pharmacology. J Vet Pharmacol Ther. 2004;27:397-414.
[10] Carruthers SG. Duration of drug action. Am Fam Physician. 1980;21:119-26.
[11] Vauquelin G, Charlton SJ. Long-lasting target binding and rebinding as mechanisms to prolong in vivo drug action. Br J Pharmacol. 2010;161:488-508.
[12] Shen C, Meng Q. Prediction of cytochrome 450 mediated drug-drug interactions by threedimensional cultured hepatocytes. Mini Rev Med Chem. 2012;12:1028-36.
[13] Drugs for pain. Treat Guidel Med Lett. 2013;11:31-42.
[14] Manchikanti L, Buenaventura RM, Manchikanti KN, et al. Effectiveness of therapeutic lumbar transforaminal epidural steroid injections in managing lumbar spinal pain. Pain Physician. 2012;15:E199-245.
[15] Liu K, Liu P, Liu R, et al. Steroid for epidural injection in spinal stenosis: a systematic review and meta-analysis. Drug Des Devel Ther. 2015;9:707-16.
[16] Finniss DG, Benedetti F. Mechanisms of the placebo response and their impact on clinical trials and clinical practice. Pain. 2005;114:3-6.
[17] Puri KS, Suresh KR, Gogtay NJ, Thatte UM. Declaration of Helsinki, 2008: implications for stakeholders in research. J Postgrad Med. 2009;55:131-4.
[18] Geppetti P, Benemei S. Pain treatment with opioids: achieving the minimal effective and the minimal interacting dose. Clin Drug Investig. 2009;29(Suppl 1):3-16.
[19] Patrignani P, Patrono C. Cyclooxygenase inhibitors: from pharmacology to clinical read-outs. Biochim Biophys Acta. 2015;1851:422-32.
[20] Hayashi S, Ueno N, Murase A, Nakagawa Y, Takada J. Novel acid-type cyclooxygenase-2 inhibitors: design, synthesis, and structure-activity relationship for anti-inflammatory drug. Eur J Med Chem. 2012;50:179-95.
[21] Crofford LJ. COX-1 and COX-2 tissue expression: implications and predictions. J Rheumatol Suppl. 1997;49:15-9.
[22] Kawabata A. Prostaglandin E2 and pain--an update. Biol Pharm Bull. 2011;34:1170-3.
[23] Chen YF, Jobanputra P, Barton P, Bryan S, Fry-Smith A, Harris G, Taylor RS. Cyclooxygenase-2 selective non-steroidal anti-inflammatory drugs (etodolac, meloxicam, celecoxib, rofecoxib, etoricoxib, valdecoxib and lumiracoxib) for osteoarthritis and rheumatoid arthritis: a systematic review and economic evaluation. Health Technol Assess. 2008;12:1-278.
[24] Monk AB, Harrison JE, Worthington HV, Teague A. Pharmacological interventions for pain relief during orthodontic treatment. Cochrane Database Syst Rev. 2017;11:CD003976.
[25] Volpe M, Battistoni A, Gallo G, et al. Aspirin and the primary prevention of cardiovascular diseases: an approach based on individualized, integrated estimation of risk. High Blood Press Cardiovasc Prev. 2017;24:331-9.
[26] Chubak J, Kamineni A, Buist DSM, et al. Aspirin use for the prevention of colorectal cancer: an updated systematic evidence review for the U.S. In: Preventive services task force; 2015.
[27] Vacha ME, Huang W, Mando-Vandrick J. The role of subcutaneous ketorolac for pain management. Hosp Pharm. 2015;50:108-12.
[28] Tirunagari SK, Derry S, Moore RA, McQuay HJ. Single dose oral etodolac for acute postoperative pain in adults. Cochrane Database Syst Rev. 2009;3:CD007357.
[29] Bulley S, Derry S, Moore RA, McQuay HJ. Single dose oral rofecoxib for acute postoperative pain in adults. Cochrane Database Syst Rev. 2009;4:CD004604.
[30] Derry S, Moore RA. Single dose oral celecoxib for acute postoperative pain in adults. Cochrane Database Syst Rev. 2013;10:CD004233.
[31] Liew Z, Ritz B, Rebordosa C, Lee PC, Olsen J. Acetaminophen use during pregnancy, behavioral problems, and hyperkinetic disorders. JAMA Pediatr. 2014;168:313-20.
[32] Aminoshariae A, Khan A. Acetaminophen old drug, new issues. J Endod. 2015;41:588-93.
[33] Bunchorntavakul C, Reddy KR. Acetaminophen-related hepatotoxicity. Clin Liver Dis. 2013;17:587-607.
[34] Pinson GM, Beall JW, Kyle JA. A review of warfarin dosing with concurrent acetaminophen therapy. J Pharm Pract. 2013;26:518-21.
[35] Jiang J, Briedé JJ, Jennen DG, et al. Increased mitochondrial ROS formation by acetaminophen in human hepatic cells is associated with gene expression changes suggesting disruption of the mitochondrial electron transport chain. Toxicol Lett. 2015;234:139-50.
[36] Lancaster EM, Hiatt JR, Zarrinpar A. Acetaminophen hepatotoxicity: an updated review. Arch Toxicol. 2015; 89:193-9.
[37] Omidi A, Riahinia N, Montazer Torbati MB, Behdani MA. Hepatoprotective effect of Crocus sativus (saffron) petals extract against acetaminophen toxicity in male Wistar rats. Avicenna J Phytomed. 2014;4:330-6.
[38] Abdel-Azeem AS, Hegazy AM, Ibrahim KS, Farrag AR, El-Sayed EM. Hepatoprotective, antioxidant, and ameliorative effects of ginger (Zingiber officinale Roscoe) and vitamin E in acetaminophen treated rats. J Diet Suppl. 2013;10:195-209.

[39] Lin M, Zhai X, Wang G, et al. Salvianolic acid B protects against acetaminophen hepatotoxicity by inducing Nrf2 and phase II detoxification gene expression via activation of the PI3K and PKC signaling pathways. J Pharmacol Sci. 2015;127:203-10.

[40] Benzon HT, Kendall MC, Katz JA, et al. Prescription patterns of pain medicine physicians. Pain Pract. 2013;13:440-50.

[41] Clement C, Scala-Bertola J, Javot L, et al. Misuse of acetaminophen in the management of dental pain. Pharmacoepidemiol Drug Saf. 2011;20:996-1000.

[42] Risser A, Donovan D, Heintzman J, Page T. NSAID prescribing precautions. Am Fam Physician. 2009; 80(1): 371-1378.

[43] Szczeklik A, Nizankowska E, Duplaga M. Natural history of aspirin-induced asthma. AIANE investigators. European Network on Aspirin-Induced Asthma. Eur Respir J. 2000;16:432-6.

[44] Shin SW, Park BL, Chang H, et al. Exonic variants associated with development of aspirin exacerbated respiratory diseases. PLoS One. 2014;9:e111887.

[45] Simon RA. Adverse respiratory reactions to aspirin and nonsteroidal anti-inflammatory drugs. Curr Allergy Asthma Rep. 2004;4:17-24.

[46] Inaba T, Ishikawa S, Miyoshi M, Kurahara K. Present status of gastrointestinal damage due to non-steroidal anti-inflammatory drugs (NSAIDs). Nihon Rinsho. 2013;71:1109-15.

[47] Ong CK, Lirk P, Tan CH, Seymour RA. An evidence-based update on nonsteroidal antiinflammatory drugs. Clin Med Res. 2007;5:19-34.

[48] Tufan F. Importance of acute renal failure with ibuprofen. Clin Interv Aging. 2014;9:763.

[49] Hamilton DA, Ernst CC, Kramer WG, et al. Pharmacokinetics of Diclofenac and Hydroxypropyl-β-Cyclodextrin (HPβCD) following Administration of Injectable HPβCD Diclofenac in subjects with mild to moderate renal insufficiency or mild hepatic impairment. Clin Pharmacol Drug Dev. 2018;7: 110-22.

[50] Waddington F, Naunton M, Thomas J. Paracetamol and analgesic nephropathy: are you kidneying me? Int Med Case Rep J. 2015;8:1-5.

[51] Ejaz P, Bhojani K, Joshi VR. NSAIDs and kidney. J Assoc Physicians India. 2004;52:632-40.

[52] Choi KH, Kim AJ, Son IJ, et al. Risk factors of drug interaction between warfarin and nonsteroidal anti-inflammatory drugs in practical setting. J Korean Med Sci. 2010;25:337-41.

[53] Aithal GP, Day CP. Nonsteroidal anti-inflammatory drug-induced hepatotoxicity. Clin Liver Dis. 2007;1(1):563-75.

[54] Fong SY, Efferth TH, Zuo Z. Modulation of the pharmacokinetics, therapeutic and adverse effects of NSAIDs by Chinese herbal medicines. Expert Opin Drug Metab Toxicol. 2014;10:1711-39.

[55] Risser A, Donovan D, Heintzman J, Page T. NSAID prescribing precautions. Am Fam Physician. 2009;80:1371-8.

[56] Giovanni G, Giovanni P. Do non-steroidal anti-inflammatory drugs and COX-2 selective inhibitors have different renal effects? J Nephrol. 2002;15:480-8.

[57] Trelle S, Reichenbach S, Wandel S, et al. Cardiovascular safety of non-steroidal antiinflammatory drugs: network meta-analysis. BMJ. 2011;342:c7086.

[58] Chen GD, Stolzberg D, Lobarinas E, et al. Salicylate-induced cochlear impairments, cortical hyperactivity and re-tuning, and tinnitus. Hear Res. 2013;295:100-13.

[59] Rodriguez SC, Olguin AM, Miralles CP, Viladrich PF. Characteristics of meningitis caused by ibuprofen: report of 2 cases with recurrent episodes and review of the literature. Medicine(Baltimore). 2006;85:214-20.

[60] Antonucci R, Zaffanello M, Puxeddu E, et al. Use of non-steroidal anti-inflammatory drugs in pregnancy: impact on the fetus and newborn. Curr Drug Metab. 2012;13:474-90.

[61] Ostensen ME, Skomsvoll JF. Anti-inflammatory pharmacotherapy during pregnancy. Expert Opin Pharmacother. 2004;5: 571-80.

[62] Nalamachu S, Pergolizzi JV, Raffa RB, Lakkireddy DR, Taylor R Jr. Drug-drug interaction between NSAIDS and low-dose aspirin: a focus on cardiovascular and GI toxicity. Expert Opin Drug Saf. 2014;13:903-17.

[63] Houston MC. Nonsteroidal anti-inflammatory drugs and antihypertensives. Am J Med. 1991;90:42S-7S.

[64] Hersh EV, Pinto A, Moore PA. Adverse drug interactions involving common prescription and over-the-counter analgesic agents. Clin Ther. 2007;29(11):2477-97.

[65] Hernandez-Diaz S, Rodriguez LA. Association between nonsteroidal anti-inflammatory drugs and upper gastrointestinal tract bleeding/perforation: an overview of epidemiologic studies published in the 1990s. Arch Intern Med. 2000;160:2093-9.

[66] Meek IL, Vonkeman HE, Kasemier J, Movig KL, van de Laar MA. Interference of NSAIDs with the thrombocyte inhibitory effect of aspirin: a placebo-controlled, ex vivo, serial placebo-controlled serial crossover study. Eur J Clin Pharmacol. 2013;69:365-71.

[67] Awa K, Satoh H, Hori S, Sawada Y. Prediction of time-dependent interaction of aspirin with ibuprofen using a pharmacokinetic/pharmacodynamic model. J Clin Pharm Ther. 2012;37:469-74.

[68] Waldhoer M, Bartlett SE, Whistler JL. Opioid receptors. Annu Rev Biochem. 2004;73:953-90.

[69] Pasternak GW, Pan YX. Mu opioids and their receptors: evolution of a concept. Pharmacol Rev. 2013;65:1257-317.

[70] Samer CF, Lorenzini KI, Rollason V, Daali Y, Desmeules JA. Applications of CYP450 testing in the clinical setting. Mol Diagn Ther. 2013;17:165-84.

[71] Crews KR, Gaedigk A, Dunnenberger HM, et al. Clinical Pharmacogenetics implementation consortium guidelines for cytochrome P450 2D6 genotype and codeine therapy: 2014 update. Clin Pharmacol Ther. 2014;95:376-82.

[72] Grond S, Sablotzki A. Clinical pharmacology of tramadol. Clin Pharmacokinet. 2004;43:879-923.
[73] Miotto K, Cho AK, Khalil MA, et al. Trends in tramadol: pharmacology, metabolism, and misuse. Anesth Analg. 2017;124:44-51.
[74] Desai B, Freeman E, Huang E, Hung A, Knapp E, Breunig IM, McPherson ML. Shaya FT: clinical value of tapentadol extended-release in painful diabetic peripheral neuropathy. Expert Rev Clin Pharmacol. 2014;7:203-9.
[75] Hartrick CT, Rozek RJ. Tapentadol in pain management: a μ-opioid receptor agonist and noradrenaline reuptake inhibitor. CNS Drugs. 2011;25:359-70.
[76] Vadivelu N, Huang Y, Mirante B, Jacoby M, Braveman FR, Hines RL, Sinatra R. Patient considerations in the use of tapentadol for moderate to severe pain. Drug Healthc Patient Saf. 2013;5(9):151-9.
[77] Kunnumpurath S, Julien N, Kodumudi G, et al. Global supply and demand of opioids for pain management. Curr Pain Headache Rep. 2018;22(5):34.
[78] Faria J, Barbosa J, Moreira R, et al. Comparative pharmacology and toxicology of tramadol and tapentadol. Eur J Pain. 2018;22(5):827-44. https://doi.org/10.1002/ejp.1196.
[79] McNicol E, Horowicz-Mehler N, Fisk RA, et al. Management of opioid side effects in cancerrelated and chronic noncancer pain: a systematic review. J Pain. 2003;4:231-56.
[80] Benyamin R, Trescot AM, Datta S, et al. Opioid complications and side effects. Pain Physician. 2008;11(2 Suppl):S105-20.
[81] Cummings KC 3rd, Arnaut K. Case report: fentanyl-associated intraoperative anaphylaxis with pulmonary edema. Can J Anaesth. 2007;54:301-6.
[82] Kurz A, Sessler DI. Opioid-induced bowel dysfunction: pathophysiology and potential new therapies. Drugs. 2003;63:649-71.
[83] Bantel C, Tripathi SS, Molony D, et al. Prolonged-release oxycodone/naloxone reduces opioid-induced constipation and improves quality of life in laxative-refractory patients: results of an observational study. Clin Exp Gastroenterol. 2018;11:57-67.
[84] Lalley PM. Opioidergic and dopaminergic modulation of respiration. Respir Physiol Neurobiol. 2008;164:160-7.
[85] Biesiada J, Chidambaran V, Wagner M, Zhang X, Martin LJ, Meller J, Sadhasivam S. Genetic risk signatures of opioid-induced respiratory depression following pediatric tonsillectomy. Pharmacogenomics. 2014;15:1749-62.
[86] Dela Cruz AM, Trivedi MH. Opioid addiction screening tools for patients with chronic noncancer pain. Tex Med. 2015;111:61-5.
[87] Yang Z, Wilsey B, Bohm M, Soulsby M, Roy K, Ritley D, Jones C, Melnikow J. Defining risk for prescription opioid overdose: pharmacy shopping and overlapping prescriptions among long-term opioid users in Medicaid. J Pain. 2015;16(5):445-53. pii: S1526-5900(15)00530-1
[88] Whistler JL. Examining the role of mu opioid receptor endocytosis in the beneficial and side-effects of prolonged opioid use: from a symposium on new concepts in mu-opioid pharmacology. Drug Alcohol Depend. 2012;121:189-204.
[89] Bird MF, Vardanyan RS, Hruby VJ, et al. Development and characterisation of novel fentanyldelta opioid receptor antagonist based bivalent ligands. Br J Anaesth. 2015;114:646-56.
[90] Sullivan MD, Howe CQ. Opioid therapy for chronic pain in the United States: promises and perils. Pain. 2013;154(Suppl 1):S94-100.
[91] Nielsen S, Larance B, Lintzeris N, et al. Opioid agonist treatment for patients with dependence on prescription opioids. JAMA. 2017;317:967-8.
[92] Boyer EW. Management of opioid analgesic overdose. N Engl J Med. 2012;367:146-55.
[93] Barrie J, May G. Towards evidence-based emergency medicine: best BETs from the Manchester Royal Infirmary. Diagnosis of drug overdose by rapid reversal with naloxone. Emerg Med J. 2006;23:874-5.
[94] Patrick SW, Dudley J, Martin PR, et al. Prescription opioid epidemic and infant outcomes. Pediatrics. 2015;135:842-50.
[95] Kraft WK. Buprenorphine in neonatal abstinence syndrome. Clin Pharmacol Ther. 2018;103:112-9.
[96] Fernandes K, Martins D, Juurlink D, et al. High-dose opioid prescribing and opioid-related hospitalization: a population-based study. PLoS One. 2016;11:e0167479.
[97] Feng XQ, Zhu LL, Zhou Q. Opioid analgesics-related pharmacokinetic drug interactions: from the perspectives of evidence based on randomized controlled trials and clinical risk management. J Pain Res. 2017;10:1225-39.
[98] Tan YM, Clewell H, Campbell J, Andersen M. Evaluating pharmacokinetic and pharmacodynamic interactions with computational models in supporting cumulative risk assessment. Int J Environ Res Public Health. 2011;8:1613-30.
[99] Derry C, Derry S, Moore RA, McQuay HJ. Single dose oral ibuprofen for acute postoperative pain in adults. Cochrane Database Syst Rev. 2009;3:CD001548.
[100] Koh W, Nguyen KP, Jahr JS. Intravenous non-opioid analgesia for peri- and postoperative pain management: a scientific review of intravenous acetaminophen and ibuprofen. Korean J Anesthesiol. 2015;68:3-12.
[101] Hyllested M, Jones S, Pedersen JL, Kehlet H. Comparative effect of paracetamol, NSAIDs or their combination in postoperative pain management: a qualitative review. Br J Anaesth. 2002;88:199-214.
[102] Elia N, Lysakowski C, Tramer MR. Does multimodal analgesia with acetaminophen, nonsteroidal anti-inflammatory drugs, or selective cyclooxygenase-2 inhibitors and patientcontrolled analgesia morphine offer advantages over morphine alone? Meta-analyses of randomized trials. Anesthesiology. 2005;1(03):1296-304.
[103] Weil K, Hooper L, Afzal Z, Esposito M, Worthington HV,

van Wijk AJ, Coulthard P. Paracetamol for pain relief after surgical removal of lower wisdom teeth. Cochrane Database Syst Rev. 2007;3:CD004487.

[104] Moore RA, Derry S, McQuay HJ, Wiffen PJ. Single dose oral analgesics for acute postoperative pain in adults. Cochrane Database Syst Rev. 2011;9:CD008659.

[105] Frampton C, Quinlan J. Evidence for the use of non-steroidal anti-inflammatory drugs for acute pain in the post anaesthesia care unit. J Perioper Pract. 2009;19:418-23.

[106] Toms L, McQuay HJ, Derry S, Moore RA. Single dose oral paracetamol (acetaminophen) for postoperative pain in adults. Cochrane Database Syst Rev. 2008;4:CD004602.

[107] Wideman GL, Keffer M, Morris E, et al. Analgesic efficacy of a combination of hydrocodone with ibuprofen in postoperative pain. Clin Pharmacol Ther. 1999;65:66-76.

[108] Litkowski LJ, Christensen SE, Adamson DN, et al. Analgesic efficacy and tolerability of oxycodone 5 mg/ibuprofen 400 mg compared with those of oxycodone 5 mg/acetaminophen 325 mg and hydrocodone 7.5 mg/acetaminophen 500 mg in patients with moderate to severe postoperative pain: a randomized, double-blind, placebo-controlled, single-dose, parallelgroup study in a dental pain model. Clin Ther. 2005;27(4):418-29.

[109] McClellan K, Scott LJ. Tramadol/paracetamol. Drugs. 2003;63:1079-86.

[110] Kleinert R, Lange C, Steup A, et al. Single dose analgesic efficacy of tapentadol in postsurgical dental pain: the results of a randomized, double-blind, placebo-controlled study. Anesth Analg. 2008;1(07):2048-55.

[111] Finco G, Mura P, Musu M, et al. Long-term, prolonged-release oral tapentadol for the treatment of refractory chronic low back pain: a single-center, observational study. Minerva Med. 2018;109:259-65.

[112] McNaughton EC, Black RA, Weber SE, Butler SF. Assessing abuse potential of new analgesic medications following market release: an evaluation of internet discussion of tapentadol abuse. Pain Med. 2015;16:131-40.

[113] Butler SF, McNaughton EC, Black RA. Tapentadol abuse potential: a postmarketing evaluation using a sample of individuals evaluated for substance abuse treatment. Pain Med. 2015;16:119-30.

第 6 章　慢性疼痛患者的检查

Investigation of the Chronic Pain Patient

Nicholas Padfield　著

梁依睿　张嘉铖　译　　冯智英　校

疼痛是一种不舒适的身体和情绪体验，是躯体和心理因素共同作用的结果。急性疼痛往往具有容易识别的病因，如创伤、感染、手术等。慢性疼痛则不同，病因隐匿，诊治更具有挑战性。

了解慢性疼痛的起因对于制订适当的治疗策略至关重要，包括生理、药理和心理治疗方案。

作为疼痛的临床医生，我们通常采用疼痛的生物–心理–社会医学模式。

疼痛的病因包括先天性疾病和创伤、感染、炎症、肿瘤、变性、代谢和免疫疾病等。

一、询问病史

详尽询问病史才能更好地探索疼痛的起因，包括以下内容。

- 发病时间：发病是突然的还是逐渐发生的？哪些因素与发病有关？一些感染性疾病可能和国外旅行有关，如莱姆病或地方性脑炎。若逐渐发病，可能提示罹患退行性疾病或免疫衍生的疾病如胶原血管病。
- 疼痛部位：疼痛部位在哪里？位置局限或不局限？哪些组织可能参与其中，如中轴骨骼、皮肤、感觉器官、腹腔或盆腔内脏？按照皮节分布、肌筋膜分布或非皮节分布（如“手套和袜子”样分布）？
- 疼痛的性质：是机械性或伤害性的？有触诱发痛、烧灼感、痛觉过敏吗？
- 疼痛由机械因素（如活动、受压、久坐、温度或触摸）引起的吗？
- 疼痛是否由心理因素（如焦虑、愤怒或抑郁）引起？
- 疼痛强度在白天或晚上是否有所不同，还是持续稳定不变？是否随季节或月经期而变化？
- 疼痛强度：应用 VAS、Likert 量表评估疼痛评分。最轻、最痛和平均疼痛强度的范围是多少？
- 疼痛是否与饮食习惯的改变有关？疼痛出现的时间是否与接受某种治疗[如放疗或使用具有神经毒的化疗药物（如顺铂）]有关？
- 休息、镇痛药物（具体哪个药物）、按摩、运动、伸展、改变体位和放松技术能否缓解疼痛？
- 患者心理状态的评估：焦虑、抑郁、边缘性人格、创伤后应激障碍、对疼痛的恐惧和信念。
- 患者是否罹患精神障碍：精神分裂症、双相情感障碍、躯体形式障碍。

二、体格检查

详细询问病史后大多能找到疼痛病因。仔细的体格检查有助于进一步明确致病的部位和组织，从而提供合适的治疗策略。当然，也有一些具有挑战性的病例需要进一步检查。

因此，在疼痛门诊和诊疗中，应做到以下内容。

（一）视诊

• 一般情况：个人生活自理情况，步态，是否应用辅助工具（轮椅、拐杖），声音语调，情绪，对答是否切题。

• 外观：皮肤（凹陷、光滑发亮 / 透明、脱色、斑点 / 丘疹），水肿，头发，指甲。

• 特定部位：身材，体重指数（BMI），关节是否畸形，皮肤是否红肿发白等。

（二）触诊

• 是否有痛觉超敏，局部是否触及疼痛的肿块，局部的温度、硬度，是否有出汗异常。

• 神经检查是否正常：包括坐骨神经、股神经、臂丛神经等，周围神经的 Tinel 征，神经反射。

• 活动范围：主动 / 被动活动范围，韧带 / 组织是否松弛。

（三）判断疼痛病因及其病理类型（包括且不限于以下内容）

• 先天性 / 遗传性：细胞色素、酶异常、Ehlers-Danlos 综合征、Dercum 综合征、偏头痛、Raynaud 综合征。

• 外伤：早期或晚期并发症、瘢痕形成。

• 炎症：慢性广泛性疼痛、慢性胰腺炎、关节炎、纤维肌痛、肌筋膜疼痛综合征。

• 自身免疫：胶原血管病、复杂性区域疼痛综合征（CRPS）、类风湿、狼疮。

• 退化：椎间盘病变、动脉瘤。

• 感染：带状疱疹（HZ）、人类免疫缺陷病毒（HIV）、巨细胞病毒（CMV）、莱姆病。

• 肿瘤：淋巴瘤、室管膜瘤、血管瘤、脂肪瘤、Von Recklinghausen 综合征。

• 代谢性疾病：糖尿病。

• 血管性疾病：血管坏死、静脉瓣膜功能不全、动脉瘤等。

• 医源性：术后、化疗、放疗、药物治疗（头痛、阿片类药物诱导的痛觉过敏）。

三、使用评估工具进一步判断是伤害性疼痛或是神经病理性疼痛

为提高疼痛患者的疗效，制订治疗计划前需明确疼痛主要是伤害性疼痛抑或是神经病理性疼痛。目前一些问卷有助于鉴别，第一个问卷是 1997 年 BS Galer 和 MP Jensen 发表的神经病理性疼痛量表。根据其临床经验，参与开发的临床医生建议评估感觉定量测试，疼痛症状强度和性质，以及疼痛 – 时间模式（即持续性疼痛伴突然发作，持续而波动的疼痛，以及单纯发作性疼痛）。与 DN4 一样，它也包含瘙痒，而且每一个项目评分为 0～10 分。其不足之处是未包含一些神经性疼痛的疼痛性质，如“触电样疼痛”或“刺痛”。神经病理性疼痛量表已被进一步修改为疼痛质量评估工具[1]。

目前在临床实践中，神经病理性疼痛量表仍被用于随访治疗效果的研究工具，而不是神经病理性疼痛的筛选工具[2]。

在英国疼痛医生中普遍使用的问卷详细介绍如下。

（一）Leeds 神经病理性症状和体征评分（LANSS 评分）

此表于 2001 年设计，此后应用于调研 200 名患者的一项研究（2005—2006 年）。此表将疼痛分为伤害性疼痛和神经病理性疼痛，不包括混合型疼痛。它由 5 个问题和 2 个感觉测试组成。认定最高分为 24 分，12 分以上是神经病理性疼痛。其局限性包括：感觉测试，主要集中在皮肤感觉上，其实很多神经病理性疼痛不表现于皮肤（如腹部）/ 盆腔内脏疼痛；不能量化神经病理性疼痛的严重程度，与已知的神经功能紊乱的程度不相符，如腕管综合征的神经传导异常程度与 LANSS 评分不相关。

（二）以下量表需要患者填写

• 您的皮肤是否有令人不愉快的疼痛感觉？（如针扎痛、麻刺痛、针刺感）——是 / 否

• 疼痛部位的皮肤看起来和其他部位的皮肤有没有不同?(如有没有色斑或者看起来更红)——是/否

• 疼痛部位的皮肤对抚摸是否异常敏感?(如轻擦皮肤时有不适感或者穿紧身衣服时出现疼痛)——是/否

• 您休息时疼痛会不会无明显原因地突然爆发性发作?(如电击样、跳痛或爆发痛)——是/否

• 您感觉疼痛部位的皮肤温度是否有异常变化?(如热或烧灼感)——是/否

• 用脱脂棉轻擦疼痛部位，是否产生痛觉或不适感?——是/否

• 与正常皮肤相比，将针头轻置于疼痛部位皮肤是否感觉更痛或有迟钝感?——是/否[3,4]

背痛或多或少会影响我们每一个人，大约1/3会罹患慢性背痛。区分伤害性疼痛和神经病理性疼痛对于制订合适治疗计划是非常重要的，前者可能对物理治疗和其他物理干预反应最好，后者则需要应用抗神经病理性药物或甚至神经调控介入治疗。

PainDetect评分系统，最初一项大约8000名德国患者的研究已验证其有效性和特异性。该研究显示，在随机选择的慢性背痛患者中，37%的患者主要为神经病理性疼痛，这与心理障碍发病率增高有关，如抑郁症、焦虑/恐慌症和睡眠障碍。根据德国慢性腰痛(low back pain，LBP)的发病率，研究人员推算其中14.5%的女性和11.4%的男性主要为神经病理性疼痛。

该问卷由7个问题组成，均涉及神经病理性疼痛症状的特性；由患者填写，不需要体格检查。前5个问题是疼痛的分级，0～5分打分(从不=0；几乎没有注意到=1；轻微=2；中等=3；强烈=4；非常强烈=5)。问题6问及疼痛随时间变化发作模式，根据疼痛过程模式图的选择-1～2记分。问题7问及是否有放射痛，回答是或不是，分别记为2分或0分。最后得分为0～38分。有2个评分截点：≤12分代表不可能有神经病理性成分存在(可能性<15%)，≥19分表示非常可能存在神经病理性成分(可能性>90%)，分值在12～19分说明不确定是否有神经病理性疼痛，需要进行更详细的检查以确保正确的诊断[5]。

(三)神经病理性疼痛评估量表

神经病理性疼痛评估量表[Douleur Neuropathique infour questions(en quatre questions)，DN4]共包括7个症状相关项目和3个临床检查相关项目，方法简单容易操作。它是在调研了160名患者后研发的，与研究组的临床诊断相比，敏感性为83%，特异性为90%。它是少数将瘙痒纳入的神经病理性疼痛评估工具之一。

改进版DN4量表虽除去了临床检查部分，但具有几乎同等的准确性。与LANSS量表一样，它不能量化神经病理性疼痛[6]。

还有许多其他的量表，建议参阅相关参考文献[7]。

四、进一步的检查工具

为进一步确定疼痛的病因并非来自于心理障碍，疼痛临床医生可以借助一系列检查，包括以下三大类。

• 临床常用检查：热成像、von Frey测痛法、影像学、超声波扫描、普通X线、CT、MRI、NCC/EMG和脑电图。

• 进一步检查：fMRI、定量感觉测试(OST)、活组织检查、SPECT、CT和激光散斑衬比成像等。

• 法医：监视。

(一)红外热成像技术

测量皮肤温度的技术可用于身体散发热量不正常的疾病，如类风湿性关节炎、雷诺综合征、幻肢痛、CRPS、应力性骨折和肌腱炎。测量皮肤温度变化的方法有很多种，常用的有视频测温仪、接触式测温仪、红外测温仪，以及绑在皮肤上的热敏电阻。

红外热成像技术足够敏感可识别完全性脊髓损伤后有幻体痛的患者疼痛区域和无痛区域之间的差异。

红外热成像技术是评估自主神经功能紊乱的重要工具，如脊髓损伤患者在损伤平面上和平面下出汗模式的差异。也能帮助评估介入治疗的效果，如交感神经切除术。

典型的热成像应用

研究证明，热成像技术可以有效地评估和跟踪疼痛相关的血管问题及其变化，有助于识别和监测烧灼样幻肢痛和复杂性区域疼痛综合征（图 6–1）。

（二）von Frey 测痛法

von Frey 细丝最初由 Maximilian von Frey 在 1896 年设计，被用于人类和动物疼痛医学的诊断、研究和筛选工具。

von Frey 细丝由一组不同直径的可以在不同作用力下弯曲的尼龙柱组成。用于测定机械性痛觉，根据达到感觉阈值时施加的力，测算被测试的区域是否痛觉敏感度正常、痛觉过敏或痛觉减退，力量为 0.008～300N。

通常每个作用力下测试 4 次，从最低的力开始增加直至到达阈值。理想情况下，应该在预期的群体平均值附近开始，若离平均值很远的地方开始有可能增加误差。

（三）超声波检查

超声波检查已在临床应用数 10 年，是一种便宜、可携带且有效的诊断工具。它比 MRI 便宜且方便，尤其适用幽闭恐惧症，或植入心脏起搏器或脊髓刺激器等设备而无法使用 MRI 检查的患者。

超声波检查有助于确定既往未发现影像学异常的情况。例如，肌筋膜疼痛患者现在可以应用超声识别和描述，用振动超声弹性成像和彩色变异模式识别肌肉 1～2mm 的病变。另一个例子是传统的影像学诊断不能发现，既往临床医生主要依靠 Tinel 征作为诊断标准的疼痛性神经瘤。现在超声波检查可以确认软组织内肿胀的神经并提供图像（图 6–2）。

患者静止时许多异常情况无法被发现，而动态超声波成像可以捕捉到静态扫描无法观察到的状况。患者可能有肿胀、疼痛或做特定运动时出现的弹响。肩关节撞击、髋关节弹响综合征、半脱位、肌腱滑动和尺神经脱位等都是典型的例子。超声波是诊断肌腱病、肌腱撕裂和滑囊炎的极佳成像方式。根据检查者经验的不同，肩袖撕裂的诊断准确率可以达到 100%（全层撕裂）和 91%（部分撕裂）（图 6–3）[8]。

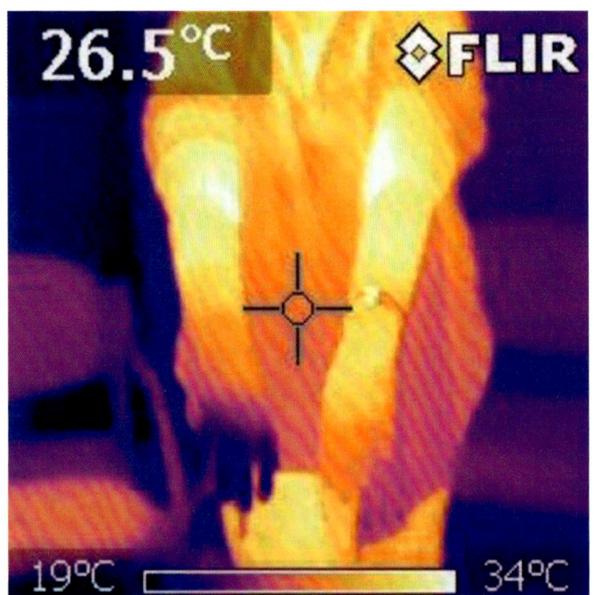

▲ 图 6–1　复杂性区域疼痛综合征患者两个上肢远端的热成像图比较

受影响的右手温度明显比左手更低（经许可转载，引自 Dr. Rajesh Munglani, Guys and St Thomas Hospital, London）

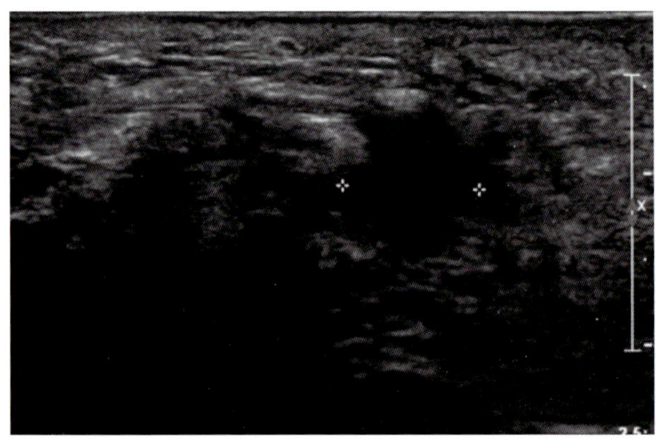

▲ 图 6–2　莫顿神经瘤的超声波扫描图（带度量）

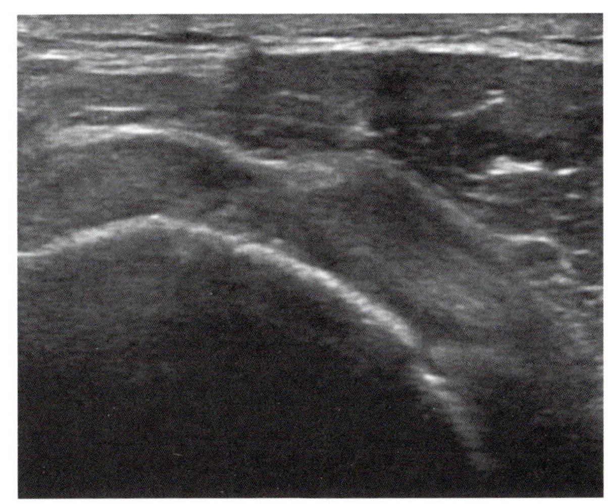

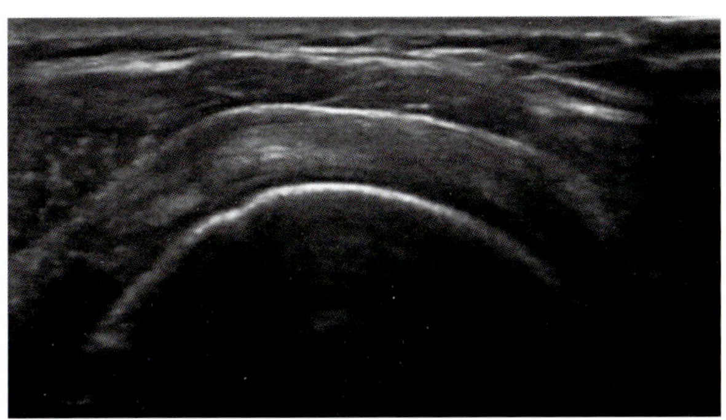

▲ 图 6-3 肩袖撕裂患者的肩部超声扫描图与正常扫描图的对比

经许可转载，引自 the Department of Imaging, Guys and St Thomas Hospital, London

（四）放射性检查

在放射性检查中，普通 X 线成像技术常用于检查关节、椎体特别是椎间盘的检查，可以显示退行性改变，提示（但不是诊断）骨质疏松症、软骨病、骨髓水肿、关节硬化、病理性骨折、椎间盘高度丧失、姿势改变（如脊柱前凸、后凸和脊柱侧弯）。也可以显示脊柱后路内固定和其他关节假体，以及是否存在骨折、滑移和错位等。

（五）肌电图与神经传导速度测定

神经和肌肉功能紊乱时需检测肌电图和神经传导速度。神经传导速度用于研究运动和感觉神经的功能，并且通常与针式肌电图相结合。

肢体疼痛或脊柱神经压迫引起的肌力下降，或担心有其他神经系统的损伤或病症时，尤其对手臂或腿部的麻痹和（或）无力的检查时，肌电图和神经传导速度检查特别有用。例如，受伤后的瘢痕神经传导速度可能会明显降低，其严重程度有助于医生决定是否行神经减压手术或是保守治疗。

在其他情况下，如腕管或肘管综合征，神经传导速度减慢程度也将为手术选择提供依据。

某些神经系统疾病（如吉兰 – 巴雷综合征或周围神经病）通过连续神经传导速度可判断治疗反应及其恢复情况。

除了测量选定的运动或感觉神经的潜伏期和振幅外，F 波对运动神经行最大刺激，并记录了由神经提供的肌肉动作电位。动作电位从肢体中刺激电极的位置传播到脊髓的前脚，然后再回到被刺激的同一条神经中的肢体。F 波研究用于观察感觉刺激通过脊髓前脚到运动反应的传导时间。F 波潜伏期可用于推导肢体与脊髓之间的神经传导速度，而运动和感觉神经传导研究则评估肢体节段中的传导。

新的检查方法不断被开发，如神经传导检测（NCS）的小神经纤维 [即疼痛小纤维神经检测法（small pain fibres method，spf）]。它是以患者自身为对照，通过一种具有神经选择性频率的电刺激，以确定引起传导的最小电压。已有研究证明，在识别神经根病变方面具有 95% 的敏感性，可用于在肌电图和标准神经传导测试失败的情况下确定引起疼痛的神经压迫 / 病变部位。

该测试使用一个电位计客观地测量沿着被测神经远处的动作电位振幅。当神经被激发时，患者会感知到。通过测量周围神经的神经募集量来确认患者反应的客观性并将其显示在仪器上。在显示屏上很容易看到受压迫的神经（疼痛纤维）的即刻报告（峰值），同时募集调动其他神经来协助并维持对刺激的报告，未受压迫的神经（疼痛纤维）不募集调动周围的神经。

传导速度减慢主要反映髓鞘损害，波幅降低主要为轴索损害。spf-NCS 不测量神经传导速度，与髓鞘功能是否损失无关。它是确定小纤维神经压迫 / 病变的脊髓水平及其左右侧的首选测试，准确率超过95%，可为背痛患者提供最准确的诊断和治疗方案。

spf-NCS结果解释复杂，需要专业的神经生理学家，但在诊断周围神经病变、外周神经卡压综合征和确认其他神经系统疾病时非常有用。

（六）脑电图检查

脑电图（electroencephalography，EEG）是一种记录大脑电活动的电生理学监测方法。脑电图通常是无创的，将电极沿头皮放置，不过有时也会使用有创电极，如皮层脑电图。脑电图测量的是大脑神经元内的离子电流产生的电压波动。

癫痫使脑电图的读数异常，所以脑电图最常用来诊断癫痫。脑电图也被用来诊断一些伴随慢性疼痛的疾病，有助于判断疼痛对患者整体情况的影响程度，如睡眠障碍、麻醉深度、昏迷、脑病、阿尔茨海默病。

脑电图曾是诊断肿瘤、脑卒中和其他局灶性大脑损伤的一线方法，但随着高分辨率的解剖成像技术的出现，如MRI和CT，脑电图应用日趋减少。

尽管空间分辨率有限，脑电图仍是研究和诊断的宝贵工具。它是为数不多的便携技术之一，毫秒级的时间分辨率是CT、PET或MRI所无法提供的。它便宜、便于携带可运输，而且不会像MRI等神经影像技术那样导致幽闭恐惧症。

脑电图技术的衍生技术包括诱发电位（evoked potential, EP），呈现锁定到某种刺激（视觉、躯体感觉或听觉）的平均脑电图活动时间。事件相关电位（event-related potential，ERP）指与更复杂的刺激处理有锁时关系的平均EEG反应。这些技术常被用于认知科学、认知心理学和心理生理学研究。

（七）核医学/放射性核素扫描

放射性核素扫描通过静脉注射或口服放射性核素，随后用闪烁扫描术检测其分布和消除，常用于癌症、外伤、感染和炎症的诊断和鉴别诊断。不同的器官适用不同的放射性核素。给药后需要几小时才能到达目标器官或组织，扫描过程本身也需要1～5h。

放射性核素扫描有很多种类，包括正电子发射、镓和骨扫描。

1. 正电子发射断层扫描

正电子发射断层扫描（positron-emission tomography，PET）成像的基础是将发射正电子的放射性核素（示踪剂）注入体内的生物活性分子上，最常用的生物活性分子是氟代脱氧葡萄糖。当核苷酸衰变时，它发射出一个β粒子，该粒子被一个带相反电荷的电子湮灭，发射出一对伽马射线，其传播方向截然相反。通过计算机分析来构建体内示踪剂浓度的三维图像。现代PET-CT扫描仪三维成像通常需要同一台机器同期对患者同时进行CT和X线扫描完成。

示踪剂浓度与脏器/组织局部葡萄糖摄取量相对应，所以成像的示踪剂浓度也代表组织的代谢活动程度。

在疼痛医学中，PET最常用于检查癌症是否转移扩散到其他部位和弥漫性脑部疾病，如帕金森病、短暂性缺血发作、多发性硬化症、肌萎缩侧索硬化症和亨廷顿舞蹈症。其缺点之一是操作成本昂贵，目前每次扫描约花费800英镑（图6-4）。

2. 骨密度测量法

骨密度测量，也称为双能X线吸收法（dual-energy X-ray absorptiometry，DXA），它使用非常小剂量的电离辐射来构建身体内部（通常是低位脊柱和髋部）的图片，以测量骨质流失程度。通常用于诊断骨质疏松症和评估患者骨折风险。DXA具有简单、快速和非侵入性的特点，也是诊断骨质疏松症的最准确的方法。

（1）T值：这一数值表示被测人的骨密度与正常同性别青年人骨峰值的差别。一般认为T值高于-1属于正常，T值为-2.5～-1属于骨量减少（低骨量），T值低于-2.5属于骨质疏松症。T值用于估计被测人发生骨折的风险。

（2）Z值：表示被测人的骨量与同年龄组、同体型、同性别的其他人的差别。Z值异常高/

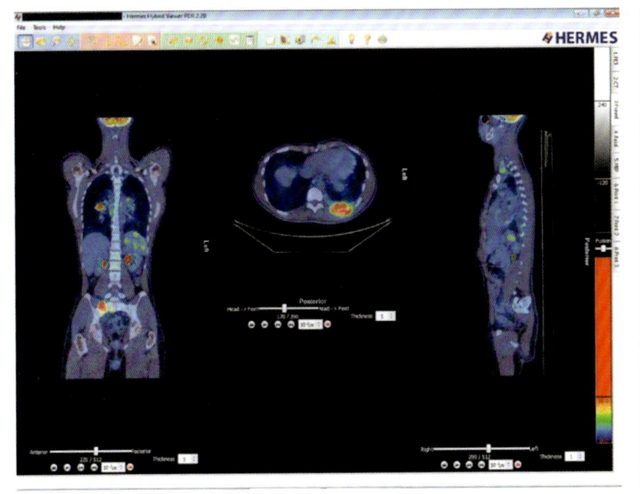
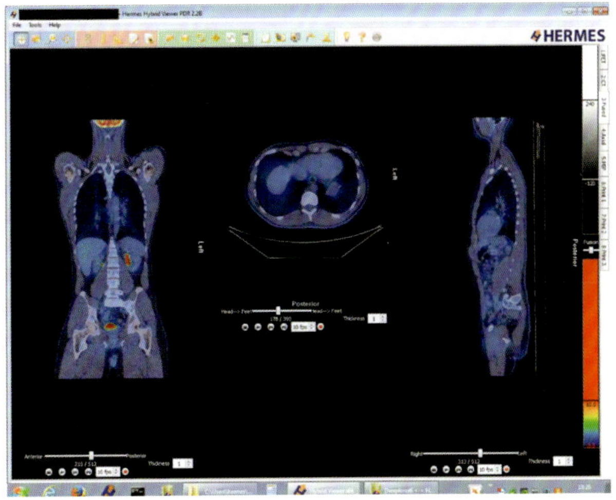

▲ 图 6-4 PET 扫描图提示一名年轻男性罹患霍奇金淋巴瘤及其转移灶

治疗后 PET 扫描图显示转移灶消失（图片由 the Clinical PET Centre at St Thomas' Hospital, School of Biomedical Engineering and Imaging Sciences, Kings College London and Guys' and St Thomas' NHS Foundation Trust 提供）

低提示需要进一步的医学检查。

由于定位的部位不同，多次扫描后 T 值或 Z 值有小的差异，但变化并不显著。

DXA 骨密度测量法的局限性包括以下内容。

- DXA 检查不能预测骨折的发生，但可以指示骨折的相对风险。
- 作为一种测量骨密度的方法，DXA 是有效的，但对于有脊柱畸形或以前做过脊柱手术的患者价值有限。椎体压缩性骨折或骨关节炎会干扰检测的准确性，此时 CT 更有意义。
- 中轴 DXA 设备比外周的更敏感，也更昂贵一些。

在外周位置（如足跟或手腕上）检测骨密度，有助于预测脊柱或髋部的骨折风险，但对治疗后的疗效判断没有帮助，因此药物治疗前后应获得基线中轴 DXA 扫描结果。

某些因素会干扰骨密度检测，包括但不限于以下方面。

- 金属首饰或其他金属物品。
- 人体穿孔艺术的装饰。
- 测试前 10 天内接受过钡餐 X 线检查。
- 椎体后方钙化性关节炎。
- 钙化的腹主动脉瘤。
- 已愈合的骨裂。
- 既往腹部手术的金属夹子。
- 最近骨扫描病史。

3. 单光子发射计算机断层扫描

单光子发射计算机断层扫描（SPECT）是利用核医学断层成像技术与伽马射线以提供详细三维图像。

CT 扫描使用大量 X 线束；由计算机程序处理来自 X 线束的信息，确定组织的相对密度，生成详细图像后再处理。

SPECT CT 扫描仪将 CT 的框架与核医学成像（SPECT）所提供的功能信息相结合。每次扫描的图像融合在一起，提供高度精确的三维解剖细节，使医学专家能够更准确地确定病变的确切位置。

（1）SPECT CT 的工作机制：患者注射小剂量的放射性药物，通常是通过静脉注射放射性示踪剂（一种伽马发射的放射性同位素）到血液中。由核伽马相机围绕患者 360° 旋转检测放射性示踪剂，以重建三维图像。

虽然，在英国 SPECT CT 很少用于脊柱疼痛的检查，但许多其他国家已投入使用。也许在不久的将来，其有用性在英国也会得到认可。由于其提供的信息非常详细，SPECT 有助于诊断脊柱疼痛是否由炎症引起。

（2）SPECT CT 的适应证：由于 SPECT CT 可详细分析内脏、骨骼等组织，能提供准确诊断。

脊柱疼痛时，三维图像很容易识别隐藏的骨折、增生、病变和其他异常情况，如肿瘤。

SPECT CT 对椎间盘、小关节和骶髂关节炎症特别敏感，能精确指明脊柱炎症的部位，可为患者制订最佳治疗方案提供宝贵的信息（图 6–5）。

SPECT CT 可以预测类固醇注射的反应，上图 SPECT CT 扫描图显示腰椎小关节炎。如果是该关节引起的腰痛，单独针对该关节注射类固醇、行神经射频消融术将获得很好的长期疼痛缓解。如果治疗后仍腰痛，那么可排除关节是引起腰痛的原因（图 6–6）。

4. CT

CT 通过计算机处理不同角度拍摄的 X 线测量组合，产生扫描物体特定区域的横截面（断层）图像（虚拟“切片”），使用户可以在不切割的情况下看到机体内部。

CT 会产生大量的数据，这些数据可以根据人体吸收 X 线的能力来显示人体的各种结构。

自 20 世纪 70 年代推出以来，CT 已成为医学成像的一个重要工具，以弥补 X 线和医学超声检查的缺点。特别是最近被用于预防医学或疾病筛查，例如，结肠癌高风险人群进行 CT 结肠

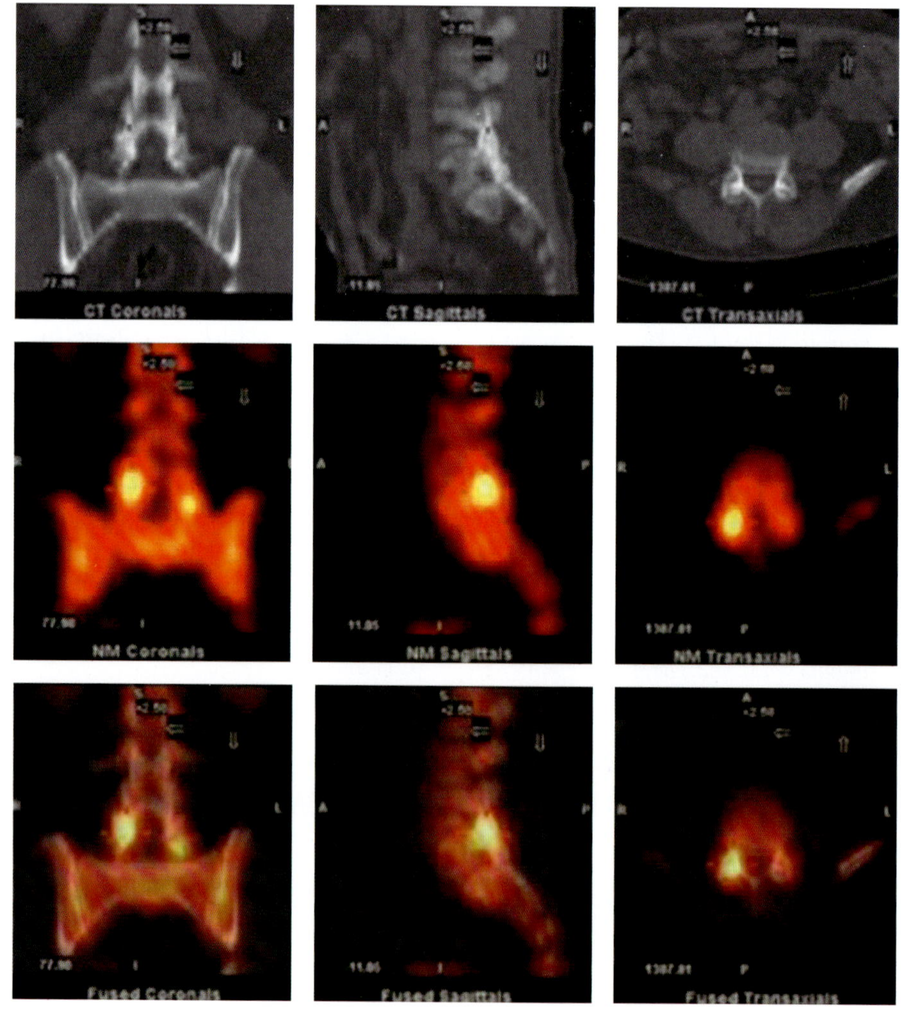

▲ 图 6–5　SPECT CT 显示腰椎小关节和骶髂关节区域异常浓聚

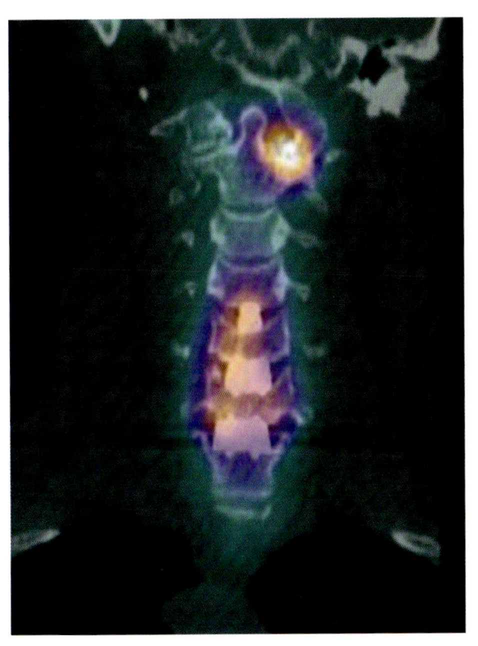
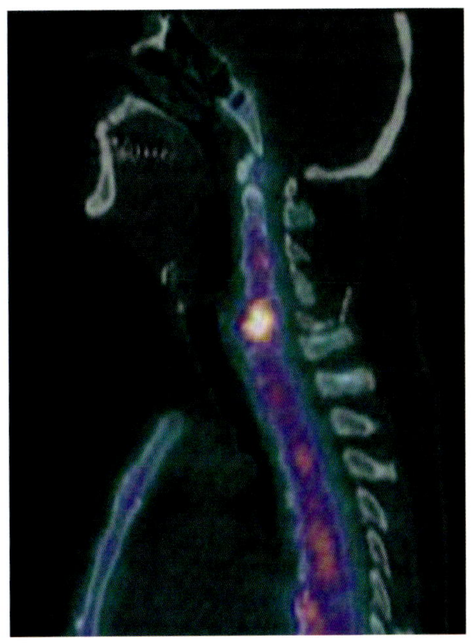

▲ **图 6-6　颈椎的 SPECT CT**
经许可转载，引自 Dr. Mark Miller FRCA FFPMRCA

造影，或心脏疾病高风险人群进行全动态心脏扫描。一些机构为普通人群行全身扫描，因所应用的辐射剂量过大，违背了该领域内许多专业组织的建议和官方立场。

头部 CT 通常用于检查梗死、肿瘤、钙化、出血和骨创伤。低密度（暗）结构提示水肿和梗死，高密度（亮）结构提示钙化和出血，骨外伤可见骨窗分离。肿瘤的生长导致解剖结构和组织形态发生变化，或通过周围肿胀等检测发现。

当需要进行神经影像学检查而又没有 MRI 时，或怀疑出血、脑卒中或脑外伤的紧急情况下，CT 可用于诊断头痛。

CT 在评估前路椎体间融合时已被证明比 X 线更准确，但仍可能过度提示融合的程度。

CT 产生的辐射剂量并不固定。CT 的剂量比常规 X 线高 100～1000 倍。然而，腰椎 X 线与头部 CT 的剂量相似。

每次 CT 检查前，要评估该检查是否有必要，或者是否有更合适的其他类型检查。

5. MRI

MRI 最初被称为“NMRI”，基于 NMR 科学。某些原子核在外部磁场中时吸收和发射射频能量。在临床和研究用的 MRI，氢原子产生可探测的射频信号，该信号由靠近检查部位的天线接收。氢原子在人类和其他生物有机体中含量丰富，特别是在水中和脂肪中。因此，大多数 MRI 基本上绘制了体内水和脂肪的位置。无线电波脉冲激发核自旋能量跃迁，磁场梯度将信号在空间中定位。通过改变脉冲序列的参数，可以基于组织中氢原子的弛豫特性在组织之间产生不同的对比度。

（八）EMG/NCC 研究

目前，大多数医疗环境中 X 线的危害得到了良好管理和控制，但 MRI 仍优于 CT。MRI 不需要将身体暴露于电离辐射，所产生的诊断信息与 CT 也不同。在医院和诊所 MRI 被广泛用于医疗诊断、疾病分期和随访，MRI 可能有风险和不适。与 CT 相比，MRI 通常需要更多的时间，噪声更大，要求受检者进入一个狭窄、封闭的管道。此外，体内有一些医疗植入物或其他不可拆卸的金属的患者可能无法安全地接受 MRI 检查。

MRI 需要一个强且均匀的磁场。磁感应强度的单位是特斯拉（T），虽然大多数系统在 1.5T

下运行，商业系统为 0.2～7T。

MRI 普遍运用 2 种形式的图像加权：T_1（自旋－晶格）和 T_2（自旋－自旋）。T_1 图像加权可用于评估大脑皮层，识别脂肪组织，描述肝脏局灶性病变，获得总体上形态学信息和增强造影。在通过改变回波时间（自旋－自旋）测量 MR 信号之前，磁化被允许衰减，产生 T_2 加权图像，可用于检测水肿和炎症，揭示白质病变，以及评估前列腺和子宫的区域解剖结构。

Morton 等发表的文章很好地综述和分析了将 fMRI、PET 和 EEG 运用到关节炎和纤维肌痛的诊断和鉴别诊断[9]。

五、身体残疾评估

除了疼痛病因外，还需量化评估疼痛引起的身体功能残疾，以便于临床制订合适的治疗方案和策略改善身体功能。

除了体格检查外，还有 2 个常用的评分，即 Oswestry 功能障碍指数和 Roland-Morris 功能障碍指数，非常有助于制订治疗策略。

Oswestry 功能障碍指数最初是为了量化慢性腰痛患者的残疾程度所设计的。由 Jeremy Fairbank 等于 1980 年首次发表在《物理治疗》（*Physiotherapy*）上。随后进行了修订，目前普遍使用的版本于 2000 年发表在《脊柱》（*Spine*）上，是评估慢性腰痛患者的残疾程度和生存质量公认的黄金标准。

Oswestry 功能障碍指数包括 10 个题目，每个题目为 0～5 分，考察疼痛强度、提物能力、自理能力、行走能力、坐立能力、性功能、站立能力、社会生活、睡眠质量和旅行能力。

计分方法是将分数加倍，最高为 100 分。0～20 分是轻微残疾，21～40 分是中度残疾，41～60 分是重度残疾，61～80 分是瘫痪性背痛，81～100 分的患者要么是卧床不起，要么是夸大了症状。最后一个问题困扰着法医语境中的所有语言评分，降低了评分的可靠性，因此无助于描述原告所遭受的残疾程度。

Oswestry 功能障碍指数非常适用于评估治疗效果[10, 11]。

六、Roland-Morris 残疾研究问卷

这是另一个针对慢性腰痛的健康状况测量，首次发表于 1983 年。

该问卷共有 24 个项目，得分为 0～24 分，由患者自己评估。如果某个项目不适用，则记为“否”，分母仍为 24。它已广泛用于临床实践和研究，2000 年已发表一篇关于该问卷的论文综述[12, 13]。

有兴趣的读者可登录网站 www.rmdq.org/index.htm，查阅已发表的问卷评价。

七、慢性疼痛的心理评估

疼痛是一种不舒适的感觉和情绪体验，然后患者通过语言描述。也就是说，疼痛的感知不仅有生理 / 生物学的成分，还有情绪上的反应。慢性疼痛对一个人的总体影响必然包括对疼痛的情绪反应，而这受多种因素影响。

患者对疼痛的反应可能从一件麻烦事到一个灾难不等，这取决于患者既往的生活经历和对疼痛的认知。这将形成一个人对疼痛、痛苦和伤害的恐惧和信念基础，并决定他们对疼痛和残疾的反应，以及由此产生的情绪反应。

举例来说，个体对酷刑引起的慢性疼痛的情感反应存在巨大差异。酷刑是在可怕的情况下蓄意和恶意造成的。但是相比之下，踢到足趾这一情况既不可怕也不恶意，人们的情感反应则是完全消除疼痛的期望。

虽然这两个例子代表了疼痛经验的两个极端，但大多数情况下，患者的情绪反应会介于两者之间。

但是，既有的情绪障碍（如可怕的事故导致的创伤后抑郁障碍）或未经治疗的精神疾病（如抑郁症）也会影响慢性疼痛对个体的影响。

为制订一个全面的治疗策略，评估疼痛对心理的影响和患者的心理健康是很重要的。

虽然全面的精神检查可能被认为是黄金标

准，但在大多数情况下，它既不实际也没有必要。一般以问卷形式的心理测试对其进行量化，然而这些评估问卷的可靠性和有效性都存在较大的挑战。

这些心理评估通常用于脆弱个体，他们应对外部压力的情绪储备明显减少，因此测试最好操作简单且容易完成。

早期研究者热情高，发明的测试非常冗长而注定失败，因为即使是心理健康的人也会因为完成测试所需的时间过多而搪塞。

最有效的测试应该是简短且容易完成的，并且集中在他们所要测试的领域。以下是目前常用的评估。

（一）简明疼痛量表

这是一个自我报告的问卷，共有 9 个问题，最后一个问题被分为 7 个领域。它要求评价患者疼痛经历，记录不同情况下从最好到最差的平均水平，以及评估时的疼痛程度，并询问患者接受过哪些治疗及其效果。它还考察了疼痛对患者的活动能力、情绪、行走能力、工作、与他人的关系、睡眠和生存质量的影响。它涉及疼痛的功能影响（躯体和情绪），但它没有提出任何定性的问题，因此不涉及机制 [14]。

（二）Beck 抑郁症量表

这是由 Aaron Beck 在 1961 年首次设计的，后于 1978 年修订。最新版本是在 1996 年出版的 BDI-Ⅱ。它是在临床和研究中广泛使用的评估工具。

它由 21 个问题组成，得分为 0～3 分，其中 0 分代表没有影响，3 分代表该类别的最大影响。这些问题都涉及抑郁症的抑郁症状，如无望和易怒、内疚或被惩罚感等认知，以及疲劳、体重下降和缺乏性兴趣等身体状态。

0～10 分表示是正常，11～16 分表示有轻度情绪困扰，17～20 分表示有边缘性临床抑郁症，21～30 分表示有中度临床抑郁症，31～40 分表示有严重抑郁症，41 分以上表示有极端抑郁症。

（三）医院焦虑和抑郁量表

Zigmond 和 Snaith[15] 专门创建这个量表，旨在避免依赖同为疾病常见躯体症状的表现，如疲劳、失眠或嗜睡。问卷由两栏组成，每栏包含 7 个问题，每个问题有 4 个答案，评分为 0～3 分。其中 7 个项目与焦虑有关，7 个与抑郁有关。创建这一量表的目的是希望检测有身体健康问题的人的焦虑和抑郁程度。这一工具已被广泛使用，Bjelland 等通过对大量研究的系统回顾，确定了焦虑或抑郁的临界点为 8/21。

然而，人们对因子结构的看法不一，有些学者支持双因子结构，但有些学者支持三因子或四因子。有些学者认为这个工具最好用作衡量心理压力的单维测量 [15]。

（四）患者健康问卷 -9

患者健康问卷 -9（patient health questionnaire 9，PHQ-9）由 9 个评分为 0～3 分的问题组成，旨在客观评价抑郁症的严重程度。为了评估患者的精神状态、身体状况、功能障碍和心理痛苦的程度，有必要将分数与临床访谈和检查联系起来。≥10 分表示存在抑郁症。11～14 分表示有中度抑郁症；15～19 分表示有中至重度抑郁症，建议门诊和处方药治疗；若超过 20 分，则表示有严重的抑郁症，除了开处方药外，还要把患者转到心理健康专家门诊。

与任何心理测量问卷一样，该问卷也考虑到患者的个人背景，并排除其他影响因素，如最近的丧亲之痛、双相情感障碍和本身就导致抑郁的医学疾病（如甲状腺功能减退症）[16]。

（五）广泛性焦虑障碍量表

广泛性焦虑障碍量表（generalized anxiety disorder assessment，GAD-7）共有 7 个问题，每个问题的分值为 0～3 分，最高分是 21 分，它被用来作为广泛性焦虑障碍的筛查工具和严重程度测量。也有研究发现此量表在筛查其他焦虑症（如恐慌症、社交焦虑症和创伤后应激障碍）方面也有一定的效果。

5 分、10 分和 15 分被认为是轻度、中度和重度焦虑的分界点 [17]。

八、为研究提供依据的检查

（一）定量感觉测试

定量感觉测试（quantitative sensory testing，QST）是公认的神经 – 心理检测技术，用于评估描述不同形式的皮肤、黏膜或肌肉组织感觉和疼痛的感知途径。通常包括使用温度测试装置进行冷暖感知阈值测试、热痛和冷痛阈值测试，使用 von Frey 细丝和压力痛觉计测定机械阈值；使用音叉测定振动阈值，使用棉签或画笔测试痛觉异感；使用预先设置的压力和针尖反复刺激皮肤检测动态上发条现象；使用侵入性电刺激或肌内注射高渗盐水检测量化肌肉痛觉。QST 昂贵且耗时，但它能提供外周感觉和疼痛感知，以及中枢敏化的综合信息。

为排除外周伤害感受器状态的影响，只测试外周感觉的神经元转导、处理及其在脊髓和中枢神经系统中的感知，可使用区域麻醉中常规使用的外周神经刺激器测试皮肤外周电刺激的神经生理反应。类似的测试已经成功地应用于测试肌肉组织对电刺激的敏感性。

疼痛纤维（Aδ 纤维和 C 纤维）的特异性测试可使用激光诱发电位诱导热痛，实际并不接触皮肤。根据疼痛抑制疼痛调节环路机制，局部条件刺激的测试局部痛的同时测试牵涉痛，以测试一种内源性镇痛机制，也称为弥漫性伤害抑制性控制（DNIC）。此试验有许多方式，最常用是通过在机体不同部位 / 远处部位冰水（所谓的冷加压试验）或热水刺激来诱导 DNIC，而不是针刺实验。

在测试过程中依赖患者的感知和报告，以及其配合和注意力，QST 是半客观性的。实验方案和测试环境条件的标准化至关重要，这关系到能否获得与标准数据和来自不同测试实验室 / 中心的数据相比较的可重复的结果。

（二）定量感觉测试用于肌肉骨骼疼痛的合理性

肌肉骨骼疼痛是患者就诊的最常见原因之一，包括多种疾病状态、明确的疾病 [如骨关节炎、类风湿关节炎（rheumatoid arthritis，RA）和痛风]、更多非特异性的区域、全身疼痛综合征（如肱骨外上髁炎、纤维肌痛），以及与脊柱有关的疼痛（如颈部和腰部疼痛）。异常中枢疼痛处理包括肌肉痛觉过敏、全身性和多模态痛觉过敏，以及牵涉性疼痛。以上特征与神经性疼痛类似，可用 QST 来检测。

因此，近年来 QST 被应用于研究肌肉骨骼疼痛的病理生理机制，尤其是实验性肌肉疼痛范式。然而，许多已发表的研究使用 QST 分析疼痛传导途径和人体肌肉骨骼疾病的机制。其中一些疾病（如纤维肌痛和肌筋膜疼痛），特定的测试（如压痛点或触发点的压力测量）有助于疾病的分类和（或）诊断。在其他疾病中，QST 测试主要试图阐明潜在发病机制，如腰痛、与小纤维神经病变相关的原发性和继发性不宁腿综合征或颞下颌关节痛。值得注意的是，QST 可以在肌肉骨骼疼痛的部位检测，也可以在牵涉痛的部位检测。

大多数肌肉骨骼疾病患者的皮肤或深层组织的有创或无创感觉测试主要是为了分析疾病的潜在发病机制。

九、活检

皮肤活检是一种敏感且特异的诊断方法，目前主要用于研究。它用于研究 CRPS 先天性免疫系统激活的机制。小纤维神经病变时，它用于检测神经纤维密度降低程度。

如纤维肌痛的症状与小纤维神经病相似，通过识别小纤维神经病及其在纤维肌痛患者中的潜在病因，提供简明的诊断，增加治疗选项，并促进治疗的进一步研究。

十、激光散斑对比分析

激光散斑对比分析（laser speckle contrast analysis，LASCA）是一种实现微循环组织血流灌注即时可视化的方法。这是一种结合了高分辨率和高速度的成像技术。当物体被激光照射时，背向散射光会形成由暗区和亮区组成的干涉图形，即散斑图形。如果被照射的物体是静态的，散斑图形是静止的。而当照射到运动物体时，如组织中的红细胞，则散斑图形会随着时间而改变（图6-7）。

LASCA是一种非常先进的研究工具，用于绘制脑血流图。已被用于研究与偏头痛视觉先兆相关的皮质扩散性抑郁，以及它如何激活三叉神经血管传入并唤起一系列与头痛发展相一致的皮质脑膜和脑干事件[18]。

十一、fMRI

fMRI是一种非侵入性的测试，与MRI基于同一种技术，即利用强磁场和无线电波来获取身体的详细图像。但是，与MRI获取器官和组织图像的方式不同，fMRI是通过计算机上捕捉观察大脑血流变化来检测病变区域，有助于了解大脑的工作机制。但是，fMRI昂贵且仅局限于研究使用。

展望未来，fMRI不仅可以帮助诊断大脑疾病，也有助于医生了解患者的心理过程，判断患者想法和感受，法医则可使用fMRI检测是否在说真话[19]。

十二、诉讼时疼痛评估和检查：暗中观察

（一）背景资料简介

英国的法院要求疼痛医学专家确定疼痛对原告的影响，以便于量化和分级：一般损害、特殊损害和临时损害。疼痛专家的建议相当关键和重要。疼痛的量化主要是通过患者的自我描述和报告，因此客观量化疼痛具有极大的挑战。

在人身伤害和临床医疗事故案件中，疼痛专家被要求确定事件的因果关系。法庭要求疼痛医学专家表明受伤害后原告所经历的疼痛性质、特征及严重程度，以及对其生存质量的影响。

为此，疼痛医学专家必须结合影像学、病史和疼痛的自我评估，以确定原有疾病病理性改变

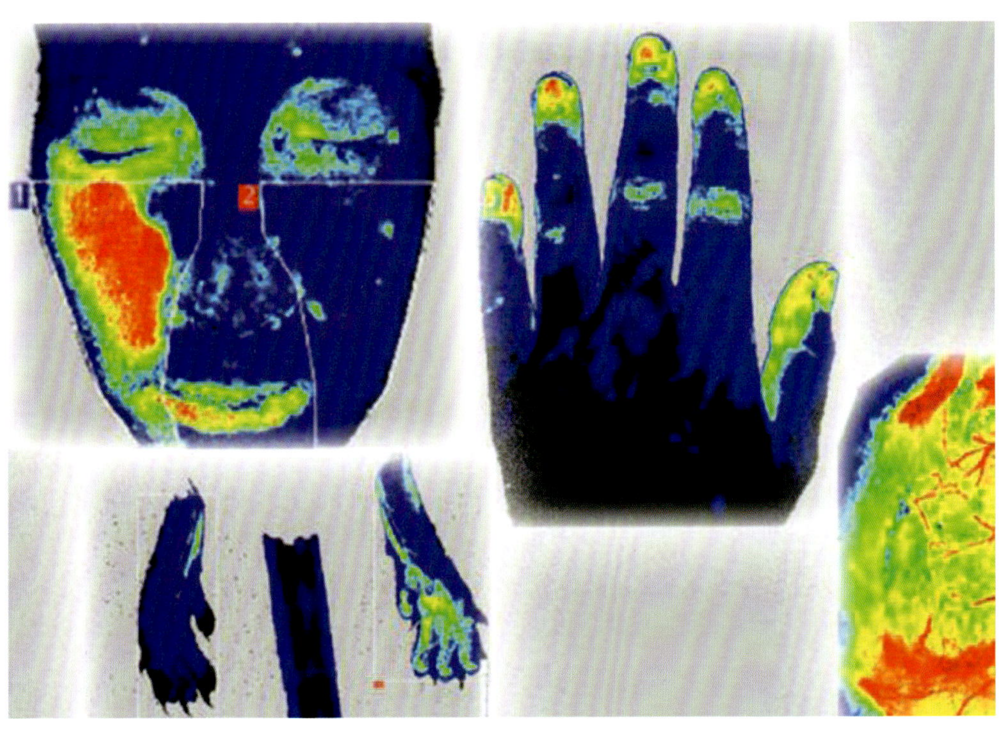

▲ 图6-7 激光散斑图像显示血流量增加

用于描绘偏头痛发作期间和其他血管疾病（如CRPS）的变化（经许可转载，引自Perimed AB）

和机体的退行性改变。

疼痛医学专家需要向法院报告诉讼相关事件导致以下几种情况。

1. 原告报告，诉讼相关事件后期症状和体征加重恶化，但是未能提供相应的证据和检查。

2. 病情恶化，即原告在没发生诉讼相关事件就已有此症状和体征，但诉讼相关事件使其严重恶化。

3. 诉讼相关事件前，原告尚无相关的症状和体征。

英国是一个对抗制的法律体系，原告和被告都有代表。疼痛医学专家将由任何一方委托，其主要职责是对法庭负责，而不是委托人，最后的报告必须是无偏见且公平的。

为了实现这一目标，疼痛医学专家不能完全依赖原告的报告和证人陈述（通常包括家人、朋友和工作同事的支持性陈述），也不能完全依赖辩护方的报告和证人陈述，包括人力资源部、职业健康部和卫生部、工作和养老金的记录。

当患者所报告的疼痛与观察到的行为之间明显不一致时，考虑可能机制的同时辩护方将组织暗中观察和秘密监视。

（二）暗中观察

专家需对患者动作进行暗中观察和比对，如弯腰、伸手、远距离行走、举起、携带和移动重物、开车、皮肤敏感区域的衣物接触、手的灵活性和双臂灵活性。

专家必须就观察到的患者活动情况、与原告的报告及其他临床检查结果是否相一致发表意见。

参考文献

[1] Jensen MP, Gammaitoni AR, Olaleye DO, et al. The pain quality assessment scale: assessment of pain quality in carpal tunnel syndrome. J Pain. 2006;7:823-32.

[2] Galer BS, Jensen MP. Development and preliminary validation of a pain measure specific to neuropathic pain: the neuropathic pain scale. Neurology. 1997;48:332-8.

[3] Bennett M. The LANSS pain scale: the Leeds assessment of neuropathic symptoms and sign. Pain. 2001;92:147-57.

[4] Bennett MI, Smith BH, Torrance N, Lee AJ. Can pain can be more or less neuropathic? Comparison of symptom assessment tools with ratings of certainty by clinicians. Pain. 2006;115:289-94.

[5] Freynhagen R, Baron R, Gockel U, Tölle TR. painDETECT: a new screening questionnaire to identify neuropathic components in patients with back pain. Curr Med Res Opin. 2006;22(10):1911-20.

[6] Bouhassira D, Attal N, Alchaar H, et al. Comparison of pain syndromes associated with nervous or somatic lesions and development of a new neuropathic pain questionnaire (DN4). Pain. 2005;114:29-36.

[7] Jones RC 3rd, Backonja MM. Review of neuropathic pain screening and assessment tools. Curr Pain Headache Rep. 2013;363(1-8):17.

[8] IASP. Clinical updates. Washington: Michael Gofeld Seattle; 2012. 20(4).

[9] Morton DL, Sandhu JS, Jones AKP. Brain imaging of pain: state of the art. J Pain Res. 2016;9:613-24.

[10] Fairbank JC, Couper J, Davies JB. The Oswestry low back pain questionnaire. Physiotherapy. 1980;66:271-3.

[11] Fairbank JC, Pynsent PB. The Oswestry disability index. Spine. 2000;25(22):2940-52.

[12] Roland MO, Morris RW. A study of the natural history of back pain. Part 1: development of a reliable and sensitive measure of disability in low back pain. Spine. 1983;8:141-4.

[13] Roland M, Fairbank J. The Roland-Morris disability questionnaire and the Oswestry disability questionnaire. Spine. 2000;25:3115-24. (NB there was an error in the questionnaire reproduced in the appendix in item 18 which should read- I sleep less well because of my back)

[14] Cleeland CS, Ryan KM. Pain assessment: global use of the brief pain inventory. Ann Acad Med Singap. 1994;23(2):129-38.

[15] Zigmond AS, Snaith RP. The hospital anxiety and depression scale. Acta Psychiatr Scand. 1983;67(6):361-70.

[16] Kroenke K, Spitzer RL. The PHQ-9: a new depression diagnostic and severity measure. Psychiatr Ann. 2002;32: 1-7.

[17] Spitzer RL, Kroenke K, Williams JB, et al. A brief measure for assessing generalized anxiety disorder: the GAD-7. Arch Intern Med. 2006;166(10):1092-7.

[18] Bolay H, Reuter U, Dunn AK, et al. Intrinsic brain activity triggers trigeminal meningeal afferents in a migraine model. Nat Med. 2002;8(2):137-42.

[19] Reardon S. The painful truth. Nature. 2015;518:474-6.

第 7 章　慢性疼痛的介入治疗

Interventional Treatment of Chronic Pain

Thomas E. Smith　著

盖　祺　申　敬　译　　冯智英　校

一、一般原则

慢性疼痛应采用整体的生物 – 心理 – 社会医学模式进行评估和治疗（见第 10 章）。介入治疗可以解决伤害性疼痛和神经病理性疼痛生物学机制相关问题，常用于诊断（诊断性阻滞）和治疗。选择合适的患者，介入治疗效果更显著。

（一）目的

疼痛介入治疗之前应明确目标，包括缓解患者疼痛，改善整体生存质量、身体和社会功能，这些也是判断疼痛介入治疗效果的标准。

（二）结果记录

在治疗前后应记录疼痛评分，但生存质量和功能评估更为重要，后者包括常用的评估表，如欧洲五维生存质量量表（EuroQol five dimensions questionnaire，EQ 5D）和简明疼痛评估量表，以及特定疾病的评估量表，如应用于腰背痛的 Oswestry 功能障碍指数问卷表（Oswestry disability index，ODI）。另一个目标是减少用药量。

（三）成本 – 效益和患者选择的重要性

医保基金需分析介入治疗的成本 – 效益比，权衡治疗后生存质量的改善程度与治疗的费用。患者的选择对任何治疗的成本 – 效益都有很大影响。只针对最可能获益的患者施行介入治疗，那么成本 – 效益比较高；反之，成本 – 效益比将会较低。因此，必须考虑影响介入治疗有效性的患者因素，以避免让患者接受无用的治疗；同时为了避免有效的介入治疗因“滥用”而被认为是“无成本效益”而被抛弃。

（四）介入治疗的最佳时机

1. 疼痛范围局限的患者

介入治疗对于局部伤害性和神经病理性疼痛最有效，而对全身性疼痛和广泛性疼痛效果欠佳。当患者主诉左侧腰骶部疼痛，同时伴有肌肉压痛和紧张仅局限于左侧椎旁区域时，小关节内侧支阻滞和后续的小关节去神经支配术可以长期缓解疼痛，改善功能并提高生存质量。而慢性广泛性疼痛（如纤维肌痛综合征）的患者获益可能性较小。

2. 疼痛病史短的患者

在疼痛疾病早期，介入治疗效果可能更好。大多数介入治疗只针对周围伤害性疼痛和神经病理性疼痛机制相关疾病。在慢性疼痛中，中枢敏化是重要机制，继发性运动功能障碍和行为模式累积，此时介入治疗不能直接解决这些问题。

3. 积极参与社会生活和体育锻炼的患者

介入治疗对积极参与社会生活和体育锻炼的患者可能更有效。即使介入治疗可以解决明显的伤害性疼痛和神经病理性疼痛相关疾病，患者的整体表现仍很重要，尤其是相互影响和恶化的因素，如机体的退行性病变和心理障碍因素。

4. 心理因素

抑郁、焦虑和人格障碍在慢性疼痛人群中普遍存在。这种情况下，介入治疗效果较差。而积极治疗心理障碍会提高介入治疗的疗效。

5. 疾病是否导致患者继发性获益

正在进行的诉讼案件对患者慢性疼痛治疗结果的影响尚有争议，但在某些情况下可能会损害结果。有些疼痛患者的生活依赖于其伴侣、家人和朋友的照顾，使其病情复杂化，并可能降低介入治疗的效果。一些慢性疼痛患者在经济上可能依赖与其残疾程度相关的福利（赔偿、社会福利等），这使得介入治疗预后变差。

（五）介入治疗的禁忌证

以下是介入治疗的常见禁忌证。

- 穿刺部位感染或全身感染。
- 凝血功能异常。
- 妊娠（X 线和药物对胎儿存在风险）。
- 患者原有基础疾病，具体如下。
  - 皮质类固醇激素在服用某些抗病毒药物治疗 HIV 和丙型肝炎的患者中，清除速度减慢，会导致代谢不良事件，因此不应使用。
  - 病态肥胖患者，许多介入治疗疗效不佳，而且风险更高。
- 介入治疗操作存在困难者，如患者不能配合相应的体位、既往手术导致解剖结构改变、既往植入物影响操作等。

（六）介入治疗的风险

1. 介入治疗导致的风险

所有介入治疗都有并发症风险。

（1）手术疼痛和原有疼痛复发。

（2）瘀斑或出血。

（3）感染。

特殊介入治疗有其特殊的风险和并发症，将在具体章节讨论。

2. 对患者基础疾病及其治疗的影响

在推荐介入治疗之前，了解患者的基础疾病及其治疗情况非常重要。

（1）许多介入治疗中使用的皮质类固醇会影响糖尿病患者血糖的控制。

（2）接受常规抗凝治疗的患者介入治疗时出血的风险较高，若疼痛介入治疗前停用抗凝血药，则会增加静脉血栓形成、脑卒中和心肌梗死的风险。

（七）其他注意事项

1. 签署知情同意和术前告知

在医患沟通和签署知情同意书时，需要重点沟通强调介入治疗的风险，即使该发生率很低；同时要详尽告知患者及其家属介入治疗时间、转运、治疗前禁食时间，麻醉选择和需家属陪同等问题。

2. 纠正对疗效的期望偏差

一些患者认为介入治疗是他们复杂的慢性疼痛的“灵丹妙药”，其实很多慢性疼痛需采取整体的治疗方案和慢病管理。因此，治疗前应让患者理解这只是整体治疗的一部分，以免预期过高或者患者不正确的理解影响其疗效。

二、最常用药物的作用机制：局部麻醉药和皮质类固醇

（一）局部麻醉药

许多介入技术需要在神经周围注射局麻药。它阻断神经传导动作电位所需的钠离子内流，从而阻滞疼痛的责任神经。但常规局麻药的阻滞时间很短，通常只有几小时，此直接效应常被用于“诊断性阻滞”，以确定疼痛是否来源于此特定的神经或关节。有时，神经阻滞后，疼痛缓解持续时间远远超过对神经直接阻滞作用的持续时间，可能的原因包括周围神经的敏感性和（或）中枢敏化在完全阻断期间逐渐减弱，肌肉放松和安慰剂效应。

（二）皮质类固醇激素

皮质类固醇激素（如地塞米松、甲泼尼龙和曲安奈德）常用于疼痛介入治疗。它们具有强烈的局部抗炎作用，可减少关节炎症和神经水肿，

对神经元具有局部膜稳定作用，被神经吸收运输到细胞核调节基因转录，从而调节蛋白质合成。因此，皮质类固醇激素以复杂的方式改变神经系统功能，有效时间可超过皮质类固醇激素本身的药理作用时间。

皮质类固醇激素注射后，会同时被血液吸收产生全身系统性不良反应。短期不良反应包括面部潮红、免疫抑制和情绪兴奋，糖尿病患者血糖升高。鉴于可能诱发较长时间代谢相关不良反应，尽量避免短时间重复注射皮质类固醇激素。

三、常见介入治疗

本章不可能涵盖所有的疼痛介入治疗方法。最常见的慢性疼痛为脊柱源性疼痛，因此着重介绍相关疼痛介入治疗。

（一）脊柱

脊柱源性疼痛是最常见的慢性疼痛。2009年，英国首席医疗官报告“疼痛：突破障碍”（Pain：reaking through the barrier）中指出，英国160万人罹患慢性腰背痛，每年因此造成的经济损失为123亿英镑。

若互联网搜索如何治疗脊柱源性疼痛，会出现一系列令人眼花缭乱、无从选择的众多方法，过多的问题及其治疗方案也反映了脊柱源性疼痛的原因、机制和促发因素的复杂性。介入治疗只能解决其中的部分问题。

（二）脊柱源性疼痛的分类

1. 轴性疼痛和神经根痛

脊柱源性疼痛首先需判断疼痛是轴性或是神经根性。

（1）轴性疼痛：范围位于脊柱及其附近，通常与椎旁肌肉紧张相关，局部压痛，同时疼痛范围局限，放射痛不超过四肢近端。轴性疼痛提示病变来源于脊柱肌肉骨骼包括小关节、骶髂关节、椎间盘源性疼痛（椎间盘退行性疼痛）、肌肉和韧带。

（2）神经根痛：范围与神经根支配区域一致，腰部往下放射到肢体远端，胸部则绕身体半圈放射，提示神经根被激惹，通常伴有一些神经病变的特征。

（3）轴性疼痛和神经根痛同时存在：有些患者脊柱源性疼痛同时表现为轴性疼痛和神经根痛的特点，这可能是同时有轴性和神经根性疼痛的病理机制，也可能是由于严重的“轴向”病理性疼痛被传至下肢，如严重的骶髂关节病变。而患有神经根性疼痛时，会继发性肌肉紧张和脊柱自我代偿机制导致轴性疼痛。

（4）神经源性间歇性跛行：通常见于老年患者。椎管狭窄或术后纤维化，脊髓神经或马尾的血供显著受限不能满足行走等活动的需求时就会产生神经源性间歇性跛行和疼痛。单侧椎管狭窄（侧隐窝狭窄）导致单侧下肢活动时的神经根性疼痛症状。中央型腰椎管狭窄症的典型临床表现为腰痛和双下肢沉重、疼痛，尤其上坡时，行走距离受限，喜欢弯腰行走。

2. 轴性疼痛的介入治疗

（1）脊柱小关节治疗：脊柱小关节或“关节突关节”是位于脊柱后外侧的滑膜小关节，不但使脊柱有一定的活动同时也有稳定作用防止其过度活动。与生活中承受较大负荷的其他滑膜关节（膝关节、髋关节）一样，脊柱小关节易发生退行性病变和骨关节炎，尤其腰部和颈部。

腰椎小关节源性疼痛位于腰椎棘旁区域并放射到臀部，经常会放射到大腿后部。大多数疼痛介入治疗医生认为当小关节负荷时其疼痛会加重，如屈曲后伸脊柱、正中位伸展或后伸–旋转试验。然后有限的研究表明，关节负荷引起的疼痛并不是一个很好的辨别因素，局部棘旁肌肉压痛是主要的正相关指标。

其他原因导致的轴性腰背痛也有肌肉紧张和压痛。因此腰背痛待查时，确定小关节病变是否为腰背痛的主要病因，唯一办法是行诊断性阻滞后疼痛是否明显缓解。介入治疗的相关研究表明，约15%的轴性腰背痛患者可能以小关节病变为主要病因，因此行小关节治疗能获益。

（2）脊柱小关节内注射：脊柱小关节内注射

局麻药和皮质类固醇激素是多年来治疗慢性腰背痛的常用方法。虽被称为关节内注射，但退行性关节的解剖复杂，同时脊柱小关节体积较小，多数情况下药物注射于关节周围。小关节注射的有效性和成本－效益比一直存在争议。患者的选择和操作者因素起着决定性作用。既往多个研究提示，小关节注射后稍能减轻腰背痛[1]，但近年来越来越多的研究证实小关节注射的疗效有限，较大的患者群体中成本－效益比不高[2]。最新的 NICE 指南（NICE CG59）[3] 反映了后一种观点，不推荐小关节注射治疗腰背痛。然而，临床上部分患者小关节注射后疼痛显著缓解而且长期有效，因此小关节注射可以治疗某些特定的患者。

（3）小关节内侧支阻滞和神经切断：小关节去神经支配术。

腰背痛的另一个治疗方法是阻断或毁损支配小关节的神经。

每个小关节各由两个脊神经后内侧支支配。其在颈椎和腰椎的关节附近位置相对固定（图 7-1）。在 X 线或超声引导下，可以用少量局麻药阻滞脊神经后内侧支以评估疼痛是否来源于小关节，即诊断性阻滞或试验性阻滞。局麻药效果仅持续数小时，记录阻滞前后的疼痛评分和功能，若阻滞时间内疼痛能缓解至少 75% 即诊断性阻滞阳性，建议进一步行脊神经后内侧支射频毁损切断术。专用的射频针穿刺到位后，通过电极输送设定的能量，调节射频输出功率的大小，针尖非绝缘局部达到所需温度，在组织内形成几毫米长的小卵圆形的凝固灶，从而毁损神经达到控制疼痛目的。这是一个日间手术，需要 X 线成像技术，操作者需要经过专业培训。射频针针尖的“烧灼”也会损害邻近组织，因此术后 2～3 周后会有腰背部疼痛。随着射频治疗相关腰背部疼痛的消失，同时脊柱小关节“失神经”开始显效，并且通常持续 12 个月以上，但神经往往能恢复再生。

目前的证据[2] 和最新的 NICE 指南[3] 支持该治疗方案，即小关节后内侧支阻滞用于鉴别诊断，若为阳性可进一步行脊神经后内侧支射频毁损切断术治疗。

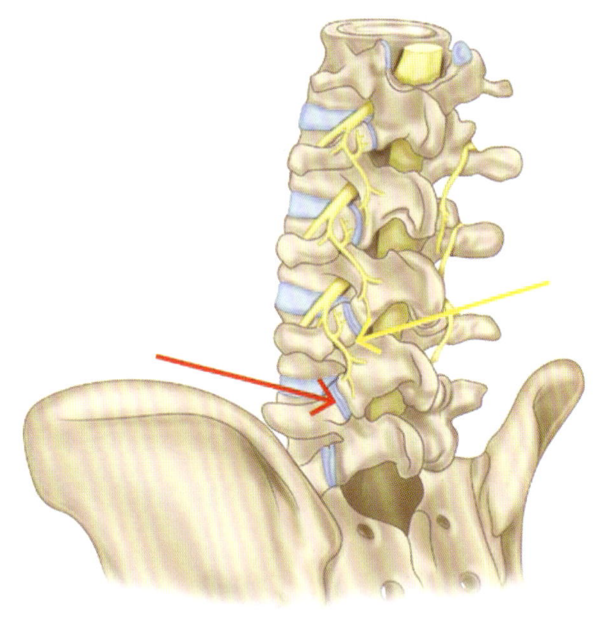

▲ 图 7-1 腰椎

红箭表示腰椎关节突关节；黄箭表示脊神经后内侧支，每个关节有两个脊神经后内侧支支配

（4）骶髂关节的治疗：骶髂关节连接脊柱和骨盆，关节上前部为纤维软骨，下后部为滑膜关节。站立和行走时骶髂关节承受沉重的负荷。骶髂关节活动性很小，有利于支持体重和传递重力，起着稳定与缓冲的作用。骶髂关节的退变或损伤会引发疼痛，疼痛常位于腰骶部，通常放射到臀部和大腿。若疼痛与退行性病变炎症相关，骶髂关节腔内注射皮质类固醇激素可缓解疼痛。若关节腔内注射后疼痛缓解持续时间短，支配骶髂关节后腔神经的射频热凝（包括 L_5 脊神经后内侧支和 S_1、S_2、S_3 脊神经外侧支的射频热凝，称为“骶髂关节射频去神经支配术”）可能疼痛缓解会更持久。骶髂关节腔内注射局麻药和皮质类固醇激素、骶髂关节射频去神经支配术的循证医学证据等级为低至中度[4]。

骶髂关节不稳定 / 功能障碍是指在正常活动（如站立和行走）时，随着负荷的增加出现关节的过度运动，在女性更为常见，尤其妊娠、分娩或创伤后关节松弛的患者。疼痛位于腰骶部，也可位于腹股沟和下肢，有时类似坐骨神经痛。骶髂关节激惹试验阳性提示骶髂关节痛。关节腔内和韧带部注射葡萄糖溶液以促进纤维化[5]的增生疗法，有一定的治疗作用。

（5）椎间盘源性疼痛：腰部和颈部的椎间盘退变十分常见。退变的椎间盘会刺激相邻的神经根，导致神经根痛。椎间盘退变导致轴性脊柱疼痛仍存在争议。椎间盘的最外层有感觉神经支配，并且会延伸进入受损的椎间盘。椎间盘退变也导致邻近椎体终板炎。近年来已有大量关于椎间盘源性疼痛的研究和治疗方法。椎间盘造影术是在一定的压力下在椎间盘内注射对比剂，若复制出原有疼痛，提示椎间盘源性疼痛；透视后若对比剂渗漏，即椎间盘有裂隙。盘源性疼痛的治疗方法包括将皮质类固醇激素、硬化剂、亚甲蓝、富含血小板血浆（platelet-rich plasma，PRP）和干细胞注入椎间盘。椎间盘电热纤维环成形术（intradiscal electrothermal therapy，IDET）是通过局部加热使纤维环内胶原纤维变性收缩椎间盘压力降低，使分布在纤维环外层的痛觉神经末梢失活。手术包括椎间盘切除、棘突间融合装置与棘突撑开装置植入术和椎体融合手术（切除椎间盘和椎体内固定融合）等。以上椎间盘源性疼痛的治疗方法尚无强有力的循证医学证据，最新的NICE指南（NG59）认为除临床研究，不推荐任何一种手术治疗方法。部分椎间盘源性疼痛源于椎间盘轻度感染，长期抗生素治疗可能有效[6]，但有待于进一步研究。

高频脊髓电刺激可能对部分患者有效[7]，但这也有待于进一步的对照研究。

（6）神经根痛的介入治疗：神经根痛是指沿坐骨神经等躯体神经根支配区域向下肢延伸的疼痛。神经根痛的原因包括椎间盘突出、椎间孔和侧隐窝狭窄、术后瘢痕、炎症和椎体压缩骨折后导致神经根受压或炎症[8]。硬膜外注射可以减轻“被激惹”的神经根性疼痛[8]，尤其对新发的椎间盘撕裂或突出引起的急性坐骨神经痛特别有效。务必意识到，硬膜外注射可缓解神经根痛，但被压迫或损伤的神经根出现感觉丧失或运动功能丧失这一症状不会恢复。最常见的腰痛（轴性腰痛）硬膜外注射疗效欠佳，对于退行性中央椎管狭窄导致的神经源性跛行，硬膜外注射后并不长期有效。

硬膜外注射的类型如下。

• 经椎间孔硬膜外注射[9]：针尖的靶点为脊柱神经根孔，目的是针对特定的神经根，同时注射药物沿神经根扩散到硬膜外腔。

• 椎板间硬膜外注射[9]：穿刺针从椎板间的背部穿刺到硬膜外腔。所需注射药物剂量较大，以扩散到所需治疗的神经根。

• 骶管注射：穿刺针通过骶骨裂孔进入硬膜外腔的下端。所需注射药物剂量较大，以扩散到所需脊神经根水平，仅适用于下腰椎疼痛和骶神经根性疼痛。

通常使用皮质类固醇激素联合局麻药/生理盐水注射到硬膜外腔。疼痛治疗时，硬膜外阻滞应由经验丰富的医生在影像引导下操作。

• 脉冲射频：疼痛科医生应用脊神经根/背根神经节脉冲射频治疗神经根痛。

• RACZ导管硬膜外粘连松解术：该技术将可弯曲导管置入硬膜外腔后调整到目标神经根部位，先注射大剂量的生理盐水和透明质酸酶，冲洗水分离神经根周围低级别纤维化的粘连，然后注射类固醇皮质激素。该操作具有较高的神经根选择性[10]，对硬膜外注射疗效不佳的患者，行RACZ导管硬膜外粘连松解术可能有效。

• 硬膜外腔镜：通过硬膜外腔镜检查腰骶部硬膜外间隙，同时松解硬膜外腔和神经根周围的粘连。该技术有待于进一步临床研究。

• 脊髓电刺激：脊髓电刺激是治疗顽固性神经根痛非常有效的方法。

（三）非脊柱源性疼痛

1. 关节腔注射（非脊柱）

关节腔注射可用于继发于轻度退行性改变的炎性疼痛，但通常对晚期骨关节炎无效。对于炎症为主的急性痛风或假性痛风，关节腔注射非常有效。但存在局部和全身类固醇不良反应的风险，避免在6个月内的重复注射。

骨关节炎早期，在膝关节腔注射透明质酸，通过改善关节内的润滑和缓冲以缓解疼痛，当骨关节炎进展到晚期时无效。

2. 周围神经阻滞

周围神经阻滞时通过注射局麻药和皮质类固醇激素以减轻相关神经支配的神经病理性疼痛，更常用于神经局部损伤（如创伤/压迫），不适用于系统性多神经病变（如糖尿病多神经病变）。外周神经阻滞在某些局部疼痛中有效，如肩胛上神经阻滞治疗肩部疼痛，或腰丛神经阻滞治疗髋关节疼痛等。

3. 枕神经阻滞

需要特别提到枕神经阻滞，除了枕神经痛[11]，它还能有效治疗慢性难治性偏头痛和偏头痛状态，以及其他一些慢性头痛疾病。

4. 三叉神经节和三叉神经外周神经

三叉神经是一种特殊的周围神经，支配头部和面部，部分头面部疼痛是最剧烈的疼痛疾病。三叉神经痛和丛集性头痛患者必要时可应用去神经支配治疗。改变生活方式、药物治疗和浅表外周神经介入治疗难以缓解疼痛时，可考虑三叉神经节介入治疗，包括阻滞、脉冲射频治疗[12]、三叉神经血管减压术[13]，以及放射治疗（伽马刀）[14]或射频热凝术[15]毁损三叉神经节，务必由经过培训的专业医生完成。

5. 植物神经系统和植物神经阻滞

若植物神经和（或）相应的神经节参与疼痛机制的疼痛，建议行植物神经阻滞，如腹腔丛神经阻滞治疗上消化道疼痛（尤其胰腺）[16]、奇神经节阻滞治疗盆腔疼痛。化学药物（如酒精、苯酚）毁损腹腔神经丛可非常有效缓解胰腺癌疼痛，但不建议用于非恶性慢性胰腺炎疼痛，后者疼痛复发时，重复治疗过程会增加风险并降低疗效。

在某些疼痛疾病交感神经直接参与疼痛的机制，交感神经兴奋不但加剧疼痛，同时相应区域微循环障碍引发更多不适，典型的例子包括复杂性区域疼痛综合征[17]和三叉神经自主性头痛。星状神经节阻滞（上肢）、腰交感神经阻滞（下肢）[18]和蝶腭神经节阻滞（头面部）[19, 20]可治疗相关疾病，但需相关的影像设备和经过培训的专业医生。

6. 胍乙啶阻滞

胍乙啶阻滞是患者近端使用止血带结扎后，相应的静脉内注射局麻药（通常是丙胺卡因）和（或）胍乙啶（一种交感神经系统调节药物）以缓解肢体疼痛，常被用于复杂性区域疼痛综合征，但缺乏长期疗效的循证医学证据，目前较少关注和应用。

7. 神经脉冲射频

神经脉冲射频（pulsed radiofrequency，PRF），是射频针穿刺到位后，射频仪间断发出20ms的脉冲式电流传导至针尖，暂停时间为480ms，以防止温度超过42℃（超过该温度可能损伤组织）。PRF可用于治疗各类疼痛综合征[21]，尤其是周围神经阻滞有效但仅能短期缓解者，PRF缓解疼痛持续时间更长，并且没有损伤神经的风险。例如，背根神经节PRF治疗神经根性疼痛，髂腹股沟神经PRF治疗腹股沟痛，精索PRF治疗睾丸疼痛[22]，以及肩胛上神经PRF治疗肩部疼痛。

虽缺乏大型多中心随机对照试验，病例系列研究和假对照研究支持神经PRF用于治疗各类疼痛综合征。其作用机制尚不明确，PRF后背角神经元中的基因表达明显有改变，从而调控其疼痛的感知和传导[23]。

8. 神经射频消融毁损/神经冷冻消融

疼痛科的各个手术过程中应注意避免损伤神经，以免损伤感觉和运动功能，避免诱发神经病理性疼痛。然而，对于某些难治性疼痛可考虑毁损神经，从而达到镇痛的目的。

前文已讨论脊柱小关节疼痛的脊神经后内侧支神经射频毁损术，难治性三叉神经痛的三叉神经节放射治疗和射频毁损术，胰腺癌患者应用腹腔神经丛化学毁损术控制疼痛。

其他还包括慢性膝关节疼痛的膝周围神经射

频毁损术[24]，慢性髋关节疼痛的髋部神经射频毁损。除了射频毁损，周围神经冷冻消融[25]也可治疗顽固性神经病理性性疼痛，如肋间神经痛。

脊髓的疼痛通路毁损可用于某些重度难治性癌痛[26]。

肉毒杆菌毒素注射：肉毒杆菌毒素已被用于治疗多种疼痛疾病[27]。肉毒杆菌毒素可阻断神经肌肉突触释放乙酰胆碱，从而抑制肌肉激活，缓解肌张力障碍。也可抑制C-纤维释放P物质和降钙素基因相关肽，适用于难治性慢性偏头痛[28]、部分局限性神经病理性疼痛（特别是存在痛觉超敏时）[29]。治疗偏头痛时，每隔3个月注射一次肉毒杆菌毒素，注射部位在头皮和颈浅部，包括前额、颞部、枕部和颈部的31个部位。

9. 辣椒素治疗神经病理性疼痛

辣椒素是辣椒的活性成分。TRPV1存在于C纤维中，一旦被激活会引发灼痛。神经损伤后，相邻未损伤的C纤维TRPV1上调，导致神经病理性疼痛的痛觉超敏和原发性痛觉过敏。大量TRPV1激活导致C纤维神经末梢变性。辣椒素乳膏的浓度为0.025%和0.075%，每天使用时需小心，避免乳膏进入眼睛或黏膜。

8%辣椒素贴剂的浓度大于辣椒素乳膏的100倍，更多证据表明，辣椒素贴剂治疗神经病理性疼痛更有效。研究发现，8%辣椒素贴剂稍能缓解HIV相关神经病理性疼痛、带状疱疹后神经痛和糖尿病痛性周围神经病变性[30-32]。8%辣椒素贴剂应用后首先激活C纤维，患者会感觉疼痛，然后疼痛逐步减轻。贴剂每次使用时长为30min（足）～60min（其他部位），每次疗效可以持续3个月，建议由经验丰富的护士敷贴治疗。

（四）脊髓电刺激治疗难治性神经病理性疼痛和术后腰背痛

脊髓电刺激（spinal cord stimulation，SCS）将电极植入椎管内确定刺激靶点后，以可控的低能量的脉冲电流刺激脊髓背柱神经和（或）背根神经节，从而有效缓疼痛。SCS机制基于1965年Melzack和Wall的疼痛闸门控制理论。Shealy于1967年完成了第一个SCS植入病例。SCS能有效治疗难治性神经病理性疼痛，包括神经根痛尤其是脊柱术后持续性疼痛。既往认为在疼痛区域产生感觉异常（麻刺感）是有效镇痛的必要条件，最近研究证实SCS后无感觉异常刺激（患者根本感觉不到任何刺激）也同样非常有效，包括无神经损伤或脊柱手术史的脊柱疼痛患者[33, 34]。类似于心脏起搏器，SCS治疗需要植入电极导线和可编程植入式脉冲发生器。鉴于其有创性和复杂性，在测试前需详细宣教，仔细评估患者。最近由FDA监督的随机对照多中心试验（SENSA），76%的患者植入高频SCS，2年疼痛缓解率>50%，而且生存质量得到显著改善[35]。

在其他方法疗效欠佳时，SCS治疗重度疼痛仍非常有效，需重新认识、重视SCS治疗，尤其是随着近年来相关技术的不断进步，SCS的适应证不断扩大，疗效不断提升。

1. 鞘内泵

鞘内泵在英国较少应用，但美国和其他国家应用广泛。在腰椎水平缓慢注入巴氯芬至脑脊液，用于治疗源自上运动神经元损伤的肌肉痉挛。阿片类药物、局麻药和齐考诺肽鞘内注射用于控制各类难治性疼痛性疾病。鞘内泵植入能缓解癌痛，证据等级为1级，而慢性非癌性疼痛和非痉挛性疼痛的证据较少[36]。

鞘内泵植入后，导管一端植入到鞘内，一端连接到可编程泵或者输液港。通过加药口或外置镇痛泵定期更换药物。

2. 触发点

触发点注射用于治疗以触发点或以“硬结”为特征的肌筋膜疼痛。可以将局麻药、皮质类固醇激素、肉毒杆菌毒素、盐水或简单的干针注射到触发点，以放松肌肉、缓解疼痛和改善运动范围，此疗法有待于进一步大型临床对照试验。

要点总结

- 疼痛诊疗应采用整体的生物－心理－社会方法，介入治疗只是一部分。
- 介入治疗应由经过培训的、储备丰富的相关专业知识的专科医生操作。
- 介入治疗前，个体化评估每个患者的风险和有效率，权衡利弊。
- 对于慢性广泛疼痛和患有心理社会问题的患者，介入治疗疗效欠佳。
- 局部伤害性和神经性病变的患者，介入治疗可明显减轻疼痛，改善其生存质量和功能。

参考文献

[1] Datta S, et al. Systematic assessment of diagnostic accuracy and therapeutic utility of lumbar facet joint injections. Pain Physician. 2009;12:437-60.

[2] Manchikanti L, Datta S, Gupta S, Munglani R, et al. A critical review of the American pain society clinical practice guidelines for interventional techniques: part 2. Therapeutic Interventions. Pain Physician. 2010;13:E215-64.

[3] Low back pain and sciatica in over 16s: assessment and management. NICE guideline [NG59]. Published date: November 2016.

[4] Simopoulos T, Manchikanti L, Gupta S, et al. Systematic review of the diagnostic accuracy and therapeutic effectiveness of sacroiliac joint interventions. Pain Physician. 2015; 18: E713-576.

[5] Laslett M. Evidence based diagnosis and treatment of the painful sacroiliac joint. J Man Manip Ther. 2008;16(3): 142-52.

[6] Albert HB, Sorensen JS, Christensen BS, Manniche C. Antibiotic treatment in patients with chronic low back pain and vertebral bone edema (Modic type 1 changes): a double-blind, randomized clinical controlled trial of efficacy. Eur Spine J. 2013;22:697-707.

[7] Al-Kaisy A, Palmisani P, Smith T, et al. Long-term improvements in chronic axial low back pain patients without previous spinal surgery: a cohort analysis of 10-kHz high-frequency spinal cord stimulation over 36 months. Pain Med. 2018;19(6):1219-26. https://doi.org/10.1093/pm/pnx237.

[8] Bogduk N, Govind J. Medical management of acute lumbar radicular pain. An evidence-based approach. Newcastle: Newcastle Bone and Joint Institute; 1999.

[9] Chang-Chien GC, Knezevic NN, McCormick Z, Chu SK, Trescot AM, Candido KD. Transforaminal versus interlaminar approaches to epidural steroid injections: a systematic review of comparative studies for lumbosacral radicular pain. Pain Physician. 2014;17(4):E509-24.

[10] Helm Ii S, Benyamin RM, Chopra P, Deer TR, Justiz R. Percutaneous adhesiolysis in the management of chronic low back pain in post lumbar surgery syndrome and spinal stenosis: a systematic review. Pain Physician. 2012;15: E435-62.

[11] Tobin J, Flitman S. Occipital nerve blocks: when and what to inject? Headache. 2009;49(10):1521-33.

[12] Chua N, Halim W, Beems T, et al. Pulsed radiofrequency treatment for trigeminal neuralgia. Anesth Pain Med. 2012; 1(4):257-61.

[13] Barker FG 2nd, Jannetta PJ, Bissonette DJ, Larkins MV, Jho HD. The long-term outcome of microvascular decompression for trigeminal neuralgia. N Engl J Med. 1996;334:1077-84.

[14] Karam SD, Tai A, Wooster M, et al. Trigeminal neuralgia treatment outcomes following gamma knife radiosurgery with a minimum 3-year follow-up. J Radiat Oncol. 2014; 3(2): 125-1.

[15] Eugene AR. Trigeminal neuralgia and radiofrequency lesioning. Brain (Bacau). 2015;6(1-2):91-6.

[16] Rana MV, Candido KD, Raja O, Knezevic NN. Celiac plexus block in the management of chronic abdominal pain. Curr Pain Headache Rep. 2014;18(2):394.

[17] Birklein F, Riedl B, Claus D, Neundörfer B. Pattern of autonomic dysfunction in time course of complex regional pain syndrome. Clin Auton Res. 1998;8(2):79-85.

[18] Menon R, Swanepoel A. Sympathetic blocks. Contin Educ Anaesth Crit Care Pain. 2010;10(3):88-92.

[19] Khan S, Schoenen J, Ashina M. Sphenopalatine ganglion neuromodulation in migraine: what is the rationale? Cephalagia. 2014;34(5):382-91.

[20] Láinez MJA, Puche M, Garcia A, Gascón F. Sphenopalatine ganglion stimulation for the treatment of cluster headache. Ther Adv Neurol Disord. 2014;7(3):162-8.

[21] Cahana A, Van Zundert J, Macrea L, van Kleef M, Sluijter M. Pulsed radiofrequency: current clinical and biological literature available. Pain Med. 2006;7:411-23.

[22] Misra S, Ward S, Coker C. Pulsed radiofrequency for chronic testicular pain-a preliminary report. Pain Med. 2009; 10(4):673-8.

[23] Van Zundert J, de Louw AJ, Joosten EA, et al. Pulsed and continuous radiofrequency current adjacent to the cervical dorsal root ganglion of the rat induces late cellular activity in the dorsal horn. Anesthesiology. 2005;102:125-31.

[24] Iannaccone F, Dixon S, Kaufman A. A review of long-term pain relief after genicular nerve radiofrequency ablation in chronic knee osteoarthritis. Pain Physician. 2017;20(3):E437-44.
[25] Koethe Y, Mannes AJ, Wood BJ. Image-guided nerve cryoablation for post-thoracotomy pain syndrome. Cardiovasc Intervent Radiol. 2014;37(3):843-6.
[26] Raslan AM, Cetas JS, McCartney S, Burchiel KJ. Destructive procedures for control of cancer pain: the case for cordotomy. J Neurosurg. 2011;114(1):155-70.
[27] Sim WS. Application of botoxin in pain management. Korean J Pain. 2011;24(1):1-6.
[28] Dodick DW, Turkel CC, DeGryse RE. OnabotulinumtoxinA for treatment of chronic migraine: pooled results from the double-blind, randomized, placebo-controlled phases of the PREEMPT clinical program. Headache. 2010;50(6):921-36.
[29] Attal N, de Andrade DC, Adam F, et al. Safety and efficacy of repeated injections of botulinum toxin A in peripheral neuropathic pain (BOTNEP): a randomized, double-blind, placebocontrolled trial. Lancet Neurol. 2016;15(6):555-65.
[30] Backonja M, et al. NGX-4010, a high-concentration capsaicin patch, for the treatment of postherpetic neuralgia: a randomized, double-blind, controlled study with an open-label extension. Pain Med. 2010;11:600-8.
[31] Kennedy WR, et al. A randomized, controlled, open-label study of the long-term effects of NGX-4010, a high-concentration capsaicin patch, on epidermal nerve fiber density and sensory function in healthy volunteers. J Pain. 2010;11:579-87.
[32] Vinik AI, Perrot S, Vinik EJ, et al. 8% patch repeat treatment plus standard of care (SOC) versus SOC alone in painful diabetic peripheral neuropathy: a randomised, 52-week, open-label, safety study. BMC Neurol. 2016;16:251.
[33] Van Buyten JP, Al-Kaisy A, Smet I, Palmisani S, Smith T. High-frequency spinal cord stimulation for the treatment of chronic back pain patients: results of a prospective multicenter European clinical study. Neuromodulation. 2013;16(1):59-65.
[34] Al-Kaisy A, Van Buyten J-P, Smet I, Palmisani S, Pang D, Smith T. Sustained effectiveness of 10 kHz high-frequency spinal cord stimulation for patients with chronic, low back pain: 24-month results of a prospective multicenter study. Pain Med. 2014;15(3):347-54.
[35] Kapural L, Yu C, Doust MW, Gliner BE, Vallejo R, et al. Novel 10-kHz high-frequency therapy (HF10 therapy) is superior to traditional low-frequency spinal cord stimulation for the treatment of chronic back and leg pain: the SENZA-RCT randomized controlled trial. Anesthesiology. 2015;123:851-60.
[36] Bottros M, Christo P. Current perspectives on intrathecal drug delivery. J Pain Res. 2014;7:615-26.

第 8 章　神经阻滞

Nerve Blocks

Ryan Zaglama　Antoun Nader　著
杨　娟　译　　冯智英　校

一、臂丛神经阻滞

（一）解剖

臂丛神经由 C_5～T_1 神经组成，部分包含 C_4 和 T_2 神经的分支。从相应椎间孔发出后，C_5 和 C_6 神经连接形成臂丛上干，C_7 神经延续为中干，C_8 神经和 T_1 神经连接形成下干。上、中、下干均向下分为前、后股。锁骨以下这些股重新组合形成外侧束、内侧束和后束。上干、中干的前股合成外侧束，三干的后股合成后束，中干前股下部和下干前股合成内侧束。这些神经束的分支在腋窝结合形成远端神经。腋神经和桡神经源自后束，肌皮神经源自外侧束，正中神经源自外侧束和内侧束的分支，尺神经源自内侧束的分支[1]。

离开相应颈椎间孔后，臂丛位于前斜角肌和中斜角肌之间的筋膜间隙。前、中斜角肌之间的肌间沟容易扪及，超声波也容易扫描。肌间沟阻滞即在前、中斜角肌之间向头侧注射局麻药，将阻滞支配肩部的臂丛神经分支[2]（图 8-1）。

在锁骨和第 1 肋之间，臂丛位于锁骨下动脉前外侧。锁骨上阻滞是通过在动脉外侧的臂丛神经周围注射局麻药进行，将阻滞支配上肢的臂丛神经分支（图 8-2）[3]。

在腋窝水平，臂丛神经束围绕着腋动脉，外侧束位于动脉外侧，内侧束位于动脉的内侧，后束位于动脉的后方。锁骨下阻滞即在这个平面注射局麻药，将阻滞肘部以下臂丛神经分支[4]。

（二）技术

可以使用不同的操作技术来定位臂丛神经及其周围结构。通过表面解剖标志即可很容易地识别。异感阻滞技术是按照解剖定位穿刺针穿刺到达肌间沟臂丛目标位置，引起相应神经支配区域麻木。神经刺激仪定位阻滞技术则依赖于诱发出目标神经支配的肌肉抽搐反应。近年来超声引导技术越来越流行。超声波能够识别斜角肌、斜角肌间沟、臂丛及其周围血管，如椎动脉和甲状腺颈干。

腋窝臂丛神经阻滞时局部麻醉药在腋动脉周围扩散。腋窝处很容易扪及腋动脉，穿透腋动脉技术可使局部麻醉药到达腋动脉的前后方。使用神经刺激仪可诱发桡神经和正中神经支配的肌肉抽搐，然后将局部麻醉药注射并包绕目标神经周围。超声波可以识别腋动 / 静脉、臂丛、背阔肌和大圆肌的联合肌腱。在动脉周围联合肌腱内侧注射局部麻醉药能阻滞肘部以下臂丛神经[5]。在腋窝远端，可以通过超声波识别并分别阻滞正中神经、尺神经和桡神经。

（三）适应证

肌间沟臂丛神经阻滞主要用于肩部手术。锁骨和第 1 肋之间的臂丛神经阻滞用于肩部以下的

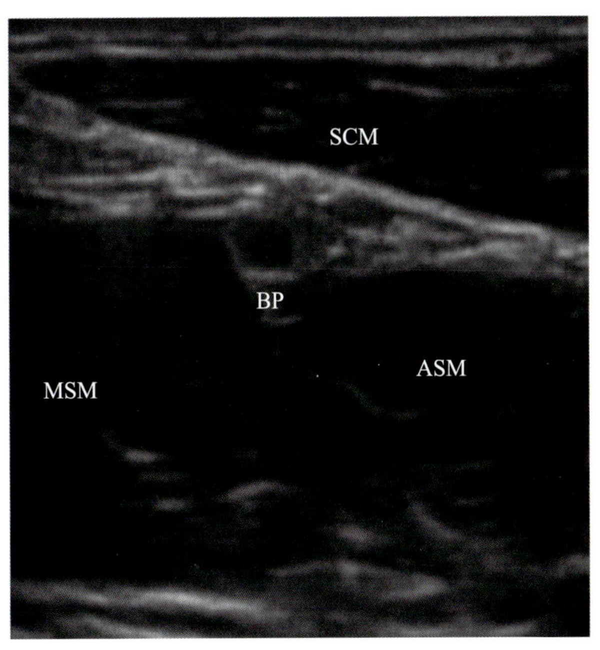

▲ 图 8-1　前、中斜角肌超声扫描

BP. 臂丛；MSM. 中斜角肌；ASM. 前斜角肌；SCM. 胸锁乳突肌（引自 Antoun Nader MD.）

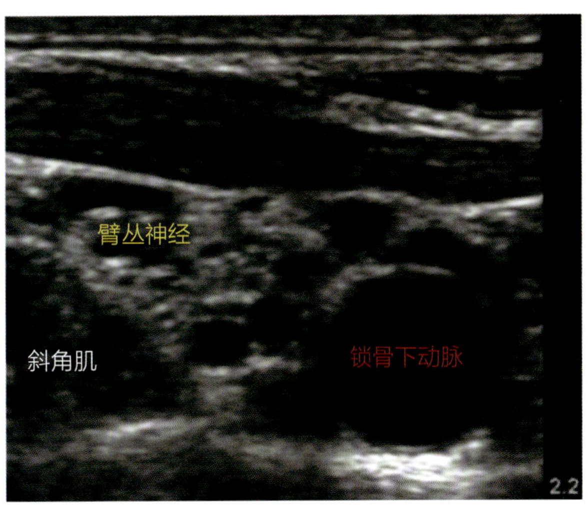

▲ 图 8-2　锁骨上阻滞

引自 Antoun Nader MD.

手术。腋窝臂丛阻滞用于肘部以下的手术。

（四）药物

0.5% 浓度的中效（罗哌卡因）或长效（布比卡因）局部麻醉药用于骨科手术的麻醉，较低浓度用于镇痛。短效（甲哌卡因）或中效（罗哌卡因）局部麻醉药用于软组织手术。

二、下肢

（一）解剖

腰丛由部分 T_{12} 神经、$L_{1\sim3}$ 神经和部分 L_4 神经根组成。其分支包括股外侧皮神经、闭孔神经、髂腹股沟神经、髂腹下神经和生殖股神经。在腹股沟韧带下方、股神经（$L_{2\sim4}$）位于腰大肌髂筋膜下方，股动脉和股静脉的外侧。股神经分成前内侧支和后外侧支。前内侧支支配缝匠肌及大腿内侧的皮肤感觉。后外侧支支配股四头肌，是膝关节周围神经的主要来源。股神经分支支配股内侧肌，隐神经及股神经髌下支伴随股浅动脉至收肌管。隐神经离开收肌管并继续向远端支配膝关节下方内侧。股外侧皮神经（$L_{2\sim3}$）于腰大肌前表面从腰丛发出穿过腹股沟韧带向下支配大腿外侧。闭孔神经支配内收肌，在腹股沟处，它分成前、后 2 支，前支走行于长、短收肌之间，后支走行于大收肌和短收肌之间。闭孔神经支配大腿内侧的皮肤感觉并发出分支支配膝关节[6]。

骶丛起源于部分 L_4 神经、L_5 神经、S_1 神经、S_2 神经和部分 S_3 神经。其分支组成坐骨神经，沿大腿后方走行。坐骨神经分成胫神经和腓总神经两大分支，由共同的神经束膜包裹，在腘窝处分离。胫神经沿着腘动脉到达小腿并延续为胫后神经。腓总神经绕腓骨头走行，并分成腓浅神经和腓深神经[6]。股后皮神经起源于 S_1、S_2 和 S_3 神经根，在臀部与坐骨神经分开，发出分支分布于大腿后部、小腿后部和会阴部皮肤。阴部神经起源于 S_2、S_3 和 S_4 神经，绕坐骨棘从坐骨大切迹到坐骨小切迹，在坐骨棘处因靠近阴部动脉而容易被识别。

（二）技术

腰丛神经可在横突前方被阻滞，最常在 L_4 水平完成，可通过骨性标志定位相应节段椎体。若穿刺针到达横突继续进针至阻力消失或通过神经刺激仪诱发股四头肌收缩反应，提示穿刺到位[7]。

股神经在腹股沟处最表浅，此处是最常用阻

滞位点。使用神经刺激仪可诱发股四头肌抽搐（髌骨跳动）。在超声辅助下可清晰识别股动脉、阔筋膜、髂筋膜和股神经。神经位于股动脉外侧、髂筋膜的深面[6]。在髂筋膜下方，股神经外侧注射局麻药后可阻滞股四头肌和膝关节前内侧部分。大腿中部缝匠肌深处的收肌管内可阻滞隐神经（图 8-3）[8]。

闭孔神经分支阻滞常位于内收肌之间。股外侧皮神经阻滞点位于髂前上棘内侧、缝匠肌前方。

坐骨神经从骶骨至小腿的任何位点均可被阻滞。最常见的阻滞位置在臀肌水平。此处的坐骨神经比较浅表，位于臀肌下方[9]，股二头肌外侧和股骨内侧，很容易辨认。坐骨神经的另一个常见阻滞位点在腘窝，位于腘血管后方。坐骨神经通常在腘窝近端 5～10cm 处分叉为胫神经和腓总神经（图 8-4）。使用神经刺激仪时，最常见的表现是足内翻。使用超声引导时可见局部麻醉药围绕神经周围扩散。

（三）适应证

股神经阻滞用于膝关节、股骨远端和大腿前部手术。坐骨神经阻滞用于踝、足部手术，偶尔也用于膝关节手术。股后皮神经和股外侧皮神经阻滞，可用于膝关节上方，大腿后侧和外侧区域皮肤的手术。

（四）药物

0.5% 浓度中效（罗哌卡因）或长效（布比卡因）局部麻醉药用于骨科手术麻醉。较低浓度则用于镇痛。

三、躯干

（一）解剖

腹壁由 T_6～L_1 脊神经根支配。在外侧腹壁，

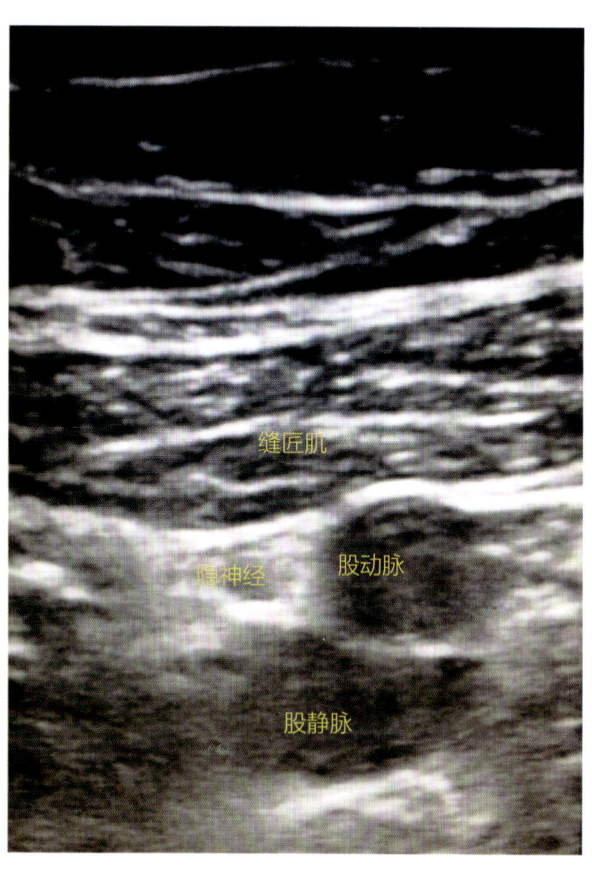

▲ 图 8-3　大腿中部超声
引自 Ryan Zaglama，MD.

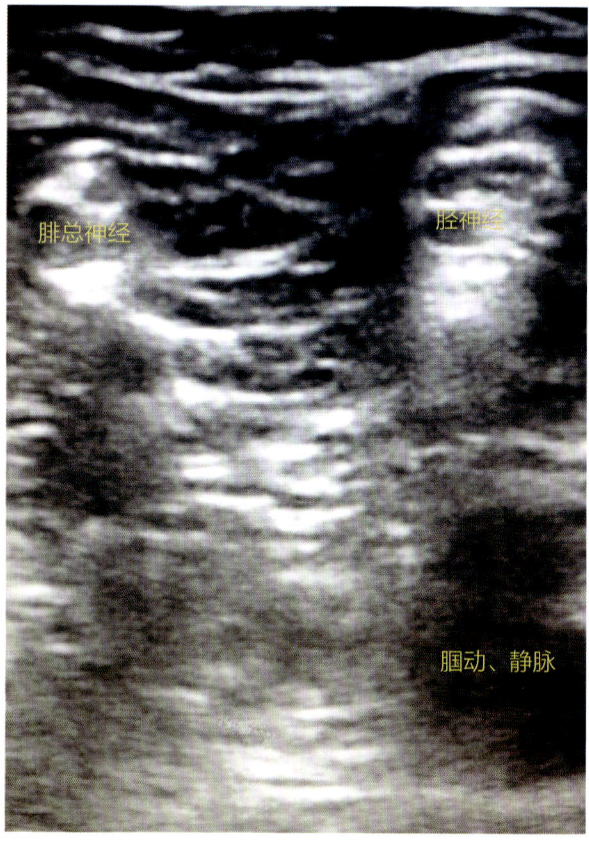

▲ 图 8-4　坐骨神经超声
引自 Ryan Zaglama，MD.

神经在腹内斜肌和腹横肌之间的筋膜层走行[10]。髂腹股沟神经和髂腹下神经有相应动脉伴行。肋间神经于相应节段肋骨下缘肋间内肌和肋间最内肌之间伴随肋间动脉走行。胸神经位于椎旁胸膜内侧、椎间孔外侧、横突前方。胸内侧神经走行于胸小肌深面。胸外侧神经走行于胸大肌和胸小肌之间。除肋间神经外，这2个神经也支配胸壁。

（二）技术

腹壁阻滞最初是在髂棘上方的Petit三角中通过阻力消失法定位。使用超声引导可识别腹外斜肌、腹内斜肌、腹横肌和腹膜。腹横肌平面（transversus abdominis plane，TAP）阻滞是将局部麻醉药注射于腹内斜肌和腹横肌之间。腹直肌鞘阻滞是TAP阻滞技术的延伸，即将局部麻醉药注射在肋下区域腹直肌和腹横肌之间。另一个延伸技术是腰方肌阻滞，将局部麻醉药注射在靠近腰方肌的位置。髂腹股沟和髂腹下神经阻滞是通过识别腹内斜肌和腹横肌之间走行的髂腹股沟动脉，并将局部麻醉药注射于该动脉周围[10]。

胸壁神经阻滞时，将局部麻醉药注射至肋间内肌和肋间最内肌之间为肋间神经阻滞，注射至胸大肌和胸小肌之间则为胸外侧神经阻滞，注射至胸小肌和前锯肌之间则为胸内侧神经阻滞[11]。

（三）适应证

这些躯干神经阻滞适用于腹部和胸壁手术，如乳房切除术。

四、常见的浅表神经阻滞

浅表神经阻滞通常用于诊断和治疗周围神经痛、关节疼痛，以及作为区域镇痛的补充。大部分感觉神经阻滞需要超声引导。颈浅丛起自C_2～C_4神经，位于中斜角肌和胸锁乳突肌之间，在此处很容易被阻滞，常作为颈部手术麻醉的补充[1]。膈神经位于前斜角肌前面、胸锁乳突肌深面，膈神经阻滞可用于治疗持续性呃逆。肩胛上神经走行于肩胛上韧带下方的肩胛上切迹中，与肩胛上动脉伴行。肩胛上神经阻滞可用于诊断和治疗急慢性肩痛[12]。髂腹股沟神经和动脉位于髂前上棘和脐之间的腹内斜肌和腹横肌间筋膜层[10]。该处神经阻滞可用于诊断和治疗髂腹股沟神经痛及腹股沟疝修补术后镇痛。

股外侧皮神经阻滞可用于诊断和治疗股外侧皮神经卡压综合征。收肌管远端阻滞隐神经用于治疗隐神经痛，而髌下神经阻滞用于治疗膝关节内侧疼痛。在胫动脉后方及内踝处可阻滞胫神经[13]。在踝关节水平的腓深动脉外侧可阻滞腓深神经。分别在小隐静脉及大隐静脉附近可阻滞腓肠神经和隐神经，以上外周神经阻滞通常用于足部和踝关节手术。

五、头颈部阻滞

（一）颈交感神经链阻滞

颈交感神经链位于颈长肌前、颈动脉和头长肌后的椎前筋膜中。它包括3个颈神经节，即颈上、颈中、颈下神经节。颈下神经节通常与第一胸神经节融合形成星状神经节。阻滞星状神经节可以抑制上肢的交感神经兴奋性。交感神经阻滞可用于诊断和治疗交感神经介导的疼痛。阻滞颈交感神经节需熟悉颈部解剖。

1. 技术

颈交感神经链阻滞常在C_6横突水平进行。此时颈交感神经链在椎动脉和颈长肌前方、臂丛内侧、颈动脉和甲状腺后侧、食管外侧。此外，在这个水平的颈动脉位于Chassaignac结节内侧，超声引导可以很好地识别这些结构[14]。

2. 适应证

颈交感神经阻滞适用于涉及头颈部和上肢疼痛的各种疾病，包括上肢复杂性区域疼痛综合征和交感神经介导的缺血性疼痛。

（二）枕神经阻滞

枕神经阻滞可在枕动脉附近颈项线水平进行，更常用的阻滞部位位于C_2水平，头下斜肌浅层和头半棘肌的深层筋膜之间，此处可同时阻滞枕大神经、枕小神经分布区域。与颈交感神经链阻滞一样，超声引导是识别神经周围软组织结构、识别椎动脉和枕动脉的绝佳成像工具。枕神经阻滞可用于诊断和治疗枕神经痛。

1. 技术

C_2 棘突和 C_1 横突易被定位。头下斜肌就在 C_2 棘突和 C_1 横突之间走行。枕神经位于头下斜肌和头半棘肌之间的筋膜间隙[15]，枕神经阻滞常用局部麻醉药和（或）类固醇激素。

2. 适应证

枕神经阻滞主要用于枕神经痛和其他涉及头皮后部的疼痛，如后颅切开术。

（三）三叉神经阻滞

三叉神经核位于脑干脑桥水平，三叉神经节位于 Meckel 腔内，颅中窝凹陷处。三叉神经节有 3 个分支，第 1 支（眼支）从眶上裂出颅骨并支配前额、眼睑和角膜，以及额窦；第 2 支（上颌支）通过圆孔出颅骨，支配下眼睑、鼻部、脸颊、鼻黏膜、上牙和上颌窦；第 3 支（下颌支）从卵圆孔出来，支配下颌骨、下唇和下牙。蝶腭神经节是头部主要的副交感神经节，非常接近三叉神经的上颌支并与其密切相关。

1. 技术

半月神经节及其分支阻滞有很多不同的方法。常用的技术是超声引导下阻滞，先识别翼外侧肌和上颌动脉，翼外肌有上、下两头，上头起于蝶骨大翼的颞下面和颞下嵴；下头起于翼外板的外侧面，向后外止于颞下颌关节囊，上颌动脉位于肌肉深面。将局部麻醉药注射到翼外肌深部能阻滞三叉神经分支和蝶腭神经节。此外，注射液可以逆行扩散到半月神经节。

2. 适应证

可用于治疗三叉神经痛和非典型面部疼痛[16]。

六、胸腰交感神经链阻滞

（一）腹腔神经丛阻滞

腹腔神经丛支配小肠、横结肠近端的大肠、肝脏、胆囊和胆道、肾脏和胰腺等。阻滞这些器官的自主神经支配可以通过阻滞内脏大神经（$T_{5\sim9}$）、内脏小神经（$T_{10\sim11}$）和内脏最小神经（T_{12}），或通过阻滞腹腔动脉周围主动脉前方的腹腔神经丛来实现。

1. 技术

多种技术可阻滞内脏神经或腹腔神经丛。膈脚后入路通常需透视或 CT 引导，于 T_{12} 水平膈角后方阻滞内脏神经。首先使用局部麻醉药行诊断性阻滞，然后应用神经毁损药进行内脏神经毁损。膈脚前入路是在 T_{12} 水平穿过膈肌脚于主动脉旁或前方腹腔神经丛周围注射局部麻醉药。另一种路径是跨主动脉入路，将针头穿过主动脉将药物注射在动脉前方的腹腔神经丛周围。前入路可采用 CT 引导下或超声引导下经胃入路，此入路需要掌握主动脉和腹腔动脉等解剖结构，并在主动脉前部注射局部麻醉药。

2. 适应证

腹腔神经丛阻滞和毁损用于治疗小肠、横结肠近端的大肠、胆道和胰腺的恶性内脏痛[17, 18]。

腹下丛支配盆腔器官，位于 L_5～S_1 椎间盘前方。腹下丛阻滞常在透视或 CT 引导下进行。

3. 技术

将针穿刺到 L_5～S_1 椎间盘前的空隙，确认针尖位置后，注射局部麻醉药或神经毁损药。

4. 适应证

腹下丛阻滞可用于诊断和治疗盆腔疼痛。

（二）腰交感神经链

腰交感神经链位于 $L_{2\sim4}$ 椎体前方并向下肢走行，此处可行腰交感神经阻滞。通常在透视或 CT 引导下进行。先诊断性阻滞再行神经毁损[18]。

1. 技术

进针至 L_2、L_3、L_4 椎体前外侧，位于患侧腰大肌起点前方。针尖位置确认后，使用局部麻醉药或神经毁损剂。

2. 适应证

腰交感神经阻滞用于交感神经介导的下肢疼痛，如 CRPS 或下肢血管功能不全。

奇神经节是交感神经链的最远端部分，它位于骶尾部前方。这个神经节提供会阴的感觉和交感神经支配。奇神经节阻滞通常使用透视引导进行，将少量局部麻醉药注射至骶尾部前方[18]。

参考文献

[1] Neal JM, Gerancher J, Hebl JR, Ilfeld BM, Mccartney CJ, Franco CD, et al. Upper extremity regional anesthesia. Reg Anesth Pain Med. 2009;34(2):134-70.

[2] Winnie AP, Ramamurthy S, Durrani Z. Interscalene cervical plexus block: a single injection technic. Anesth Analg. 1975;54:370-5.

[3] Chan VW, Perlas A, Rawson R, Odukoya O. Ultrasound-guided supraclavicular brachial plexus block. Anesth Analg. 2003;97:1514-7.

[4] Salazar CH, Espinosa W. Infraclavicular brachial plexus block: variation in approach and results in 360 cases. Reg Anesth Pain Med. 1999;24:411-6.

[5] Liu FC, Liou JT, Tsai YF, Li AH, Day YY, Hui YL, et al. Efficacy of ultrasound-guided axillary brachial plexus block: a comparative study with nerve stimulator-guided method. Chang Gung Med J. 2005;28:396-402.

[6] Enneking F, Chan V, Greger J, Hadzic A, Lang S, Horlocker T. Lower-extremity peripheral nerve blockade: essentials of our current understanding. Reg Anesth Pain Med. 2005;30(1):4-35.

[7] Capdevila P, Macaire C, Dadure O, Choquet P, Biboulet Y, Ryckwaert F. D'Athis. Continuous psoas compartment block for postoperative analgesia after total hip arthroplasty: new landmarks, technical guidelines and clinical evaluation. Anesth Analg. 2002;94:1606-13.

[8] Bouaziz H, Henhamou D, Narchi P. A new approach for saphenous nerve block (letter). Reg Anesth. 1996;21:490.

[9] di Benedetto P, Casati A, Bertini L, Fanelli G. Posterior subgluteal approach to block the sciatic nerve: description of the technique and initial clinical experiences. Eur J Anaesthesiol. 2002;19:682-6.

[10] Chin KJ, Mcdonnell JG, Carvalho B, Sharkey A, Pawa A, Gadsden J. Essentials of our current understanding: abdominal wall blocks. Reg Anesth Pain Med. 2017; 42(2): 133-83.

[11] Blanco R. The 'pecs block': a novel technique for providing analgesia after breast surgery. Anaesthesia. 2011;66(9):847-8.

[12] Bansal V, Shastri U, Canlas C, Gadsden JC. Diaphragm-sparing nerve blocks for shoulder surgery. Reg Anesth Pain Med. 2017;42(4):544-5.

[13] Redborg KE, Antonakakis JG, Beach ML, Chinn CD, Sites BD. Ultrasound improves the success rate of a tibial nerve block at the ankle. Reg Anesth Pain Med. 2009;34(3): 256-60.

[14] Stellate ganglion (cervical sympathetic trunk) block. Regional anaesthesia, stimulation, and ultrasound techniques. 2014. p. 245-52.

[15] Greher M, Moriggl B, Curatolo M, Kirchmair L, Eichenberger U. Sonographic visualization and ultrasound-guided blockade of the greater occipital nerve: a comparison of two selective techniques confirmed by anatomical dissection. Br J Anaesth. 2010;104:637-42.

[16] Nader A, Kendall MC, De Oliveria GS, Chen JQ, Vanderby B, Rosenow JM, et al. Ultrasoundguided trigeminal nerve block via the pterygopalatine fossa: an effective treatment for trigeminal neuralgia and atypical facial pain. Pain Physician. 2013;16(5):E537-45.

[17] Jankovic D, Shankar H. Celiac plexus block. Regional nerve blocks in anesthesia and pain therapy. Basel: Springer; 2015. p. 673-84.

[18] Gunduz OH, Coskun OK. Ganglion blocks as a treatment of pain: current perspectives. J Pain Res. 2017;10:2815-26.

第 9 章　其他方法：疼痛诊疗中的微创技术

Other Methods: Minimally Invasive Techniques in Pain Clinic

Koki Shimoji　Tatsuhiko Kano　著

李　涵　译　　冯智英　校

慢性疼痛的治疗往往需要联合神经阻滞和其他方法。慢性疼痛与生存质量之间存在强烈的负相关，瑞典卫生技术评估委员会建议慢性疼痛治疗的目的不仅要减轻疼痛，而且要改善生存质量。慢性疼痛患者对生活要有新的定位，他们渴望保留其尊严。全面评估非常重要，只有精准评估后，接下来采用的治疗方案或者联合其他方法才可能有效。

一、可与神经阻滞同时采用的治疗方法

（一）多模式康复

多模式康复通常是指将心理干预和身体活动、体育锻炼或物理治疗相结合。与被动的、有限的、单一的康复干预相比，多模式康复对慢性疼痛的长期管理更有效，更多的患者重返工作岗位，病假时间更短。

（二）认知行为疗法

与其他行为疗法、药物治疗、物理疗法和不接受治疗的患者相比，认知行为疗法使慢性疼痛患者更好地融入社会并拥有更好的身体功能，并且应对能力提升 25%（中等强度的科学证据）。

（三）镇痛药（见第 5 章）

口服、经直肠、经皮或静脉注射的药物使用最小有效剂量以避免其不良反应，并加以仔细严密监测。对乙酰氨基酚（扑热息痛）在一定程度上可减轻轻度至中度骨关节炎的疼痛。对乙酰氨基酚与曲马多或其他弱阿片类药物联合使用比单一药物治疗更有效。COX-2 抑制药和其他非甾体抗炎药可将骨关节炎和关节炎的疼痛至少减轻 30%，联合曲马多或其他弱阿片类药物后疗效增强。所有 COX-2 抑制药和其他非甾体抗炎药都有增加心血管疾病的风险。对于胃肠道出血风险较高的慢性疼痛患者，使用 COX-2 抑制药性价比较高。带状疱疹、糖尿病和脑卒中患者的外周和中枢神经性疼痛，应用阿米替林后疼痛可减轻 20% 以上。三环类抗抑郁药在一定程度上可缓解纤维肌痛。卡马西平能有效治疗三叉神经痛（NNT=1.4～2.8）。加巴喷丁可减轻糖尿病和带状疱疹后神经性疼痛（NNT=3.8，疼痛至少减轻 50%）。与安慰剂相比，曲马多治疗伤害性疼痛更有效。部分患者因疼痛不能有效缓解而停药，其中服用曲马多组为 20%，而安慰剂组为 40%。曲马多也能减轻神经病理性疼痛（NNT=4.3，疼痛至少减轻 50%）。对肌肉骨骼疼痛，曲马多与弱阿片类药物一样有效。曲马多不良反应与弱阿片类、强阿片类药物相似。辣椒素可减轻神经病理性疼痛和小关节的骨关节炎疼痛（NNT=8，疼痛至少减轻 50%）。有关氨基葡萄糖缓解骨关节炎疼痛有效性的研究结果相互矛盾。弱阿片类药物可减轻轻度至中度骨关节炎疼痛和腰痛。对于

中度疼痛，弱阿片类药物与非甾体抗炎药疗效相似。强阿片类药物可缓解神经病理性疼痛、糖尿病疼痛或带状疱疹后疼痛。强阿片类药物可减轻骨关节炎重度疼痛约24%。然而，弱阿片类和强阿片类药物都会导致不良反应，如半数以上患者出现便秘、乏力、头晕、恶心和呕吐。

（四）有创干预措施

脑、脊髓或外周神经刺激能使心绞痛发作频率降低约50%，并改善短期和长期生存质量，即使是严重心绞痛或外周动脉疾病缺血性症状的患者。与安慰剂相比，针灸更有效地缓解慢性腰痛。射频去神经术可短期缓解慢性颈背部疼痛，但有轻微或严重并发症的风险。

（五）物理干预

物理干预包括体育锻炼、放松疗法、生物反馈、按摩、手法、理疗和矫形器。与不涉及物理干预的其他方法相比，以上所有物理干预方法缓解慢性疼痛有效率提高20%～30%。与不涉及物理干预措施的标准初级保健相比，包含体育锻炼的治疗策略在缓解慢性腰痛方面成本效益比更优。

二、脑刺激植入术

尽管有学者认为脑刺激植入术具有创伤性，但其取决于植入材料、操作人员的技能和疾病本身，若使用得当，脑刺激植入术这一微创手术可帮助患者摆脱慢性疼痛的困扰。1952年，Croft首创采用脑刺激植入术最早治疗常规治疗无效的难治性慢性疼痛[1]。

运动皮层刺激（motor cortex stimulation，MCS）和深部脑刺激（deep brain stimulation，DBS）被证实可有效治疗重度神经病理性疼痛，或其他治疗疗效欠佳、不耐受常规治疗的难治性疼痛患者。

在三叉神经性疼痛和中枢疼痛综合征（如丘脑疼痛综合征）中，MCS特别有前景。DBS可用于治疗多种伤害性疼痛和神经性疼痛，包括丛集性头痛、慢性腰痛、背部手术失败综合征（failed back surgery syndrome，FBSS）、周围神经性疼痛和面部去传入神经痛[2]。

非侵入性经颅刺激技术更多用于疼痛门诊治疗，更有前景。

（一）运动皮层刺激

Tsubokawa及其同事在1991年首次报道了长期刺激中枢前皮质治疗疼痛[3]。有意义的是，刺激运动皮层比刺激感觉皮层疗效更好，而后者导致一些患者疼痛加剧。此后许多研究发现，运动皮层刺激（MCS）可用于顽固性疼痛综合征的治疗，包括脑卒中后疼痛、幻肢痛、脊髓损伤疼痛、带状疱疹后神经痛和肢体或面部的神经病理性疼痛[3]。

涉及MCS的研究大多集中于其他治疗方法无法控制脑卒中后神经病理性疼痛和三叉神经性疼痛[4-6]。约2/3的脑卒中后疼痛和三叉神经痛患者MCS植入后疗效良好[6, 7]。MCS在控制三叉神经性疼痛和中枢疼痛综合征（如丘脑疼痛综合征）疼痛方面特别有前景。

1. 方法

术前，MRI或fMRI检查以精确定位MCS治疗疼痛区域的靶点[6-11]。局部或全身麻醉下小切口开颅手术放置电极[7, 8]。做一个长约10cm的线性切口，随后进行直径约5cm的环形开颅手术[9]。术中神经影像导航技术帮助精确识别运动皮层[7-9]。

术中，电生理学监测以实时判断电极放置其有效性。使用硬膜外栅格电极记录脑表面电活动以识别中央沟。刺激后约20ms出现波形Ⅰ，其波形在中央沟从负向正反转（N20/P20波会发生位相逆转）[12, 13]。对疼痛区域相应的运动皮层部位放置的电极时，为了更精准定位，运动皮层进行刺激的过程中需监测体感诱发电位和肌电图（electromyogram，EMG）。

术后，电极导线外接用于临时刺激器，测试期通常持续3～7天。MCS期间，患者疼痛有一定程度的减轻，对侧肢体肌肉痉挛或抽搐，而不会有像脊髓电刺激引起的感觉异常。

MCS 设置的参数存在很大差异，通过询问患者的感受来调节刺激强度和频率。若患者疼痛有效缓解，则到手术室将脉冲发生器植入胸部皮下和胸大肌之间，电极连接到脉冲发生器。

2. 疗效

文献综述表明，76% 的面部神经病理性疼痛患者 MCS 后疼痛缓解 50% 以上 [7, 8, 11]。脑卒中后疼痛也有类似疗效，约 2/3 的患者疼痛缓解良好或极好 [4, 6]。

选择合适的患者后，MCS 是一种相对安全有效的神经调控技术 [14]。

3. 并发症

有报道显示，MCS 和长期 MCS 期间会诱发癫痫发作，但不会发展为癫痫 [5, 9–11]。

严重并发症包括颅内出血、感染和少数患者永久性神经功能缺损 [4, 7, 9, 11]。

（二）深部脑刺激

Heath[15] 于 1954 年首次报道了刺激精神病患者的中隔区核有效缓解其疼痛。1973 年 Mazars 等 [16]、Hosobuchi 等 [17]，以及 1974 年 Adams 等 [18]，报道了使用长期刺激感觉丘脑核治疗神经病理性疼痛。Richardson、Akil[19, 20] 和 Hosobuchi 及其同事 [21–24] 报道了长期在第三脑室水平的导水管周围灰质区和脑室周围灰质区（periventricular gray，PVG）刺激后患者的疼痛得到缓解。随后数位学者再次证实了以上研究结果 [25–34]。

1. 方法

深部脑刺激（DBS）电极需在立体定向引导植入（图 9–1），大多数外科医生使用基于框架的立体定向装置。应用该框架后，患者接受高分辨率立体定向 MRI。在许多情况下，麻醉采用局部麻醉，并根据需要辅以静脉镇静。

通过小切口矢状窦旁前缘颅骨钻孔。立体定向 MRI 评估定位后，结合术中电刺激确定更精准的刺激目标。因此，立体定向坐标仅代表靶点确定的起始点，微电极记录和微刺激更好地精准确定靶点 [35, 36]。微电极记录有助于根据目标的电生理活性调整靶点 [37]。一旦通过微电极刺激确定了靶点，就将永久性电极植入，通过头皮切口接入体外以进行试验性刺激。

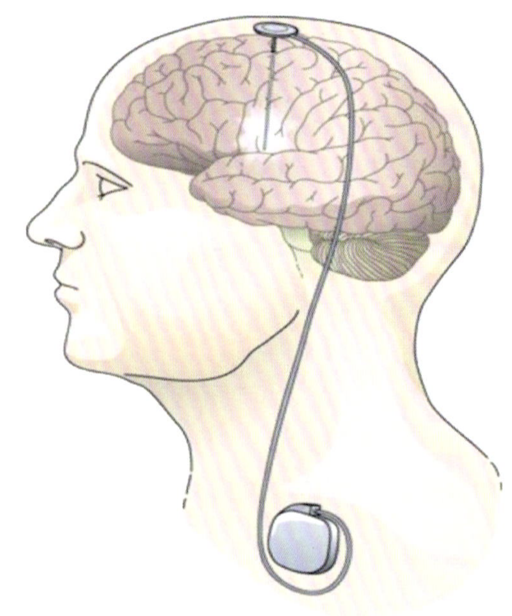

▲ 图 9–1　深部脑刺激
经许可转载，引自 NINDS illustration of Deep Brain Stimulation, Girolami, Paul（NIH/NINDS）

术后 CT 或 MRI 确认电极放置位置，并评估可能并发的脑出血。术后恢复并消除电极周围水肿后，启动测试刺激，评估患者疼痛的缓解状况 [37–39]。

试验性电刺激通常持续 5～9 天，逐步测试所有可能的刺激组合。若疼痛缓解满意，患者再次到手术室植入永久脉冲发生器，再经皮下隧道将脉冲发生器与电极连接 [40]。

2. 疗效

在长期随访中，有 40%（19%～79%）的神经病理性疼痛患者获得良好效果，这也证明脑神经刺激有良好的长期疗效。

DBS 的疗效取决于操作者和刺激靶点 [导水管周围灰质 / 脑室旁下丘脑核团和（或）腹后内侧核丘脑刺激]，患者及其精准靶点的选择也十分重要。

DBS 刺激疗效与刺激靶点相关这点也被证实。刺激导水管周围灰质 / 脑室旁下丘脑核团约 80% 的患者产生良好至极好的结果，若同时刺激感觉丘脑或内囊可提高效率。DBS 用于伤害性疼痛疗效优于神经病理性疼痛，对头痛也有很好的效果，其中丛集性头痛的缓解率最高[41-43]。

此外，对于其他治疗方法无效的患者DBS的疗效[43, 44]，或与手术相比孰优孰劣[45-47]，需要进一步随机、盲法和对照性临床试验。

3. 并发症

颅内出血是DBS最重要的并发症。插入或移除电极时均可发生。颅内出血发生率为1.9%～4.1%。使用现代同轴DBS电极植入技术，颅内出血发生率显著降低[29-31, 33, 34, 38, 39]。

文献报道永久性神经功能缺失的发生率为2.0%～3.4%，其最主要的原因是颅内出血[38, 39]。DBS植入术后死亡率很低，文献报道为0%～1.6%，由颅内出血并发症引起[48]。DBS植入术后感染发生率为3.3%～13.3%，包括脑膜炎、脑炎和头皮或脉冲发生器植入部位感染[38]。为了治愈感染，大多数病例除了全身使用抗生素外，还需要进行清创和取出所有硬件。

在半数病例中观察到术后短暂性头痛，大多是颅内手术的直接结果，患者出院时能恢复[38]。导水管周围灰质/脑室旁下丘脑核团刺激可引起其他短暂不良反应，包括复视、恶心、垂直凝视性麻痹、视物模糊、眼球震颤和持续性震动幻视[49]。

（三）运动皮层刺激与深部脑刺激比较

目前尚无直接比较运动皮层刺激（MCS）和深部脑刺激（DBS）的资料[2]。Katayama等认为MCS和丘脑DBS在幻肢痛方面没有明显差异[5]。另外，他们还报道了45名脑卒中后疼痛患者分别使用脊髓电刺激（SCS）、丘脑DBS和MCS的效果。当刺激靶点从脊髓到丘脑到大脑，刺激位点越高疗效越好，疼痛缓解满意率SCS为7%，DBS为25%，MCS为48%[6]。

DBS能长期缓解疼痛已得到广泛认可。最近的研究结果证实，DBS能有效治疗头痛和FBSS相关的难治性疼痛，同时对脑卒中后疼痛、中枢疼痛综合征和外周传入性疼痛具有一定的价值[50, 51]。

DBS能成功治疗丛集性头痛[52, 53]和伤害性疼痛综合征（如慢性腰痛[54]），而丘脑疼痛综合征、带状疱疹后神经痛和脊髓损伤后疼痛疗效欠佳。

MCS治疗慢性疼痛的适应证包括神经性面部疼痛、脑卒中后疼痛或对其他类型神经刺激无反应的慢性疼痛。然而，在某些情况下，如传入性神经痛患者，在完全没有任何神经刺激的情况下可以使用MCS治疗。尚无确凿证据表明MCS在治疗慢性疼痛方面疗效不如DBS。

虽然已经有很多应用MCS或DBS缓解慢性疼痛的病例报道，尚没有随机对照试验证实其有效性。MCS创伤性更小，较DBS更适合治疗慢性疼痛。

（四）无创脑刺激：经颅电刺激或磁刺激

Shimoji K实验室于1969年首创将经颅直流电刺激（transcranial direct-current stimulation，tDCS）或经皮脑电刺激（electroanesthesia，EA）成功应用于大手术期间的全身麻醉[55, 56]。已报道成功应用于心脏直视手术的50多个病例，应用电刺激镇痛需要辅助其他手段弥补其不足，如电刺激开始时的疼痛需要应用超短效静脉麻醉药，整个手术过程中的高血压需要用降压药控制。在电刺激治疗过程中，发现其镇痛作用大于催眠作用。

缓解慢性疼痛可以通过开颅手术对运动皮层直接电刺激，最近发展非侵入性技术，即tDCS和重复经颅磁刺激（repetitive transcranial magnetic stimulation，rTMS）[57]。

在脑卒中或其他中枢性疼痛患者[58-61]中，tDCS能有效改善其日常生活活动（activities of daily life，ADL）和内脏疼痛[58]。

rTMS可产生长期的、具有潜在治疗作用的脑可塑性改变[58]。rTMS并发症很小，报道主要是头痛和罕见的单次诱发性癫痫[58]。

rTMS可用于治疗抑郁症、偏头痛和其他各种适应证。尽管多项研究报道对运动皮层进行高频rTMS可减轻神经病理性疼痛，常规临床使用仍有待于进一步研究[59, 60]。

脑卒中后、截肢后、脊髓损伤后和多发性硬化患者，其躯体感觉系统的病变或疾病引起慢性中枢神经病理性疼痛（chronic central neuropathic pain，CCNP），患病率为 30%～80%。众所周知，因为患者会出现耐药性，有效的 CCNP 治疗或管理策略很少。无创脑刺激技术的出现为 CCNP 的管理提供了一种新的途径[61]。最近的研究表明，无创脑刺激技术能激活运动和躯体感觉区域的功能[62]（图 9-2）。

三、脊髓电刺激

脊髓电刺激（spinal cord stimulation，SCS）或背柱电刺激（dorsal column stimulation，DCS）是一种向脊髓背侧的选定区域发送电信号的技术，用于治疗镇痛药或其他措施疗效欠佳的疼痛患者[63, 64]。

SCS 用于治疗各种慢性疼痛，如 FBSS、复杂性区域疼痛综合征、神经损伤后疼痛，也包括顽固性心绞痛[65]。

（一）历史背景

使用神经电刺激（包括 SCS）治疗疼痛基于 Melzack 和 Wall 在 1965 年提出的闸门控制理论[66]。该理论提出是传输疼痛的细小神经（负责开门）和传输触摸、振动感觉的粗大神经（负责关门）均终止于脊髓背角（闸门）[66]，刺激调控粗大神经后能“关闭”细小神经的门，从而产生镇痛作用。

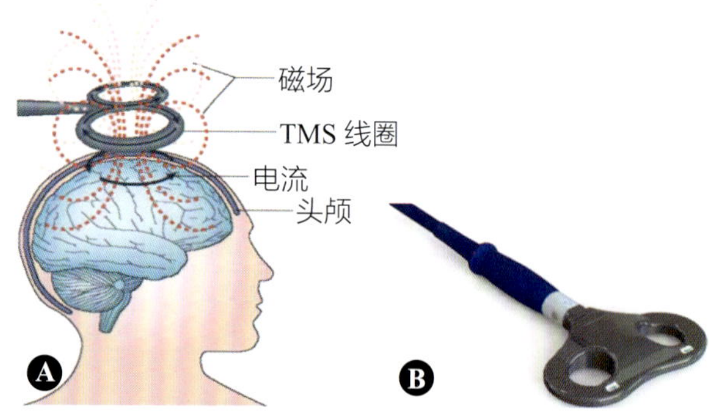

▲ 图 9-2　**A. 经颅磁刺激技术示意；B. 一种用于磁刺激的磁性装置，由 Magstim 公司制造**

引自 Ridding MC & Rothwell JC, *Nature Reviews Neuroscience*, 2007

作为闸门控制理论的转化应用，Shealy 等[67]首次将脊髓刺激装置直接植入脊髓背柱用于治疗慢性疼痛。1971 年，Shimojiey 及其同事[68]首次报道了基于连续硬膜外阻滞技术的电麻醉和硬膜外导管电极刺激的临床应用和镇痛疗效，同时首次硬膜外记录了人类脊髓电位[63, 64]。自此，硬膜外电刺激技术经历技术和临床改进，包括硬膜外电极、材料和脉冲发生器[65]。

（二）作用机制

SCS 神经生理学机制尚未完全明确，可能涉及改变中枢神经系统的疼痛处理过程以减缓疼痛[65, 66, 69, 70]。在神经病理性疼痛和肢体缺血性疼痛，其镇痛机制可能不同[71, 72]。实验证据表明，SCS 调控脊髓背角局部神经化学递质的释放，如丁氨酸和 5- 羟色胺释放水平增加，抑制神经病理性疼痛时神经元过度兴奋性，抑制某些兴奋性递质（包括谷氨酸和天冬氨酸）水平。缺血性疼痛时，镇痛作用更多来自于抑制交感神经活动改善血氧需 / 供平衡[73]。

（三）方法

Shealy 等尝试将平板电极直接植入脊髓背侧的表面，导致严重并发症，如蛛网膜炎、硬膜下出血。

然而，临床研究证明使用硬膜外穿刺电极从硬膜外腔穿刺植入的 SCS 不会引起任何并发症[69, 73, 74]。穿刺电极经皮肤穿刺到硬膜外腔，并保持数天，类似连续硬膜外阻滞（图 9-3）。将电极植入到硬膜外，再将脉冲发生器植入皮下[63, 73, 75]（图 9-4 和图 9-5）。

（四）应用

SCS 最常用于是神经病理性疼痛、FBSS、外周或心肌缺血性疼痛[63, 65, 71-79]，以及对其他方法疗效欠佳的慢性疼痛综合征。

通常，第一阶段为测试，即使用外部脉冲发生器测试临时植入的脊髓电刺激（称为测试），以确定最佳刺激模式，是否有效控制疼痛。往往为期数天。测试期若能有效控制疼痛，第二阶段为永久期，即植入带有脉冲发生器的永久性

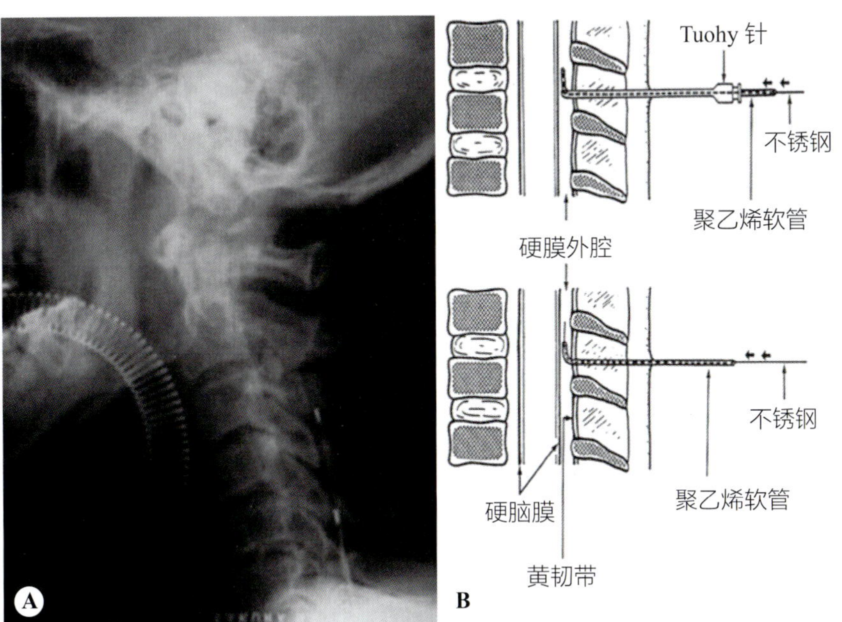

▲ 图 9-3 **A.** 脑瘫患者的侧位 X 线视图，在全身麻醉下 2 个脊髓电刺激穿刺电极置入 C_3 和 C_5 水平的硬膜外腔，曾因硬膜外电极植入过程严重的不自主肌肉运动而导致植入困难，改为全麻。患者，47 岁，女性，主诉肌肉僵硬和不自主运动导致颈部和手臂疼痛（未发表数据）。**B.** 基于连续硬膜外置管方法将硬膜外穿刺电极置入硬膜外腔

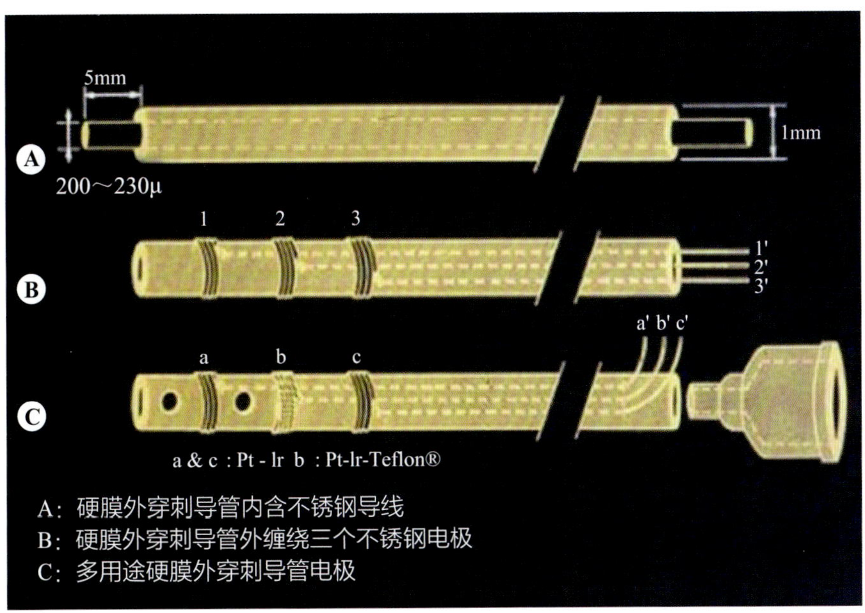

▲ 图 9-4 **3 种硬膜外穿刺导管电极**

导管电极 A 可用于记录脊髓电位，也可用于从硬膜外刺激脊髓。电极 B 和 C 也有多种用途。A. 硬膜外穿刺导管正确放置在硬膜外后腔时，不锈钢导线推入 5mm 植入硬膜外腔，该导管通常用于连续硬膜外麻醉或阻滞；B. 一种硬膜外导管，带有 3 个螺旋不锈钢电极，已上市（Unique Medical 公司和 Inter Medical 公司）；C. 一种带有 2 个侧孔的硬膜外穿刺导管，3 个铂丝电极，同时可用于电刺激、脊髓电活动记录、局部血流和组织氧压监测，该导管也可同时注射局麻药

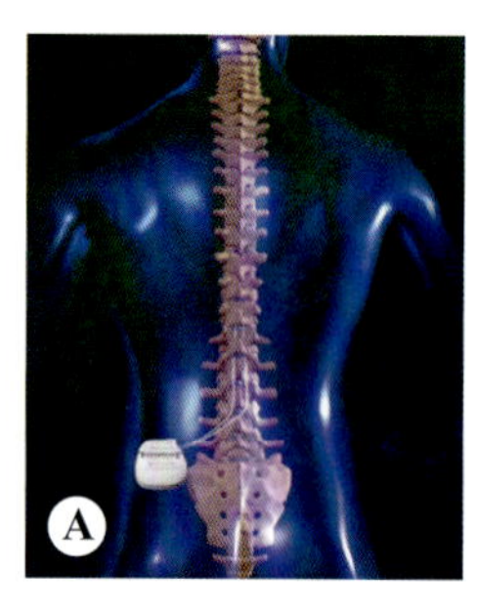
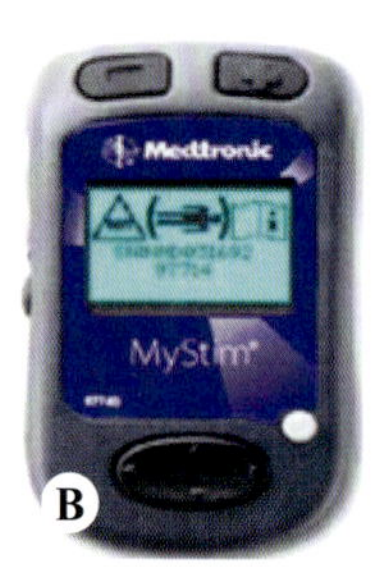

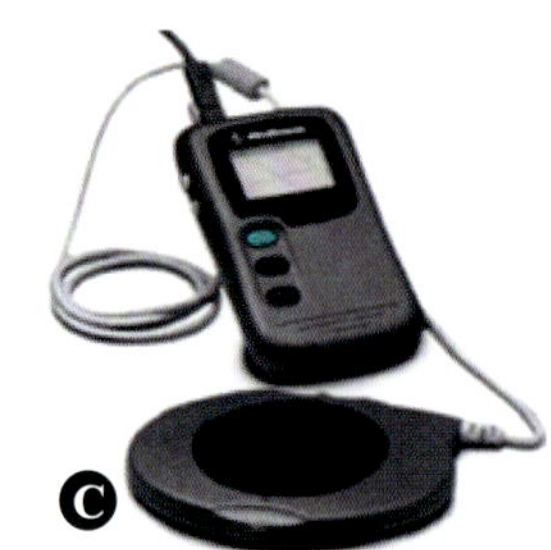
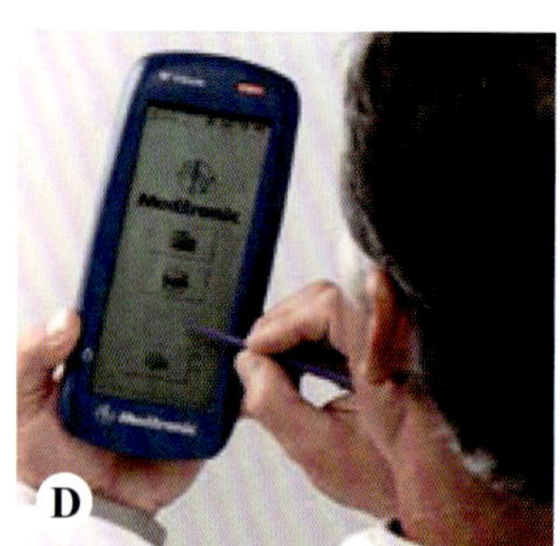

▲ 图 9-5 **A.** 硬膜外植入电极和脉冲发生器；**B.** 患者程控仪；**C.** 疼痛治疗师的程控仪；**D.** 治疗师利用程控仪检查植入的刺激器

图片由 Medtronic 提供

系统。

SCS 植入慎用于患有凝血相关疾病或正在接受抗凝治疗的患者[63]。禁忌证包括局部和全身感染、心理问题[62]、心脏起搏器植入者，或影像学显示解剖异常或硬膜外粘连导致植入困难者[63, 69, 77]。

（五）不良反应和并发症

硬膜外腔穿刺植入 SCS 后，既有简单易纠正的并发症，也有灾难性瘫痪等严重的并发症。常见的并发症包括电极移动、断裂，感染、脉冲发生器翻转、皮下或硬膜外血肿、脑脊液漏、硬膜穿刺后头痛、脉冲发生器植入部位不适、血肿和一过性截瘫[63]。几乎所有这些并发症都由不当操作引起。

也有患者抱怨麻刺感很不舒服[63, 73, 74]，可通过调整电压、脉宽和（或）频率重新编程以缓解不适[73]。电极移位需重置电极[73, 74]。

（六）无创电刺激

最近越来越多的研究证实，来自头皮和背部皮肤表面的无创电刺激或磁刺激能影响大脑和脊髓功能[80]，同时可以引起长时程的神经可塑性变化和功能变化[80, 81]。重复磁刺激可调节脊髓功能，从而缓解疼痛[80]。无创电刺激在临床推广应用尚需进一步的研究[80]。

（七）微创简易硬膜外电刺激

硬膜外电刺激微创、简单且经济有效的方法是使用连续硬膜外阻滞技术[64]。市售硬膜外穿刺导管长 20～50cm，内部装有不锈钢导丝，在相应的脊柱节段穿刺到硬膜外后腔，推进不锈钢导丝超过导管尖端约 5mm[63, 64]。导管通过胶带缝合并固定在皮肤表面，导丝另一端连接到刺激发生器。该方法基于连续硬膜外阻滞，可在门诊进行，简单便宜。该方法甚至可以使用防水胶带粘贴固定[73, 74]。

四、皮下神经电刺激或经皮神经电刺激

皮下神经电刺激（percutaneous electric nerve stimulation，PENS）或经皮神经电刺激（transcutaneous electric nerve stimulation，TENS）是慢性疼痛患者使用的阿片类药物和消炎镇痛药物的一种安全、简单的替代方案。

TENS 可有效缓解慢性疼痛，减少镇痛药物的使用，是慢性疼痛的一种治疗方案。该技术用于治疗慢性疼痛已经数 10 年，目前将其转化为周围神经电极，永久植入周围神经[82–84]。

对于最大药物治疗剂量疗效仍不佳者，外周神经刺激（peripheral nerve stimulation，PNS）（TENS 或 PENS）是一种潜在的替代方法。该技术已被研究了几十年，相对于其他神经调节模式，如 SCS 和深部脑刺激，临床医生更偏爱外周神经刺激。同其他神经调控技术，外周神经刺激术的作用机制尚不完全明确，目前认为是激活疼痛传递的门控机制起作用的，刺激低阈值大直径传入纤维（Aβ 纤维）后能抑制多条疼痛路径的伤害性传递，减弱疼痛感知[85]。

PNS 能有效治疗神经病理性疼痛[82]和其他难治性疼痛。已经证明 PNS 和周围神经刺激可有

效治疗与躯干疼痛、顽固性腹痛和纤维肌痛相关的疾病。PNS 成功应用于多种病因的慢性头痛治疗，包括枕神经痛、转换性偏头痛、慢性难治性偏头痛、颅面部神经病理性疼痛、颈性头痛、慢性丛集性头痛[86]和慢性难治头痛[87, 88]。

与 MCS、DBS 和 SCS 相比，PNS 的优势在于电极植入时创伤更小，更小的微创技术实现更大的靶点，更低的并发症和潜在更低的成本。尽管外周神经刺激器在许多情况下仍处于临床试用和研究阶段，但许多患者疼痛大大缓解、功能改善，生存质量得以提高[87]。

方法

目前，植入 PNS 只需电极和导线等，不再需要昂贵的脉冲发生器[88]。

外周神经病理性疼痛患者只是慢性疼痛患者的一小部分，PNS 主要适用于外周神经病理性疼痛患者，不仅能疼痛能减轻，而且经济优先级低于PNS。PNS 是调控外周神经的一种简单且相对便宜的方法。既往常规的神经阻滞是将局麻药或皮质类固醇激素注射到责任神经，而 PNS 则成为神经调控的介入技术，具有明显优势。一般患者先测试，临床医生若判断其植入后能有效减轻疼痛，则随后可行永久性外周神经刺激器植入手术[82]。

即使是面部神经病理性疼痛患者，眶下和眶上 PNS 也能很好地缓解其疼痛。

与脊髓电刺激一样，电刺激的测试期一般最好为期 1 周。将测试持续时间标准化，同时刺激期延长超过 1h 会提高测试的特异性。刺激频率和强度通常分别为 10～100Hz 和 10～500mV。如同 SCS，有时甚至使用 1～5Hz 的低频刺激。

PNS 是一种治疗慢性疼痛的行之有效但未被充分应用的方法[82, 84]。测试期识别患者是否有效，对随后永久性外周神经刺激器的植入至关重要。已开发多种类型的外周神经刺激器[88]，可提供各种波包括 1/f 脉冲（图 9–6）[89, 90]。

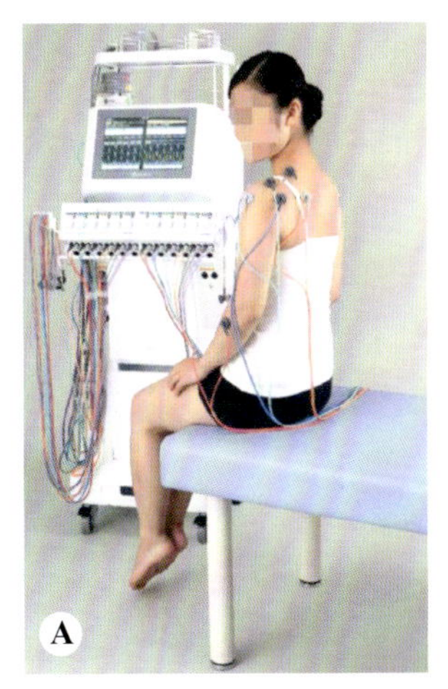

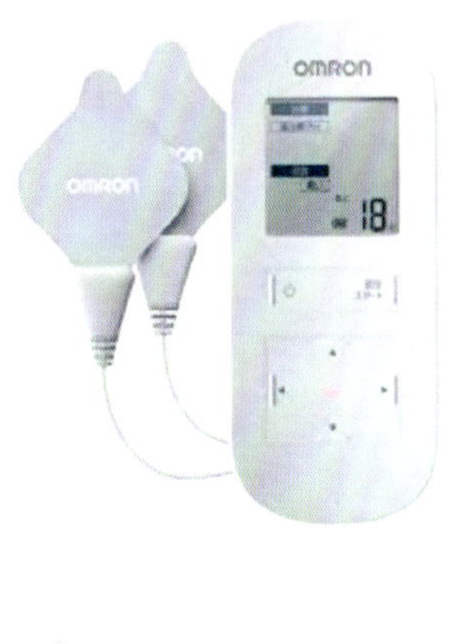

▲ 图 9–6　两类外周神经电刺激器机器

A. 一种大型医用外周神经刺激器，可输出包括 1/f 波动的各种脉冲波（图片由 Nihon Medix, Ltd. 提供）。B. 一种简单便携式的商用外周神经刺激器（图片由 Omron, Ltd 提供）

五、针灸

针灸是公元前 2500 年之前在中国发明的，并在 20 世纪末传播到世界各地。针灸是将一根或几根小金属针插入人体经络点的皮肤和皮下组织。

针灸源于中国古代哲学阴阳二元宇宙理论。该理论认为：阴是女性的，被动的，黑暗的，地是阴；阳是男性的，活跃的，轻盈的，天是阳。在人体中阴阳的力量和作用就如它们在整个自然宇宙中一样。疾病或身体不和谐是由体内这 2 种力量的不平衡或严重失调引起的。中医的目的是使阴阳恢复平衡，从而使人恢复健康。阴阳失衡会导致体内生命力或气的阻塞。气在体内流经 12 条经络或通路，每条经络又与一个主要的内脏器官（肝、肾等）和一个身体功能系统相关联。针灸旨在影响阴阳在这些通道中的分布，从而使气能够自由和谐地流动[91]。

针灸的实际操作，将针插入位于 12 个基本经络和数个专门经络上的数百个穴位中的任何一个（图 9–7）。典型针灸将针插入深度为 3～10mm，某些情况针可能插入大约 250mm 或更深。治疗期间可以提插法、捻转法或者连接到低压交流电针灸电疗。

简而言之，针灸镇痛机制是激活内源性大麻素和交感神经系统介导的内源性阿片类物质释放

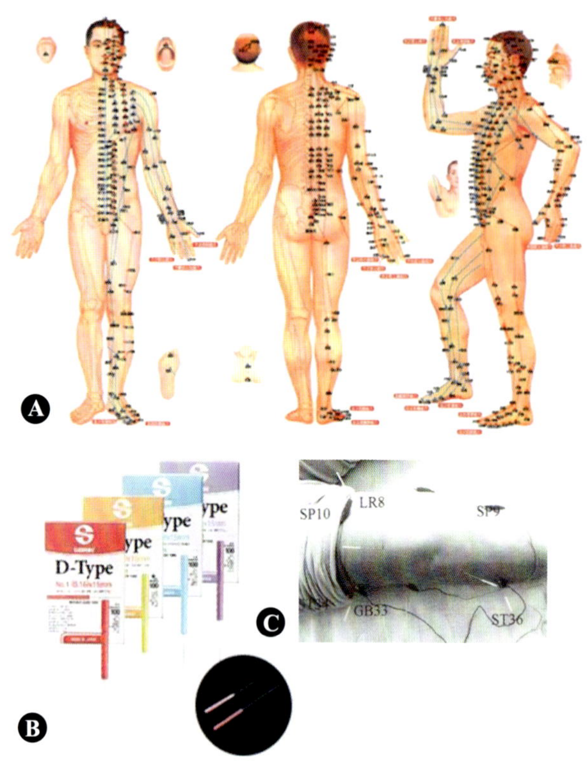

▲ 图 9-7 **A. 针灸穴位，摘自中文手稿（引自 Kesihatan/Health in Web）；B. 一次性针灸针可在市场上买到；C. 经络处针灸及电疗治疗退行性膝关节炎患者的针刺和电刺激**

引自 Takahashi H: Chapter IV, Stimulation produced analgesia by acupuncture.In Shimoji K(Ed). All about Stimulation Produced Analgesia, Shinko Igaku Shuppan, Tokyo, 2010, pp.55-64, in Japanese

增加，脑干的 5- 羟色胺和去甲肾上腺素（即非阿片镇痛物质）释放增加，从而抑制疼痛。

针灸虽常用于治疗疼痛，但其有效性仍遭质疑[91, 92]。与假针刺和注射镇痛药物相比，针灸具有更好的即时止痛效果[93]，其效果因疾病、健康状态或技术不同而不同[94]。

大多数文献证实针灸治疗腰痛和骨关节炎的疗效，也证实了治疗肌筋膜触发点疼痛的疗效。针灸治疗偏头痛、类风湿关节炎和紧张性头痛的效果基本上不被认可。对于痛经和颞下颌关节疼痛，研究结果相互矛盾[92-96]。

（一）触发点定义

“触发点”是 1942 年由 John F. Kennedy 总统的私人医生 Dr. Travell[97] 命名的，具有以下特征：①疼痛与骨骼肌、筋膜激痛点相关，而不是急性局部外伤、炎症、变性、肿瘤或感染引起的；②痛点可触及肌肉的硬结或条索，刺激触发点可引起抽搐反应；③触发点按压后有疼痛或疼痛加剧，有以触发点为中心的放射痛；④神经系统的检查结果无法解释疼痛[98]。

这是一个极好的理论结构，可以解释肌筋膜触发点（trigger points，TrP）如何形成并最终导致疼痛，但并不一定意味着针灸穴位点就是触发点。目前，Travell 等学者提出的触发点临床诊断标准尚缺乏强有力的证据[97]。一项系统综述认为识别触发点的唯一适度可靠标准“压痛”，并且仅适用于上斜方肌[99]。

（二）镇痛机制

针刺的镇痛机制可能如下。

- 激活下丘脑系统：已被证明在中枢针灸激活下丘脑 – 垂体 – 肾上腺轴，并在外周激活促肾上腺皮质激素释放促阿片 – 黑素细胞皮质素原（β- 内啡肽的前体），抑制环氧合酶 -2，减少炎性细胞因子的释放[100]。
- 逆转痛觉过敏：已证实针灸可逆转疼痛相关的离子通道，包括辣椒素受体（transient receptor potential vanilloid，TRPV）、酸敏感离子通道（acid-sensing ion channel，ASIC）、河豚毒素（tetrodotoxin，TTX）和嘌呤能（purinergic，P2X/Y）以逆转蛋白激酶 C（PKC）介导的外周痛觉过敏[101]。
- 刺激免疫细胞：针灸刺激免疫细胞、成纤维细胞和角质形成细胞释放降钙素基因相关肽和 P 物质，改变对河豚毒素受体的刺激以逆转痛觉过敏[102]。
- 对肥大细胞的影响：位于穴位（包括 ST36、SP6、GB34、LI4、LI11 和 PC6）的肥大细胞数量比非穴位多 50%。一些研究发现，针灸的物理刺激能激活肥大细胞上的拉伸敏感氯离子通道，导致其细胞脱颗粒作用[103-106]。
- 促进组织愈合：已被证明针灸能激活成纤维细胞上的 Toll 样受体减少炎症相关细胞因子[106, 107]。
- 对降钙素基因相关肽和 P 物质的影响：针

灸相关文献证实，干电针（electric dry needling，EDN）使得外周降钙素基因相关肽和P物质（substance P，SP）释放显著增加[108, 109]。

• 血管再生：最近的一项研究表明，干针可分别通过促进血管再生，刺激感觉神经末梢释放降钙素基因相关肽促进成纤维细胞迁移和对胶原纤维的机械刺激促进肌腱愈合[108, 110–112]。

• 刺激Aβ纤维和Aδ纤维：按照疼痛闸门控制理论，Aδ纤维和C纤维打开疼痛闸门时，刺激Aβ纤维能让疼痛闸门关闭。在慢性疼痛时疼痛闸门持续开放。多个文献系统性评价已证明针灸可激活Aβ纤维[85]和Aδ纤维作用[113]。

• 激活下行抑制系统：针灸也被证明可以激活下行疼痛调节系统，后者由阿片类和非阿片类（包括5–羟色胺和去甲肾上腺素）协同介导[96, 114, 115]。

• 对容积传递的影响：容积传递（volume transmission，VT）是由神经元偶极子产生流经脑组织和脑液的闭环电流形成的电位为基础，再通过不同的组织介质（脑、脑脊液层、颅骨、头皮等）后被电极检测到。容积传递信号通过扩散和对流导致能量梯度从源细胞移动到目标细胞[116]。在经络中通过组织间液的扩散和流动产生短距离和长距离容积传递。针灸通过神经末梢和肥大细胞释放的递质和调节因子产生容积传递信号[116]。

（三）针灸治疗的疾病或病症

针灸成功治疗肌肉骨骼问题（如背痛、颈痛）、恶心、偏头痛、焦虑、抑郁、失眠和不孕症[92, 93, 96]。此外，据报道针灸有效治疗与以下疾病、症状或病症相关的疼痛或感觉过敏：过敏性鼻炎、胆绞痛、抑郁症、痢疾、原发性痛经、上腹部疼痛、消化性溃疡、胃炎、胃痉挛、面部疼痛、头痛、原发性高血压、原发性低血压、引产、膝痛、白细胞减少、腰痛、纠正胎儿错位、晨吐（孕妇）、恶心呕吐、颈部疼痛、牙痛、颞下颌关节功能障碍、肩周炎、术后疼痛、肾绞痛、类风湿关节炎、坐骨神经痛、扭伤、脑卒中、阿尔茨海默病、肥胖、网球肘等[117, 118]。

六、迷走神经刺激

除了可以治疗难治性癫痫和抑郁症外，最近越来越多人类和动物研究的证据表明，迷走神经刺激（vagal nerve stimulation，VNS）还具有镇痛作用。镇痛作用的机制为迷走神经传入介导抑制脊髓伤害性反射和传递，并具有强大的抗炎特性[119]。迷走神经刺激已应用于各种慢性疼痛综合征，包括纤维肌痛、骨盆疼痛[120]、头痛[121]，甚至阿尔茨海默病。

无创性迷走神经刺激（non-invasive vagal nerve stimulation，nVNS）是利用一手持设备以刺激颈动脉迷走神经，也被证明对急性偏头痛或丛集性头痛发作有疗效。长期使用无创性迷走神经刺激对慢性偏头痛和慢性丛集性头痛也有预防作用。动物研究中证实，无创性迷走神经刺激后能调节多种疼痛通路，并减轻了皮层扩散性抑制[121]。

（一）机制

迷走神经（第X对脑神经）起源于延髓，包括传入和传出纤维。传入迷走神经纤维连接到孤束核，孤束核又投射到中枢神经系统的其他位置。

迷走神经刺激作用机制是通过将孤束核投射至蓝斑的延髓来改变肾上腺素释放，并促进脑干中γ–氨基丁酸（gamma aminobutyric acid，GABA）水平升高。

VNS还激活可塑性相关的神经调节核团，包括胆碱能的基底前脑，以及去甲肾上腺素能的蓝斑。VNS反复短暂爆发刺激可促进感觉或运动神经回路中的神经可塑性[122]。

（二）操作过程

传统的迷走神经刺激植入术通过手术将装置植入胸部的皮肤下，皮肤下隧道将电极连接到左迷走神经。右迷走神经含支配心脏的神经纤维，右迷走神经刺激植入式装置被研究用于治疗心力衰竭，应用较少[122, 123]（图9–8）。

（三）应用

迷走神经刺激最初主要用于所有其他疗法疗

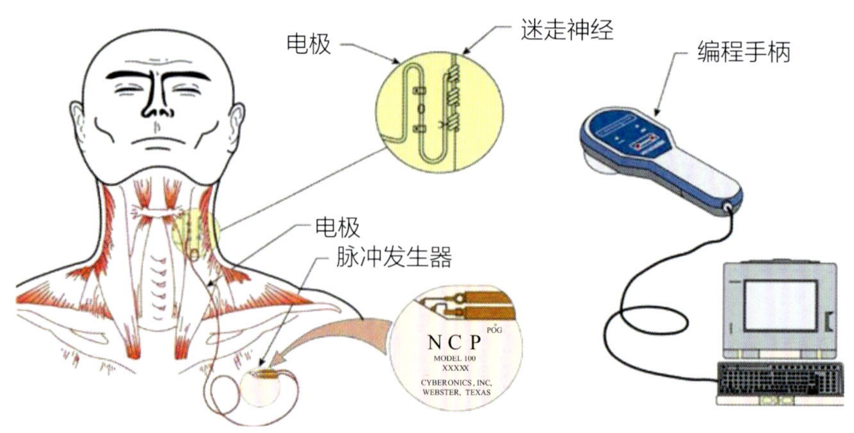

▲ 图 9-8 迷走神经刺激装置植入

如插图（右上框）所示，螺旋形电极缠绕在迷走神经，连接到脉冲发生器，后者发送电信号刺激迷走神经（引自 Vagus Nerve Stimulation Therapy, Website Neupsy Key）

效欠佳的难治性癫痫。在常规治疗方法疗效欠佳的严重抑郁症病例中也有疗效[123]。

长期使用无创性迷走神经刺激能预防慢性偏头痛和慢性丛集性头痛的发作。动物研究发现，无创性迷走神经刺激能调控多种疼痛，减轻皮层扩散性抑制。随着时间的推移，无创性迷走神经刺激临床疗效表明其对疼痛疾病的潜在神经调控作用[121]。无创性迷走神经刺激的临床适应证与植入式迷走神经刺激一样有效。考虑其巨大的潜在治疗收益和高安全性，无创性迷走神经刺激的发展和应用的前景广阔。

多项研究发现，神经发育障碍患者接受迷走神经刺激治疗后生存质量显著改善[124]。此外，最近的发现表明迷走神经刺激显著增强了实验动物和临床患者的康复训练疗效，包括慢性疼痛综合征在内的多种神经疾病。

迷走神经刺激与行为治疗相结合是一种潜在的治疗新方法，可加快康复，甚至显著改善神经发育障碍患者的状况。

（四）不良反应

最常见的不良反应包括咳嗽、胸痛、胸部压迫感和声音变粗，均会随着时间的推移而减轻或减小，此时并非癫痫等疾病导致，而是与迷走神经功能障碍有关，很少有患者因为这些不良反应而需要移除装置。迷走神经刺激不会产生认知障碍或系统性不良影响，围术期并发症主要与心律失常有关。

最近的研究表明，患者的心律和血压随刺激开 / 关周期而改变[125]。通过延长关闭时间和调整电极位置方能有效减轻波动。另一罕见的并发症是植入部位的感染。迷走神经刺激植入最常见的急性并发症包括暂时性流涎过多、轻度咳嗽、声带麻痹、面部下方无力、罕见的心动过缓和极少数的心搏停止，但所有这些都是可逆的[125]。

七、经皮穿刺椎间盘热凝疗法

开放手术行椎间盘切除术治疗包容性椎间盘突出症的效果并不佳。已开发数种微创技术，包括经皮腰椎间盘激光减压。

20 世纪 50 年代首次使用经皮穿刺椎间盘，并对椎间盘进行活检。Singh 等[126]应用了 20 世纪 70 年代开发的内镜技术进行椎间盘微创手术。

椎间盘突出症引起腰椎疼痛和残疾是最常见的脊柱疾病之一。腰椎间盘切除术是治疗需要进行手术的腰椎间盘突出症最常用的方法。然而，手术需要切开肌肉和韧带，术后对腰椎可能造成不良后果。需要椎间盘切除、减压和融合的传统开放手术正在迅速被经皮穿刺技术取代[126-128]。

椎间盘内治疗技术发展包括椎间盘内电热纤维环成形术，以及通过激光辅助、内镜等方式的椎间盘成形术和减压术[129-132]。

经皮穿刺椎间盘热凝疗法（percutaneous disc coagulation therapy，PDCT）通过球形等离子体对髓核和纤维环部分产生稳定的热损伤，具有一定的先进性[133]（图 9-9）。

技术

患者取俯卧位或侧卧位，术前准备基本上同硬膜外阻滞。消毒铺巾，局部麻醉后在 C 臂引导下距棘突外侧 8～10cm 处进针，逐步穿刺到椎间盘。到位后经穿刺针插入 1～2mm 的电极到椎间盘（图 9-9）。在 40～60℃条件下加热 30～60min 用于椎间盘热凝。也可以通过抽吸方法小块髓核摘除细胞核[126]。手术时间 30～45min，患者可在 1 天内出院。

经皮穿刺椎间盘热凝疗法是一种非常有效的微创手术，腰椎间盘突出症患者疗效满意。然而，仍有待进一步的长期临床观察和评估[134]。

此外，椎间盘 FX® 是一种微创脊柱系统，进入病变椎间盘同时不会损伤椎间盘周围结构，有助于缓解退行性椎间盘疾病患者的疼痛，疗效可以持续 2 年甚至更长时间[135]。

八、MRI 引导聚焦超声手术

MRI 引导聚焦超声手术（MRI-guided focused ultrasound surgery，MRgFUS）是一种微创热消融方法，使用 MRI 确定靶点、规划治疗和对热量的闭环控制，将引导聚焦超声和 MRI 整合为治疗输送系统，实时靶向定位和监测，从而在能消融靶组织的同时不损害正常结构[136]。其高精确性使 MRgFUS 成为良性和（或）恶性肿瘤手术切除或放射治疗的极具吸引力的替代方案，从而减轻肿瘤患者疼痛。MRgFUS 已成功用于治疗了宫肌瘤，在一些国家正在进行治疗乳腺癌、肝癌、前列腺癌、脑癌和缓解骨转移疼痛的临床试验[136]。除热消融外，无论是否使用微泡聚焦超声，都可以暂时改变血管或细胞膜通透性，并释放或激活各种化合物，从而靶向传递药物或基因治疗[136]。因此，MRgFUS 可为多种疼痛疾病（包括运动系

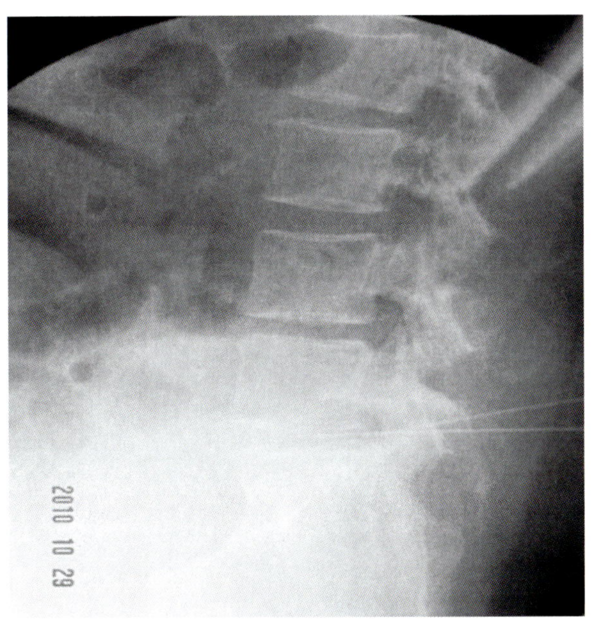

▲ 图 9-9 脊柱 X 线图像显示 2 个穿刺针穿刺到椎间盘（未发表数据）

统）的管理提供一种新的治疗方法[137-139]。

（一）神经外科应用

MRgFUS 是一种利用声能治疗微创颅内疾病的新兴技术。在高频率下提高组织温度，并以亚毫米精度消融颅内病变靶点。目前被广泛应用于神经外科，包括脑肿瘤、运动障碍和精神疾病。在低频率下 MRI 引导的聚焦超声则用于调节神经元活动，并与注射的微泡结合，通过血脑屏障增强治疗药物输送。过去 10 年中，MRI 引导聚焦超声科学取得了巨大进展，临床前模型中的机制和潜力，以及临床应用中的转化前景（包括帕金森病）[137-139]不断被证实。

（二）子宫肌瘤中的应用

自 Hindley 等于 2004 年引入以来，MRgFUS 治疗子宫肌瘤不断取得进展[140]。在过去几年中，已引入包括位置特异性治疗、容积治疗和血管靶向治疗在内的一些新装置和技术。多个病例系列报道在 MRI 引导聚焦超声后可无妊娠并发症。目前正在进行的研究将进一步阐明 MRgFUS 在未来有生育计划的患者中的疗效。已有文献 Meta 分析回顾比较研究患者的基线和 6 个月后生存

质量[141]。

因此，MRgFUS是一种微创治疗，能提高子宫肌瘤患者生存质量，包括减轻患者腹部不适或疼痛和减小肌瘤。MRgFUS不良反应和并发症罕见，但需被重视，包括疼痛、皮下脂肪组织和腹壁肌肉发炎、皮肤烧伤、深静脉血栓形成、神经刺激或损伤引起的腿部感觉异常、肠穿孔（极为罕见）[142]。

MRgFUS可用于未来有生育计划患者，也有待于进一步研究和观察[141]。

（三）转移癌中的应用

对于标准常规放射治疗疗效差的疼痛性骨转移患者，MRgFUS可能是一种替代的局部治疗。最近的研究结果[143-145]表明，MRgFUS疗效与常规放射治疗相似，但缓解疼痛更快，有可能成为患者疼痛性骨转移的一线疗法。

参考文献

[1] Croft PG. The effect of electrical stimulation of the brain on the perception of pain. J Ment Sci. 1952;98:421-6.
[2] Honey CM, Tronnier VM, Honey CR. Deep brain stimulation versus motor cortex stimulation for neuropathic pain: a minireview of the literature and proposal for future research. Comput Struct Biotechnol J. 2016;14:234-7.
[3] Tsubokawa T, Katayama Y, Yamamoto T, Hirayama T, Koyama S. Chronic motor cortex stimulation for the treatment of central pain. Acta Neurochir Suppl (Wien). 1991; 52:137-9.
[4] Katayama Y, Fukaya C, Yamamoto T. Poststroke pain control by chronic motor cortex stimulation: neurological characteristics predicting a favorable response. J Neurosurg. 1998;89: 585-91.
[5] Katayama Y, Yamamoto T, Kobayashi K, et al. Motor cortex stimulation for phantom limb pain: comprehensive therapy with spinal cord and thalamic stimulation. Stereotact Funct Neurosurg. 2001;77:159-62.
[6] Katayama Y, Yamamoto T, Kobayashi K, et al. Motor cortex stimulation for post-stroke pain: comparison of spinal cord and thalamic stimulation. Stereotact Funct Neurosurg. 2001;77:183-6.
[7] Monsalve GA. Motor cortex stimulation for facial chronic neuropathic pain: a review of the literature. Surg Neurol Int. 2012;3(Suppl. 4):S290-311.
[8] Fontaine D, Hamani C, Lozano A. Efficacy and safety of motor cortex stimulation for chronic neuropathic pain: critical review of the literature. J Neurosurg. 2009;110:251-6.
[9] Lefaucheur JP, Drouot X, Cunin P. Motor cortex stimulation for the treatment of refractory peripheral neuropathic pain. Brain. 2009;132(Pt 6):1463-71.
[10] Nguyen JP, Velasco F, Brugières P. Treatment of chronic neuropathic pain by motor cortex stimulation: results of a bicentric controlled crossover trial. Brain Stimul. 2008;1: 89-96.
[11] Velasco F, Argüelles C, Carrillo-ruiz JD. Efficacy of motor cortex stimulation in the treatment of neuropathic pain: a randomized double-blind trial. J Neurosurg. 2008;108:698-706.
[12] Velasco F, Carrillo-Ruiz JD, Castro G, et al. Motor cortex electrical stimulation applied to patients with complex regional pain syndrome. Pain. 2009;147:91-8.
[13] Cedzich C, Taniguchi M, Schäfer S, Schramm J. Somatosensory evoked potential phase reversal and direct motor cortex stimulation during surgery in and around the central region. Neurosurgery. 1996;38:962-70.
[14] Kurt E, Henssen DJHA, Steegers M, Staal M, Beese U, et al. Motor cortex stimulation in patients suffering from chronic neuropathic pain: summary of an expert meeting and premeeting questionnaire, combined with a literature review. World Neurosurg. 2017;108:254-63.
[15] Heath R. Studies in schizophrenia: a multidisciplinary approach to mind brain relationships. Cambridge: Harvard University Press; 1954.
[16] Mazars G, Merienne L, Cioloca C. Thalamic stimulation for intermittent analgesia: preliminary notes [in French]. Rev Neurol. 1973;128:273-9.
[17] Hosobuchi Y, Adams JE, Rutkin B. Chronic thalamic stimulation for the control of facial anesthesia dolorosa. Arch Neurol. 1973;29:158-61.
[18] Adams JE, Hosobuchi Y, Fields HL. Stimulation of the internal capsule for relief of chronic pain. J Neurosurg. 1974; 41:740-4.
[19] Richardson DE, Akil H. Pain reduction by electrical brain stimulation in man, part I: acute administration in periaqueductal and periventricular sites. J Neurosurg. 1977;47:178-83.
[20] Richardson DE, Akil H. Pain reduction by electrical stimulation, part II: chronic selfadministration in the periventricular gray matter. J Neurosurg. 1977;47:184-94.
[21] Hosobuchi Y, Adams JE, Linchitz R. Pain relief by electrical stimulation of the central gray matter in humans and its reversal by naloxone. Science. 1977;197:183-6.
[22] Hosobuchi Y, Adams JE, Bloom FE, Guilleum R. Stimulation of human periaqueductal grey for pain relief increases immunoreactive B-endorphin in ventricular fluid. Science.

1979;203:279-81.

[23] Hosobuchi Y, Lamb S, Bascim D. Tryptophan loading may reverse tolerance to opiate analgesics in humans: a preliminary report. Pain. 1980;9:161-9.

[24] Hosobuchi Y, Rossier J, Bloom FE. Oral loading with L-tryptophan may augment the simultaneous release of ACTH and beta-endorphin that accompanies periaqueductal stimulation in humans. Adv Biochem Psychopharmacol. 1980;22:563-70.

[25] Akil H, Richardson DE, Hughes J, Barchas JD. Enkephalin-like material elevated in ventricular cerebrospinal fluid of pain patients after analgesic focal stimulation. Science. 1978;201:463-5.

[26] Richardson DE, Akil H. Long term results of periventricular gray-self stimulation. Neurosurgery. 1977;1:199-202.

[27] Amano K, Kitamura H, Kawamura H, et al. Alterations of immunoreactive beta-endorphin in the third ventricular fluid in response to electrical stimulation of the human periaqueductal gray matter. Appl Neurophysiol. 1980; 43: 150-8.

[28] Gybels J. Electrical stimulation of the brain for pain control in humans [in German]. Verhandl Deutsch Gesellsch Inn Med. 1980;86:1553-9.

[29] Ray CD, Bruton CV. Deep brain stimulation for severe, chronic pain. Acta Neurochir. 1980;3:289-93.

[30] Dieckmann GJ, Witzmann A. Initial and long-term results of deep brain stimulation for chronic intractable pain. Appl Neurophysiol. 1982;45:167-72.

[31] Plotkin R. Results in 60 cases of deep brain stimulation for chronic intractable pain. Appl Neurophysiol. 1982;45:173-8.

[32] Richardson DE. Analgesia produced by stimulation of various sites in the human betaendorphin system. Appl Neurophysiol. 1982;45:116-22.

[33] Hosobuchi Y. Subcortical electrical stimulation for control of intractable pain in humans. J Neurosurg. 1986;64:543-53.

[34] Levy RM, Lamb S, Adams JE. Treatment of chronic pain by deep brain stimulation: long term follow-up and review of the literature. Neurosurgery. 1987;21:885-93.

[35] Hosobuchi Y. Intracerebral stimulation for the relief of chronic pain. In: Youmans JR, editor. Neurological surgery. Philadelphia: WB Saunders; 1990. p. 4128-43.

[36] Kumar K, Toth C, Nath RK. Deep brain stimulation for intractable pain: a 15-year experience. Neurosurgery. 1997; 40:736-46.

[37] Rinaldi PC, Young RF, Albe-Fessard D, Chodakiewitz J. Spontaneous neuronal hyperactivity in the medial and intralaminar thalamic nuclei of patients with deafferentation pain. J Neurosurg. 1991;74:415-21.

[38] Kumar K, Wyant GM, Nath R. Deep brain stimulation for control of intractable pain in humans, present and future: a ten-year follow-up. Neurosurgery. 1990;26:774-82.

[39] Hosobuchi Y. Dorsal periaqueductal gray matter stimulation in humans. Pacing Clin Electrophysiol. 1987;10:213-6.

[40] Mazars GJ, Merienne L, Cioloca C. Comparative study of electrical stimulation of posterior thalamic nuclei, periaqueductal gray and other midline mesencephalic structures in man. In: Bonica JJ, editor. Advances in pain research and therapy, vol. 3. New York: Raven Press; 1979. p. 541-6.

[41] Falowski SM. Deep brain stimulation for chronic pain. Curr Pain Headache Rep. 2015;19:27.

[42] Farrand S, Evans AH, Mangelsdorf S, et al. Deep brain stimulation for severe treatmentresistant obsessive-compulsive disorder: an open-label case series. Aust N Z J Psychiatry. 2018;52(7):699-708.

[43] Sugiyama K, Nozaki T, Asakawa T, et al. The present indication and future of deep brain stimulation. Neurol Med Chir (Tokyo). 2015;55:416-21.

[44] Boccard SG, Pereira EA, Aziz TZ. Deep brain stimulation for chronic pain. J Clin Neurosci. 2015;22:1537-43.

[45] Hassan S, Lagrata S, Levy A, et al. Microvascular decompression or neuromodulation in patients with SUNCT and trigeminal neurovascular conflict? Cephalalgia. 2018;38(2):393-8.

[46] Lempka SF, Malone DA Jr, Hu B, et al. Randomized clinical trial of deep brain stimulation for poststroke pain. Ann Neurol. 2017;81:653-63.

[47] Boccard SGJ, Prangnell SJ, Pycroft L, et al. Long-term results of deep brain stimulation of the anterior cingulate cortex for neuropathic pain. World Neurosurg. 2017;106:625-37.

[48] Sweet W. Intracerebral electrical stimulation for the relief of chronic pain. In: Youmans JR, editor. Neurological surgery. Philadelphia: WB Saunders; 1982. p. 3739-48.

[49] Akram H, Miller S, Lagrata S, et al. Ventral tegmental area deep brain stimulation for refractory chronic cluster headache. Neurology. 2016;86(18):1676-82.

[50] Bittar RG, Kar-Purkayastha I, Owen SL, Bear R, Green A, Wang S, Aziz T. Deep brain stimulation for pain relief: a meta-analysis. J Clin Neurosci. 2005;12:515-9.

[51] Green AL, Owen SL, Davies P, Moir L, Aziz TZ. Deep brain stimulation for neuropathic cephalalgia. Cephalalgia. 2006;26:561-7.

[52] Schoenen J, Di Clemente L, Vandenheede M, et al. Hypothalamic stimulation in chronic cluster headache: a pilot study of efficacy and mode of action. Brain. 2005;128:940-7.

[53] Franzini A, Ferroli P, Leone M, et al. Hypothalamic deep brain stimulation for the treatment of chronic cluster headaches: a series report. Neuromodulation. 2004;7:1-8.

[54] Mogilner AY, Rezaih AR. Brain stimulation: current clinical indications and future prospects. Suppl Clin Neurophysiol. 2004;57:721-32.

[55] Shimoji K, Asai A, Toei M, et al. Clinical application of electroanesthesia. 1. Method. Masui. 1969;18:1479-85.

[56] Shimoji K, Higashi H, Terasaki H, et al. Physiologic changes associated with clinical electroanesthesia. Anesth Analg. 1971;50:490-7.

[57] Thibaut A, Russo C, Hurtado-Puerto AM, et al. Effects

of transcranial direct current stimulation, transcranial pulsed current stimulation, and their combination on brain oscillations in patients with chronic visceral pain: a pilot crossover randomized controlled study. Front Neurol. 2017;8:576.

[58] Klein MM, Treister R, Raij T. Transcranial magnetic stimulation of the brain: guidelines for pain treatment research. Pain. 2015;156:1601-14.

[59] Elsner B, Kugler J, Pohl M, Mehrholz JD. Transcranial direct current stimulation (tDCS) for improving activities of daily living, and physical and cognitive functioning, in people after stroke. Cochrane Database Syst Rev. 2016;(3): CD009645.

[60] O'Connell NE, Wand BM, Marston L, et al. Non-invasive brain stimulation techniques for chronic pain. Cochrane Database Syst Rev. 2014;(4):CD008208.

[61] Chen ML, Yao L, Boger J, Mercer K, Thompson B, Jiang N. Non-invasive brain stimulation interventions for management of chronic central neuropathic pain: a scoping review protocol. BMJ Open. 2017;7:e016002.

[62] Galhardoni R, Correia GS, Araujo H, et al. Repetitive transcranial magnetic stimulation in chronic pain: a review of the literature. Arch Phys Med Rehabil. 2015;96(4 Suppl): S156-72.

[63] Shimoji K. Stimulation produced analgesia. Tokyo: Shinko Pub. Co; 2010.

[64] Shimoji K, Higashi H, Kano T, Asai S, Morioka T. Electrical management of intractable pain. Masui (Jap J Anesth). 1971;20:444-7.

[65] Wong SS, Chan CW, Cheung CW. Spinal cord stimulation for chronic non-cancer pain: a review of current evidence and practice. Hong Kong Med J. 2017;23:517-23.

[66] Melzack R, Wall PD. Pain mechanism: anew theory. Science. 1965;150:971-9.

[67] Shealy CN, Mortimer JT, Reswick JB. Electrical inhibition of pain by stimulation of the dorsal columns: preliminary clinical report. Anesth Analg. 1967;46:489-91.

[68] Shimoji K, Higashi H, Terasaki H, Morioka T. Clinical electroanesthesia with several methods of current application. Anesth Analg. 1971;50:409-16.

[69] Shimoji K, Kitamura H, Ikezono E, et al. Spinal hypalgesia and analgesia by low-frequency electrical stimulation in the epidural space. Anesthesiology. 1974;41:91-4.

[70] Vallejo R, Bradley K, Kapural L. Spinal cord stimulation in chronic pain: mode of action. Spine (Phila Pa 1976). 2017;42(Suppl 14):S53-60.

[71] Peppucci E, Di Bonaventura R, Esposito V, et al. Update on mechanism and therapeutic implications of spinal cord stimulation and cerebral hemodynamics: a narrative review. Acta Neurochir Suppl. 2017;124:27-36.

[72] Deer TR, Mekhail N, Provenzano D. The appropriate use of neurostimulation of the spinal cord and peripheral nervous system for the treatment of chronic pain and ischemic diseases: the neuromodulation appropriateness consensus committee. Neuromodulation. 2014;17:515-50.

[73] Shimoji K. Analgesia by spiral cord stimulation. Masui. 1994;43(Suppl):S67-76.

[74] Shimoji K, Hokari T, Kano T, et al. Management of intractable pain with percutaneous epidural spinal cord stimulation: differences in pain-relieving effects among diseases and sites of pain. Anesth Analg. 1993;77(1):110-6.

[75] Howard-Quijano K, Takamiya T, Dale EA, et al. Spinal cord stimulation reduces ventricular arrhythmias during acute ischemia by attenuation of regional myocardial excitability. Am J Physiol Heart Circ Physiol. 2017;313:H421-31.

[76] Shimoji K, Matsuki M, Shimizu H, et al. Low-frequency, weak extradural stimulation in the management of intractable pain. Br J Anaesth. 1977;49:1081-6.

[77] Kin K, Agari T, Yasuhara T. The factors affecting the difficulty of percutaneous cylindrical electrode placement for spinal cord stimulation. World Neurosurg. 2018;113: e391-8.

[78] Kumar K, Hunter G, Demeria D. Spinal cord stimulation in treatment of chronic benign pain: challenges in the treatment planning and present status, a 22-year experience. Neurosurgery. 2006;58:481-96.

[79] Kinfe TM, Pintea B, Vatter H. Is spinal cord stimulation useful and safe for the treatment of chronic pain of ischemic origin? A review. Clin J Pain. 2016;32:7-13.

[80] Rossini PM, Burke D, Chen R, et al. Non-invasive electrical and magnetic stimulation of the brain, spinal cord, roots and peripheral nerves: basic principles and procedures for routine clinical and research application. An updated report from an I.F.C.N. Committee. Clin Neurophysiol. 2015;126:1071-107.

[81] Phillips AA, Squair JW, Sayenko DG, et al. An autonomic neuroprosthesis: non-invasive electrical spinal cord stimulation restores autonomic cardiovascular function in individuals with spinal cord injury. J Neurotrauma. 2018;35(3):446-51.

[82] Reddy CG, Flouty OE, Holland MT, et al. Novel technique for trialing peripheral nerve stimulation: ultrasonography-guided StimuCath trial. Neurosurg Focus. 2017;42:E5.

[83] Aló KM, Abramova MV, Richter EO. Percutaneous peripheral nerve stimulation. Prog Neurol Surg. 2011;24:41-57.

[84] Dworkin RH, O'Connor AB, Backonja M, et al. Pharmacologic management of neuropathic pain: evidence-based recommendations. Pain. 2007;132:237-51.

[85] Melzack R, Wall PD. Pain mechanisms: a new theory. Science. 1965;150:971-9.

[86] Meng DW, Zhang JG, Zheng Z, et al. Chronic bilateral sphenopalatine ganglion stimulation for intractable bilateral chronic cluster headache: a case report. Pain Physician. 2016;19:E637-42.

[87] Mobbs RJ, Nair S, Blum P. Peripheral nerve stimulation for the treatment of chronic pain. J Clin Neurosci. 2007;14:2 16-23.

[88] Kano T. Electroanesthesia. In: Shimoji K, editor. Stimulation

produced analgesia. Tokyo: Shinko Pub. Co; 2003.

[89] Shimoji K, Takahashi N, Nishio Y, et al. Pain relief by transcutaneous nerve stimulation with bidirectional modulated sine waves in patients with chronic back pain: a randomized, doubleblind, sham-controlled study. Neuromodulation. 2007;10:42-51.

[90] Takakura K, Sano K, Kosugi Y, Ikebe J. Pain control by transcutaneous electrical nerve stimulating using irregular pulse of 1/f fluctuation [proceedings]. Appl Neurophysiol. 1979;42:314-5.

[91] Chen YL, Zhao C, Zhang L, et al. Toward evidence-based Chinese medicine: Status quo, opportunities and challenges. Chin J Integr Med. 2018;24(3):163-70.

[92] Emst E, Lee MS, Choi TY. Acupuncture: does it alleviate pain and are there serious risks? A review of reviews. Pain. 2011;152:755-64.

[93] Xiang A, Cheng K, Shen X, et al. The immediate analgesic effect of acupuncture for pain: a systematic review and meta-analysis. Evid Based Complement Alternat Med. 2017;2017:3837194.

[94] Armour M, Dahlen HG, Zhu X, et al. The role of treatment timing and mode of stimulation in the treatment of primary dysmenorrhea with acupuncture: an exploratory randomised controlled trial. PLoS One. 2017;12:e0180177.

[95] Tejada MA, Montilla-García A, Cronin SJ, et al. Sigma-1 receptors control immunedriven peripheral opioid analgesia during inflammation in mice. Proc Natl Acad Sci U S A. 2017;114:8396-401.

[96] Zhao ZQ. Neural mechanism underlying acupuncture analgesia. Prog Neurobiol. 2008;85:355-75.

[97] Travell W, Travell JG. Technic for reduction and ambulatory treatment of sacroiliac displacement. Arch Phys Ther. 1942;23:222-32.

[98] Travell JG, Simons DG. Myofascial pain and dysfunction: the trigger point manual: the lower extremities, vol. 2. Baltimore: Williams & Wilkins; 1992.

[99] Dunning J, Butts R, Mourad F, et al. Dry needling: a literature review with implications for clinical practice guidelines. Phys Ther Rev. 2014;19:252-65.

[100] Wang X, Zhang B, Zhang L, Liu S. Electroacupuncture suppresses morphine reward-seeking behavior: lateral hypothalamic orexin neurons implicated. Neurosci Lett. 2017;661:84-9.

[101] Yen LT, Hsu YC, Lin JG, Hsieh CL, Lin YW. Role of ASIC3, Nav1.7 and Nav1.8 in electroacupuncture-induced analgesia in a mouse model of fibromyalgia pain. Acupunct Med. 2018;36(2):110-6.

[102] Chen L, Xu A, Yin N, Zhao M, et al. Enhancement of immune cytokines and splenic CD4+ T cells by electroacupuncture at ST36 acupoint of SD rats. PLoS One. 2017; 12: e0175568.

[103] Chen B, Li MY, Guo Y, et al. Mast cell-derived exosomes at the stimulated acupoints activating the neuro-immune regulation. Chin J Integr Med. 2017;23:878-80.

[104] Yao W, Yang H, Yin N, Ding G. Mast cell-nerve cell interaction at acupoint: modeling mechanotransduction pathway induced by acupuncture. Int J Biol Sci. 2014; 10: 511-9.

[105] Wu ML, Xu DS, Bai WZ, Cui JJ, Shu HM, et al. Local cutaneous nerve terminal and mast cell responses to manual acupuncture in acupoint LI4 area of the rats. J Chem Neuroanat. 2015;68:14-21.

[106] Wang L, Sikora J, Hu L, Shen X, Grygorczyk R, et al. ATP release from mast cells by physical stimulation: a putative early step in activation of acupuncture points. Evid Based Complement Alternat Med. 2013;2013:350949.

[107] Su TF, Zhao YQ, Zhang LH, Peng M, Wu CH, et al. Electroacupuncture reduces the expression of proinflammatory cytokines in inflamed skin tissues through activation of cannabinoid CB2 receptors. Eur J Pain. 2012;16:624-35.

[108] Zijlstra FJ, van den Berg-de Lange I, Huygen FJ, Klein J. Anti-inflammatory actions of acupuncture. Mediat Inflamm. 2003;12:59-69.

[109] Zhu LX, Zhao FY, Cui RL. Effect of acupuncture on release of substance P. Ann N Y Acad Sci. 1991;632:488-9.

[110] Fung PC. Probing the mystery of Chinese medicine meridian channels with special emphasis on the connective tissue interstitial fluid system, mechanotransduction, cells durotaxis and mast cell degranulation. Chin Med. 2009;4:10.

[111] MacPherson H, Hammerschlag R, Coeytaux RR, et al. Unanticipated insights into biomedicine from the study of acupuncture. J Altern Complement Med. 2016;22:101-7.

[112] Zhang R, Lao L, Ren K, Berman BM. Mechanisms of acupuncture-electroacupuncture on persistent pain. Anesthesiology. 2014;120:482-503.

[113] Bardoni R, Takazawa T, Tong CK, Choudhury P, Scherrer G, et al. Pre- and postsynaptic inhibitory control in the spinal cord dorsal horn. Ann N Y Acad Sci. 2013;1279:90-6.

[114] Yonehara N. Influence of serotonin receptor antagonists on substance P and serotonin release evoked by tooth pulp stimulation with electro-acupuncture in the trigeminal nucleus caudalis of the rabbit. Neurosci Res. 2001;40: 45-51.

[115] Mi W, Wang S, You Z, et al. Nortriptyline enhances morphine-conditioned place preference in neuropathic rats: role of the central noradrenergic system. Anesth Analg. 2017;125:1032-41.

[116] Fuxe K, Borroto-Escuela DO, Romero-Fernandez W. Volume transmission and its different forms in the central nervous system. Chin J Integr Med. 2013;19:323-9.

[117] Beaussier M, Sciard D, Sautet A. New modalities of pain treatment after outpatient orthopaedic surgery. Orthop Traumatol Surg Res. 2016;102(1 Suppl):S121-4.

[118] Lau CH, Wu X, Chung VC, et al. Acupuncture and related therapies for symptom management in palliative cancer care: systematic review and meta-analysis. Medicine (Baltimore). 2016;95:e2901.

[119] Chakravarthy K, Chaudhry H, Williams K, Christo PJ. Review of the uses of vagal nerve stimulation in chronic

pain management. Curr Pain Headache Rep. 2015;19:54.
[120] Napadow V, Edwards RR, Cahalan CM, et al. Evoked pain analgesia in chronic pelvic pain patients using respiratory-gated auricular vagal afferent nerve stimulation. Pain Med. 2012;13:777-89.
[121] Yuan H, Silberstein SD. Vagus nerve stimulation and headache. Headache. 2017;57(Suppl 1):29-33.
[122] Hays SA. Enhancing rehabilitative therapies with vagus nerve stimulation. Neurotherapeutics. 2016;13:382-94.
[123] Verrier RL, Nearing BD, Olin B, Boon P, Schachter SC. Baseline elevation and reduction in cardiac electrical instability assessed by quantitative T-wave alternans in patients with drugresistant epilepsy treated with vagus nerve stimulation in the AspireSR E-36 trial. Epilepsy Behav. 2016;62:85-9.
[124] Engineer CT, Hays SA, Kilgard MP. Vagus nerve stimulation as a potential adjuvant to behavioral therapy for autism and other neurodevelopmental disorders. J Neurodev Disord. 2017;9:20.
[125] Ekmekçi H, Hülagu Kaptan H. Vagus nerve stimulation. Open Access Maced J Med Sci. 2017;5:391-4.
[126] Singh V, Manchikanti L, Calodney AK, et al. Percutaneous lumbar laser disc decompression: an update of current evidence. Pain Physician. 2013;16(2 Suppl):SE229-60.
[127] Park CW, Lee JY, Choi WJ. Percutaneous disc coagulation therapy (PDCT) comparing with automated percutaneous lumbar discectomy (APLD) in patients of herniated lumbar disc disease: preliminary report. Korean J Spine. 2012;9:159-64.
[128] Kim SH, Kim SC, Cho KH. Clinical outcomes of percutaneous plasma disc coagulation therapy for lumbar herniated disc diseases. J Korean Neurosurg Soc. 2012;51:8-13.
[129] Bonaldi G. Automated percutaneous lumbar discectomy: technique, indications and clinical follow-up in over 1000 patients. Neuroradiology. 2003;45:735-43.
[130] Botsford JA. Radiological considerations: patient selection for percutaneous laser disc decompression. J Clin Laser Med Surg. 1994;12:255-9.
[131] Bressler HB, Keyes WJ, Rochon PA, Badley E. The prevalence of low back pain in the elderly. A systemic review of the literature. Spine. 1999;24:1813-9.
[132] Cassidy JD, Carroll LJ, Cote P. The Saskatchewan health and back pain survey: the prevalence of low back pain and related disability in Saskatchewan adults. Spine. 1998;23:1860-7.
[133] Choy DS. Percutaneous laser disc decompression (PLDD): twelve years' experience with 752 procedures in 518 patients. J Clin Laser Med Surg. 1998;16:325-31.
[134] Abrishamkar S, Kouchakzadeh M. Mirhosseini a et al: comparison of open surgical discectomy versus plasma-laser nucleoplasty in patients with single lumbar disc herniation. J Res Med Sci. 2015;20:1133-7.
[135] Kumar N, Zaw AS, Kumar N, et al. Annulo-nucleoplasty using disc-fx in the management of degenerative lumbar disc pathology: how long can the effect last? Global Spine J. 2018;8:365-73.
[136] Jolesz FA. MRI-guided focused ultrasound surgery. Annu Rev Med. 2009;60:417-30.
[137] Martínez-Fernández R, Rodríguez-Rojas R, Del Álamo M, et al. Focused ultrasound subthalamotomy in patients with asymmetric Parkinson's disease: a pilot study. Lancet Neurol. 2018;17:54-63.
[138] Meng Y, Suppiah S, Mithani K, Solomon B, Schwartz ML, Lipsman N. Current and emerging brain applications of MR-guided focused ultrasound. J Ther Ultrasound. 2017;5:26.
[139] Zaaroor M, Sinai A, Goldsher D. Magnetic resonance-guided focused ultrasound thalamotomy for tremor: a report of 30 Parkinson's disease and essential tremor cases. J Neurosurg. 2018;128:202-10.
[140] Hindley J, Gedroyc WM, Regan L, et al. MRI guidance of focused ultrasound therapy of uterine fibroids: early results. AJR Am J Roentgenol. 2004;183:1713-9.
[141] Clark NA, Mumford SL, Segars JH. Reproductive impact of MRI-guided focused ultrasound surgery for fibroids: a systematic review of the evidence. Curr Opin Obstet Gynecol. 2014;26:151-61.
[142] Łoziński T, Filipowska J, Gurynowicz G, Gabriel I, Czekierdowski A. Non-invasive therapeutic use of high-intensity focused ultrasound (HIFU) with 3 tesla magnetic resonance imaging in women with symptomatic uterine fibroids. Ginekol Pol. 2017;88:497-503.
[143] Lee HL, Kuo CC, Tsai JT, et al. Magnetic resonance-guided focused ultrasound versus conventional radiation therapy for painful bone metastasis: a matched-pair study. J Bone Joint Surg Am. 2017;99:1572-8.
[144] Joo B, Park MS, Lee SH, et al. Pain palliation in patients with bone metastases using magnetic resonance-guided focused ultrasound with conformal bone system: a preliminary report. Yonsei Med J. 2015;56:503-9.
[145] Barile A, Arrigoni F, Zugaro L, et al. Minimally invasive treatments of painful bone lesions: state of the art. Med Oncol. 2017;34:53.

第 10 章　疼痛的评估

Pain Measurements

Koki Shimoji　Sumihisa Aida　著
郭楠楠　译　　冯智英　校

疼痛强度能评估吗？疼痛是一种个人主观的体验，受到患者个人经历、地域文化、社会状况、教育程度、心理状态等多种因素的影响。评估疼痛的方法包括语言或数字自我评估量表、行为观察量表、生理指标等。由于疼痛的复杂性，上述评估方法往往是主观而非客观的。在门诊，与生命体征、行为评估方法相比，患者的自我报告是最有效的疼痛评估手段。疼痛评估包括单维度评估和多维度评估，例如，视觉模拟评分量表（visual analog scale，VAS）是一种单维度评估，而 McGill 疼痛问卷（McGill pain questionnaire，MPQ）是一种多维度评估，后者可能是临床上最常用的自我疼痛评估工具。MPQ 是一种多维度、可靠、有效和一致性较强的评估工具[1]。然而，门诊时间相对紧张，采用 MPQ 评估耗时，可以选择使用简化 MPQ[1]。

在选择疼痛评估工具时，应考虑患者的年龄、身体、情绪、认知状态、个人喜好。应定期使用工具以评估疼痛患者干预措施后的效果。然而，医疗保健研究与质控机构（Agency for Healthcare Research and Quality，AHRQ）及其他研究人员提倡疼痛评估并非是其唯一衡量标准。疼痛评估工具不仅是定量、定性的，也需评估反映痛苦或特定疼痛行为相关的心理因素，如面部表情异常、肌肉紧张、保护性运动，甚至呼吸。目前，尚无能用单一数据来多维度评估疼痛的理想量表。

此外，虽有多种疼痛强度量表，但与病理生理学损伤的程度或类型并不相关。特别是慢性疼痛受生物医学、社会心理和行为因素的影响。因此，进行全面疼痛评估对于治疗决策至关重要[2]。

评估疼痛的行为学方法也具有重要临床价值。疼痛描述语的区分量表（descriptor differential scale，DDS）使用了复杂的心理物理技术，用于区分疼痛的感觉和不愉快的经历[3]。DDS 可同时评估心理和躯体情况，虽然它是一种有效和可靠的疼痛评估方法，但耗时过多限制了其临床应用。所以需要进一步改进疼痛评估技术，以期使其评估效价越来越精确，并且具有更强的预测能力。

一、单维度疼痛评估

（一）视觉模拟评分量表

视觉模拟评分量表（VAS）是疼痛强度的单维度评估方法[1]，已广泛应用于成年患者[1]。

VAS 由一条长 10cm（100mm）的直线组成，通常是从“无疼痛”（0 分）到“可想象的最剧烈的疼痛”[10 分（100mm 量表）] 代表疼痛强度变化[4-6]。

VAS 在线免费提供，其图形格式可从 Dr Scott & Huskisson 处或在线获得。

评估时，医护人员询问受试者或患者“当前的疼痛强度”或“过去 24h 内的疼痛强度”，并在代表其疼痛强度的点划一条垂直于 VAS 的线[4, 7, 8]（图 10–1）。VAS 评分即“无疼痛”（0mm）和患者标记之间的距离（mm）。该方法须在纸上进行，不能通过电话评估。

VAS 最初是在心理学领域用来评估幸福感[9]。Hayes 和 Patterson[10] 最早使用 VAS 量表评估工人的情绪。

Woodforde 和 Merskey[11] 首次报道使用了 VAS 疼痛量表，描述了“根本没有疼痛”和“疼痛严重到极点”两个极端。

有认知障碍的老年患者可能难以理解或独立完成量表[12–14]，需要在指导下完成[15]。运动障碍疾病的患者可能难以自我完成 VAS 评估。

已证实 VAS 与语言描述性量表和数字评分量表[16, 17] 高度相关。

VAS 能敏感评估慢性炎症性或退行性关节疼痛患者镇痛治疗前后的疼痛变化，评估时间点为治疗后 1～4h 或者治疗后 1～4 周[8]。类风湿性关节炎患者，VAS 评分最小的临床显著变化约为 1.1 分[18]，而非手术治疗 6 周后肩袖疾病患者的最小 VAS 临床显著差异 1.37cm[19]。

然而，老年患者因认知或运动障碍而难以完成 VAS 评估。VAS 评估比下述数字评分量表（Numeric Rating Scale，NRS）更复杂，并且不能通过电话评估[20]。

（二）数字评分量表

数字评分量表（NRS）是 VAS 的数值版本。常见的格式是类似于 VAS 的水平条或直线[12, 13, 16, 21]。受试者在 0～10 中选择一个最能反映疼痛强度的数字[21]：0 表示“没有疼痛”，10 表示“可以想象的最剧烈疼痛”。受试者描述最近 24h 的疼痛强度或平均疼痛强度[22]。

NRS 可通过口头、电话或图形等方式评估[13]。受试者在量表上指出其疼痛强度的数字，为

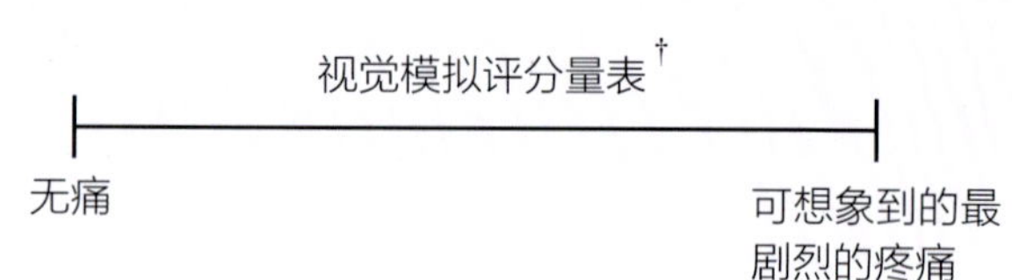

▲ 图 10–1　视觉模拟评分量表

最左端（0）对应“无疼痛”，而最右端（100mm）对应“最剧烈的疼痛”。†. VAS 评分推荐采用 10cm 直线[10]

0～10，由医生记录。

评估多种慢性疼痛时，VAS 与 NRS 的结果呈高度相关[23]，用于评估非文盲和文盲类风湿关节炎患者的疼痛程度相关性极高[23]。

然而，与 VAS 一样，由于慢性背痛和（或）有疼痛症状髋关节和膝关节骨关节炎（osteoarthritis，OA）患者时好时坏，NRS 无法反映其复杂性和特殊性[24, 25]。

有研究同时使用 NRS 和患者整体印象变化量表（标准 7 分制）（patient global impression of change，PGIC）评估患者治疗后的整体改善情况，结果显示糖尿病周围神经病变、带状疱疹后神经痛、慢性腰痛、纤维肌痛和骨关节炎患者经过普瑞巴林治疗后 NRS 降低了 2 分（30%），并且 NRS 和 PGIC 结果一致，具有临床意义[26]。使用 NRS 与整体变化评分量表（15 分制）（global rating of change scale，DROC）评估腰痛患者术后疼痛改善情况，也显示了类似的结果[27, 28]。

NRS 是一种有效、可靠的疼痛强度评估量表。与 VAS 相比，NRS 的优点是简单，并且能通过口头（或电话）或书面形式评估。然而，与 VAS 类似的是，NRS 只能评估一部分疼痛强度，而不能全面反映疼痛的复杂性和特殊性。

与 VAS 和语言评分量表（Verbal Rating Scale，VRS）相比，在大多数情况下，NRS 都可用作疼痛强度的单维度评估[29]（图 10–2）。

（三）语言评分量表

语言评分量表（VRS）分为无痛、轻度疼痛、中度疼痛或重度疼痛，使用更为简单。一些研究

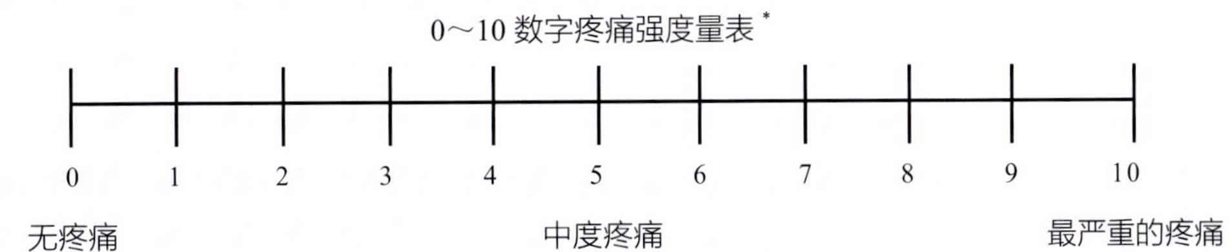

▲ 图 10-2　数字评分量表

适用于成人和儿童（>9 岁），所有医疗环境中，患者使用数字来评估他们的疼痛强度。NRS 由一条 0～10 等间隔编号的水平直线组成，锚定词为“无疼痛”、“中度疼痛”和“最严重的疼痛”

表明，老年人更愿意使用 VRS 评估他们的疼痛。VRS 也可以转换成一个数字量表，无痛、轻度疼痛、中度疼痛或重度疼痛使用相同的比例，很直观易懂（表 10-1 和图 10-3）。因为 VRS 尤其简单直观，所以患者更偏爱，但敏感性较差，并且产生的数据不够精准[17]。尽管 VRS 有高于 VAS 的趋势，但 Pearson 相关系数和 *P* 值显示 VRS 和 VAS 之间相关性良好[30]。

另一项研究表明，2/3 受试者的 VRS 和 VAS 之间存在显著相关性，平均相关系数为 0.68。相较之下，1/3 没有显著相关性的受试者在评分上变异性更小[31]。大多数中度甚至一些严重认知障碍患者能完成 VRS 评估[32]，可见其更适用于认知障碍患者。

VRS 也是评估术后疼痛的可靠方法。然而，每隔一段时间反复询问评估疼痛强度可能变化不大[33]。

研究显示，虽然原始 VAS 与 VRS 之间存在较高的 Spearman 相关性，但 VAS 与 VRS 指标离散值之间序数相关性和一致性概率较低[34]。因此，在疼痛领域研究中 VAS 和 VRS 不应该在临床环境中或为了增加统计效能而互换使用。

表 10-1　用数字表示的语言评分量表

描　述	分　数
无痛	0
轻度疼痛	2
中度疼痛	5
重度疼痛	10

（四）文字描述评定法：疼痛温度计（改良 VRS）

疼痛温度计（pain thermometer，PT）（或称作 VRS）结合竖直图形体温计和文字描述评定法（verbal descriptor scale，VDS）修订而成。研究证实，该量表可用于老年人的疼痛评估[35]（图 10-4）。

（五）面部表情疼痛量表和修订量表

面部表情疼痛量表（faces pain scale，FPS）[36]是一种自我报告的疼痛评估方法，通过选择无痛到剧烈疼痛的面部图片以评估疼痛强度，也可用于儿童。3 项研究对原量表进行了修改，并验证了改良版本。在第一阶段，FPS 保留了心理测量

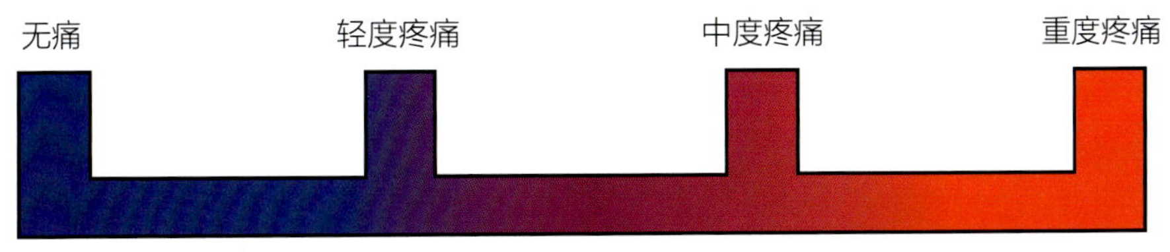

▲ 图 10-3　用颜色表示的语言评分量表

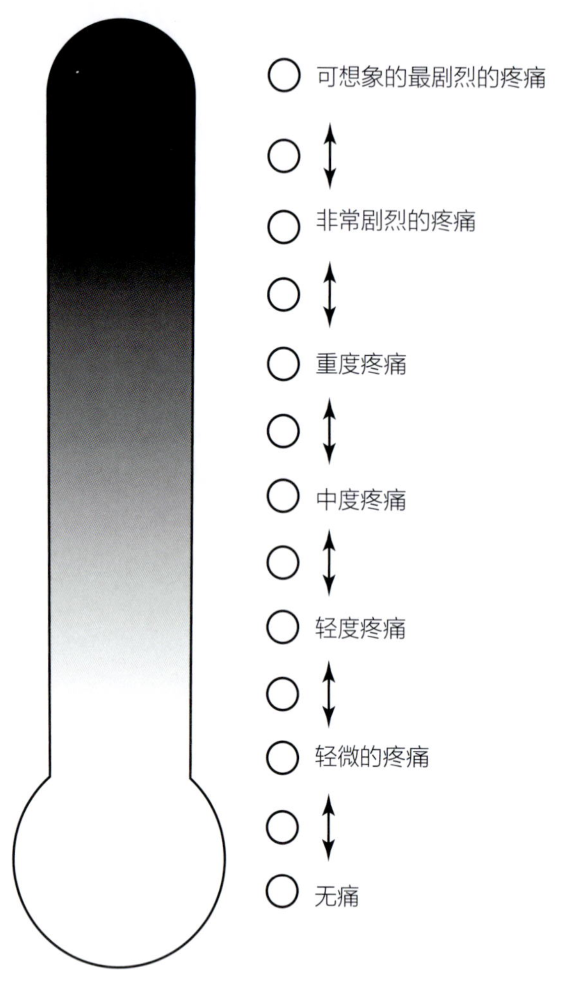

▲ 图 10-4　爱荷华疼痛温度计
经许可转载，引自 Dr. Keela Herr, The University of Iowa

特性，将 7 张面部表情修改为 6 张，使其与其他使用共同度量标准（0～5 或 0～10）的评分兼容。Champion 及其同事开发了计算机动画版本（悉尼动画面部表情量表）[37]，应用心理物理学方法来识别 4 张脸，代表最小疼痛和最大疼痛刻度值的间隔相等。

在第二阶段，使用新的 6 个面部疼痛修订量表（faces pain scale-revised，FPS-R）来评估儿童穿耳洞引起的疼痛强度。研究发现，在 5—12 岁儿童中，FPS-R 评估与 VAS 有很强相关性（r=0.93，n=76）[37]。

在第三阶段，分别使用 FPS-R 和 VAS 或彩色模拟量表（colored analog scale，CAS）评估 4—12 岁手术或非手术的儿科住院患者的疼痛强度。FPS-R 与 VAS 具有很强的正相关，进一步支持了 FPS-R 的有效性[38]。

FPS-R 适用于评估 4 岁或 5 岁以上儿童的急性疼痛强度。其优点是可与最常用的评分指标（0～10）兼容，并且与线性区间量表密切相关[37]。

随着年龄和经历的增长，儿童评估疼痛的能力增加。因此，应根据年龄合理使用数字量表、图像量表或语言量表[39]。

现有大量儿童疼痛强度的自我报告评估方法。在临床和研究实践中，鉴于其良好的心理测试属性和临床效用[40]，专业人员可使用“伤害碎片工具”（又称作扑克筹码工具，引导儿童用 4 张扑克筹码来表达他们的疼痛强度，每一张代表等量程度的疼痛。1 张代表一点疼痛，4 张表示最大疼痛程度）、FPS 或 VAS 评估疼痛强度。

没有单一的疼痛评估量表适用于所有场景[38]。目前常用于评估儿童疼痛强度的 3 种方法：①自我报告；②行为评估；③生理评估。

面部表情、肢体运动、抓、抱和哭泣等非语言行为比自我报告更可靠、更客观[39]。

大多数 2 岁的儿童可以描述疼痛发生时间及其位置，但不能描述其严重程度。3 岁的孩子开始可以区分疼痛的严重程度，并且能够使用 3 个级别的疼痛强度量表和简单的术语，如“没有疼痛”、“一点痛”或“严重疼痛”[39]。大多数儿童到 4 岁时能够使用 4～5 项的疼痛辨别量表。5 岁左右的儿童能分辨疼痛的影响程度，可以对疼痛的强度进行评分。这个年龄组最常用的疼痛评估方法是面部表情量表，让孩子指出代表他们的感受或正在经历的疼痛程度的脸谱。

在学龄儿童中，医护专业人员主要依靠儿童的疼痛自我报告。他们能理解疼痛，但描述疼痛的语言与成年人不同。

青少年描述其疼痛程度时倾向于最小化疼痛甚至否认疼痛，评估的时候喜欢回避父母或朋友，因此保护他们的隐私和选择权很重要。青少年儿童疼痛工具（Adolescent Pediatric Pain Tool，APPT）或McGill疼痛问卷可以更好地反映他们的疼痛情况，尤其是慢性疼痛[39]。

二、多维度评估

（一）McGill疼痛问卷

McGill疼痛问卷（McGill pain questionnaire，MPQ）主要用于评估疼痛的特性[41]，包括疼痛的感觉、情感、评价维度3类（共78个），以及5个等级的疼痛强度量表[当前疼痛强度（present pain intensity，PPI）]。

MPQ共有20个子类，每个类包含2～6个单词。疼痛评定指数（pain rating index，PRI）包含四个分量表（分别为感觉类、情感类、评价类和非特异性类4类）（表10-2）。该问卷专为慢性疼痛患者开发。测试者引导受访者从每个子类中选择一个符合他们现在疼痛的词语。如果没有任何单词适合，则不选择。测试者负责向被访者解释他们不理解的词语。

因此，测试者须具备解释每个词的能力。完成该测试需要铅笔和纸，耗时一般为5～15min。MPQ可以从作者那里免费获得，也可以通过http：//www.qolid.org支付会员费获得。

基于在子类中的排名，PRI中的每个单词都有其特定的赋值。PPI为5分制。PRI最终统计单词数为0～20个（选择的单词数），根据每个单词的赋值，得分为0～78分。PPI得分为0～5分。

PRI得分一方面体现在单词的数量及其在子类中的排名，另一方面体现在疼痛的性质，即选择的特定单词。一项Meta分析[42]显示，疼痛的常模分数为最高评分的24%～50%[42]。

MPQ需人工评分，首先计算词语的数量来获得总的单词得分（选择单词的数量），随后将所选单词的排名值相加，得出PRI总分和4个子量表的得分。PPI通过记录被访者选择的数字-单词组合来评分。评分的时间在2min以内。

3～7天后再次测试显示，受访者倾向于在PRI中选择相同的单词，报告相同的PPI水平。

量表的效度体现在所有子类中被选择的单词。研究发现，受情感体验的影响，关节炎患者倾向于使用类似的词汇来描述他们的疼痛[43]。

Melzack的早期研究表明，MPQ能灵敏地反映生物反馈或催眠训练导致的变化[41]。非英文版的问卷可能与原英文版的单词不完全匹配，翻译后版本没有达到原版英文所想要表达的意思。因此，在不同语言和文化群体的人群中使用MPQ评估量表需谨慎。MPQ包含相当复杂的词汇，可能不适合文化水平低的受访者。对成人和儿童的研究发现在疼痛描述的词汇选择上存在性别和种族差异[44]。

MPQ要求患者描述疼痛的主观心理感受，包含70多个疼痛描述词，如搏动性痛、弹射痛、戳痛、烧灼痛、折磨人、放射和极度痛苦，组合在一起评估患者的疼痛情况。

该问卷结合了疼痛的性质和发作频率等问题，利用人体示意图来确定疼痛的部位。它使用的单词列表分为4类（感觉、情感、评价和非特异性）来评估总的疼痛体验。PRI根据患者选择的疼痛相关词汇所对应的分数计分，最终得分为0～78分[45]。得分越高表示疼痛越严重。

（二）简化McGill疼痛问卷

简化McGill疼痛问卷（Short-Form McGill Pain Questionnaire，SF-MPQ）是一种由15个单词（11个感觉和4个情感）组成的多维评估方法，用于评估成人慢性疼痛[43, 45]。

疼痛评级指数由2个分量表组成：①感觉评估量表，包含11个单词；②情感评估量表，包含4个单词，其强度分别为0=无痛、1=轻度、2=中度或3=重度。SF-MPQ还包括当前疼痛强度和VAS平均疼痛强度（10cm）。对于鉴别疼痛综合征[46]和评价不同症状的治疗疗效尤为重要[47-49]。

疼痛评估指数的每一项评分为0（无痛）～3（重度疼痛）分，最后综合所有项目得分（为0～45分）获得疼痛评估指数总分。其中，当前疼痛强度的评分为0～5分，而VAS的评分为0～10分。

表 10-2 McGill 疼痛问卷（经许可转载，引自 Dr. Melzack R）

McGill-Melzack 疼痛问卷

患者姓名:________ 日期________ 时间________
止痛药________ 剂量________ 给药时间________
剂量________ 给药时间________
镇痛时间差（h）: +4 +1 +2 +3
PRI: S________A________E________M(S)________M(AE)________M(T)________PRT(T)________
（1～10）（11～15）（16）（17～19）（20）（17～20）（1～20）

1	时发时缓的痛	11	疲倦
	颤痛		衰竭
	搏动性痛	12	令人厌恶
	跳痛		窒息感
	敲打痛	13	可怕
	重击痛		惊恐
2	跳痛		恐怖
	闪痛	14	惩罚
	弹射痛		极度疲劳
3	针扎样痛		残酷
	戳痛		恶毒
	锥刺痛		致命
	刀刺样痛	15	颓丧
	撕裂痛		不知所措
4	尖锐痛	16	烦恼
	刀割痛		恼人
	撕裂痛		痛苦
5	拧捏痛		强烈
	按压痛		无法忍受
	咬痛	17	扩散
	夹痛		放射
	碾压痛		穿透
6	牵引痛		刺骨
	拉扯痛	18	紧绷感
	扭痛		麻木感
7	热痛		牵扯感
	烧灼痛		挤压感
	灼烫痛		撕裂感
	烧烙痛	19	冷感
8	麻痛		冰感
	痒痛		冻感
	刺痛	20	使人不宁
	蜇痛		令人厌恶
9	钝痛		极度痛苦
	疮疡痛		可怕
	伤痛		折磨人
	酸痛	PPI	
	剧烈痛	0	无痛
10	触痛	1	轻痛
	紧绷痛	2	难受
	擦痛	3	痛苦烦躁
	割裂痛	4	令人恐惧
		5	极度疼痛

PPI________

评分________

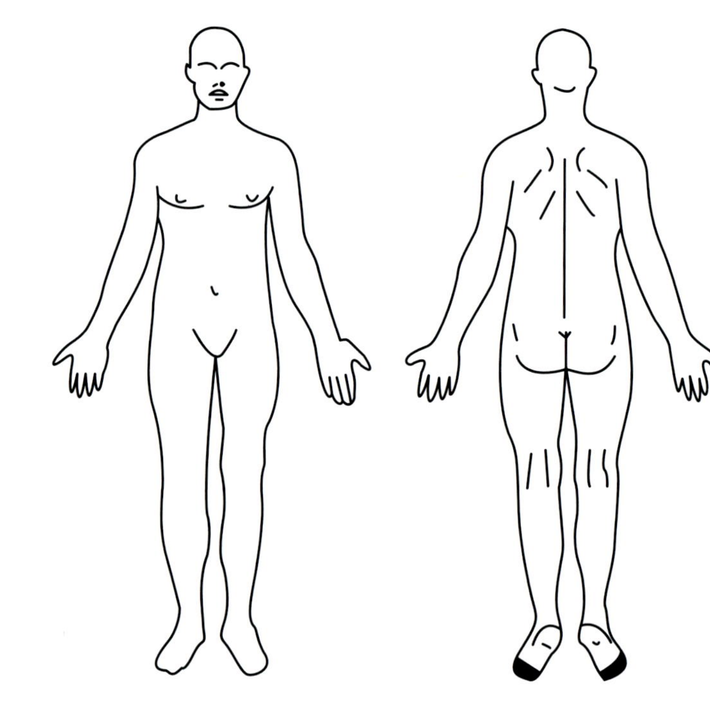

评分:________
定期:________
简洁:________

伴随症状:
- 恶心
- 头痛
- 眩晕
- 嗜睡
- 便秘
- 腹泻

评分:

睡眠情况:
- 很好
- 睡眠较好
- 无法入睡

评分:

行动能力:
- 可自我照顾
- 自我照顾有一些困难
- 自我照顾有较大的困难
- 无法自我照顾

评分:

食物摄入:
正常
一般
较少
无法正常进食

评分:

答案:
PPI= 当前疼痛强度
PRI= 疼痛评分指数
S= 感觉功能
A= 疼痛的主观感受
E= 评价
M= 评价术语

单词的组合可识别为两类: M（S）和 M（AE）; 总数: PRI（T）

据报道，问卷评估会由于受访者对描述词不熟悉或者问卷书面说明不清楚而难以完成。不过，随着访问者使用 SF-MPQ 和口头指导的经验不断累积，不同文化背景下骨关节炎、腰痛及其他疾病患者的完成度也得以提升。

SF-MPQ 具有较好的内部一致性。当使用 SF-MPQ 评估类风湿性关节炎和纤维肌痛患者的疼痛时，Cronbach α 值为 0.73～0.89（内部一致性较高），分别间隔 1 个月和 3 个月重复评估时，为 0.45～0.73。当风湿病患者间隔 1～3 天测试和再次测试时，为 0.79～0.93。间隔 5 天重复评估，骨关节炎（OA）人群总体、感觉、情感和平均疼痛评分的组内相关性很高，分别为 0.96、0.95、0.88 和 0.89[50]。

SF-MPQ 虽是描述性量表，但可以很好地反映各类疼痛患者的治疗疗效[51-53]。

与 MPQ 相比，SF-MPQ 更便于使用，耗时更少，词汇选择更简单，轻度、中度、重度的强度排序更简洁易懂[45]。然而，保质保量完成 SF-MPQ 需要足够的经验。因此，新用户需在指导下完成[50]。

简化版本进一步修订后（SF-MPQ-2）被用于评估神经病理性和非神经病理性疼痛[54]。SF-MPQ-2 包括另外 7 个与神经病理性疼痛相关的症状，总计 22 个项目，每个项目的分数为 0～10 分。

SF-MPQ-2 在慢性神经病理性、非神经病理性疼痛[55]和急性腰痛[54]患者样本中显示了良好的信度和效度。SF-MPQ-2 在不同文化的受访者中也具有良好的信度和效度[56-60]。此修订需进行进一步的心理测试，以帮助鉴别神经病理性疼痛和伤害性疼痛。

（三）简明疼痛量表

简明疼痛量表（brief pain inventory，BPI）由世界卫生组织（World Health Organization，WHO）癌症护理症状评估合作中心疼痛研究小组开发[61]。

患者的活动恢复能力、保持积极的情感或情绪的能力、睡眠情况皆受疼痛的影响。BPI 使用数字评估量表来评估患者在行走、日常活动、情绪和睡眠方面的能力。

简明疼痛量表－简表（brief pain inventory-short form，BPI-SF）包含 9 项自评选项，用于评估患者疼痛的严重程度，以及该疼痛对患者日常功能的影响。BPI-SF 要求患者评估其最严重、最轻、平均水平和当前的疼痛强度，列出当前的治疗方法及其疗效，同时评估疼痛对一般活动、情绪、行走能力、正常工作、与他人的关系、睡眠、生活乐趣的影响（0～10 分）[62]。

简明疼痛量表 BPI 修订后制订 BPI-SF，包含人口统计学数据（出生日期、婚姻状况、教育程度、就业）、疼痛史、病情加重和缓解因素、治疗和用药、疼痛性质、疗效等其他问题。由于 BPI-SF 比较简短，因此适合于日常疼痛评估（如随机对照试验），而 BPI 更适用于基线评估。

由于涉及疼痛的感觉、情感和功能 3 个方面[62]，BPI-SF 更符合生物－心理－社会医学模型，更能反映药物和心理等干预后的疼痛变化[63]。

BPI-SF 最初用于癌痛患者的流行病学研究和临床试验，现广泛用于评估多种慢性疼痛，包括 HIV/ 获得性免疫缺陷综合征疼痛、幻肢疼痛、严重肢体缺血疼痛、神经病理性疼痛、腰痛和骨关节炎。BPI-SF 可用于评估良性或急性疼痛，并已翻译成多种语言[64]。调查问卷可以通过自我报告或访谈来完成。完成 BPI-SF 评估需要 5min。

有研究分析了癌痛和非癌痛人群中 BPI-SF 评估的心理测量特性，结果证实了其应用于晚期癌痛[65, 66]、骨性疼痛[67, 68]、术后疼痛[69]、慢性疼痛的可靠性[70]。

许多研究利用验证性因子分析（confirmatory factor approach，CFA），对比三因素表征（疼痛强度、活动干扰和情感干扰）、双因素（疼痛强度、活动干扰）和单因素（疼痛强度），以证实 BPI 的结构效度。Atkinson 及其同事[71]证实了双因素和三因素方法在获得性免疫缺陷综合征和癌症人群中的有效性。其他研究结果显示，双因素模型对非癌症疼痛患者具有更高的有效性，包括关节炎、背部 / 颈部疼痛、损伤 / 创伤相关疼痛、神经病理性疼痛和纤维肌痛相关疼痛[64, 72]。

BPI 也可用于评估非癌症性疼痛对生存质量的影响[73, 74]（表 10–3）。

（四）简单组合法（VAS+ADL）

疼痛评估目前提倡联合不同的评估方法，如 VAS 或 NRS 评估疼痛程度，联合基于日常生活活动能力（activities of daily life，ADL）评定量表观察其日常生活，以观察治疗前后疼痛程度及其对日程活动的影响[76]。

通过观察 56 例重度慢性疼痛患者 ADL、药物摄入量和情绪的变化以评估疼痛缓解情况。由一名疼痛诊所的医生、一名护士和一名患者家属在这些评估的基础上对疼痛缓解的程度进行评分，被称为“疼痛缓解的观察者评分”（pain relief score by observers，PRSO）。通常采用 VAS 进行疼痛缓解的主观评估。虽然平均 VAS 和 PRSO 值之间存在显著的相关性，但由于潜在个人因素（如赔偿诉讼或失业），这两者存在一定的偏差。结果表明，单独使用 PRSO 可以客观评估疼痛缓解情况，而不需要进行主观评估，并且 PRSO 可用于多种类型的疼痛患者。慢性疼痛患者联合应用 VAS 和 PRSO，有助于评估其背景因素对慢性疼痛的影响。

（五）慢性疼痛分级量表

慢性疼痛分级量表（chronic pain grade scale，CPGS）是一个多维度评估量表，用于整体评估慢性疼痛严重程度的 2 个维度，即疼痛强度和疼痛相关功能障碍。它适用于所有慢性疼痛情况，包括慢性肌肉骨骼疼痛和腰痛[77]。

CPGS 结合疼痛强度和功能障碍 2 个子量表得分计算出慢性疼痛等级，最终将慢性疼痛患者分为 5 个层次：0 级（无痛）～Ⅳ级（高度功能障碍，即严重限制）。

CPGS 由 7 个项目组成。所有项目都采用 11 分 Likert 量表，回答为 0～10 分。项目的评估时间段为过去 3～6 个月。

CPGS 已被用于流行病学研究和临床试验，以评估和比较各组疼痛的严重程度和治疗效果，并在临床实践中指导医生对疾病的预后进行判断[78]。该量表可从原始参考文献或作者处直接获取[77]。CPGS 是一份访谈式问卷，也可以由受访者自行填写（表 10–4）。

CPGS 由三部分组成：①疼痛强度评分，评分为 0～100 分，由报告的当前、最严重和平均疼痛强度评级计算而得；②功能障碍评分，为日常、社交和工作活动困难程度的平均评分，评分为 0～100 分；③功能障碍分值对应表，为 0～3 分，由功能障碍天数和功能障碍评分的排序类别组合而成。

CPGS（特征疼痛强度评分、功能障碍评分和功能障碍分值对应表）最终将受试者分为 5 个疼痛等级：0 级为无痛，即无功能障碍；Ⅰ级为低功能障碍，即轻度疼痛强度；Ⅱ级为低功能障碍，即严重疼痛强度；Ⅲ级为高功能障碍，即中度限制；Ⅳ级为高功能障碍，即严重限制。

CPGS 易操作，完成时间不超过 10min。CPGS 最初由英格兰学者改编使用[79]，随后翻译为意大利语版本后用于评估慢性疼痛患者的严重程度[80]。

有研究使用 CPGS 评估了伴有背痛、头痛和颞下颌紊乱的门诊治疗患者[77]。分级分类法的发展借鉴了 Turk 和 Rudy 关于慢性疼痛严重程度的概念[81, 82]，在功能障碍评分中使用的 2 个项目改编自他们的多维疼痛量表[83]。Guttman 分级方法用于慢性疼痛分级分类[84]。

通过邮寄调查 CPGS 在英国全科使用中获得了患者很高的回复率（76.3%），证明该量表易于理解和完成[79]。慢性肌肉骨骼疼痛患者应用意大利版 CPGS 时，每个问题的缺失值小于 3%[85]。

慢性背痛患者的评分内部一致性在可接受的范围内（Cronbach α 值为 0.74）[77]。在意大利版 CPGS 中，慢性肌肉骨骼疼痛患者的评分量表和总体评分的内部一致性良好（Cronbach α 值为

表 10-3　简明疼痛量表（经许可转载，引自 Cleeland[75]，AACR）

日期:________________　　　　编号:________________

医院名称:____________

简明疼痛量表（简表）

1. 大多数人一生中都有过疼痛经历（如轻微头痛、扭伤后痛、牙痛）。除这些常见的疼痛外，现在您是否还感到有别的类型的疼痛？

   □是　　　□否

2. 请您在下图中标出您的疼痛部位，并在疼痛最剧烈的部位以“X”标注。

右　　左　|　左　　右

3. 请对过去 24h 内最严重疼痛的程度打分。

   □0　□1　□2　□3　□4　□5　□6　□7　□8　□9　□10

   不痛　　　　　　　　　　　　　　　　　　　　能想象的最剧烈的疼痛程度

4. 请对过去 24h 内最轻度疼痛的程度打分。

   □0　□1　□2　□3　□4　□5　□6　□7　□8　□9　□10

   不痛　　　　　　　　　　　　　　　　　　　　能想象的最剧烈的疼痛程度

5. 请对过去 24h 内平均疼痛的程度打分。

   □0　□1　□2　□3　□4　□5　□6　□7　□8　□9　□10

   不痛　　　　　　　　　　　　　　　　　　　　能想象的最剧烈的疼痛程度

6. 请对现在的疼痛程度打分。

   □0　□1　□2　□3　□4　□5　□6　□7　□8　□9　□10

   不痛　　　　　　　　　　　　　　　　　　　　能想象的最剧烈的疼痛程度

引自 1991Charles S. Cleeland, PhD Pain Research Group

表 10-4 慢性疼痛分级量表

附件 A

慢性疼痛分级量表

1. 在过去的 6 个月里，有多少天有特定部位的疼痛？

疼痛天数

____ ____ ____

如果前 6 个月内没有出现疼痛，请跳过剩下的问题

2. 请为当前的疼痛程度评分，分值为 0～10 分，其中 0 分为“无痛”，10 分为“最剧烈的疼痛”。

无痛 最剧烈的疼痛

0 1 2 3 4 5 6 7 8 9 10

3. 请为过去 6 个月(或 3 个月)内的最剧烈疼痛评分，分值为 0～10 分，其中 0 分为“无痛”，10 分为“最剧烈的疼痛”。

无痛 最剧烈的疼痛

0 1 2 3 4 5 6 7 8 9 10

4. 请为您过去 6 个月(或 3 个月)内的平均疼痛评分，即经常经历的疼痛强度，分值为 0～10 分，其中 0 分为“无痛”，10 分为“最剧烈的疼痛”。

无痛 最剧烈的疼痛

0 1 2 3 4 5 6 7 8 9 10

5. 在过去的 6 个月（或 3 个月）里，你有多少天因为疼痛而没有参加日常活动（工作、上学或家务）？

不能参加的天数

____ ____ ____

6. 请为过去 6 个月（或 3 个月）内疼痛对你的日常活动的干扰程度评分，分值为 0～10 分，其中 0 分表示“无影响”，10 分表示“无法进行任何活动”。

无影响 无法进行任何活动

0 1 2 3 4 5 6 7 8 9 10

7. 请为过去 6 个月(或 3 个月)内疼痛对你的娱乐、社交和家庭活动的干扰程度评分，分值为 0～10 分，其中 0 分是“无影响”，10 分是“无法进行任何活动”。

无影响 无法进行任何活动

0 1 2 3 4 5 6 7 8 9 10

8. 请为过去 6 个月（或 3 个月）内疼痛对你的工作能力（包括家务）的影响评分，分值为 0～10 分，其中 0 分是“无影响”，10 分是“无法进行任何活动”？

无影响 无法进行任何活动

0 1 2 3 4 5 6 7 8 9 10

0.81～0.89）[80]。研究发现，腰痛患者的测试间隔在2周时（加权0.81）的信度较高[86]。

CPGS评分与SF-36健康调查（short form 36，SF-36）的对比结果表明，CPGS评分的慢性疼痛分级越高，SF-36评估的身体、心理、社会和一般健康状况越差（$P<0.001$）[87]，SF-36身体疼痛量表评分也越低[80]。所有维度中，CPGS评分与SF-36疼痛维度的Spearman相关系数最高，而心理健康维度的Spearman相关系数最低[79]。

CPGS是一种有效和可靠的工具，可用于评估慢性肌肉骨骼疼痛，对慢性疼痛的总体严重程度进行分级，从而分析慢性疼痛性质随时间的变化。CPGS不仅评估了疼痛本身的各个方面，还评估了疼痛对日常、社会和工作活动的影响。与其他疼痛问卷相比，CPGS具有显著优势，但评分更复杂。

（六）West Haven-Yale多维度疼痛量表

West Haven-Yale多维度疼痛量表（West Haven-Yale multidimensional pain inventory，WHYMPI）由Kerns RD等开发[83]，旨在填补临床疼痛评估中的一个空白。该量表简洁明了，多维聚焦，以当代心理学理论为基础具有有力的心理测量特性。量表包括3个部分，共12个量表，评估了疼痛对患者生活的影响、他人对患者疼痛表达的反应、患者日常活动的参与程度。该工具推荐与行为和心理生理学评估策略一起用于慢性疼痛患者的临床评估。

瑞典版WHYMPI可靠性测试显示，Cronbach α值为0.68～0.93（内部一致性：从信度不确定到信度非常好）[88]。土耳其版WHYMPI对癌症患者的疼痛评估结果证明该量表可靠有效[89]，而德国版WHYMPI的信度和效度在慢性疼痛患者中被证明是可变的信度不佳[90]。

多个理论角度进一步研究结果证实了WHYMPI的价值，如研究和临床的压力评估和注意力模型[91]，但不适用于脊椎整脊治疗的反复发作和持续性慢性腰痛患者的早期临床疗效评估[92]。

（七）简版36项身体疼痛量表

简版36项身体疼痛量表（short form 36 bodily pain scale，SF-36 BPS）是医学研究中SF-36问卷的8个分量表之一。SF-36 BPS是评估健康状况的通用方法，包括精力、生理功能、身体疼痛、一般健康状况、生理职能、社会功能、情感职能和精神健康[93, 94]。

1996年，引入了SF-36 2.0版（SF-36v2），以纠正原始版本SF-36v1中的缺陷；2项SF-36 BPS分量表将身体疼痛作为健康状况的一个维度进行评估[95]。SF-36 BPS评估身体疼痛的强度及其对日常活动的影响。

身体疼痛强度的评估采用从“无”到“非常严重”的6分制评分量表。疼痛对工作的影响程度的评估则采用从“根本没有”到“极度”的5分制评分量表。SF-36 BPS有评估既往4周的慢性疼痛标准和既往1周的急性疼痛版本[93]。SF-36及其包括BPS在内的分量表已用于流行病学研究，以比较不同人群和亚组内的健康状况，如估计不同疾病的相对负担，以及区分不同治疗措施的疗效[95]。

SF-36及其各种衍生版本由Rand公司和John E. Ware（SF-36 Health Survey，The Health Institute，New England Medical Center Hospitals，Box 345，750 Washington Street，Boston，MA，02111）开发。所有SF-36和SF-12问卷调查的版权所有者为医疗结果信托基金（Medical Outcomes Trust）、健康评估实验室（Health Assessment Lab）和质量度量股份有限公司（Quality Metric Incorporated）。所有SF-36调查工具、评分手册和使用许可证可从www.qualitymetric.com获取。学术和商业用途征收不同的费用。

SF-36 BPS适用于自我调查、在线调查，或由训练有素的访问者亲自或通过电话进行调查。目前正在评估电话语音识别交互系统和在线调查[96]。SF-36 BPS中2个项目的结果都被重新编码到最终项目值中。原始量表分数为记录项目值的简单代数和，然后转换为0～100的量表。

SF-36v2 的标准化得分通过评分算法中的总体规范数据计算所得。BPS 分数仅在 2 项都完成时才可以计算。

SF-36v1 BPS 评分为 0～100。得分越高，表示身体疼痛感越低。SF-36v2 基于标准评分，50 为总体的"平均值"。因此，得分高于或低于 50 分，分别被认为高于或低于人群身体疼痛的平均健康状况，可以根据均值偏离来解释得分。

作为国际生存质量评估（International Quality of Life Assessment，IQOLA）项目的一部分，SF-36 已在 50 多个国家翻译和改编后使用。有关翻译的信息可从马萨诸塞州波士顿市健康评估实验室的 IQOLA 项目（http://www.iqola.org）获得。

SF-36 易于管理和完成[97]。虽然 SF-BPS 的设计目的是评估人群的健康状况，但有研究证明它也可用于评估疼痛的改善情况。

SF-36 BPS 是一份有效且可靠的通用问卷，旨在评估整体健康状况的其中一个维度，即身体疼痛，已在国际上的不同人群中进行广泛使用。其优点包括管理简单，可用于研究中的人群比较。

（八）间歇性和持续性骨关节炎疼痛评估

间歇性和持续性骨关节炎疼痛评估（measure of intermittent and constant osteoarthritis pain，ICOAP）专门用于骨关节炎的一种多维度全面评估髋关节或膝关节骨关节炎患者的疼痛情况，包括疼痛强度、发作次数，以及其对情绪、睡眠和生存质量的影响。该评估表不能评估身体的功能[24]，因此，需同时评价身体功能障碍的情况。

ICOAP 量表涵盖 2 个疼痛领域，总计 11 项条目：评估持续性疼痛的 5 项条目和评估间歇性疼痛或反复疼痛的 6 项条目。2 个补充问题可用于评估间歇性疼痛的可预测性。ICOAP 的髋关节和膝关节版本均可用[24, 98]。

2 个领域的 11 个条目（包括 2 个补充条目）用于评估间歇性疼痛及预测其复发可能性。

所有项目均为 5 个等级的评价量表。询问疼痛强度时，回答选项为"一点也不""轻微""适度""严重""极其严重"。询问疼痛发作次数时，回答选项为"从不""很少""有时""经常""频繁"[24]。询问疼痛是否反复复发时，回答选项为"从不""很少""有时""经常""频繁"[98]。

ICOAP 和 ICOAP 用户指南可从 OARSI 的管理网站 www. oarsi. org. 免费获得。执行方法可以通过面谈或电话进行。受访者应完成 2 个分量表（ICOAP 用户指南）。

每个 ICOAP 项目得分为 0～4 分。子量表的得分等于该量表条目得分总和，然后将评分标准化后转化为百分制，0 分代表无疼痛，100 分代表极度疼痛。ICOAP 总分由 2 个子量表得分总和标准化后转化为百分制，0 分代表无疼痛，100 分代表极度疼痛。ICOAP 创建了缺失值的处理规则（ICOAP 用户指南）。2 项补充条目没有评分标准。

研究证明，ICOAP 易于理解和完成。受试者肯定了 2 种疼痛（持续疼痛和反复疼痛）的区分[99]。

100 名髋关节和膝关节骨关节炎 ICOAP 评分的内容效度 Cronbach α 值为 0.93[24]。76 例 40 岁以上的髋关节和膝关节骨关节炎患者的重测信度显示，组内相关系数为 0.85（95%CI 0.76～0.91）[100]。

三、危重症患者疼痛的行为评估

危重症患者疼痛的行为评估更多聚焦于疼痛行为及其反应，如面部表情、身体姿势、发声和动作，尤其适用于沟通困难患者的疼痛评估。评估可涵盖行为反应、睡眠模式、活动水平和食欲 4 个方面。

（一）行为疼痛量表

行为疼痛量表（behavioral pain scale，BPS）和危重症护理疼痛观察工具（critical-care pain observation tool，CPOT）适用于无语言能力和镇静状态的重症监护病房（intensive care unit，ICU）患者的行为疼痛评估[101]。

BPS 专为重症监护室的危重患者开发，用于评估三类行为（评分为 1～4 分）：①面部表情，

1 为放松，4 为扭曲；②上肢运动，1 为无运动，4 为完全回缩；③机械通气依从性，1 为完全能耐受，4 为无法控制呼吸（Agency for Health Care Research and Quality，USA）。

累积得分超过 3 分提示存在疼痛；该评分可用于评估干预效果，但不能解释为平均疼痛强度。患者需能对所有疼痛做出行为反应，例如，BPS 不能用于已经使用肌松药的患者。

重症监护病房使用一致性的 BPS 疼痛评估方法以指导干预措施，从而改善镇静药患者的疼痛管理。研究证明，CPOT 在评估镇静患者的疼痛方面有效，但仍需进一步验证。此外，还需要进一步研究疼痛评估工具对疼痛管理实践和患者预后的影响[101, 102]（表 10–5）。

表 10–5 行为疼痛量表

项 目	描 述	得 分
面部表情	面部放松	1
	面部部分紧张（如眉毛压低）	2
	面部完全紧张（如眼睑闭合）	3
	面部扭曲	4
上肢运动	无运动	1
	部分弯曲	2
	手指、上肢完全弯曲	3
	完全回缩	4
机械通气依从性	完全能耐受	1
	呛咳，但大多数时间都能耐受通气	2
	对抗呼吸机	3
	无法控制呼吸	4

引自 Payen et al.[103]

（二）危重症护理疼痛观察工具

危重症护理疼痛观察工具（表 10–4）基于回顾性图表的基础制订，用于识别发现 ICU 中常见的疼痛症状[104–106]。

该工具主要用于插管和非插管的重症患者。CPOT 的 4 个领域分别为面部表情、运动、肌肉紧张和呼吸机依从性，每个领域评分都是为 0～2 分，总分为 0（无疼痛）～8（大部分疼痛）分。基于研究证据，CPOT 涵盖了 4 个领域的指标，根据医生和重症护理护士的问卷结果分析，所有指标的内容效度指数为 0.88～1.0。

CPOT 最初由法国开发，在 105 名心脏手术患者中进行了测试[104]。

在 2 名评估者完成评估后，若患者点头提示有疼痛。谵妄患者被排除在研究之外。2 名评估者之间的信度为中至高（加权 κ 系数 =0.52～0.88）。

身体移动会增加心率和血压以补偿氧需求量的增加，因此，此方法的有效性校验仍被怀疑。然而，患者自我报告的疼痛值与评估者得出的 CPOT 评分的比较结果显示，CPOT 的阳性预测价值很高（85.7%）。所有护士受访者认为 CPOT 指令明确，易于使用。

第一份关于 CPOT 内部一致性的报告（56%～100% 一致）[107] 提示其一致性较高（Cronbach α 值为 0.71），区分效度良好（静息时平均量表得分 0.27，有害刺激后为 0.56）和评分者间信度较低（Pearson 相关系数为 0.63，$P<0.001$）。然而，信度低可能是由于评估人员在数据收集之前接受的培训次数不足。重复评估后发现，CPOT 评分者间信度极好（κ=0.79），区分效度良好；静息时平均评分为 0.27（SD=0.64），术中平均评分为 1.93（SD=1.41）[108]。

四、认知功能障碍患者的疼痛评估

认知功能障碍患者的疼痛评估是一项重大的挑战。认知功能障碍患者疼痛主诉往往较少，但疼痛时可能变得激动或表现出不寻常或突兀行为。护理人员很难了解认知障碍患者何时疼痛，以及疼痛何时缓解，从而可能导致患者治疗不足和过度治疗。

（一）晚期阿尔茨海默病疼痛评估量表

晚期阿尔茨海默病疼痛评估量表（pain

assessment in advanced dementia scale，PAINAD）可用于评估晚期阿尔茨海默病患者的疼痛。该量表包括5项指标：呼吸、负性发声、面部表情、形体语言、可安慰性（表10-6）。

（二）沟通障碍老年患者疼痛评估表

沟通障碍老年患者疼痛评估表（pain assessment checklist for seniors with limited ability to communicate，PACSLAC）评估了面部表情、活动和情绪等60种行为[110]。当患者表现出某种行为，就在该条目旁打钩，但行为总分并不等同于疼痛强度评分。目前尚不清楚高分是否表示更疼痛。换句话说，得分20分的患者并不一定比得分10分的患者更痛。然而，个别患者的总疼痛评分变化表明其疼痛加重或减轻。

应当由专业医护人员使用PACSLAC评估表筛查痴呆症或其他认知障碍且沟通能力有限的老年人的疼痛。

PACSLAC使用时间点：①在初次入院时；②行为症状提示有疼痛的老年人，至少每8h评估1次；③任何提示疼痛状态发生变化的时候；④疼痛干预后1h内评估其有效性；⑤对长期居住在医疗保健或者康复机构的老年人，每季度复查时完成评估。

评估者需通过观察老年人一天中的活动或运动量（如下床或行走），在检查表上确定每个行为情况，从而完成PACSLAC检查表，并将总分与之前的总分进行比较。

分数增加表明疼痛会加重，得分降低表明疼痛可能减轻。所有的分数都应记录在一个医护人员易取处。

PACSLAC仅是一种筛查工具。应将熟悉老年人及其疼痛行为的家庭成员或护理助理报告的

表10-6　晚期阿尔茨海默病疼痛评估量表（PAINAD）

	0	1	2	得分[a]
呼吸	正常	• 偶尔呼吸困难 • 短时间过度通气	• 呼吸困难伴吵闹 • 长时间的过度通气 • 潮式呼吸	
负向发声	无	• 偶尔的呻吟 • 带有消极或负面的语气	• 重复性的消极语言 • 大声呻吟 • 哭喊	
面部表情	微笑或无表情	• 悲伤 • 惊恐 • 皱眉	• 痛苦表情	
肢体语言	放松	• 肌紧张 • 绷紧 • 紧张步伐 • 坐立不安	• 肌肉僵硬 • 紧握拳头 • 膝盖抬起 • 拉扯或推开 • 推撞	
可安慰性	不需要安慰	• 通过声音或触摸分散注意力或安抚情绪	• 无法安慰或分散注意	
总分				

经Warden et al.[109], Elsevier许可转载；PAINAD评分：1～3=轻度，4～6=中度，7～10=重度；a.一些机构规定PAINAD评分为4分或更高时，必须加以处理；引自Public domain

疼痛情况报告纳入考量[111]。

该分析为评估疼痛和其他不适感的工具提供严格的理论基础，有助于新工具的开发。PACSLAC 与其他类似工具的比较分析需要测试众多项目库，以检测和区分疼痛与其他不适的敏感性和特异性[112]。

使用评估工具有助于临床医生制订个体化治疗方案，尤其是对于痴呆、临终的或脱水的患者，从而改善患者症状，使其安详度过余生[113,114]。

参考文献

[1] Katz J, Melzack R. Measurement of pain. Surg Clin North Am. 1999;79:231-52.
[2] Dansie EJ, Turk DC. Assessment of patients with chronic pain. Br J Anaesth. 2013;111:19-25.
[3] Gracely RH, Kwilosz DM. The descriptor differential scale: applying psychophysical principles to clinical pain assessment. Pain. 1988;35:279-88.
[4] Huskisson EC. Measurement of pain. Lancet. 1974;2:1127-31.
[5] Huskisson EC, Wojtulewski JA, Berry H, et al. Treatment of rheumatoid arthritis with fenoprofen: comparison with aspirin. Br Med J. 1974;1:176-80.
[6] Burckhardt CS, Jones KD. Adult measures of pain: the McGill pain questionnaire (MPQ), rheumatoid arthritis pain scale (RAPS), short-form McGill pain questionnaire (SF-MPQ), verbal descriptive scale (VDS), visual analog scale (VAS), and West Haven-Yale multidisciplinary pain inventory (WHYMPI). Arthritis Rheum. 2003;49:S96-104.
[7] Scott J, Huskisson EC. Vertical or horizontal visual analogue scales. Ann Rheum Dis. 1979;38:560.
[8] Joyce CR, Zutshi DW, Hrubes VF, Mason RM. Comparison of fixed interval and visual analogue scales for rating chronic pain. Eur J Clin Pharmacol. 1975;8:415-20.
[9] Aitken RC. Measurement of feelings using visual analogue scales. Proc R Soc Med. 1969;62:989-93.
[10] Hayes MHS, Patterson DG. Experimental development of the graphic rating method. Psychol Bull. 1921;18:98-9.
[11] Woodforde JM, Merskey H. Some relationships between subjective measures of pain. J Psychosom Res. 1972;16:173-8.
[12] Jensen MP, McFarland CA. Increasing the reliability and validity of pain intensity measurement in chronic pain patients. Pain. 1993;55:195-203.
[13] Jensen MP, Karoly P, Braver S. The measurement of clinical pain intensity: a comparison of six methods. Pain. 1986;27:117-26.
[14] Kremer E, Atkinson JH, Ignelzi RJ. Measurement of pain: patient preference does not confound pain measurement. Pain. 1981;10:241-8.
[15] Scott J, Huskisson EC. Graphic representation of pain. Pain. 1976;2:175-84.
[16] Downie WW, Leatham PA, Rhind VM, et al. Studies with pain rating scales. Ann Rheum Dis. 1978;37:378-81.
[17] Williamson A, Hoggart B. Pain: a review of three commonly used pain rating scales. J Clin Nurs. 2005;14:798-804.
[18] Wolfe F, Michaud K. Assessment of pain in rheumatoid arthritis: minimal clinically significant difference, predictors, and the effect of anti-tumor necrosis factor therapy. J Rheumatol. 2007;34:1674-83.
[19] Tashjian RZ, Deloach J, Porucznik CA, Powell AP. Minimal clinically important differences (MCID) and patient acceptable symptomatic state (PASS) for visual analog scales (VAS) measuring pain in patients treated for rotator cuff disease. J Shoulder Elb Surg. 2009;18:927-32.
[20] Bourdel N, Alves J, Pickering G, et al. Systematic review of endometriosis pain assessment: how to choose a scale? Hum Reprod Update. 2015;21:136-52.
[21] Rodriguez CS. Pain measurement in the elderly: a review. Pain Manag Nurs. 2001;2:38-46.
[22] Dworkin RH, Turk DC, Farrar JT, et al. Core outcome measures for chronic pain clinical trials: IMMPACT recommendations. Pain. 2005;113:9-19.
[23] Ferraz MB, Quaresma MR, Aquino LR, et al. Reliability of pain scales in the assessment of literate and illiterate patients with rheumatoid arthritis. J Rheumatol. 1990;17:1022-4.
[24] Hawker GA, Davis AM, French MR, Cibere J, Jordan JM, March L, et al. Development and preliminary psychometric testing of a new OA pain measure: an OARSI/OMERACT initiative. Osteoarthr Cartil. 2008;16:409-14.
[25] Hush JM, Refshauge KM, Sullivan G, et al. Do numerical rating scales and the RolandMorris disability questionnaire capture changes that are meaningful to patients with persistent back pain? Clin Rehabil. 2010;24:648-57.
[26] Farrar JT, Young JP Jr, LaMoreaux L, Werth JL, Poole RM. Clinical importance of changes in chronic pain intensity measured on an 11-point numerical pain rating scale. Pain. 2001;94:149-58.
[27] Childs JD, Piva SR, Fritz JM. Responsiveness of the numeric pain rating scale in patients with low back pain. Spine. 2005;30:1331-4.
[28] Morrisette DC, Cholewicki J, Logan S, Seif G, McGowan S. A randomized clinical trial comparing extensible and inextensible lumbosacral orthoses and standard care alone in the management of lower back pain. Spine. 2014;39:

1733-42.

[29] Hjermstad MJ, Fayers PM, Haugen DF, et al. Studies comparing numerical rating scales, verbal rating scales, and visual analogue scales for assessment of pain intensity in adults: a systematic literature review. J Pain Symptom Manag. 2011;41:1073-93.

[30] Holdgate A, Asha S, Craig J, Thompson J. Comparison of a verbal numeric rating scale with the visual analogue scale for the measurement of acute pain. Emerg Med (Fremantle). 2003;15:441-6.

[31] Linton SJ, Götestam KG. A clinical comparison of two pain scales: correlation, remembering chronic pain, and a measure of compliance. Pain. 1983;17:57-65.

[32] Closs SJ, Dowding D, Allcock N, et al. Towards improved decision support in the assessment and management of pain for people with dementia in hospital: a systematic meta-review and observational study. Southampton: NIHR Journals Library; 2016.

[33] Bech RD, Lauritsen J, Ovesen O, Overgaard S. The verbal rating scale is reliable for assessment of postoperative pain in hip fracture patients. Pain Res Treat. 2015;2015:676212.

[34] Kliger M, Stahl S, Haddad M, et al. Measuring the intensity of chronic pain: are the visual analogue scale and the verbal rating scale interchangeable? Pain Pract. 2015;15:538-47.

[35] Herr K, Spratt KF, Garand L, Li L. Evaluation of the Iowa pain thermometer and other selected pain intensity scales in younger and older adult cohorts using controlled clinical pain: a preliminary study. Pain Med. 2007;8:585-600.

[36] Bieri D, Reeve RA, Champion GD, Addicoat L, Ziegler JB. The faces pain scale for the selfassessment of the severity of pain experienced by children: development, initial validation, and preliminary investigation for ratio scale properties. Pain. 1990;41:139-50.

[37] Hicks CL, von Baeyer CL, Spafford PA, van Korlaar I, Goodenough B. The faces pain scalerevised: toward a common metric in pediatric pain measurement. Pain. 2001; 93: 173-83.

[38] von Baeyer CL, Spagrud LJ. Systematic review of observational (behavioral) measures of pain for children and adolescents aged 3 to 18 years. Pain. 2007;127:140-50.

[39] Srouji R, Ratnapalan S, Schneeweiss S. Pain in children: assessment and nonpharmacological management. Int J Pediatr. 2010;2010:474838.

[40] Huguet A, Stinson JN, McGrath PJ. Measurement of self-reported pain intensity in children and adolescents. J Psychosom Res. 2010;68:329-36.

[41] Melzack R. The McGill pain questionnaire: major properties and scoring methods. Pain. 1975;1:277-99.

[42] Wilkie DJ, Savedra MC, Holzemer WL, Tesler MD, Paul SM. Use of the McGill pain questionnaire to measure pain: a meta-analysis. Nurs Res. 1990;39:36-41.

[43] Burckhardt CS. The use of the McGill pain questionnaire in assessing arthritis pain. Pain. 1984;19:305-14.

[44] Seymour RA, Charlton JE, Phillips ME. An evaluation of dental pain using visual analogue scales and the Mcgill pain questionnaire. J Oral Maxillofac Surg. 1983;41:643-8.

[45] Melzack R. The short-form McGill pain questionnaire. Pain. 1987;30:191-7.

[46] Rasmussen PV, Sindrup SH, Jensen TS, Bach FW. Symptoms and signs in patients with suspected neuropathic pain. Pain. 2004;110:461-9.

[47] Gilron I, Bailey JM, Tu D, Holden RR, Weaver DF, Houlden RL. Morphine, gabapentin, or their combination for neuropathic pain. N Engl J Med. 2005;352:1324-34.

[48] Aradillas E, Schwartzman RJ, Grothusen JR, Goebel A, Alexander GM. Plasma exchange therapy in patients with complex regional pain syndrome. Pain Physician. 2015;18:383-94.

[49] Goldberg H, Firtch W, Tyburski M, Pressman A, Ackerson L, Hamilton L, Smith W, Carver R, Maratukulam A, Won LA, Carragee E, Avins AL. Oral steroids for acute radiculopathy due to a herniated lumbar disk: a randomized clinical trial. JAMA. 2015;313:1915-23.

[50] Grafton KV, Foster NE, Wright CC. Test-retest reliability of the short-form McGill pain questionnaire: assessment of intraclass correlation coefficients and limits of agreement in patients with osteoarthritis. Clin J Pain. 2005;21:73-82.

[51] Birch S, Jamison RN. Controlled trial of Japanese acupuncture for chronic myofascial neck pain: assessment of specific and nonspecific effects of treatment. Clin J Pain. 1998;14: 248-55.

[52] Ruoff GE, Rosenthal N, Jordan D, Karim R, Kamin M. Tramadol/ acetaminophen combination tablets for the treatment of chronic lower back pain: a multicenter, randomized, doubleblind, placebo-controlled outpatient study. Clin Ther. 2003;25:1123-41.

[53] Pison L, Peeters P, Blaauw Y, Vernooy K, Kumar N, Philippens S, Crijns HJ, Vlaeyen J, Schoenen J, Timmermans C. Headache during cryoballoon ablation for atrial fibrillation. Europace. 2015;17:898-901.

[54] Dworkin RH, Turk DC, Trudeau J, et al. Validation of the short-form McGill pain Questionnaire-2 (SF-MPQ-2) in acute low back pain. J Pain. 2015;16:357-66.

[55] Lovejoy TI, Turk DC, Morasco BJ. Evaluation of the psychometric properties of the revised short-form McGill pain questionnaire. J Pain. 2012;13:1250-7.

[56] Gauthier LR, Young A, Dworkin RH, Rodin G, Zimmermann C, Warr D, Librach SL, Moore M, Shepherd FA, Pillai Riddell R, Macpherson A, Melzack R, Gagliese L. Validation of the short-form McGill pain questionnaire-2 in younger and older people with cancer pain. J Pain. 2014;15:756-70.

[57] Adelmanesh F, Jalali A, Attarian H, Farahani B, Ketabchi SM, Arvantaj A, Raissi GR. Reliability, validity, and sensitivity measures of expanded and revised version of the short-form McGill pain questionnaire (SF-MPQ-2) in Iranian patients with neuropathic and non-neuropathic pain. Pain Med. 2012;13:1631-6.

[58] Maruo T, Nakae A, Maeda L, Shi K, Takahashi K, Morris

S, Hosomi K, Kanatani H, Matsuzaki T, Saitoh Y. Validity, reliability, and assessment sensitivity of the Japanese version of the short-form McGill pain questionnaire 2 in Japanese patients with neuropathic and nonneuropathic pain. Pain Med. 2014;15:1930-7.

[59] Choi SA, Son C, Lee JH, Cho S. Confirmatory factor analysis of the Korean version of the short-form McGill pain questionnaire with chronic pain patients: a comparison of alternative models. Health Qual Life Outcomes. 2015;13:15.

[60] Kachooei AR, Ebrahimzadeh MH, Erfani-Sayyar R, Salehi M, Salimi E, Razi S. Short formMcGill pain questionnaire-2 (SF-MPQ-2): a cross-cultural adaptation and validation study of the Persian version in patients with knee osteoarthritis. Arch Bone Jt Surg. 2015;3:45-50.

[61] Cleeland CS, Ryan KM. Pain assessment: global use of the brief pain inventory. Ann Acad Med Singap. 1994;23: 129-38.

[62] Mendoza T, Mayne T, Rublee D, Cleeland C. Reliability and validity of a modified brief pain inventory short form in patients with osteoarthritis. Eur J Pain. 2006;10:353-61.

[63] Hwang SS, Chang VT, Kasimis B. Dynamic cancer pain management outcomes: the relationship between pain severity, pain relief, functional interference, satisfaction and global quality of life over time. J Pain Symptom Manage. 2002;23:190-200.

[64] Tan G, Jensen MP, Thornby JI, Shanti BF. Validation of the brief pain inventory for chronic nonmalignant pain. J Pain. 2004;5:133-7.

[65] Pelayo-Alvarez M, Perez-Hoyos S, Agra-Varela Y. Reliability and concurrent validity of the palliative outcome scale, the Rotterdam symptom checklist, and the brief pain inventory. J Palliat Med. 2013;16:867-74.

[66] Kumar SP. Utilization of brief pain inventory as an assessment tool for pain in patients with cancer: a focused review. Indian J Palliat Care. 2011;17:108-15.

[67] Kapstad H, Rokne B, Stavem K. Psychometric properties of the brief pain inventory among patients with osteoarthritis undergoing total hip replacement surgery. Health Qual Life Outcomes. 2010;8:1-8.

[68] Williams VS, Smith MY, Fehnel SE. The validity and utility of the BPI interference measures for evaluating the impact of osteoarthritic pain. J Pain Symptom Manag. 2006;31: 48-57.

[69] Lavand'homme PM, Grosu I, France MN, Thienpont E. Pain trajectories identify patients at risk of persistent pain after knee arthroplasty: an observational study. Clin Orthop Relat Res. 2014;472:1409-15.

[70] Erdemoglu AK, Koc R. Brief pain inventory score identifying and discriminating neuropathic and nociceptive pain. Acta Neurol Scand. 2013;128:351-8.

[71] Atkinson TM, Rosenfeld BD, Sit L, et al. Using confirmatory factor analysis to evaluate construct validity of the brief pain inventory (BPI). J Pain Symptom Manag. 2011;41:558-65.

[72] Lapane KL, Quilliam BJ, Benson C, Chow W, Kim M. One, two, or three? Constructs of the brief pain inventory among patients with non-cancer pain in the outpatient setting. J Pain Symptom Manag. 2014;47:325-33.

[73] Lapane KL, Quilliam BJ, Benson C, Chow W, Kim MS. Impact of noncancer pain on healthrelated quality of life. Pain Pract. 2015;15:333-42.

[74] Tyler EJ, Jensen MP, Engel JM, Schwartz L. The reliability and validity of pain interference measures in persons with cerebral palsy. Arch Phys Med Rehabil. 2002;83:236-9.

[75] Cleeland CS. The measurement of pain from metastatic bone disease: capturing the patient's experience. Clin Cancer Res. 2006;12(20):6236s.

[76] Aida S, Tomita M, Lee C, Fukuda S, Shimoji K. Simple pain relief score by observers (PRSO) for assessing chronic pain. J Anesth. 1997;11:100-4.

[77] Von Korff M, Ormel J, Keefe FJ, Dworkin SF. Grading the severity of chronic pain. Pain. 1992;50:133-49.

[78] Elliott AM, Smith BH, Penny KI, Smith WC, Chambers WA. The epidemiology of chronic pain in the community. Lancet. 1999;354:1248-52.

[79] Smith BH, Penny KI, Purves AM, Munro C, Wilson B, Grimshaw J, et al. The chronic pain grade questionnaire: validation and reliability in postal research. Pain. 1997;71: 141-7.

[80] Salaffi FF, Stancati AF, Grassi W. Reliability and validity of the Italian version of the chronic pain grade questionnaire in patients with musculoskeletal disorders. Clin Rheumatol. 2006;25:619-31.

[81] Turk DC, Rudy TE. Towards a comprehensive assessment of chronic pain patients. Behav Res Ther. 1987;25:237-49.

[82] Turk DC, Rudy TE. Toward an empirically derived taxonomy of chronic pain patients: integration of psychological assessment data. J Consult Clin Psychol. 1988;56:233-8.

[83] Kerns RD, Turk DC, Rudy TE. The west haven-Yale multidimensional pain inventory (WHYMPI). Pain. 1985;23:345-56.

[84] Guttman LA. A basis for scaling qualitative data. Am Sociol Rev. 1944;91:139-50.

[85] Krebs EE, Bair MJ, Damush TM, Tu W, Wu J, Kroenke K. Comparative responsiveness of pain outcome measures among primary care patients with musculoskeletal pain. Med Care. 2010;48:1007-14.

[86] Dunn KM, Jordan K, Croft PR. Does questionnaire structure influence response in postal surveys? J Clin Epidemiol. 2003;56:10-6.

[87] Penny KI, Purves AM, Smith BH, Chambers WA, Smith WC. Relationship between the chronic pain grade and measures of physical, social and psychological well-being. Pain. 1999;79:275-9.

[88] Jakobsson U. Psychometric testing of the brief screening version of multidimensional pain inventory (Swedish version). Scand J Caring Sci. 2009;23:171-9.

[89] Cetin AA, Bektas H, Ozdogan M. The West Haven Yale multidimensional pain inventory: reliability and validity of

the Turkish version in individuals with cancer. Eur J Oncol Nurs. 2016;20:1-9.

[90] Flor H, Rudy TE, Birbaumer N, Streit B, Schugens MM. The applicability of the West HavenYale multidimensional pain inventory in German-speaking countries. Data on the reliability and validity of the MPI-D. Schmerz. 1990;4:82-7.

[91] Chatkoff DK, Leonard MT, Maier KJ. Pain catastrophizing differs between and within West Haven-Yale multidimensional pain inventory (MPI) pain adjustment classifications: theoretical and clinical implications from preliminary data. Clin J Pain. 2015;31:349-54.

[92] Eklund A, Bergström G, Bodin L, Axén I. Do psychological and behavioral factors classified by the West Haven-Yale multidimensional pain inventory (Swedish version) predict the early clinical course of low back pain in patients receiving chiropractic care? BMC Musculoskelet Disord. 2016;17:75.

[93] Ware JE Jr, Sherbourne CD. The MOS 36-item short-form health survey (SF-36). I. Conceptual framework and item selection. Med Care. 1992;30:473-83.

[94] McHorney CA, Ware JE, Raczek AE. The MOS 36-item short-form health survey (SF-36) II: psychometric and clinical tests of validity in measuring physical and mental health constructs. Med Care. 1993;31:247-63.

[95] Ware JE, Gandek B. Overview of the SF-36 health survey and the international quality of life assessment (IQOLA) project. J Clin Epidemiol. 1998;51:903-12.

[96] Hawker GA, Mian S, Kendzerska T, French M. Measures of adult pain: visual analog scale for pain (VAS pain), numeric rating scale for pain (NRS pain), McGill pain questionnaire (MPQ), short-form McGill pain questionnaire (SF-MPQ), chronic pain grade scale (CPGS), short form-36 bodily pain scale (SF-36 BPS), and measure of intermittent and constant osteoarthritis pain (ICOAP). Arthritis Care Res (Hoboken). 2011;63(Suppl 11):S240-52.

[97] Quintana JM, Escobar A, Bilbao A, Arostegui I, Lafuente I, Vidaurreta I. Responsiveness and clinically important differences for the WOMAC and SF-36 after hip joint replacement. Osteoarthr Cartil. 2005;13:1076-83.

[98] Hawker GA, French MR, Elkayam JG, Davis AM. Unpredictability of intermittent knee OA pain: impact on pain, function, and mood [abstract]. Arthritis Rheum. 2010;62(Suppl 10):S284-5.

[99] Maillefert JF, Kloppenburg M, Fernandes L, Punzi L, Gunther KP, Martin Mola E, et al. Multi-language translation and cross-cultural adaptation of the OARSI/OMERACT measure of intermittent and constant osteoarthritis pain (ICOAP). Osteoarthr Cartil. 2009;17:1293-6.

[100] Bombardier C, Melfi C, Paul J, Green R, Hawker GA, Wright J, et al. Comparison of a generic and a disease-specific measure of pain and physical function after knee replacement surgery. Med Care. 1995;33:AS131-44.

[101] Bouajram RH, Sebat CM, Love D, Louie EL, Wilson MD, Duby JJ. Comparison of selfreported and behavioral pain assessment tools in critically ill patients. J Intensive Care Med. 2018; https://doi.org/10.1177/0885066618757450.

[102] Cade CH. Clinical tools for the assessment of pain in sedated critically ill adults. Nurs Crit Care. 2008;13: 288-97.

[103] Payen JF, Bru O, Bosson JL, et al. Assessing pain in critically ill sedated patients by using a behavioral pain scale. Crit Care Med. 2001;29:2258-63.

[104] Gélinas C, Fillion L, Puntillo KA, Viens C, Fortier M. Validation of the critical-care pain observation tool in adult patients. Am J Crit Care. 2006;15:420-7.

[105] Gélinas C, Fillion L, Puntillo K. Item selection and content validity of the critical-care pain observation tool for non-verbal adults. J Adv Nurs. 2008;65:203-16.

[106] Herr K, Coyne PJ, Ely E, Gélinas C, Manworren RC. APMN 2019 position statement: pain assessment in the patient unable to self-report. Pain Manag Nurs. 2019; 20(5): 402-3.

[107] Wibbenmeyer L, et al. Evaluation of the usefulness of two established pain assessment tools in a burn population. J Burn Care Res. 2011;32:52-60.

[108] Vázquez M, et al. Pain assessment in turning procedures for patients with invasive mechanical ventilation. Nurs Crit Care. 2011;16:178-85.

[109] Warden V, Hurley AC, Volicer L. Development and psychometric evaluation of the pain assessment in advanced dementia (PAINAD) scale. J Am Med Dir Assoc. 2003;4:9-15.

[110] Fuchs-Lacelle S, Hadjistavropoulos T. Development and preliminary validation of the pain assessment checklist for seniors with limited ability to communicate (PACSLAC). Pain Manag Nurs. 2004;5:37-49.

[111] van Dalen-Kok AH, et al. Pain assessment in impaired cognition (PAIC): content validity of the Dutch version of a new and universal tool to measure pain in dementia. Clin Interv Aging. 2018;13:25-34.

[112] van der Steen JT, et al. Tools to assess pain or lack of comfort in dementia: a content analysis. J Pain Symptom Manage. 2015;50:659-75.e3.

[113] Klapwijk MS, et al. Symptoms and treatment when death is expected in dementia patients in long-term care facilities. BMC Geriatr. 2014;14:99.

[114] van der Maaden T, et al. Improving comfort in people with dementia and pneumonia: a cluster randomized trial. BMC Med. 2016;14:116.

下篇　疼痛管理技术

Pain Management Techniques

第11章　背　痛

Back Pain

Pierluigi di Vadi　著
宋春雨　译　　李水清　校

背痛是一种常见的症状，大多数人一生中至少会发生一次。这是一种最常见的需要咨询医生的肌肉骨骼疼痛，并有巨大的社会影响，会导致工作时间显著减少。单纯背痛的原因往往难以解释，因此其疼痛管理并不简单。

仔细的病史采集和临床检查是临床实践必不可少的第一步。虽然患者希望尽快确诊，但只有少数患者能够发现明确导致背痛的病因。

通常情况下，医生可以向患者保证其没有严重或潜在的恶性疾病，但明确诊断仍然是一种挑战。很大一部分患有背痛的人担心背痛所产生的后果，以及导致的身体残疾对日常生存质量，尤其是对工作的影响。通常，局部病变与疼痛和残疾之间的关系并不多见。事实上，背部疼痛发作可能没有任何可预测的迹象。一个有趣的现象是，欠发达国家的背痛患者不一定会出现身体的残疾[1]，可能是由于他们认为背痛是其生活中的一部分[1]，这与发达国家的情况恰好相反。

背痛不是疾病，而是一种综合征，它没有客观的衡量标准。有几种不同的主观评价工具来评估疼痛的严重程度。从简单的线性量表（视觉模拟评分量表、数字疼痛量表、语言疼痛强度等）到更复杂的问卷（McGill 疼痛问卷－简表、疼痛结果问卷－简表、神经病理性疼痛评估量表等）。使用这些评价工具都需要患者本身有能力恰当地描述他们的问题，并基于个人的经历、文化、信仰、年龄和心理社会等潜在因素。因此，任何主观测量结果均存在显著的个体差异。背痛确实是一个生物－心理－社会问题。

全球学者对背痛进行了许多流行病学研究。欧洲一项基于文献综述的分析结果显示，一般人群中背痛的患病率为 5.9%～11.1%。最近，在低收入和中等收入国家进行的一项研究结果证实了以上数据，该研究表明，背痛是一种很普遍的现象，与国家的整体财富水平无关。有 60%～70% 的受访者表示，他们一生中至少有过一次背痛。Duprin 疼痛报告[5]发现，在美国，背痛是仅次于头痛的第二大常见综合征。在 70 岁以上的男性和女性中，背痛的患病率分别达到 77.3% 和 81.7%。随着平均预期寿命的延长，这会是一个日益严重的问题。儿童和青少年的患病率虽低于成人，但比率也在逐渐上升[4, 7]。

在世界大部分地区，背痛是活动受限和工作缺勤的主要原因，给个人、家庭、社区、行业和政府带来了沉重的经济负担[7, 8]。欧洲已经进行了多项研究以评估腰痛的社会经济影响。在英国，背痛被认为是导致年轻人残疾的最常见原因，每年损失超过 1 亿个工作日。在瑞典，一项调查结果显示，因背痛而损失的工作日逐渐增加，从 1980 年的 700 万天增加到 1987 年的2800万天。在美国，因为背痛每年估计损失1.49亿个工作日[10]，每年总的治疗花费估计在1000～2000亿美元[11, 12]。世界范围内，背痛确实是一个令人担忧的经济负担。

背部肌肉和其他组成结构在背痛初期和随后发展为慢性背痛的过程中起着重要的作用。

- 椎间盘是位于相邻椎体间含水的弹性结构。其结构包括含有黏多糖成分的纤维环和一个封闭的中央髓核。椎间盘承受压缩、旋转和剪切应力，这些力的存在会导致纤维环撕裂或断裂，这可能是引起背痛的初始原因之一。椎间盘不再能部分或全部吸收日常活动产生的持续压力。此过程与年龄、体重、活动量、休息时间、湿冷等外部条件变化有关（图11–1）。椎间盘退变引起的继发性神经损伤可能是椎间盘源性疼痛产生的重要原因。
- 椎体排列的稳定性也至关重要。当椎体排列不齐而出现不同程度的脊柱滑脱（Ⅰ～Ⅳ度）时，椎间盘、椎间小关节和邻近组织上的总应力可能变得难以承受，并引起背痛（图11–2）。
- 椎小关节（关节突关节）是一种铰链式关节，参与脊柱的屈伸和扭转动作。这些关节的排列结构可使脊柱更加稳定。关节突关节几乎在不停地运动，随着时间的推移，通常会出现磨损或退化。当关节软骨磨损或撕裂时，软骨可能变薄甚至完全消失，导致关节软骨下骨损伤，引发骨刺过度生长和关节肿大，进而卡压在其下方走行的神经（图11–3）。骶髂关节慢性炎症也可能是产生慢性腰痛的原因。
- 机械性事故或全身性疾病（骨质疏松、骨髓瘤、肿瘤骨转移）导致的椎体压缩骨折可能引起局部生物力学改变，导致严重的慢性背痛（图11–4）。
- 肌筋膜疼痛。
- 椎管狭窄。

一、诊断

在诊断之初，有必要排除红色和黄色警示的

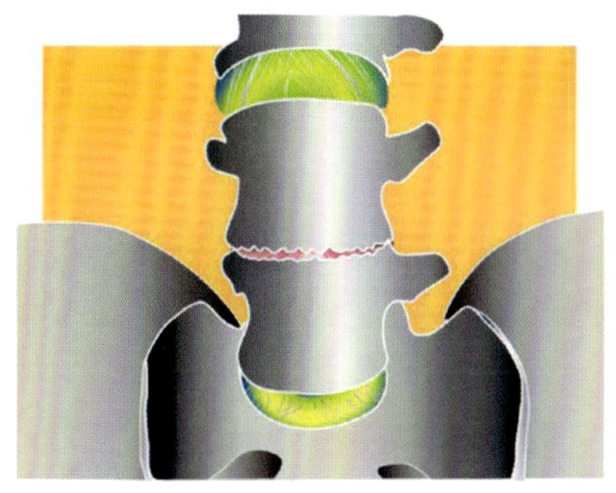

▲ 图 11–1　L_4/L_5椎间盘完全磨损，导致椎体自然融合

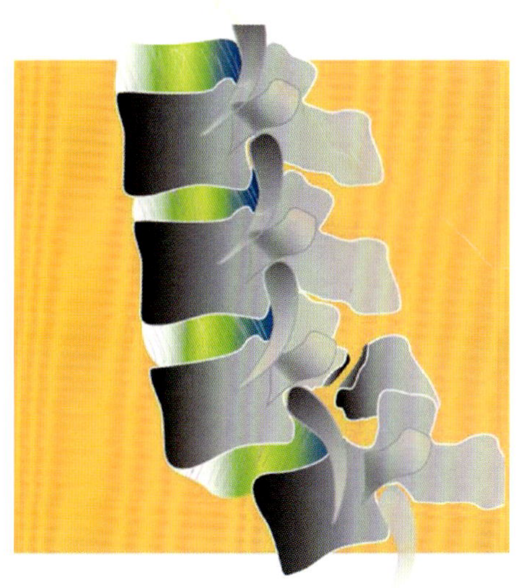

▲ 图 11–2　脊柱滑脱使得椎体排列不齐，椎间盘和邻近组织出现应力异常

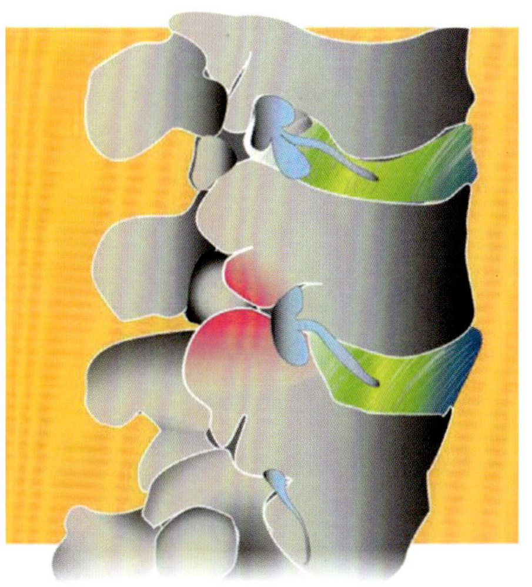

▲ 图 11–3　关节突关节退变导致神经根压迫和（或）椎管狭窄

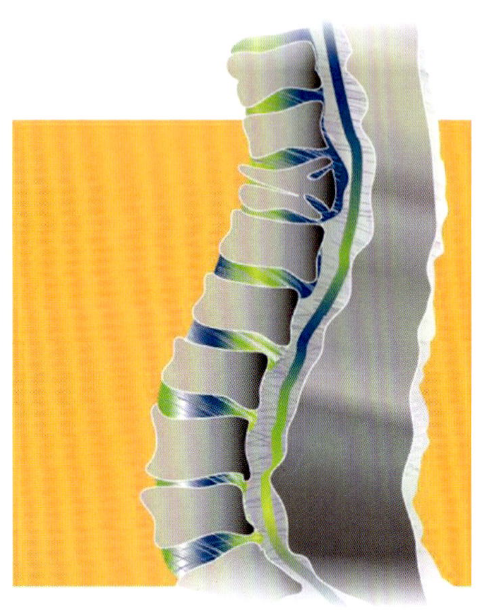

▲ 图 11-4 椎体压缩骨折在邻近组织上产生异常生物机械压力

情况，这些问题可能也会表现有慢性背痛。红色警示需要立即处理，黄色警示应尽可能视为背痛治疗的一部分。

红色警示

- 胸痛。
- 发热，不明原因的体重下降。
- 恶性肿瘤病史。
- 健康状态不佳或有其他疾病。
- 进行性神经功能障碍。
- 步态紊乱，鞍区麻木。

黄色警示

黄色警示情况是引起长期慢性疼痛和残疾的心理社会因素。

- 认为背痛有害或可能严重致残的消极态度。
- 恐惧回避行为和活动水平降低。
- 期望被动而非有益的主动治疗。
- 有抑郁、情绪低落、不爱交际的倾向。
- 社会或经济问题。

诊断是治疗背痛的基础。诊断需以临床评估为基础，并辅以放射学和其他检查，一开始详细了解症状和相关病史至关重要。随后需对患处进行仔细的临床检查，并对所涉及的皮节区进行评估。

必须对下肢进行全面的神经系统检查。根据所收集到的数据必要时安排不同的检查。金标准是单纯脊柱 X 线，这项检查能提供椎体情况（楔形骨折、峡部裂、脊柱侧弯、关节突关节骨关节炎改变）和椎间隙等信息。如果椎间隙缩小并伴有疼痛或神经刺激症状（特定皮节区的麻木、刺痛感），应进一步完善 MRI 以评估脊柱受累水平、椎间盘形状和椎间盘膨出或脱出的大小和位置。

背痛有几种易感因素。它们可以分为先前已存在的脊柱病变，伴随的医学和心理特征，以及社会和经济条件。

- 椎间盘脱水伴或不伴膨出或脱出、脊椎滑脱、强直性脊柱炎、椎体骨关节炎、脊柱侧弯、椎体骨质疏松性骨折均为致病因素。
- 焦虑、沮丧、压力、苦恼和愤怒。所有这些都经常产生背部肌肉痉挛，通常与缺乏高质量睡眠有关。此外，个体的疼痛阈值也可能会降低。
- 体力劳动往往是一个重要诱因。上举动作（尤其是举重物）、扭转、久站、长时间驾驶和久坐等都有负面影响，是导致长期背痛的重要因素。
- 其他因素（如经常暴露在潮湿和恶劣天气条件下）也有影响。此外，工作单调、对自己的工作缺乏控制力、对工作不满意、家庭问题等心理因素也会导致背痛综合征。
- 中枢敏化，特别是当神经根受到椎间盘突出、关节突关节和（或）黄韧带肥厚导致损害或压迫时，即便只是轻度的影响。
- 年龄也是导致退变不可避免的原因，与患者控制体重和身体活动的能力无关。

慢性背痛通常是这些易感因素的组合结果。

二、治疗

在没有红色警示和尽可能处理黄色警示的情况下，背痛初始治疗选择保守治疗，重点是尽可能地保持活动。具体来说，保守治疗取决于病情的严重程度和特点。

背痛急性发作期的治疗最初可通过短时间休息、应用非甾体抗炎药等方式缓解，如有需要，可以使用镇痛药，如对乙酰氨基酚[14]和（或）弱阿片类药物（可待因、二氢可待因等）。最近，针对单独使用对乙酰氨基酚镇痛受到了 Cochrane 审查的质疑[15]，该审查结论是，对急性和可能是慢性的背痛来说，使用对乙酰氨基酚的疗效并不比安慰剂更好。

应尽早温和地活动疼痛的肌肉区域，以避免局部肌肉发生僵硬。肌肉僵硬会增加急性背痛发作的时间和严重程度，并延长残疾时间。

如果背痛反复发作，管理就会变得更加复杂。首先，重要的是通过重复对下肢进行简单的神经系统检查来重新评估病情的严重程度，以了解是否存在腰椎主要神经根的受压情况，包括伴随皮节分布区射击样痛，可能伴随其他症状如麻木、针刺或酸麻，以及伴随的感觉异常和可能的运动功能减退。对脊柱旁的肌肉进行深部触诊以确定可能的压痛点也很重要。如果有任何神经根受累的表现，应行 MRI（如存在 MRI 检查禁忌，可行 CT）（表 11–1）。

如果有骨关节炎或骨质疏松史，那么脊柱 X 线应作为诊断的首选检查。有必要清楚了解潜在的脊柱状况、患者的日常活动、工作特征、个人的心理社会特征（表 11–2）。

慢性背痛对生存质量的干扰会影响患者的日常生活，往往引发抑郁和焦虑状态[16]。

所谓的替代技术，如针灸、经皮神经调节、经皮神经刺激器（trans-cutaneous-nerve-stimulator，TENS）的使用仍然存在，尽管文献报道其有效性证据相当有限[17–20]。一个主要问题是，针灸可能需要多次进行，在预算有限的情况下可能实施起来比较困难。

物理疗法在背痛的治疗中一直扮演着重要的角色，但很大程度上是建立在患者具有强烈意愿的情况下。"背痛学校"（Back School）是一项针对背痛人群的治疗计划，包括教育和锻炼。

然而，"背痛学校"对缓解慢性背痛的效果尚不确定（表 11–3）。一项系统性回顾分析结果显示，物理疗法在效果上没有明显差异或只有微小的优势[20]。尽管大多数证据的质量较低，但在"背痛学校"方法中有许多潜在的变种，涉及不同的锻炼和教育方法。

认知行为疗法和疼痛管理计划（pain management programmes，PMP）已用于复杂慢性背痛的治疗[21–23]。最近，正念疗法越来越受欢迎[24, 25]（表 11–4）。

背痛应使用镇痛药治疗，但使用时需谨慎。非甾体抗炎药似乎比对乙酰氨基酚更有效（Cochrane 综述[15]）。使用时间应不超过 1～2 周，注意药物使用禁忌（哮喘、COPD、严重心脏病、肾衰竭和抗凝血治疗）。弱阿片类药物（不同强度的可待因 / 二氢可待因）与对乙酰氨基酚的组合广泛用于初期镇痛，但长期效果有限。

加巴喷丁、普瑞巴林和阿米替林等辅助镇痛药主要用于慢性背痛，在英国基层医疗机构中也广泛使用。然而，目前关于此类药物的使用的证据有限，存在不良反应风险且缺少证据证明其有

表 11–1　急性背痛发作的初始药物治疗

NSAID	NSAID	NSAID	NSAID
	对乙酰氨基酚	对乙酰氨基酚	对乙酰氨基酚
		可待因等	
			丁丙诺啡等

表 11-2　建议对反复发作的背痛进行放射学检查

脊柱 X 线	脊柱 X 线	脊柱 X 线
	脊柱 CT	脊柱 MRI

表 11-3　慢性背痛的非药物治疗技术

TENS，针灸	理疗	背痛学校

表 11-4　复杂慢性背痛治疗的多学科技术

认知行为疗法	疼痛管理计划	正念疗法

效性[26]。

Atkinson 等[27]研究发现，普瑞巴林与安慰剂相比在无神经性因素的机械性腰痛患者中疼痛缓解并无差异。即使在个体受试者队列中，也没有观察到显著的统计学差异。普瑞巴林可能对伴有神经性因素的背痛患者更有效，如神经根损伤（表 11-5）。

强阿片类药物在治疗慢性背痛方面存在争议。在过去特别是在 20 世纪 80—90 年代，这些药物在一般慢性疼痛和非恶性背痛治疗中的使用大幅增加。目前，医生普遍认同应限制该类药物在非恶性慢性疼痛患者的使用，主要是因为阿片类药物使用的依赖性和致命不良反应病例增加、药物诱导痛觉过敏和其他严重的长期不良反应[28-32]（表 11-6）。

具有双重作用（阿片受体和血清素能激动药）的药物也被广泛使用，特别是曲马多。他喷他多作为较新的“双重作用激动药”似乎有更好的药物特性和疗效[33-35]（表 11-7）。

在一些患者中，常规治疗不能提供足够的疼痛缓解或生存质量的改善。介入治疗方案（脊柱注射）可在背痛治疗中发挥作用。间隔 8～10 周进行触发点注射（trigger point injections，TPI）能够在有限时间内提供疼痛缓解，但平均 6～8 周后症状可能会复发[36]。一般来说，该治疗方案能够确保大约 6 个月的有效性。这种技术的另一个优点是非常安全。注射的活性药物通常是甲泼尼龙[34]（图 11-5），其他基于可的松的药物也被广泛使用。

表 11-5　慢性背痛的辅助镇痛药

三环类抗抑郁药	抗惊厥药物	SNRI
阿米替林等	加巴喷丁、普瑞巴林等	度洛西汀等

表 11-6　用于慢性背痛的强阿片类药物

强阿片类药物
吗啡、羟考酮、芬太尼等

表 11-7　用于慢性背痛的双重作用机制镇痛药

双重作用机制镇痛药
曲马多、他喷他多

在某些情况下，干针针刺肌肉僵硬点可能与类固醇注射一样有效。

如果通过下肢神经学检查和 MRI 检查发现椎间盘膨出，并且背痛与腰椎神经根病引起的特定皮节区疼痛相关，则可在透视引导下行腰椎硬膜外腔注射（lumbar epidural injections，LEI）或腰脊神经根注射（lumbar root injections，LRI）[37-39]（图 11-6 和图 11-7）。

椎小关节炎症可能是背痛的根源。遗憾的是，椎小关节引起的疼痛没有可靠的临床评估指标。过去，关节突关节注射是为了诊断目的。Nice 不再支持此操作[40]。脊神经后内侧支射频去神经化在治疗背痛中仍有一席之地[40-43]。

更进阶的手术也有明确的适应证，如脊髓电刺激[44, 45]、外周神经刺激、神经调控[46]或椎间盘源性疼痛的治疗。

三、病例报道 1

患者 FD，男性，50 岁，转诊至疼痛科。患

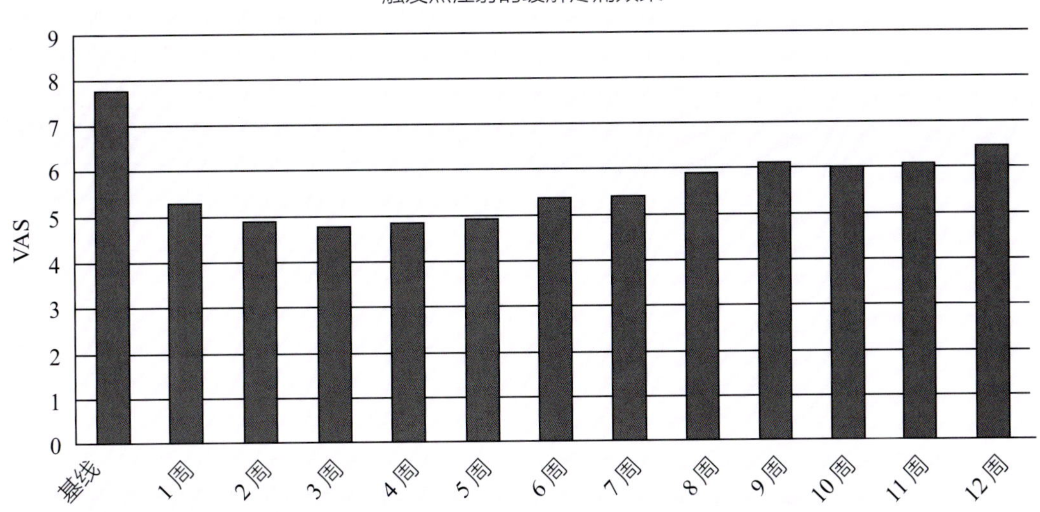

▲ **图 11-5 视觉模拟评分显示触发点注射超过 12 周的镇痛效果**

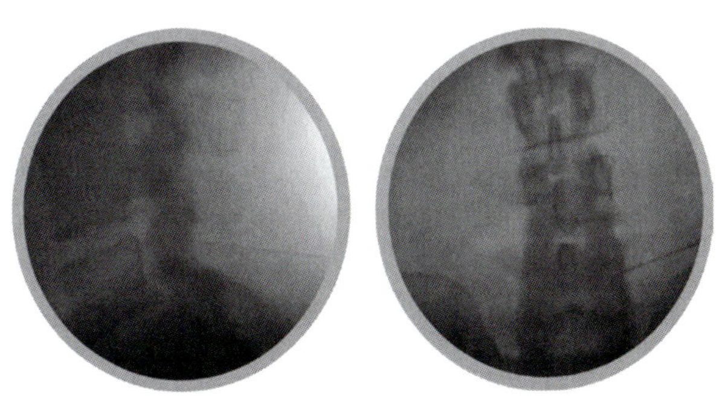

▲ **图 11-6 腰脊神经根注射时穿刺针所在位置，前后位和侧位视图**

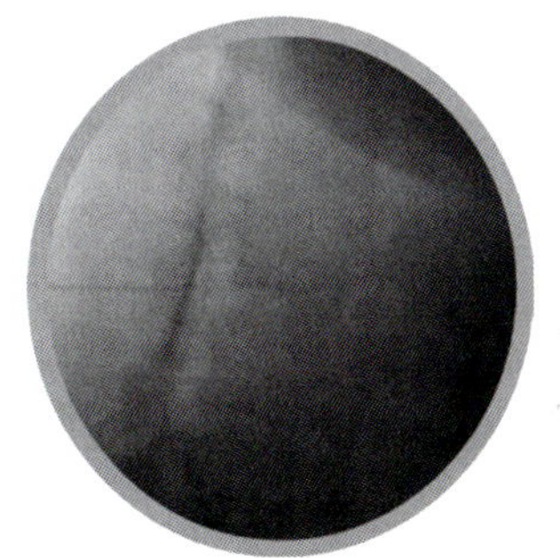

▲ **图 11-7 侧位片显示腰椎硬膜外腔注射后对比剂的扩散情况**

者主诉持续慢性腰痛，下肢无任何神经根病。他是个喜动的人，每天都骑自行车。他的 BMI 为 21.6kg/m^2。患者主诉清晨腰部严重僵硬感，隐隐作痛，在傍晚和晚上加重。他曾经服用过非甾体抗炎药，但后来出现过敏反应就停药了。他不愿意服用弱阿片类药物，主要是因为不良反应，特别是便秘和嗜睡。他曾多次去看全科医生，接受了不同的镇痛药，效果不佳。他还接受了物理治疗，仍无明显疗效。

下肢神经系统检查未发现外周敏感性、运动和反射异常。然而，在谈到个人史时，提到他在15—35 岁一直是一名常规橄榄球运动员，并且遭受过几次背部外伤。胸腰椎 MRI 显示 T_{12} 椎体陈旧性压缩骨折，L_5 椎间盘完全脱水，L_5 与骶骨椎间隙塌陷。

他背痛的原因找到了。而他的生活方式对体力要求很高。每天自我感觉良好地骑着他的专业自行车。我和他谈了很久，详细解释了 MRI 和神经系统检查的结果，以及它们的意义。然后，我提出了我认为最合适的治疗策略。

他背痛的治疗建议如下。

- 把专业自行车换成有柔软悬挂和鞍座的业余自行车。
- 每周游泳 3～4 次。
- 开始练习瑜伽。
- 在背部压痛区使用经皮神经刺激器，首先在早上进行，然后在一天中额外选择少量的时间再做一次，每次大约 2h。

患者同意该计划并实施了以上治疗策略。他的背痛不再是一个问题，他从疼痛科出院并回到他的全科医生那里。基本上，患者需要详细解释他的病情和量身定制的疼痛治疗策略。

四、病例报道 2

患者 MMC，女性，57 岁，由她的全科医生（general practitioner，GP）转诊至疼痛科。既往有克罗恩病史，多年来需进行多次腹部手术。在转诊至疼痛诊所的 3 年前，她接受了开放式胆囊切除术，术后 8 个月出现了严重的疼痛，特别是与体力活动相关的疼痛，位于右上腹部，放射至下胸椎和腰背部上方。全科医生和外科医生对患者进行了全面检查，未发现任何病变。

受累区域神经系统检查未显示任何异常，整个疼痛区域和手术瘢痕的敏感性正常。最可能的诊断是胆囊切除后的内脏幻觉痛。患者既往接受过治疗神经病理性疼痛的药物，但由于镇痛效果有限，再加上药物不良反应的影响（主要表现为嗜睡），因此她决定停止服用此类药物。

该患者疼痛产生原因的一个明确解释是外周和中枢调节机制引起的内脏幻觉痛，这与截肢后的幻肢痛类似，有助于患者了解她的疾病特征。

患者需要了解为何在多次腹部手术治疗克罗恩病后并未出现此问题，相反，在胆囊切除术后出现了这种特定的局部疼痛。在充分解释了她的症状后，她已经准备好应对这种疼痛。结果是患者获得了满意的治疗效果并顺利出院。

五、病例报道 3

患者 CM，男，73 岁，因长期机械性腰痛和右下肢根性疼痛就诊于疼痛科。该患者腰痛数年，最近在 L_4/L_5 和 L_5/S_1 分布区出现了严重的右侧神经根性疼痛。转诊后不久完善 MRI，结果显示多节段腰椎间盘脱水表现，其中 L_4 和 L_5 节段尤为明显，这些节段的椎间盘突出导致椎间孔狭窄，右侧更明显，伴有关节突关节肥大，并产生神经根压迫。在转诊到疼痛科之前，他尝试过不同的疼痛治疗策略，但没有取得明显的效果，反而在某些情况下引发严重的不良反应。他尝试了一长串基于阿片类药物的镇痛药物，结合了辅助镇痛药物。但主要问题是，一旦药物剂量增加到较高水平，就会出现不良反应。

除患有帕金森病和原发性高血压外，患者的健康状况良好。

在透视引导下，计划进行一个疗程的右侧腰脊神经根甲泼尼龙注射。患者连续接受了 3 次 LRI，间隔时间为 8 周。这种治疗方案非常有效地使患者的疼痛得到了缓解。随访 6 个月后，疼痛改善仍然显著。辅助保守治疗方案为氯硝西泮 0.5mg，硫酸奎宁 300mg，均夜间服用；普瑞巴林 75mg，每天 2 次。

患者 CM 目前每 6 个月会到门诊复查一次。

参考文献

[1] Anderson RT. An orthopaedic ethnography in rural Nepal. Med Anthropol. 1984;8:46-59.
[2] Juniper M, Le TK, Mladis D. The epidemiology, economic burden, and pharmacological treatment of chronic low back pain in France, Germany, Italy, Spain, and the UK: a literature-based review. Expert Opin Pharmacother. 2009; 10(16):2581-92.
[3] Stubbs B, Korangi A, Thompson T, Veronese N, Carvalho

AF, Solomon M, Miesha J, Schofield P, Cresco T, Wilson N, Namport D. The epidemiology of back pain and its relationship with depression, psychosis, anxiety, sleep disturbances, and stress sensitivity: data from 43 low and middle-income countries. Gen Hosp Psychiatry. 2016;43:63-70.

[4] Balague F, Troussier B, Salminen JJ. Non-specific low back pain in children and adolescents: risk factors. Eur Spine J. 1999;8:429-38.

[5] Taylor H, Curran NM. The Duprin pain report. New York: Louis Harris and Associates; 1985. p. 1-233.

[6] Makris UE, Frenkel L, Han L, Leo-Summers L, Gill TM. Epidemiology of restricting back pain in community living older persons. J Am Geriatr Soc. 2011;59(4):610-4.

[7] Taimela S, Kujala UM, Salminen JJ, Viljanen T. The prevalence of low back pain among children and adolescents: a nationwide, cohort-based questionnaire survey in Finland. Spine. 1997;22:1132-6.

[8] Andersson GBJ. The epidemiology of spinal disorders. In: Frymoyer JW, editor. The adult spine: principles and practice. Philadelphia: Lippincott-Raven; 1997. p. 93-141.

[9] Croft P, et al. The prevalence and characteristics of chronic widespread pain in the general population. J Rheumatol. 1993;20:710-3.

[10] Guo HR, Tanaka S, Halperin WE, Cameron LL. Back pain prevalence in US industry and estimates of lost workdays. Am J Public Health. 1999;89(7):1029-35.

[11] Katz JN. Lumbar disc disorders and low-back pain: socioeconomic factors and consequences. J Bone Joint Surg Am. 2006;88(suppl 2):21-4.

[12] Rubin DI. Epidemiology and risk factors for spine pain. Neurol Clin. 2007;25(2):353-71.

[13] Samanta J, Kendall J, Samanta A. Chronic low back pain. BMJ. 2003;326:535-542.G.

[14] Ostojic P, Radunovic G, Lazovic M, Tomanovic-Vujadinovic S. Ibuprofen plus paracetamol versus ibuprofen in acute low back pain: a randomized open label multicenter clinical study. Acta Reumatol Port. 2017;42(1):18-25.

[15] Saragiotto BT, Machado GC, Ferreira ML, Pinheiro MB, Abdel Shaheed C, Maher CG. Paracetamol for low back pain. Cochrane Database Syst Rev. 2016, 2016;(6):CD012230.

[16] Fernandez M, Colodro-Conde L, Hartvigsen J, Ferreira ML, Refshauge KM, Pinheiro MB, Ordonana JR, Ferreira PH. Chronic low back pain and the risk of depression or anxiety symptoms: insights from a longitudinal twin study. Spine J. 2017;17(7):905-12.

[17] Khadilkar A, Odebiyi DO, Brosseau L, Wells GA. Transcutaneous electrical nerve stimulation (TENS) versus placebo for chronic low-back pain. Cochrane Database Syst Rev. 2008; (4): CD003008.

[18] Johnson MI, Jones G. Transcutaneous electrical nerve stimulation: current status of evidence. Pain Manag. 2017; 7(1): 1-4.

[19] Trigkilidas D. Acupuncture therapy for chronic lower back pain: a systematic review. Ann R Coll Surg Engl. 2010;92(7):595-8. https://doi.org/10.1308/003588410X12699663904196.

[20] Wise J. NICE recommends exercise and not acupuncture for low back pain. BMJ. 2016;352:i1765. https://doi.org/10.1136/bmj.i1765.

[21] Andersen LN, Juul-Kristensen B, Sørensen TL, Herborg LG, Roessler KK, Søgaard K. Longer term follow-up on effects of tailored physical activity or chronic pain self-management programme on return-to-work: a randomized controlled trial. J Rehabil Med. 2016;48(10):887-92. https://doi.org/10.2340/16501977-2159.

[22] Gregg CD, Hoffman CW, Hall H, McIntosh G, Robertson PA. Outcomes of an interdisciplinary rehabilitation programme for the management of chronic low back pain. J Prim Health Care. 2011;3(3):222-7.

[23] van Hooff ML, van der Merwe JD, O'Dowd J, Pavlov PW, Spruit M, de Kleuver M, van Limbeek J. Daily functioning and self-management in patients with chronic low back pain after an intensive cognitive behavioral programme for pain management. Eur Spine J. 2010;19(9):1517-26. https://doi.org/10.1007/s00586-010-1435-5.

[24] Cherkin DC, Sherman KJ, Balderson BH, Cook AJ, Anderson ML, Hawkes RJ, Hansen KE, Turner JA. Effect of mindfulness-based stress reduction vs cognitive behavioral therapy or usual care on back pain and functional limitations in adults with chronic low back pain: a randomized clinical trial. JAMA. 2016;315(12):1240-9. https://doi.org/10.1001/jama.2016.2323.

[25] Bawa FL, Mercer SW, Atherton RJ, Clague F, Keen A, Scott NW, Bond CM. Does mindfulness improve outcomes in patients with chronic pain? Systematic review and meta-analysis. Br J Gen Pract. 2015;65(635):e387-400. https://doi.org/10.3399/bjgp15X685297.

[26] Shanthanna H, Gilron I, Rajarathinam M, AlAmri R, Kamath S, Thabane L, Devereaux PJ, Bhandari M. Benefits and safety of gabapentinoids in chronic low back pain: a systematic review and meta-analysis of randomized controlled trials. PLoS Med. 2017;14(8):e1002369. https://doi.org/10.1371/journal.pmed.1002369.

[27] Atkinson JH, Slater MA, Caparelli EV, et al. A randomized controlled trial of gabapentin for chronic low back pain with and without a radiating component. Pain. 2016;157:1499-503.

[28] Bohnert AS, Valenstein M, Bair MJ, Ganoczy D, McCarthy JF, Ilgen MA, Blow FC. Association between opioid prescribing patterns and opioid overdose-related deaths. JAMA. 2011; 305(13):1315-21. https://doi.org/10.1001/jama.2011.370.

[29] Darnall BD, Stacey BR, Chou R. Medical and psychological risks and consequences of long-term opioid therapy in women. Pain Med. 2012;13(9):1181-211. https://doi.org/10.1111/j.1526-4637.2012.01467.x.

[30] Phillips JK, Ford MA, Bonnie RJ. Pain management and the opioid epidemic: balancing societal and individual benefits and risks of prescription opioid use. Washington, DC: National Academies Press; 2017.

[31] Miller M, Barber CW, Leatherman S, Fonda J, Hermos JA, Cho K, Gagnon DR. Prescription opioid duration of action and the risk of unintentional overdose among patients receiving opioid therapy. JAMA Intern Med. 2015;175(4):608-15. https://doi.org/10.1001/jamainternmed.2014.8071.

[32] Edlund MJ, Martin BC, Devries A, Fan MY, Braden JB, Sullivan MD. Trends in use of opioids for chronic noncancer pain among individuals with mental health and substance use disorders: the TROUP study. Clin J Pain. 2010;26(1):1-8. https://doi.org/10.1097/AJP.0b013e3181b99f35.

[33] Sánchez Del Águila MJ, Schenk M, Kern KU, Drost T, Steigerwald I. Practical considerations for the use of tapentadol prolonged release for the management of severe chronic pain. Clin Ther. 2015;37(1):94-113. https://doi.org/10.1016/j.clinthera.2014.07.005.

[34] Hofmann JF, Lal A, Steffens M, Boettger R. Patient-relevant outcomes and health-related quality of life in patients with chronic, severe, noncancer pain treated with tapentadol prolonged release-using criteria of health technology assessment. J Opioid Manag. 2016;12(5):323-31. https://doi.org/10.5055/jom.2016.0349.

[35] Afilalo M, Morlion B. Efficacy of tapentadol ER for managing moderate to severe chronic pain. Pain Physician. 2013;16(1):27-40.

[36] Ayob F, Liu M, di Vadi P. Myofascial Trigger point injection for chronic lower back pain (Poster). European Acute and Chronic Joint Pain Symposium, Dubrovnik, 2016.

[37] Sencan S, Ozcan-Eksi EE, Cil H, Tay B, Berven S, Burch S, Deviren V, Demir-Deviren S. The effect of transforaminal epidural steroid injections in patients with spondylolisthesis. J Back Musculoskelet Rehabil. 2017;30(4):841-6. https://doi.org/10.3233/BMR-160543.

[38] Taskaynatan MA, Tezel K, Yavuz F, Tan AK. The effectiveness of transforaminal epidural steroid injection in patients with radicular low back pain due to lumbar disc herniation two years after treatment. J Back Musculoskelet Rehabil. 2015;28(3):447-51. https://doi.org/10.3233/BMR-140539.

[39] Altun I, Yuksel KZ. Impact of position on efficacy of caudal epidural injection for low back pain and radicular leg pain due to central spinal stenosis and lumbar disc hernia. J Korean Neurosurg Soc. 2017;60(2):205-10. https://doi.org/10.3340/jkns.2016.0405.007.

[40] Al-Najjim M, Shah R, Rahuma M, Gabbar OA. Lumbar facet joint injection in treating low back pain: radiofrequency denervation versus SHAM procedure. Systematic review. J Orthop. 2017;15(1):1-8. https://doi.org/10.1016/j.jor. 2017.10.001.

[41] Leggett LE, Soril LJ, Lorenzetti DL, Noseworthy T, Steadman R, Tiwana S, Clement F. Radiofrequency ablation for chronic low back pain: a systematic review of randomized controlled trials. Pain Res Manag. 2014;19(5):e146-53.

[42] Falco FJ, Manchikanti L, Datta S, Sehgal N, Geffert S, Onyewu O, Singh V, Bryce DA, Benyamin RM, Simopoulos TT, Vallejo R, Gupta S, Ward SP, Hirsch JA. An update of the effectiveness of therapeutic lumbar facet joint interventions. Pain Physician. 2012;15(6):E909-53.

[43] Van Zundert J, Vanelderen P, Kessels A, van Kleef M. Radiofrequency treatment of facetrelated pain: evidence and controversies. Curr Pain Headache Rep. 2012;16(1):19-25. https://doi.org/10.1007/s11916-011-0237-8.

[44] Deckers K, De Smedt K, Mitchell B, Vivian D, Russo M, Georgius P, Green M, Vieceli J, Eldabe S, Gulve A, van Buyten JP, Smet I, Mehta V, Ramaswamy S, Baranidharan G, Sullivan R, Gassin R, Rathmell J, Gilligan C. New therapy for refractory chronic mechanical low back pain-restorative neurostimulation to activate the lumbar multifidus: one year results of a prospective multicenter clinical trial. Neuromodulation. 2018;21(1):48-55.

[45] Grider JS, Manchikanti L, Carayannopoulos A, Sharma ML, Balog CC, Harned ME, Grami V, Justiz R, Nouri KH, Hayek SM, Vallejo R, Christo PJ. Effectiveness of spinal cord stimulation in chronic spinal pain: a systematic review. Pain Physician. 2016;19(1):E33-54.

[46] Verrills P, Russo M. Peripheral nerve stimulation for back pain. Prog Neurol Surg. 2015;29:127-38.

第 12 章　带状疱疹后神经痛

Postherpetic Neuralgia

Christine El-Yahchouchi　Antoun Nader　著

李　涵　译　　冯智英　校

一、病因

带状疱疹后神经痛（postherpetic neuralgia，PHN）是一种由水痘 – 带状疱疹病毒（varicella-zoster virus，VZV）引起的常见的神经病理性疼痛综合征。儿童时期初次感染 VZV 往往引起全身性感染，即水痘，然后该病毒潜伏在脊髓背根神经节或脑神经中，当免疫力受损或年老体弱时，病毒再次被激活，导致带状疱疹（herpes zoster，HZ）[3, 5]。

北美 90%～95% 的人群中 VZV 血清检测呈阳性，具有罹患带状疱疹和 PHN 的风险 [3, 6]。

带状疱疹的临床特征是受累皮肤区域出现疱疹和神经病理性疼痛，有的患者先出现疼痛再出现典型皮疹，有的则先出现皮疹。典型皮疹为受损皮肤区域首先出现丘疹，然后逐渐发展为水疱，2～4 周后结痂愈合 [1]，最后多数转变为瘢痕和皮肤色素沉着改变。

PHN 定义尚不统一，目前采用的是“急性皮疹后疼痛持续超过 3 个月”。最初的皮疹消退后，极少数 PHN 病程长达数月甚至数年 [7]。PHN 发生率为 9%～34%，调研者采用的 PHN 定义不同其发生率也不同 [8]。PHN 是神经痛的第三大原因，仅次于慢性神经根性疼痛和糖尿病性神经病变。

先前的研究已证实疼痛的原因来自病毒重新激活引起的炎症反应，继而神经脱髓鞘、轴突变性和纤维化，进一步导致受损神经元通道和受体（如钠通道、TPRV1 和肾上腺受体）的过度表达，使得疼痛特异性纤维敏化，最终表现为患者在没有伤害性刺激时也出现持续性疼痛。

二、诊断

PHN 的诊断基于临床症状、体征和危险因素。年龄、免疫抑制、自身免疫性疾病和性别是 PHN 发生发展的潜在危险因素。年龄大于 60 岁和女性是 PHN 易感的危险因素之一 [9]。另外一些观点认为，皮疹急性期疼痛的强度及其持续时间、三叉神经眼支的受累也是 PHN 发生发展的危险因素 [10]。

疼痛可出现在急性水痘 – 带状疱疹之前、期间或之后。疼痛的特点具有区域局限性，沿着受损皮肤神经支配区域分布，但不会越过前后中线。疼痛性质为典型的神经病理性疼痛表现，即瘙痒、烧灼感或搏动性疼痛，轻轻触碰时疼痛加重。具有带状疱疹病史是诊断 PHN 的有力证据和前提，但某些情况下，难以判断的皮疹使带状疱疹的诊断变得更加困难。利用聚合酶链反应（polymerase chain reaction，PCR）检测皮损区域渗出液中的病毒 DNA 是最敏感和最具特异性的实验室检查，利用此技术可在某些特殊情况下帮助明确诊断。其他的辅助检查包括直接荧光抗体染色、免疫过氧化物酶染色[11]、组织病理学和Tzanck涂片同样也助于明确诊断。

在某些特殊病例（如无疹型带状疱疹）中，疼痛可能是唯一的临床表现，却因无皮疹使诊断变得扑朔迷离。

除疼痛之外，PHN患者往往伴随有认知障碍、睡眠障碍和心理障碍，因此治疗时仅仅关注于解决疼痛问题是远远不够的。

体格检查有助于PHN明确诊断。急性带状疱疹受累区域遗留的皮肤瘢痕是诊断PHN的有力证据[12]。由于中枢及外周敏化，痛觉过敏和触诱发痛是PHN常见的临床表现和体征。部分患者同时伴随受损皮肤区域的感觉减退或麻木。

需要指出的是，从皮疹出现到受累区域皮损结痂期间，带状疱疹具有高度传染性[13]。

众所周知，带状疱疹最常受累的是肋间神经、三叉神经（其眼支最多见），而累及尺神经[14]和C_6神经根相对少见。Jason团队报道了一例有意思的病例，一名女性患者在接受颈前路椎间盘切除融合术（anterior cervical diskectomy and fusion，ACDF）后恢复良好，但6个月后再次出现了与颈椎椎管狭窄所致C_6神经根受累相一致的临床表现。而后不久，皮肤出现了沿C_6神经分布区的特征性皮疹，被诊断为带状疱疹。该患者后来发展为PHN，其受累皮疹区疼痛持续超过2年以上。

三、治疗

（一）预防

传统上使用的VZV疫苗和带状疱疹疫苗是减毒活疫苗，因此不能用于免疫缺陷患者。多项研究表明，VZV疫苗的有效性随着年龄的增长而下降。尽管其有效性和作用时间尚不明确，2014年美国免疫实践咨询委员会（Advisory Committee on Immunization Practices，ACIP）建议60岁以上老年人接种VZV减毒活疫苗以预防带状疱疹。

近期研发成功了一种含非活性VZV糖蛋白亚单位抗原AS01B的实验性重组疫苗－带状疱疹亚单位疫苗。一项随访3.2年，受试者包含50岁及以上成年（ZOE 50）接受疫苗或安慰剂的临床研究结果显示，带状疱疹亚单位疫苗对带状疱疹预防有效率达96%。针对70岁以上（ZOE 70）受试者的类似研究仍在进行中。美国食品药品管理局（American Food and Drug Administration，FDA）最近批准50岁以上成人接种Shingrix重组亚单位疫苗用于预防带状疱疹。此后，ACIP修订了以前的建议，并投票赞成使用Shingrix重组亚单位疫苗而不是传统的Zostavax减毒活疫苗。

（二）临床治疗

带状疱疹的直接病因是VZV的重新激活，因此防治PHN的关键是预防带状疱疹的发生。带状疱疹急性期多模式治疗方案包括抗病毒药物、外用药物、膜稳定剂、皮质类固醇激素、白细胞介素（如重组人类白细胞介素-2）和硬膜外注射（含或不含类固醇）。上述治疗药物和（或）方法均未被证实能有效防治PHN。其中，带状疱疹急性期口服抗病毒药物，特别是出现疱疹72h内开始服用可缩短带状疱疹疼痛持续时间[2, 15]。

目前抗病毒药物分为两类：第一类是依赖病毒磷酸化激活的核苷类似物，如阿昔洛韦、泛昔洛韦和伐昔洛韦；第二类是不依赖于病毒磷酸化的药物，如膦甲酸、阿糖腺苷和西多福韦。对于减轻带状疱疹急性症状，泛昔洛韦优于伐昔洛韦[16]。

2015年IASP提出，同任何复杂综合征一样，神经病理性疼痛综合征的治疗必须采用多模式治疗和多学科联合方案。

治疗神经病理性疼痛的一线用药包括加巴喷丁、普瑞巴林、三环类抗抑郁药（tricyclic antidepressants，TCA）、5-羟色胺和去甲肾上腺素再摄取抑制药（serotonin-norepinephrine reuptake inhibitors，SNRI）。由于缺乏有效性的证据支持，不推荐单独使用SNRI治疗PHN。如果患者不耐受增加单种药物的剂量，建议采用多种药物联合治疗的阶梯治疗方案。

治疗神经病理性疼痛的二线用药包括利多卡因贴剂（5%）或辣椒素贴剂（8%）贴敷疼痛区域60min，以及使用曲马多。由于药物之间存在潜在的相互作用，联合使用曲马多与抗抑郁药物，尤其是5-羟色胺活性药物时应谨慎。对于不能耐受一线治疗药物不良反应的老年患者，利多卡因贴剂因其具有较高的安全性可作为一线治疗药物。最后，IASP推荐阿片类药物和A型肉毒杆菌毒素作为三线治疗用药。阿片类药物已被证实能有效控制疼痛，但出于用药安全性考虑，仍将其列为三线治疗用药[4]。

（三）介入治疗

目前带状疱疹神经痛介入治疗的证据质量较低，尚未达到普遍共识，包括脊髓电刺激、深部脑刺激、鞘内药物输注、肋间神经冷冻消融/脉冲射频治疗等。此外，IASP不建议使用交感神经阻滞或鞘内注射治疗PHN。

（四）脊髓电刺激

部分学者认为，SCS可能对部分而非完全性传入神经抑制的带状疱疹后神经痛病例有帮助。急性疼痛期间的临时刺激可能减轻疼痛，并预防持续性疱疹后疼痛[1]。

在接受SCS治疗的PHN患者中，有47.1%的患者能获得长期疼痛缓解[17]，SCS和周围神经刺激可能是一种有效防治PHN的治疗手段，但需要进一步的研究来证明其疗效。

（五）深部脑刺激

有研究发现对侧脑室周围灰质区和丘脑后外侧核进行深部脑刺激可缓解PHN[18]。另外一些研究也表明，对初级运动皮层（primary motor cortex，M1）进行高频重复经颅磁刺激可以有效治疗慢性疼痛综合征[19]。

将上述方法纳入治疗PHN序贯治疗方案仍存在不少争议。因此，仅建议用于保守治疗无效的顽固性疼痛患者。

（六）鞘内和硬膜外注射

一项随机对照试验表明，脊髓鞘内注射皮质类固醇激素能有效缓解PHN症状。然而，另外一项试验却未能复制其有效的结果[3]。一项Meta分析结果显示，硬膜外注射类固醇激素可以减轻急性带状疱疹疼痛，但不能预防持续性PHN[20]。

参考文献

[1] Koshy E, Mengting L, Kumar H, Jianbo W. Epidemiology, treatment and prevention of herpes zoster: a comprehensive review. Indian J Dermatol Venereol Leprol. 2018;84(3):251-62. https://doi.org/10.4103/ijdvl.IJDVL_1021_16.

[2] Jalali MH, Ansarin H, Soltani-Arabshahi R. Broad-band ultraviolet B phototherapy in zoster patients may reduce the incidence and severity of postherpetic neuralgia. Photodermatol Photoimmunol Photomed. 2006;22(5):232-7.

[3] Johnson RW, Rice AS. Clinical practice. Postherpetic neuralgia. N Engl J Med. 2014;371(16):1526-33. https://doi.org/10.1056/NEJMcp1403062.

[4] Hadley GR, Gayle JA, Ripoll J, Jones MR, Argoff CE, Kaye RJ, Kaye AD, Hadley GR. Postherpetic neuralgia a review. Curr Pain Headache Rep. 2016;20(3):17. https://doi.org/10.1007/s11916-016-0548-x.

[5] Hope-Simpson RE. Postherpetic neuralgia. J R Coll Gen Pract. 1975;25(157):571-5.

[6] Johnson RW. Herpes zoster and postherpetic neuralgia. Expert Rev Vaccines. 2010;9(3 Suppl):21-6. https://doi.org/10.1586/erv.10.30.

[7] Feller L, Khammissa RAG, Fourie J, Bouckaert M, Lemmer J. Postherpetic neuralgia and trigeminal neuralgia. Pain Res Treat. 2017;2017:1681765. https://doi.org/10.1155/2017/1681765.

[8] van Wijck AJ, Opstelten W, Moons KG, van Essen GA, Stolker RJ, Kalkman C, et al. The PINE study of epidural steroids and local anaesthetics to prevent postherpetic neuralgia: a randomised controlled trial. Lancet. 2006;367(9506):219-24.

[9] Forbes HJ, Bhaskaran K, Thomas SL, Smeeth L, Clayton T, Mansfield K, et al. Quantification of risk factors for postherpetic neuralgia in herpes zoster patients: a cohort study. Neurology. 2016;87(1):94-102. https://doi.org/10.1212/WNL.0000000000002808.

[10] Jung BF, Johnson RW, Griffin DR, Dworkin RH. Risk factors for postherpetic neuralgia in patients with herpes zoster. Neurology. 2004;62(9):1545-51.

[11] O'Connor KM, Paauw DS. Herpes zoster. Med Clin North Am. 2013;97(4):503-22, ix. https://doi.org/10.1016/j.mcna.2013.02.002.

[12] Chen N, Li Q, Yang J, Zhou M, Zhou D, He L. Antiviral treatment for preventing postherpetic neuralgia. Cochrane Database Syst Rev. 2014;(2):CD006866. https://doi.org/10.1002/14651858. CD006866.pub3.

[13] Seward J, Jumaan A. VSV: persistence in the population. In: Human herpesviruses: biology, therapy, and immunoprophylaxis. Cambridge: Cambridge University Press; 2007.

[14] Cukic V. The uncommon localization of herpes zoster. Med Arch. 2016;70(1):72-5. https://doi.org/10.5455/medarh.2016.70.72-75.

[15] Watson CP. Herpes zoster and postherpetic neuralgia. CMAJ. 2010;182(16):1713-4. https://doi.org/10.1503/cmaj.101409.

[16] Ono F, Yasumoto S, Furumura M, Hamada T, Ishii N, et al. Comparison between famciclovir and valacyclovir for acute pain in adult Japanese immunocompetent patients with herpes zoster. J Dermatol. 2012;39(11):902-8. https://doi.org/10.1111/j.1346-8138.2012. 01584.x.

[17] Kurklinsky S, Palmer SC, Arroliga MJ, Ghazi SM. Neuromodulation in postherpetic neuralgia: case reports and review of the literature. Pain Med. 2017;19:1237. https://doi.org/10.1093/pm/pnx175.

[18] Green AL, Nandi D, Armstrong G, Carter H, Aziz T. Post-herpetic trigeminal neuralgia treated with deep brain stimulation. J Clin Neurosci. 2003;10(4):512-4.

[19] Ma SM, Ni JX, Li XY, Yang LQ, Guo YN, Tang YZ. High-frequency repetitive transcranial magnetic stimulation reduces pain in postherpetic neuralgia. Pain Med. 2015; 16(11):2162-70. https://doi.org/10.1111/pme.12832.

[20] Chen N, Yang M, He L, Zhang D, Zhou M, Zhu C. Corticosteroids for preventing postherpetic neuralgia. Cochrane Database Syst Rev. 2010;(12):CD005582. https://doi.org/10.1002/14651858.CD005582.pub3.

第13章 神经病理性疼痛：复杂性区域疼痛综合征

Neuropathic Pain: Complex Regional Pain Syndrome (CRPS)

Mansoor M. Aman　Ammar Mahmoud　Taruna Waghray-Penmetcha　著
马云龙　译　　李水清　校

慢性疼痛影响着1亿美国人[1]，分为神经病理性、伤害性（躯体性和内脏性）和交感神经性疼痛。关于复杂性区域疼痛综合征的流行病学研究很少。梅奥诊所的一份区域性报道回顾性调查了1989—1999年的106 470名人群中Ⅰ型CRPS的发病率和患病率。结果显示，疾病的年发病率为5.46/10万人，危险期年患病率为20.57/10万人。其中，女性：男性比例为4：1，中位发病年龄为46岁。骨折被认为是最常见的诱因（46%），大多数患者（>80%）的诊断检查包括三相骨扫描和自主神经测试[2]。对1996—2005年数据的回顾性调查结果显示，疾病的年发病率更高，为26.2/10万人，女性：男性比例为3：1[3]。

各种慢性疼痛疾病的累计经济负担估计为6350亿美元[4]。虽然CRPS的患病率仅占该患者人群的1.2%[5]，但由于该病诊断困难、治疗方案多样、慢性药物的使用费用，使其与显著的发病率和财务影响有关。对疾病做出正确诊断通常具有挑战性，患者经常会被误诊为广泛性疼痛障碍、纤维肌痛和其他各种疼痛障碍。研究表明，在正式诊断CRPS之前的3年里，医疗费用花销约为15 000美元。CRPS诊断后8年的平均费用超过55 000美元，包括住院、门诊和处方等花费[6]。这还不包括工作时间损失、共病状况和相关的治疗，以及与神经调节等介入/手术治疗相关的费用。CRPS的诊断不仅带来身体上的疼痛，而且还必须考虑到心理、社会和经济方面的影响。在本章中，我们旨在对CRPS的历史、病理生理学、诊断标准，以及各种可用的和新兴的治疗方式进行深入地回顾。

一、历史回顾

CRPS是一种严重的、常常逐渐加重的疼痛障碍，可影响四肢、躯干或呈现全身表现。在理解这种难以捉摸的疾病之前，重要的是需要考虑该病的历史重要性。虽然有许多医生在我们疼痛的现代理解中发挥了重要作用，但我们将简要讨论其中为数不多的一些贡献者。

有关神经病理性疼痛早期临床表现的报道最早可以追溯至16世纪的解剖学家、现代外科之父Ambroise Paré-physician，直至法国瓦卢瓦国王查理九世。国王接受了多次天花放血治疗，这导致了慢性灼痛的产生。几个世纪后，一位名叫Denmark的英国外科医生在1812年首次描述了一名受伤士兵的创伤后神经病理性疼痛。多年后，神经学家Silas Weir Mitchell在美国内战期间照顾受伤士兵的早期工作使得我们逐渐理解所谓的“causalgia”，该词源自希腊语，意思是热和痛。20世纪初，随着X线的引入，Paul Sudek描述了急性损伤后持续很久所致的慢性疼痛。Rene Leriche进一步探讨了疾病的机制，他猜想交感神经系统也参与调节了这种广泛性疼痛状态，并对手臂疼痛进行了首次动脉周围交感神经切除术。James Evans也是这种疾病的交感介导机制的坚定支持者。他后来创造了“反射性交感神经营养不良（reflex sympathetic dystrophy，RSD）”这个术语。同样在20世纪40年代，当Evans强调交感神经机制时，Froise提出动脉血管痉挛可能是组织损伤后导致慢性疼痛的起因。麻醉医生John Bonica经过培训后成立了IASP，并帮助对这种疾病进行了分期分类。他描述了疾病的3个不同阶段：急性期（阶段1）、营养不良期（阶段2）和萎缩期（阶段3）。当然，这种分期现在已经过时了，只是为了历史回顾才提及。他还强调，营养不良的改变是继发于疼痛，并不总是局限于神经或神经根的分布[7, 8]。RSD和causalgia的名称随后分别改为Ⅰ型和Ⅱ型CRPS。

二、分类

国际疼痛学会最初将RSD定义为“创伤后肢体部分持续疼痛，可能包括骨折，但不涉及主要神经”。已知的神经损伤是诊断causalgia所必须的[9]。由于正在进行的研究揭示了除交感神经过度活动以外的病因，因此该术语在1994年被再次修改。区域性交感神经营养不良被重新命名为Ⅰ型复杂性区域疼痛综合征（CRPS Ⅰ），causalgia则被CRPS Ⅱ取代。目前国际疼痛学会对CRPS Ⅰ的定义是，“通常在初始性有害事件后发展的综合征，不局限于单个周围神经的分布，显然与刺激事件不成比例”。CRPS Ⅱ的定义包括周围神经损伤相关的疼痛症状[10]。

三、病理生理学

CRPS Ⅰ型和Ⅱ型的病理生理学困扰了科学家几十年。提出的相关理论表明自主神经、周围神经和中枢神经系统发生了改变。其他可能发挥重要作用机制的因素包括缺血再灌注损伤、微血管痉挛、炎症、遗传和自身免疫变化。了解各种病理改变对管理和开发未来的治疗方式至关重要（图13-1）。

（一）代谢和自主神经

早期理论认为过度的持续骨代谢超过初始损伤阶段是主要病因[11]。通过损伤后慢性疼痛患者的X线变化研究了这一机制，但未能解释各种其他症状。James Evans的工作提出了自主神经介导的理论基础，解释了他的患者同时表现出的血管炎、苍白、出汗和（或）萎缩等现象。他认为，创伤性损伤后，过量的外周神经系统传入信号进入中枢神经系统中，这些痛觉传入神经汇聚并刺激自主神经系统的纤维。这个中间神经元负责节后输出信号，随后引起动脉毛细血管痉挛，导致缺血性疼痛。毛细血管滤过压力升高可以解释水肿和肿胀。临床上，大部分患者在交感神经阻滞后疼痛会消退，这可能是由传出信号减少所致。这被证明是具有诊断和治疗意义的，并成为此后几代人的研究基础[13, 14]。

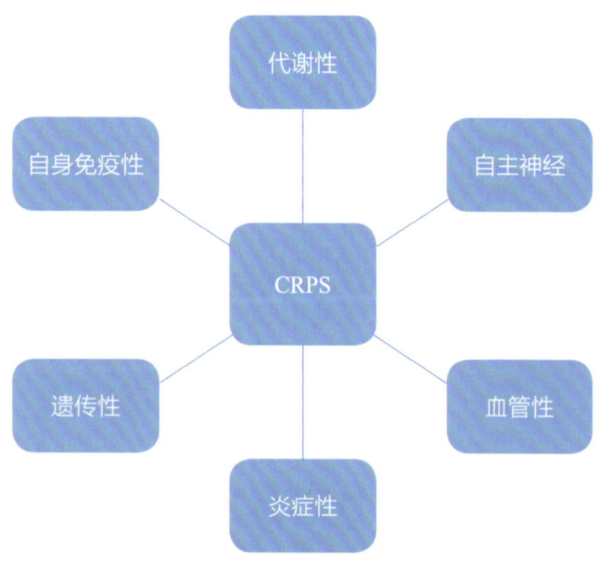

▲ 图13-1 描述复杂性区域疼痛综合征（CRPS）病理生理学的多室模型

（二）交感介导和交感独立的 CRPS

根据多年的诊断和治疗经验，CRPS 的潜在机制也受到了质疑。临床上，一些患者在化学性交感神经毁损术后症状有显著改善，而另一些患者则几乎没有缓解。这分别出现了交感介导[15]和交感独立机制所致 CRPS 的理论支持者[16]。而其他研究小组则认为，疾病的早期阶段实际上表现出交感神经张力下降，这可以通过温暖、红斑和水肿的肢体表现来证明[17, 18]。

（三）血管

大约在同一时期，Froise 提出了另一种理论来解释 CRPS 的症状，即动脉痉挛是疼痛的主要原因[19]。这种创伤性动脉血管痉挛被认为发生在小动脉，导致组织营养不良和患肢的退行性改变。大血管一般未受影响，可确保充分的组织灌注并降低肢体缺血的发生风险。水肿被认为是由于微血管破坏导致毛细血管通透性增加和血浆外渗的结果。这两种机制都支持了潜在的组织缺血，并通过选择性交感神经阻滞治疗来增加血流。主要区别是，Evans 报道交感神经张力的改变是临床变化的驱动力，而 Froise 认为缺血是主导因素。

（四）炎症

1993 年，一项关于 RSD 的大型前瞻性研究未能证明明显的自主神经参与的依据[20]。作者认为这些症状是过度炎症反应的结果，可能是由于氧自由基的原因。第 2 年，这种疾病被重新命名为 CRPS。与正常肢体相比[21]，CRPS 肢体局部的炎性标志物（如 IL-6 和 TNF-α）水平较高。早期 CRPS 的皮肤活检结果显示，角质形成细胞活化导致表皮增厚和 TNF-α、IL-6 和胰蛋白酶上调，这些结果表明早期 CRPS 患者肥大细胞活性是增加的。相比之下，慢性 CRPS 患者角质形成细胞活性降低，导致表皮变薄，而肥大细胞数量没有增加[22]。肥大细胞在骨髓中产生，分泌各种因子，如组胺、一氧化氮和肝素。预防肥大细胞分裂和杀死肥大细胞的治疗剂（伊马替尼），以及防止肥大细胞释放因子的治疗剂（抗组胺药、糖皮质激素）已被认为可能成为治疗的潜在靶点[23]。

神经源性炎症的概念也被认为在其中发挥作用，其中小胶质细胞和星形胶质细胞可对损伤做出反应，但也可能导致超敏反应和慢性疼痛。有学者提出血源性巨噬细胞和单核细胞可以穿透中枢神经系统并分化为小胶质细胞，从而引起疼痛。一项研究检测了 CRPS 患者的血浆细胞因子，相比于对照组来说，CD14（+）CD16（+）单核 / 巨噬细胞亚群水平显著升高，抗炎细胞因子 IL-1 则明显降低[24]。随后，有数据支持了免疫调节药物（如双膦酸盐、糖皮质激素、免疫球蛋白和 TNF-α 拮抗药）的治疗作用[25]。

促炎细胞因子的上调被认为是外周敏化和痛觉增强的原因。神经损伤或组织损伤引起的持续性、强烈性外周有害信号输入增加了脊髓伤害性神经元的兴奋性，这种现象被称为中枢敏化[26]。与中枢敏化相关的是“上发条”现象，其中对背根传入神经（包括伤害性 C 纤维）的反复刺激会增加动作电位产生的数量[27]。

（五）遗传

长期以来，人们一直认为某些人群可能具有发展成为 CRPS 的遗传倾向[28]。有了人类基因组计划，就有可能绘制特定的基因位点，并确定遗传易感性的模式。研究报道，*HLA-DR13*、*HLA-DR2* 和 *HLA-DQ1* 可能对表型起重要作用[29]。某些患者在经历轻微创伤时可能导致的严重残疾，而其他患者则可以适当康复，这种现象可以通过具有易感性的遗传因素来解释。*D6S1014*36* 和 *D6S1014*37* 等位基因的两个不同遗传位点仅在伴有多灶性或全身性强直性肌张力障碍的 CRPS 中发现有显著较高的发生频率[30]。有趣的是，*HLA-DQ8* 被发现与 CRPS 相关，尽管存在表型差异（伴或不伴肌张力障碍）[31]。

（六）自身免疫性

自身抗体是否直接与 CRPS 的发病机制相关，或者只是一种与其发展不直接相关的现象，目前尚不清楚。在 CRPS 患者血清样本中发现了

针对 β_2 肾上腺素能受体和（或）毒蕈碱 -2 受体肽的活性不可知型自身抗体[32]。虽然这表明在某些患者中存在自身免疫成分，但需要进一步研究来辨别是一种因果关系还是巧合。当筛查自身免疫性疾病时，最常见的检测指标之一是抗核抗体（antinuclear antibody，ANA）。针对 82 个 CRPS（根据 Harden-Bruehl 标准定义）的血清学检测研究表明，与健康的普通人群相比，ANA 阳性的比例要高得多，为 33% vs. 4%。冷 CRPS[33] 和暖 CRPS[33] 中 ANA 的存在并无相关性。

四、诊断和临床表现

近年来，CRPS 的诊断标准发生了巨大的变化。在匈牙利布达佩斯举行的一次国际共识会议上，国际疼痛学会进一步规范了 CRPS 的标准化诊断，这提高了之前诊断标准的特异性[34, 35]。与许多其他疾病过程不同，CRPS 的诊断是在临床进行的，不需要进行验证性检测。布达佩斯诊断标准的敏感性为 0.99，特异性为 0.68[36]。

CRPS 最常在创伤、手术或患肢长时间固定后发生，但也有报道可自发发生。CRPS Ⅰ型无可定义的神经损伤，而Ⅱ型存在神经损伤。为了满足这些诊断标准，患者必须有与其刺激性损伤不成比例的持续性疼痛，没有其他诊断可以解释的损伤，至少有两类症状中的一种，或至少有三类症状中的一种（表 13-1）。体征和症状通常影响一侧肢体，可能包括感觉障碍、运动功能障碍、水肿、头发和指甲生长改变、自主神经功能障碍。

虽然这种二分标准在初步诊断至关重要，但它不能用于临床疾病进展或病情改善进行纵向监测。CRPS 严重程度评分（CRPS Severity Score，CSS）是一种经过验证的测量方法[37, 38]，主要观察 CRPS 中 17 种症状和体征的存在与否。评分为 0～17 分，每个症状 / 体征 1 分。得分越高，表明疼痛强度越大、功能障碍越重且双侧温度不对称性差异越大（表 13-2）。值得注意的是，患有长期 CRPS 的患者可能不符合诊断标准，但仍有明显的疼痛和功能障碍。虽然焦虑和心理因素可能在疼痛的整体评估中发挥作用，但最近的一项研究报道称，这些因素与患者无关。最重要的是，患者报告不仅需要医生解决他们与 CRPS 相关的疼痛，还需要解决他们的全身疼痛、运动困难和对药物的依赖问题，以使其认为自己已康复[39]。

五、治疗

（一）CRPS 的预防

各种药物包括自由基清除剂（维生素 C）、皮质类固醇和降钙素已被研究用于损伤或手术后 CRPS 的一级预防。临床上，这些疗法在围术期和创伤后时期的使用存在多种限制，包括难以识别处于高风险的患者、所选治疗药物的合理使用

表 13-1　CRPS 诊断的布达佩斯标准

症状（患者必须报告四类中三类中的至少一种症状）	体征（至少在两个或更多类别中有一个体征的证据）
感觉：痛觉过敏和（或）痛觉超敏	感觉：感觉过敏（针刺）和（或）痛觉超敏（轻触、温度感觉、深部躯体压力、关节运动）
血管舒缩性：体温不对称和（或）皮肤色泽变化	血管舒缩性：体温不对称（＞1℃为标志）或皮肤色泽变化
肌肉运动或浮肿：水肿和（或）出汗变化	肌肉运动或浮肿：出汗变化，出汗不对称或水肿
运动或营养：运动范围减少和（或）运动功能障碍（虚弱、震颤、肌张力障碍）和（或）皮肤、头发或指甲的营养变化	运动或营养：皮肤，头发或指甲的营养变化，运动范围减少或运动功能障碍（虚弱、震颤、肌张力障碍）

引自 original publication by Harden et al.

表 13-2　CRPS 严重评分

症　状	体　征
• 痛觉超敏 • 双侧体温不对称 • 皮肤色泽变化 • 水肿 • 出汗不对称 • 营养改变（皮肤、头发或指甲） • 运动功能障碍（虚弱、震颤、肌张力障碍） • 运动改变范围减少	• 痛觉过敏 • 痛觉超敏 • 体温不对称 • 皮肤色泽变化 • 水肿 • 出汗不对称 • 营养改变 • 运动改变 • 运动范围减少

时间和用药剂量、缺乏支持使用此类药物的随机对照试验证据。为了控制 CRPS 病情进展，接受手术的患者应进行术前评估，以讨论手术时机、围术期疼痛管理和建议的麻醉技术等。

维生素 C

维生素 C 是一种有效的水溶性抗氧化剂，在预防创伤性损伤和骨科手术后的 CRPS 方面有很好效果。在现有的预防疗法中，维生素 C 得到了最多的研究和验证。美国骨科医师学会（American Academy of Orthopedic Surgeons，AAOS）目前建议，在桡骨远端骨折后 50 天内每天服用 500mg 维生素 C 来预防 CRPS 的发生 [40]。支持这一做法的证据包括近期对 4 项随机对照试验结果的 Meta 分析报道（3 项是在上肢桡骨远端骨折中的研究，1 项是在足部和踝关节手术后的研究），结论是创伤后或手术后 45～50 天每天服用维生素 C 剂量超过 500mg 可能有助于减少 CRPS 的发生 [41]。这项 Meta 分析中的一项多中心剂量反应研究探讨了各种给药方案（200mg/d、500mg/d 和 1500mg/d）的作用，结论是 200mg/d 给药并不比安慰剂更有效，而 500mg/d 和 1500mg/d 可显著降低 CRPS 的发生率 [42]。

（二）治疗方案

1. 物理治疗和职业治疗

物理治疗和职业治疗被认为是 CRPS 治疗的基础。物理治疗可用于治疗轻度 CRPS，但它通常与药物治疗相结合以获得更大的疗效。在进行理疗之前，应明确以患者为中心减轻疼痛强度和功能恢复的主要目标。此外，转诊至熟悉 CRPS 不同阶段和临床特征的理疗师是确保患者依从性和治疗成功的关键。有多种物理治疗措施对 CRPS 患者有益。这些干预措施包括脱敏疗法、镜盒治疗、渐进性负重训练、经皮神经电刺激、等张拉伸和有氧训练。最后，应针对患者安排个体化的治疗方案，以实现职业和功能康复的目标。

2. 脱敏治疗

脱敏治疗可有效治疗 CRPS 相关的痛觉超敏和痛觉过敏。通常包括对受累区域的渐进刺激（纹理 / 织物、振动、热和冷）。此外，当患者被要求区分触觉刺激的类型和位置（两点辨别）时，触觉辨别可以减轻疼痛并增加触觉敏感度 [43]。

3. 镜盒治疗

镜盒治疗（mirror box therapy，MBT）是一种简单、无创的治疗方法。患者所在的位置可以在镜子中看到健侧肢体，而疼痛侧肢体被隐藏。镜子反射使患者能够想象和演练患肢的运动。MBT 的目标是恢复大脑皮层的加工过程，减少疼痛并促进受累肢体的功能恢复。有趣的是，MBT 一直被认为是一种“时间敏感”的治疗方式。短期（8 周或更短）CRPS 发作患者的疼痛明显减轻，而中期发作（1 年）的患者则诉肢体僵硬有所减轻 [44]。

4. 药物治疗

对 CRPS 患者进行适当药物选择和管理可能具有挑战性。在开始进行任何药物治疗之前，临床医生必须熟悉目前的循证医学证据和已发表的随机对照研究结果。应该考虑转诊和咨询具有 CRPS 多种治疗方案专业知识的疼痛管理专家。

有多种药物类型可用于 CRPS 的治疗。常用药物包括抗炎药、抗抑郁药、抗惊厥药、抗高血压药、双膦酸盐、NMDA 受体拮抗药和阿片类药物。此外，正在研究的新兴药物包括 A 型肉毒杆菌毒素、局部复方制剂、自由基清除剂和静脉注射用免疫球蛋白，这可能为未来提供新的治疗方式。

适当的药物选择将有助于控制CRPS的症状，并使患者能够成功地开始和推进康复计划。考虑到CRPS患者的多个生理系统受到影响，单一药物类别不太可能有效地覆盖不同症状。为了克服这一问题，应采用不同类别的药物组合。药物联合治疗被认为优于长期阿片类药物治疗。最后，任何需要对现有治疗方案进行修改都应根据具体情况而定，并将不良反应和相关费用告知患者，以确保其依从性。

5. 抗惊厥药物

有多种抗惊厥药物可用于CRPS的治疗。重要的是，要认识到这些药物有不同的机制，可以联合使用以产生协同和叠加作用。现有的抗癫痫药物中，只有少数在CRPS患者中进行了研究。CRPS治疗中常用的抗惊厥药物包括加巴喷丁、普瑞巴林、拉莫三嗪和卡马西平。

6. 加巴喷丁

加巴喷丁通常被认为是神经病理性疼痛患者的一线治疗选择。它的作用位点是在电压门控钙通道的α2δ亚基。对该药的作用机制和相关不良反应熟悉，已促使其在CRPS患者治疗的应用。迄今为止，有一项双盲随机对照研究探索了加巴喷丁在CRPS患者中的作用。加巴喷丁已被证明对减轻疼痛有轻微作用，但可显著减少受累肢体的感觉缺陷（痛觉过敏和痛觉超敏）[45]。

7. 三环类抗抑郁药

三环类抗抑郁药通常用于神经病理性疼痛的治疗。TCA非常有效，需治人数（number needed to treat，NNT）为2.6[46]。该药缓解疼痛的作用机制很复杂，包括抑制血清素和去甲肾上腺素[46]突触前再摄取和钠通道的阻断[47, 48]。在患有疼痛性的单/多神经病变CRPS患者中，与阿司匹林相比[49]，氯丙咪嗪表现出更强的疗效和疼痛改善作用。尽管TCA在CRPS患者中作用效果的临床试验研究仍缺乏，但其仍然常用于治疗存在神经病理性成分的CRPS疼痛患者。

8. 糖皮质激素

糖皮质激素的抗炎作用是复杂的。在CRPS患者中，除了糖皮质激素的分子效应外，还证明了对内源性阿片系统的刺激作用[50]。该药对于缓解CRPS患者疼痛的作用机制尚不清楚，相关结果也存在分歧。临床上，使用糖皮质激素来治疗急性疼痛和爆发性疼痛应慎重，主要是由于其长期使用所引发的不良反应。一项安慰剂随机对照试验研究表明，与安慰剂相比，泼尼松治疗12周可使CRPS患者的临床改善超过75%[51]。在脑卒中后CRPS患者中，使用糖皮质激素治疗（甲泼尼龙32mg/d，持续2周，然后在2周内逐渐减少剂量）可改善86%患者的症状[52]。

然而，多个随机对照试验结果显示，糖皮质激素治疗对CRPS患者没有益处。在已建立的康复方案中添加糖皮质激素（泼尼松5mg/d）并未显著改善肿胀、皮肤颜色变化和肢体功能状态。另一研究评估了应用利多卡因和甲泼尼龙进行Bier阻滞的疗效，结果发现，在随访1.5个月时患者的疼痛评分、活动范围和急性水肿无显著差异[53]。

9. 非甾体抗炎药

非甾体抗炎药通过抑制前列腺素合成，即环氧化酶（COX-1和COX-2）来发挥镇痛作用。COX-2在炎症细胞中被诱导，使其成为缓解疼痛的潜在作用靶点。最近一项随机、双盲、安慰剂对照试验研究探索了帕瑞昔布在CRPS中的治疗作用，其在缓解疼痛强度或水肿方面未显示出任何差异[54]。遗憾的是，目前缺乏高质量研究来探索COX-2抑制药在CRPS患者中的作用。有研究比较了非甾体抗炎药与糖皮质激素在CRPS患者中的疗效，与吡罗昔康相比，泼尼松治疗可显著改善脑卒中后CRPS症状[55]。

10. 双膦酸盐

由于双膦酸盐具有有效的抗骨吸收作用，已被用于代谢性骨病和骨质疏松症的治疗。早期CRPS患者三相骨扫描示踪剂摄取增加的证据，引起了探索其在CRPS早期阶段应用价值的兴趣[56]。这种示踪剂摄取增加提示药物在局部的浓度效应可能是其发挥临床疗效的原因[57]。在持续性CRPS患者中，三相骨扫描所显示的示踪剂摄取减少可能是其临床效果不显著的原因。

双膦酸盐在CRPS患者中的镇痛机制较为复杂。除了抗破骨细胞活性外，其治疗效果还体现在能够调节CRPS中各种上调的炎症介质[58]。目前已发表的5项随机对照试验记录了阿仑膦酸酯[59, 60]、氯膦酸酯[61]、帕米膦酸酯[62]和奈立膦酸酯[63]在改善疼痛评分、功能状态和水肿方面的疗效。有趣的是，最大的随机对照试验研究了奈立膦酸酯（在10天内输注4次100mg，共40天）用于早期CRPS患者（发病时间少于4个月）。奈立膦酸酯治疗显示73%的患者VAS评分降低50%或以上（对照组为33%），身体功能、痛觉超敏、痛觉过敏和水肿有明显改善。奈立膦酸酯治疗非常有效，估计NNT为2.4。最值得注意的是，所有接受奈立膦酸酯治疗的患者在1年随访时均未表现出任何CRPS的临床体征或症状[63]。

11. α受体拮抗药

α受体拮抗药作用于交感神经系统。它们通过阻断α_1受体和α_2受体用于减轻CRPS患者交感神经介导的疼痛。在CRPS患者中已证实真皮和表皮细胞中α_1受体表达上调，并可能增加疼痛和神经炎症的紊乱[64]。拮抗这些受体可降低外周敏感性，而抑制α_1肾上腺素介导的血管收缩可增加外周组织灌注。

酚苄明（静脉注射和口服给药）已被证明对CRPS患者有效[65, 66]。与以往高剂量（高达120mg/d）使用的研究结果相反[67]，10mg/d的剂量已被证明具有治疗效果[66]。用药时应谨慎滴定，以避免与α受体拮抗相关的常见不良反应（直立性低血压、头晕和性功能障碍）。基于同样原理，选择性α_1受体拮抗药（特拉唑嗪和哌唑嗪）可用于治疗CRPS。尽管缺乏高水平的证据来支持这类药物疗效，但由于与酚苄明相比，其成本效益较好且不良反应较好耐受而通常被广泛使用。

12. NMDA拮抗药

上发条现象和中枢敏化似乎参与了CRPS/神经病理性疼痛的诱导和维持[68, 69]。NMDA受体的过度兴奋在中枢敏化和可塑性的发展中起着重要作用。强烈或长时间的疼痛刺激导致脊髓背角外周痛觉传入神经释放谷氨酸，后者刺激二级神经元上的NMDA受体，产生上发条现象和中枢敏化。因此，NMDA受体拮抗药已被用于阻断支持上发条现象和中枢敏化的细胞机制[68]。氯胺酮是目前临床使用的一种有效的NMDA受体拮抗药物。它可以局部或静脉给药。在少数安慰剂对照研究中报道，部分耐药患者的疼痛获得部分或完全缓解[70–73]。回顾性研究结果显示，亚麻醉用量的氯胺酮输注（每小时0.1～0.5mg/kg）对治疗CRPS疼痛有一定益处[74]。一项随机双盲安慰剂对照研究结果显示，静脉注射氯胺酮（每小时0.35mg/kg，每天4h不超过25mg/h，持续10天）可显著降低许多疼痛参数。氯胺酮使用的不良反应包括恶心、呕吐、头痛和幻觉[71]。

13. 阿片类药物

有关阿片类药物在CRPS患者中的临床应用存在很多争议。对其疗效、不良反应、耐受性和药物滥用可能的担忧使其成为不太理想的治疗选择。目前尚缺乏研究报道其在CRPS患者中药物疗效的证据。一项有关评估吗啡控释制剂（90mg/d）的随机对照研究结果表明，与安慰剂相比，吗啡并未显著减轻患者的疼痛[75]。尽管缺乏证据支持其在CRPS患者中的使用，阿片类药物通常用于减轻具有神经病理性疼痛症状的CRPS。Cochrane综述探讨了阿片类药物在神经病理性疼痛综合征中的应用，证明了其短期和中期治疗的有效性[76]。由于美沙酮、曲马多和他喷他多各自的NMDA和SNRI效应，理论上可能存在益处。应建立个体化治疗方案，阿片类药物治疗应仅限于缓解急性疼痛情况。长期使用阿片类药物会导致阿片类药物诱导的痛觉过敏，这在CRPS患者已有的感觉障碍上产生了困扰性的叠加效应。

（三）介入治疗

交感神经阻滞

由于长期以来人们一直认为CRPS发病机制

主要是由自主神经介导，试图阻断异常疼痛传入信号的化学、溶解、射频毁损的神经阻断术和外科交感神经切除术已开展数10年。遗憾的是，支持这一观点的高质量证据有限。如前所述，对交感神经阻滞（sympatholytic blocks，SB）的反应是可变的，这说明在CRPS中存在不同的作用机制，即交感神经介导和非交感神经介导。临床上很难辨别这些差异，具体取决于对SB的反应。上肢交感神经阻断可通过星状神经节阻滞（stellate ganglion block，SGB）和胸交感神经阻滞（thoracic sympathetic block，TSB）实现。腰交感神经阻滞（lumbar sympathetic block，LSB）可实现下肢交感神经阻断。这些手术可在透视、超声或CT引导下进行。通过阻滞交感神经链和射频治疗对交感神经进行阻断对于难治性CRPS疗效有限[77, 78]。

在一项试图建立SB成功预测因素（包括星状神经节阻滞和腰交感神经阻滞）的研究中，报道了31%的中度改善率。中度改善定义为疼痛缓解超过50%，持续至少6h，良好反应定义为至少50%，持续2～7天。作者得出结论，没有任何体征或症状可以预测成功的效果，痛觉超敏或感觉减退的存在是阻滞成功的负面预测因素。阻滞后的短期并发症发生率为84%，包括疼痛加重、头痛、吞咽困难、恶心、视物模糊和腹股沟疼痛[79]。一项评估LSB诊断和治疗价值的双盲安慰剂对照交叉试验结果显示，与生理盐水（20h）相比，局麻药能提供更长的疼痛缓解时间（90h）。然而，该研究样本量较小，其实际应用效果值得怀疑[80]。第一个评估TSB疗效的双盲随机对照研究取得了令人鼓舞的结果。虽然治疗组和对照组在1个月时的平均疼痛强度没有差异，但在12个月时，TSB治疗组的疼痛视觉模拟评分显著低于对照组（3.47±3.5 vs. 5.86±2.9，P=0.046）。此外，与对照组相比，TSB组在1个月和12个月时的焦虑和抑郁评分均较低[81]。即使交感神经阻滞被认为是成功的，也需要注意到这种疗效的持续时间可能有限。回顾性研究和病例报道等低质量证据表明，重复交感神经阻滞有一定的益处。系统综述结果显示，证据较少且相对不足（样本量小）。因此，从现有文献中无法得出结论[82, 83]。支持交感神经阻滞的数据局限于回顾性研究、病例系列研究或探索性研究[84]。总之，对于保守治疗失败的难治性CRPS患者，进行交感神经阻滞是明智的。如果阻滞能减轻50%的疼痛，则可重复使用局部麻醉或射频治疗。如果症状持续存在，应对患者进行心理评估，并评估是否行脊髓电刺激[85]。

（四）神经调节

1. 脊髓电刺激

通过应用有针对性的电或化学刺激来改变脊髓神经活动的方法通常被称为神经调节技术。这种技术的基本原理源于Melzack在1965年描述的疼痛闸门控制学说[86]。简而言之，大的Aβ纤维刺激可导致抑制性中间神经元的激活，并随后抑制脊髓背角的二级痛觉神经元。这种感觉异常阻断或取代了由Aδ和C纤维传导的疼痛刺激。此后不久，Shealy于1967年在癌痛患者身上放置了第一个脊髓背柱刺激器[87]。自此，该项技术以指数级速度发展，并在包括CRPS在内的多种疼痛疾病中进行了研究。对物理治疗、药物治疗和交感神经阻滞等多种保守措施无效的患者，应考虑脊髓电刺激（SCS）[85]。基于现有设备，传统（基于感觉异常）或无感觉异常的刺激可以对每个患者进行个性化编程。该手术通常分为两步，即试验性植入和永久性植入。建议先行试验性植入，包括放置硬膜外导线与导电电极，并连接到外部脉冲发生器。植入后患者恢复正常活动，以测试刺激是否能充分覆盖疼痛区域并有助于减轻其日常疼痛。反映试验成功有多种指标，包括疼痛评分降低、止痛药需求量减少、功能状态改善。如果试验成功，导线将被移除，并择期进行永久性植入手术。手术过程基本同前，包括放置硬膜外导线和连接可植入脉冲发生器，该脉冲发生器放置在皮下，通常位于腹部一侧或臀部。在一项对54名患者进行的临床试验研究中，随机以 2∶1 的比例接受 SCS 联合物理治疗和单纯物理治疗，结果显示 SCS 联合物理治疗组临床疗效良好。在随访至 6 个月时，与单纯物理治疗组相比（疼痛强度降低 0.2），SCS 联合物理治疗组疼痛强度平均降低 2.4。SCS 组有较高比例患者报告疼痛有显著改善（39% vs. 6%），而功能状态的改变两组之间无显著差别。SCS 植入组使健康相关生存质量显著改善，并发症发生率为 25%，其中一名患者需要移除植入物[88]。虽然 SCS 是治疗 CRPS 相关疼痛的有利疗法，但患者选择仍然至关重要。一项为期 11 年的前瞻性病例系列报道研究结果显示，若想获得植入物的长期成功，需要试验性植入术后疼痛至少减轻 50%，植入后患者临床疗效可达 63%[89]。近期，有关 SCS 在 CRPS 患者中应用的一篇文献综述中表明，SCS 仍然是一种有效的治疗方式，在疼痛缓解、疼痛评分和生存质量方面具有高水平的证据（1B+），但在功能改善、CRPS 症状、镇痛药物节俭效应、心理健康和睡眠改善方面的证据尚不明确[90]。

2. 背根神经节刺激

初级感觉神经元（primary sensory neurons，PSN）是一种大细胞，从外周感受器延伸到脊髓背角。背根神经节（dorsal root ganglion，DRG）是 PSN 的体细胞（细胞体）所在部位，其在疼痛刺激的信号传递中发挥关键作用。Hogan 描述，“在主要神经支配四肢的节段水平上，每个 DRG 约有 15 000 个神经元”[91]。与周围神经束被神经包膜包围不同，DRG 缺乏神经包膜，因此其渗透性更强[92]。当使用硬膜外药物来阻断痛觉刺激时，这种膜的缺乏是有利的。由于某些疾病过程（神经系统疾病、带状疱疹、神经根病和灼痛）呈现皮节分布模式，因此选择 DRG 作为治疗靶点具有优势[91]。2013 年，一项在大鼠模型中的研究表明，DRG 电刺激可降低神经元兴奋性，这可能是缓解疼痛的新靶点[93]。该靶点很快被认为是神经调节的潜在位点，一项小型前瞻性研究显示该治疗靶点的潜在临床价值[94, 95]。也有研究表明，与传统 SCS 相比，DRG 电刺激不易受到体位变化的影响[96]。ACCURATE 试验是一项大型多中心随机对照有效性试验，研究共纳入 152 例接受 DRG 刺激或传统 SCS 治疗的下肢 CRPS 或损伤性疼痛患者。结果显示，DRG 组在 3 个月时疼痛缓解程度更高，改善率≥50%（81.2% vs. 55.7%）。DRG 组刺激强度随体位变化影响较小，同时对非疼痛区域刺激影响较小，表明了该治疗具有靶向性，显著提高了生存质量[97]。目前，A 类随机对照试验证据支持 DRG 用于 CRPS 和其他疼痛综合征[98]。同样，有关手术技术的详细描述超出了本章的范围。手术植入方法类似经皮入路硬膜外穿刺的 SCS。该技术对手术操作能力要求更高。在试验性阶段，导线可以连接到外部脉冲发生器，如果试验成功，则可以通过手术放置一个植入式脉冲发生器。我们建议读者查阅神经调节适宜性共识委员会发表的关于患者选择、安全性、凝血管理和预防神经损伤的各种指南[99–101]。

（五）未来展望

高压氧治疗：高压氧治疗（hyperbaric oxygen therapy，HBOT）的抗伤害作用是通过神经对一氧化氮依赖性释放内源性阿片类物质强啡肽，随后激活 k 和 μ 阿片类受体实现[102]。在动物模型中，HBOT 被证明可以有效地减轻水肿和改善急性期活动范围。

A 型肉毒杆菌毒素（BTX-A）：可缓解神经病理性疼痛，因此可能在 CRPS 治疗中具有治疗效果。在临床实践中，指导毒素的选择、配方和剂量方面的相关信息仍有限，这主要是基于医生的临床经验。

血浆置换：CRPS 的自身免疫病因解释了使用类似于其他自身免疫性疾病中使用的血浆置换疗法。需要进行大规模、随机、安慰剂对照试验来验证这些发现。

六、病例报道

男性，40 岁，既往无明显病史，左足受伤 2 个月。患者表现出 CRPS，伴有足部疼痛、肿胀和异响痛。患者无法承受患足的重量，需要借助拐杖行走。其他检查并未发现导致疼痛的其他病因。无骨折或神经损伤证据。加巴喷丁、布洛芬、曲马多和物理治疗对疼痛控制有限。腰交感神经阻滞使得疼痛缓解了 1 周。重复阻滞效果基本同前。SCS 可作为一种提供长期镇痛的选择。患者接受了 SCS 试验性植入取得满意效果，并在随后接受了永久性植入，其疼痛和功能均获得显著改善。

结论

复杂的病理生理、多因素参与调节的特性和不同的临床表现，使得 CRPS 的诊断和有效治疗充满挑战。从疼痛科医生、神经科医生、心理学家和物理医学与康复医学医生多方面获得的多学科方法不仅能够有效控制疼痛症状，而且对机体功能和心理方面的恢复也至关重要。

参考文献

[1] Nahin RL. Estimates of pain prevalence and severity in adults: United States, 2012. J Pain. 2015;16(8):769-80.
[2] Sandroni P, Benrud-Larson LM, McClelland RL, Low PA. Complex regional pain syndrome type I: incidence and prevalence in Olmsted county, a population-based study. Pain. 2003;103(1-2):199-207.
[3] de Mos M, de Bruijn AG, Huygen FJ, Dieleman JP, Stricker BH, Sturkenboom MC. The incidence of complex regional pain syndrome: a population-based study. Pain. 2007;129(1-2):12-20.
[4] Gaskin DJ, Richard P, Institute of Medicine (US) Committee on Advancing Pain Research, Care, and Education. The economic costs of pain in the United States. In: Relieving pain in America: a blueprint for transforming prevention, care, education, and research. Washington, DC: National Academies Press; 2011. Appendix C Available from: https://www.ncbi.nlm. nih.gov/books/NBK92521.
[5] Murphy KR, Han JL, Yang S, Hussaini SM, Elsamadicy AA, Parente B, et al. Prevalence of specific types of pain diagnoses in a sample of United States adults. Pain Physician. 2017;20(2):E257-e68.
[6] Elsamadicy AA, Yang S, Sergesketter AR, Ashraf B, Charalambous L, Kemeny H, et al. Prevalence and cost analysis of complex regional pain syndrome (CRPS): a role for neuromodulation. Neuromodulation. 2018;21:423.
[7] Iolascon G, de Sire A, Moretti A, Gimigliano F. Complex regional pain syndrome (CRPS) type I: historical perspective and critical issues. Clin Cases Miner Bone Metab. 2015;12(Suppl 1):4-10.
[8] Coderre TJ. Complex regional pain syndrome - type I: what's in a name? J Pain. 2011;12(1):2-12.
[9] Classification of chronic pain. Descriptions of chronic pain syndromes and definitions of pain terms. Prepared by the International Association for the Study of Pain, Subcommittee on Taxonomy. Pain Suppl. 1986;3:S1-226.
[10] Merskey H, Bogduk N. Classification of chronic pain: descriptions of chronic pain syndromes and definition of pain terms. Seattle, WA: IASP Press; 1994.
[11] Sudeck P. Über die akute entzündliche Knochenatrophie. Arch Klin Chir. 1900;62:147-56.
[12] Evans JA. Reflex sympathetic dystrophy. Surg Gynecol Obstet. 1946;82:36-43.
[13] Evans JA. Sympathectomy for reflex sympathetic dystrophy; report of twenty-nine cases. J Am Med Assoc. 1946; 132(11): 620-3.
[14] Evans JA. Reflex sympathetic dystrophy; report on 57 cases. Ann Intern Med. 1947;26(3):417-26.
[15] Roberts WJ. A hypothesis on the physiological basis for causalgia and related pains. Pain. 1986;24(3):297-311.
[16] Frost SA, Raja SN, Campbell JN, Meyer RA, Khan AA. Does hyperalgesia to cooling stimuli characterize patients with sympathetically maintained pain (reflex sympathetic dystrophy)? In: Dubner R, Gebhart GF, Bond MR, editors. Proceedings of the 5th world congress on pain, pain research and clinical management, vol. 3. Amsterdam: Elsevier; 1988. p. 151-6.
[17] Schurmann M, Gradl G, Zaspel J, Kayser M, Lohr P, Andress HJ. Peripheral sympathetic function as a predictor of complex regional pain syndrome type I (CRPS I) in patients with radial fracture. Auton Neurosci. 2000;86(1-2):127-34.
[18] Wasner G, Heckmann K, Maier C, Baron R. Vascular abnormalities in acute reflex sympathetic dystrophy (CRPS I): complete inhibition of sympathetic nerve activity with recovery. Arch Neurol. 1999;56(5):613-20.
[19] Foisie PS. Traumatic arterial vasospasm. N Engl J Med. 1947;237(9):295-302.
[20] Veldman PH, Reynen HM, Arntz IE, Goris RJ. Signs and symptoms of reflex sympathetic dystrophy: prospective study of 829 patients. Lancet. 1993;342(8878):1012-6.
[21] Huygen FJ, De Bruijn AG, De Bruin MT, Groeneweg JG, Klein J, Zijlstra FJ. Evidence for local inflammation in complex regional pain syndrome type 1. Mediat Inflamm. 2002;11(1):47-51.

[22] Birklein F, Drummond PD, Li W, Schlereth T, Albrecht N, Finch PM, et al. Activation of cutaneous immune responses in complex regional pain syndrome. J Pain. 2014;15(5): 485-95.
[23] Dirckx M, Groeneweg G, van Daele PL, Stronks DL, Huygen FJ. Mast cells: a new target in the treatment of complex regional pain syndrome? Pain Pract. 2013;13(8):599-603.
[24] Ritz BW, Alexander GM, Nogusa S, Perreault MJ, Peterlin BL, Grothusen JR, et al. Elevated blood levels of inflammatory monocytes (CD14+ CD16+) in patients with complex regional pain syndrome. Clin Exp Immunol. 2011; 164(1): 108-17.
[25] Dirckx M, Stronks DL, Groeneweg G, Huygen FJ. Effect of immunomodulating medications in complex regional pain syndrome: a systematic review. Clin J Pain. 2012;28(4): 355-63.
[26] Bruehl S. An update on the pathophysiology of complex regional pain syndrome. Anesthesiology. 2010;113(3):713-25.
[27] Baranauskas G, Nistri A. Sensitization of pain pathways in the spinal cord: cellular mechanisms. Prog Neurobiol. 1998;54(3):349-65.
[28] Mailis A, Wade J. Profile of Caucasian women with possible genetic predisposition to reflex sympathetic dystrophy: a pilot study. Clin J Pain. 1994;10(3):210-7.
[29] Kemler MA, van de Vusse AC, van den Berg-Loonen EM, Barendse GA, van Kleef M, Weber WE. HLA-DQ1 associated with reflex sympathetic dystrophy. Neurology. 1999;53(6):1350-1.
[30] van de Beek WJ, Roep BO, van der Slik AR, Giphart MJ, van Hilten BJ. Susceptibility loci for complex regional pain syndrome. Pain. 2003;103(1-2):93-7.
[31] van Rooijen DE, Roelen DL, Verduijn W, Haasnoot GW, Huygen FJ, Perez RS, et al. Genetic HLA associations in complex regional pain syndrome with and without dystonia. J Pain. 2012;13(8):784-9.
[32] Kohr D, Singh P, Tschernatsch M, Kaps M, Pouokam E, Diener M, et al. Autoimmunity against the beta2 adrenergic receptor and muscarinic-2 receptor in complex regional pain syndrome. Pain. 2011;152(12):2690-700.
[33] Dirckx M, Schreurs MWJ, de Mos M, Stronks DL, Huygen FJPM. The prevalence of autoantibodies in complex regional pain syndrome type I. Mediat Inflamm. 2015;2015:718201.
[34] Bruehl S, Harden RN, Galer BS, Saltz S, Bertram M, Backonja M, et al. External validation of IASP diagnostic criteria for complex regional pain syndrome and proposed research diagnostic criteria. International Association for the Study of Pain. Pain. 1999;81(1-2):147-54.
[35] Harden RN, Bruehl S, Stanton-Hicks M, Wilson PR. Proposed new diagnostic criteria for complex regional pain syndrome. Pain Med. 2007;8(4):326-31.
[36] Harden RN, Bruehl S, Perez RSGM, Birklein F, Marinus J, Maihofner C, et al. Validation of proposed diagnostic criteria (the "Budapest Criteria") for complex regional pain syndrome. Pain. 2010;150(2):268-74.
[37] Harden RN, Maihofner C, Abousaad E, Vatine JJ, Kirsling A, Perez R, et al. A prospective, multisite, international validation of the complex regional pain syndrome severity score. Pain. 2017;158(8):1430-6.
[38] Harden RN, Bruehl S, Perez RS, Birklein F, Marinus J, Maihofner C, et al. Development of a severity score for CRPS. Pain. 2010;151(3):870-6.
[39] Llewellyn A, McCabe CS, Hibberd Y, White P, Davies L, Marinus J, et al. Are you better? A multi-centre study of patient-defined recovery from complex regional pain syndrome. Eur J Pain. 2018;22:551.
[40] Lichtman DM, Bindra RR, Boyer MI, Putnam MD, Ring D, Slutsky DJ, et al. Treatment of distal radius fractures. J Am Acad Orthop Surg. 2010;18(3):180-9.
[41] Shibuya N, Humphers JM, Agarwal MR, Jupiter DC. Efficacy and safety of high-dose vitamin C on complex regional pain syndrome in extremity trauma and surgery—systematic review and meta-analysis. J Foot Ankle Surg. 2013;52(1):62-6.
[42] Zollinger PE, Tuinebreijer WE, Breederveld RS, Kreis RW. Can vitamin C prevent complex regional pain syndrome in patients with wrist fractures? A randomized, controlled, multicenter dose-response study. J Bone Joint Surg Am. 2007;89(7):1424-31.
[43] Moseley GL, Zalucki NM, Wiech K. Tactile discrimination, but not tactile stimulation alone, reduces chronic limb pain. Pain. 2008;137(3):600-8.
[44] McCabe CS, Haigh RC, Ring EF, Halligan PW, Wall PD, Blake DR. A controlled pilot study of the utility of mirror visual feedback in the treatment of complex regional pain syndrome (type 1). Rheumatology. 2003;42(1):97-101.
[45] van de Vusse AC, Stomp-van den Berg SG, Kessels AH, Weber WE. Randomised controlled trial of gabapentin in complex regional pain syndrome type 1 [ISRCTN84121379]. BMC Neurol. 2004;4:13.
[46] Sindrup SH, Jensen TS. Pharmacologic treatment of pain in polyneuropathy. Neurology. 2000;55(7):915-20.
[47] Wang GK, Russell C, Wang SY. State-dependent block of voltage-gated Na+ channels by amitriptyline via the local anesthetic receptor and its implication for neuropathic pain. Pain. 2004;110(1-2):166-74.
[48] Woolf CJ, Max MB. Mechanism-based pain diagnosis: issues for analgesic drug development. Anesthesiology. 2001;95(1):241-9.
[49] Langohr HD, Stohr M, Petruch F. An open and double-blind cross-over study on the efficacy of clomipramine (Anafranil) in patients with painful mono- and polyneuropathies. Eur Neurol. 1982;21(5):309-17.
[50] Figuerola Mde L, Levin G, Bertotti A, Ferreiro J, Barontini M. Normal sympathetic nervous system response in reflex sympathetic dystrophy. Funct Neurol. 2002;17(2):77-81.
[51] Christensen K, Jensen EM, Noer I. The reflex dystrophy syndrome response to treatment with systemic corticosteroids. Acta Chir Scand. 1982;148(8):653-5.

[52] Braus DF, Krauss JK, Strobel J. The shoulder-hand syndrome after stroke: a prospective clinical trial. Ann Neurol. 1994;36(5):728-33.
[53] Taskaynatan MA, Ozgul A, Tan AK, Dincer K, Kalyon TA. Bier block with methylprednisolone and lidocaine in CRPS type I: a randomized, double-blinded, placebo-controlled study. Reg Anesth Pain Med. 2004;29(5):408-12.
[54] Breuer AJ, Mainka T, Hansel N, Maier C, Krumova EK. Short-term treatment with parecoxib for complex regional pain syndrome: a randomized, placebo-controlled double-blind trial. Pain Physician. 2014;17(2):127-37.
[55] Kalita J, Vajpayee A, Misra UK. Comparison of prednisolone with piroxicam in complex regional pain syndrome following stroke: a randomized controlled trial. QJM. 2006;99(2): 89-95.
[56] Lee GW, Weeks PM. The role of bone scintigraphy in diagnosing reflex sympathetic dystrophy. J Hand Surg Am. 1995;20(3):458-63.
[57] Varenna M. Bisphosphonates beyond their anti-osteoclastic properties. Rheumatology. 2014;53(6):965-7.
[58] Varenna M, Adami S, Sinigaglia L. Bisphosphonates in complex regional pain syndrome type I: how do they work? Clin Exp Rheumatol. 2014;32(4):451-4.
[59] Adami S, Fossaluzza V, Gatti D, Fracassi E, Braga V. Bisphosphonate therapy of reflex sympathetic dystrophy syndrome. Ann Rheum Dis. 1997;56(3):201-4.
[60] Manicourt DH, Brasseur JP, Boutsen Y, Depreseux G, Devogelaer JP. Role of alendronate in therapy for posttraumatic complex regional pain syndrome type I of the lower extremity. Arthritis Rheum. 2004;50(11):3690-7.
[61] Varenna M, Zucchi F, Ghiringhelli D, Binelli L, Bevilacqua M, Bettica P, et al. Intravenous clodronate in the treatment of reflex sympathetic dystrophy syndrome. A randomized, double blind, placebo controlled study. J Rheumatol. 2000;27(6):1477-83.
[62] Robinson JN, Sandom J, Chapman PT. Efficacy of pamidronate in complex regional pain syndrome type I. Pain Med. 2004;5(3):276-80.
[63] Varenna M, Adami S, Rossini M, Gatti D, Idolazzi L, Zucchi F, et al. Treatment of complex regional pain syndrome type I with neridronate: a randomized, double-blind, placebocontrolled study. Rheumatology. 2013;52(3):534-42.
[64] Finch PM, Drummond ES, Dawson LF, Phillips JK, Drummond PD. Up-regulation of cutaneous alpha-1-adrenoceptors in complex regional pain syndrome type I. Pain Med. 2014;15(11):1945-56.
[65] Malik VK, Inchiosa MA Jr, Mustafa K, Sanapati MR, Pimentel MC Jr, Frost EA. Intravenous regional phenoxybenzamine in the treatment of reflex sympathetic dystrophy. Anesthesiology. 1998;88(3):823-7.
[66] Inchiosa MA Jr, Kizelshteyn G. Treatment of complex regional pain syndrome type I with oral phenoxybenzamine: rationale and case reports. Pain Pract. 2008;8(2):125-32.
[67] Muizelaar JP, Kleyer M, Hertogs IA, DeLange DC. Complex regional pain syndrome (reflex sympathetic dystrophy and causalgia): management with the calcium channel blocker nifedipine and/or the alpha-sympathetic blocker phenoxybenzamine in 59 patients. Clin Neurol Neurosurg. 1997;99(1):26-30.
[68] Carpenter KJ, Dickenson AH. NMDA receptors and pain—hopes for novel analgesics. Reg Anesth Pain Med. 1999;24(6):506-8.
[69] Bennett GJ. Update on the neurophysiology of pain transmission and modulation: focus on the NMDA-receptor. J Pain Symptom Manag. 2000;19(1 Suppl):S2-6.
[70] Kiefer RT, Rohr P, Ploppa A, Dieterich HJ, Grothusen J, Koffler S, et al. Efficacy of ketamine in anesthetic dosage for the treatment of refractory complex regional pain syndrome: an open-label phase II study. Pain Med. 2008;9(8): 1173-201.
[71] Schwartzman RJ, Alexander GM, Grothusen JR, Paylor T, Reichenberger E, Perreault M. Outpatient intravenous ketamine for the treatment of complex regional pain syndrome: a double-blind placebo controlled study. Pain. 2009;147(1-3):107-15.
[72] Sigtermans MJ, van Hilten JJ, Bauer MC, Arbous MS, Marinus J, Sarton EY, et al. Ketamine produces effective and long-term pain relief in patients with complex regional pain syndrome type 1. Pain. 2009;145(3):304-11.
[73] Finch PM, Knudsen L, Drummond PD. Reduction of allodynia in patients with complex regional pain syndrome: a double-blind placebo-controlled trial of topical ketamine. Pain. 2009;146(1-2):18-25.
[74] Correll GE, Maleki J, Gracely EJ, Muir JJ, Harbut RE. Subanesthetic ketamine infusion therapy: a retrospective analysis of a novel therapeutic approach to complex regional pain syndrome. Pain Med. 2004;5(3):263-75.
[75] Harke H, Gretenkort P, Ladleif HU, Rahman S, Harke O. The response of neuropathic pain and pain in complex regional pain syndrome I to carbamazepine and sustained-release morphine in patients pretreated with spinal cord stimulation: a double-blinded randomized study. Anesth Analg. 2001;92(2):488-95.
[76] McNicol ED, Midbari A, Eisenberg E. Opioids for neuropathic pain. Cochrane Database Syst Rev. 2013;(8): Cd006146.
[77] Forouzanfar T, van Kleef M, Weber WE. Radiofrequency lesions of the stellate ganglion in chronic pain syndromes: retrospective analysis of clinical efficacy in 86 patients. Clin J Pain. 2000;16(2):164-8.
[78] Straube S, Derry S, Moore RA, Cole P. Cervico-thoracic or lumbar sympathectomy for neuropathic pain and complex regional pain syndrome. Cochrane Database Syst Rev. 2013;(9):Cd002918.
[79] van Eijs F, Geurts J, van Kleef M, Faber CG, Perez RS, Kessels AG, et al. Predictors of pain relieving response to sympathetic blockade in complex regional pain syndrome type 1. Anesthesiology. 2012;116(1):113-21.

[80] Price DD, Long S, Wilsey B, Rafii A. Analysis of peak magnitude and duration of analgesia produced by local anesthetics injected into sympathetic ganglia of complex regional pain syndrome patients. Clin J Pain. 1998;14(3):216-26.
[81] Rocha Rde O, Teixeira MJ, Yeng LT, Cantara MG, Faria VG, Liggieri V, et al. Thoracic sympathetic block for the treatment of complex regional pain syndrome type I: a double-blind randomized controlled study. Pain. 2014; 155(11): 2274-81.
[82] Cepeda MS, Carr DB, Lau J. Local anesthetic sympathetic blockade for complex regional pain syndrome. Cochrane Database Syst Rev. 2005;(4):Cd004598.
[83] O'Connell NE, Wand BM, Gibson W, Carr DB, Birklein F, Stanton TR. Local anaesthetic sympathetic blockade for complex regional pain syndrome. Cochrane Database Syst Rev. 2016;7:Cd004598.
[84] Wei K, Feldmann RE Jr, Brascher AK, Benrath J. Ultrasound-guided stellate ganglion blocks combined with pharmacological and occupational therapy in complex regional pain syndrome (CRPS): a pilot case series ad interim. Pain Med. 2014;15(12):2120-7.
[85] van Eijs F, Stanton-Hicks M, Van Zundert J, Faber CG, Lubenow TR, Mekhail N, et al. Evidence-based interventional pain medicine according to clinical diagnoses. 16. Complex regional pain syndrome. Pain Pract. 2011;11(1):70-87.
[86] Melzack R, Wall PD. Pain mechanisms: a new theory. Science. 1965;150(3699):971-9.
[87] Shealy CN, Mortimer JT, Reswick JB. Electrical inhibition of pain by stimulation of the dorsal columns: preliminary clinical report. Anesth Analg. 1967;46(4):489-91.
[88] Kemler MA, Barendse GA, van Kleef M, de Vet HC, Rijks CP, Furnee CA, et al. Spinal cord stimulation in patients with chronic reflex sympathetic dystrophy. N Engl J Med. 2000;343(9):618-24.
[89] Geurts JW, Smits H, Kemler MA, Brunner F, Kessels AG, van Kleef M. Spinal cord stimulation for complex regional pain syndrome type I: a prospective cohort study with long-term follow-up. Neuromodulation. 2013;16(6):523-9; discussion 9.
[90] Visnjevac O, Costandi S, Patel BA, Azer G, Agarwal P, Bolash R, et al. A comprehensive outcome-specific review of the use of spinal cord stimulation for complex regional pain syndrome. Pain Pract. 2017;17(4):533-45.
[91] Hogan Q. Labat lecture: the primary sensory neuron: where it is, what it does, and why it matters. Reg Anesth Pain Med. 2010;35(3):306-11.
[92] Abram SE, Yi J, Fuchs A, Hogan QH. Permeability of injured and intact peripheral nerves and dorsal root ganglia. Anesthesiology. 2006;105(1):146-53.
[93] Koopmeiners AS, Mueller S, Kramer J, Hogan QH. Effect of electrical field stimulation on dorsal root ganglion neuronal function. Neuromodulation. 2013;16(4):304-11; discussion 10-1.
[94] Deer TR, Grigsby E, Weiner RL, Wilcosky B, Kramer JM. A prospective study of dorsal root ganglion stimulation for the relief of chronic pain. Neuromodulation. 2013;16(1):67-71; discussion 2.
[95] Liem L, Russo M, Huygen FJ, Van Buyten JP, Smet I, Verrills P, et al. One-year outcomes of spinal cord stimulation of the dorsal root ganglion in the treatment of chronic neuropathic pain. Neuromodulation. 2015;18(1):41-8; discussion 8-9.
[96] Kramer J, Liem L, Russo M, Smet I, Van Buyten JP, Huygen F. Lack of body positional effects on paresthesias when stimulating the dorsal root ganglion (DRG) in the treatment of chronic pain. Neuromodulation. 2015;18(1):50-7; discussion 7.
[97] Deer TR, Levy RM, Kramer J, Poree L, Amirdelfan K, Grigsby E, et al. Dorsal root ganglion stimulation yielded higher treatment success rate for complex regional pain syndrome and causalgia at 3 and 12 months: a randomized comparative trial. Pain. 2017;158(4):669-81.
[98] Harrison C, Epton S, Bojanic S, Green AL, FitzGerald JJ. The efficacy and safety of dorsal root ganglion stimulation as a treatment for neuropathic pain: a literature review. Neuromodulation. 2018;21:225.
[99] Deer TR, Mekhail N, Provenzano D, Pope J, Krames E, Leong M, et al. The appropriate use of neurostimulation of the spinal cord and peripheral nervous system for the treatment of chronic pain and ischemic diseases: the Neuromodulation Appropriateness Consensus Committee. Neuromodulation. 2014;17(6):515-50; discussion 50.
[100] Deer TR, Narouze S, Provenzano DA, Pope JE, Falowski SM, Russo MA, et al. The Neurostimulation Appropriateness Consensus Committee (NACC): recommendations on bleeding and coagulation management in neurostimulation devices. Neuromodulation. 2017;20(1):51-62.
[101] Deer TR, Lamer TJ, Pope JE, Falowski SM, Provenzano DA, Slavin K, et al. The Neurostimulation Appropriateness Consensus Committee (NACC) safety guidelines for the reduction of severe neurological injury. Neuromodulation. 2017;20(1):15-30.
[102] Zelinski LM, Ohgami Y, Chung E, Shirachi DY, Quock RM. A prolonged nitric oxidedependent, opioid-mediated antinociceptive effect of hyperbaric oxygen in mice. J Pain. 2009;10(2):167-72.

第 14 章　神经病理性疼痛：糖尿病和其他神经病变

Neuropathic Pain Syndrome: Diabetic and Other Neuropathies

Atsushi Sawada　Michiaki Yamakage　著
江　仁　译　　彭志友　冯智英　校

一、疼痛原因

痛性糖尿病神经病变的相关临床症状包括疼痛、麻木、痛觉敏化、振动觉受损、温度觉和针刺觉减退[1]。长期高血糖会损伤周围神经，并导致痛性糖尿病神经病变。此外，合并其他风险因素可致进一步的神经损伤。痛性糖尿病神经病变主要危险因素包括糖尿病病程、高血糖水平和年龄，其他风险因素还包括糖尿病早期病变、身高、高血压、肥胖、代谢综合征、氧化应激、低维生素 D、遗传因素、炎症反应、运动量不足[2]。

（一）糖尿病病程

糖尿病病程与糖尿病周围神经病变（diabetic peripheral neuropathy，DPN）的发生显著相关[3]。1 型糖尿病患者长期血糖控制良好有助于预防 DPN，一项针对 1 型糖尿病患者随访 24 年的临床研究报道，64% 血糖控制不佳患者被确诊 DPN，而血糖严格控制者均未发生 DPN[4]。

（二）高血糖水平

高血糖水平会增加 DPN 发生风险文献报道糖化血红蛋白 A1c（hemoglobin A1c，HbA1c）每上升 1%，DPN 发生率提高 10%～15%[5]。随机对照试验的 Meta 分析结果显示，1 型糖尿病患者优化血糖控制能减缓部分患者 DPN 进展，但不能减缓 2 型糖尿病患者 DPN 进展[6-8]，表明两种不同类型的糖尿病诱发的 DPN 可能存在不同的病理生理机制的差异。

（三）年龄

多项研究证实 DPN 与年龄存在相关性，年龄是 DPN 的独立危险因素，可能会直接增加神经病变风险[3, 5, 9]。

二、疼痛管理

DPN 治疗方案制订涉及多种 DPN 发病机制[1]。随着对代谢综合征和 DPN 认识的加深，DPN 疼痛管理更重视异常病理生理改变，如肥胖、高血脂和高血压等[7, 8]。糖尿病患者的联合治疗，如血糖控制、生活方式干预、降脂治疗和血管紧张素转换酶抑制药（angiotensin-converting enzyme inhibitors，ACEI）等也对 DPN 疼痛管理产生积极影响。

（一）血糖控制

优化血糖控制是糖尿病症状管理和防止周围神经进一步损伤的首要方法。临床研究结果证实，良好的血糖控制可预防 1 型糖尿病患者发生 DPN[10]。7 项随机临床试验的 Meta 分析证实加强血糖控制有助于 1 型糖尿病患者预防 DPN 的发生，而对2型糖尿病患者无预防作用[7, 8]。鉴于Meta分析在目标血糖控制水平、治疗策略、试验设计、神经病变终点（如足部检查和振动感知）等方面存在很大局限性，2型糖尿病患者血糖控制能否预防DPN仍存在争议。

（二）生活方式干预

糖尿病患者生活方式干预包括饮食控制和运动干预，可促进皮肤神经纤维再生，减缓DPN进展。文献证实1年时间的运动锻炼是一种有效的预防疗法[11]，长期有氧运动也被证实可以预防DPN进展[12]。此外，研究表明饮食和运动干预都能诱导小纤维神经再生[11]。

（三）降脂治疗

人们普遍认为高血脂与DPN进展有关[13]。欧洲关于糖尿病并发症的前瞻性研究发现，1型糖尿病患者的总胆固醇、低密度脂蛋白、甘油三酯水平与DPN进展显著相关[14]。此外，Fremantle关于糖尿病的研究证实，降低甘油三酯水平能延缓DPN进展[15]。

（四）血管紧张素转换酶抑制药

糖尿病肾病和视网膜病变的发展与DPN进展密切相关。糖尿病患者在使用ACEI曲多普利治疗12个月后DPN症状得到改善[16]。ACEI地拉普利有效延缓高血压合并2型糖尿病患者的DPN进展[17]。

三、疼痛相关的其他体征和症状

DPN的进展与症状、危险因素、病理改变和潜在机制等多种因素有关。根据2010年现有证据，多伦多共识小组将DPN分为典型DPN和非典型DPN两大亚组[18]。典型DPN定义为“由于慢性高血糖和心血管危险因素引起的代谢和微血管病变进而引发的一种慢性、对称、病程依赖性、感觉运动性多发性神经病”[19]。研究证实，典型DPN发展与长期高血糖、相关代谢综合征和心血管危险因素有关[20]。糖尿病肾病、视网膜病变、神经病变的发生、发展因其相似的病理学改变而密切相关[16]。关于非典型DPN的研究较少，在发病、病程、症状和潜在机制方面与典型DPN不同[19]。非典型DPN患者的症状可能是急性、亚急性或慢性的[18]。此外，与DPN相关的体征和症状包括感觉运动多发神经病变、心血管自主神经病变和胃肠道自主神经病变[18]。

（一）糖尿病感觉运动多发性神经病

神经传导检测是典型DPN的可靠检测指标，已被用于流行病学调查。此外，有几项研究强调医务人员进行神经系统临床评估的熟练程度的重要性[21]。目前，非典型性DPN与典型DPN一样，都有待于进一步鉴定和研究。

（二）心血管自主神经病变

心血管自主神经病变（cardiovascular autonomic neuropathy，CAN）定义为心血管系统自主功能障碍。CAN临床可预测因素包括高血糖、DPN、肾病、视网膜病变、高血压、肥胖、吸烟和高血脂[22]。CAN死亡率和发病率接近于心肌缺血、脑卒中和进展性糖尿病肾病等[23]。临床上CAN评估是具有重要价值的心血管风险分类指标，以区分是否需要对共病情况进行强化药物治疗和生活方式管理[18]。心血管反射试验是评估CAN的金标准，具有良好的敏感性、特异性和可重复性。评估CAN相对简单且常用的测试包括深呼吸心率变异性、Valsalva动作、对姿势反应的血压变化[24]。在由于长期高血糖、心血管风险、DPN和血管病变性糖尿病并发症而有CAN风险的患者中，CAN评估最佳时期可能是2型糖尿病确诊时和1型糖尿病确诊后5年[18]。

（三）胃肠道自主神经病变

胃肠道腺体分泌受自主神经系统和肠道神经系统相互作用调节。在糖尿病患者中，胃肠道症状发病率较高[25]，遗憾的是人体胃肠自主功能难以检测，胃肠道自主神经病变的诊断常基于排除法。胃肠道症状常见于血糖控制不佳或与糖尿病引起的胃运动功能紊乱相关的心理障碍患者[26]，约50%的2型糖尿病患者存在胃排空延迟，这可能与反流、吞咽困难和食管狭窄有关。胃排空延迟治疗建议使用红霉素、甲氧氯普胺和高纤维饮食[27]。最新证据推荐使用质子泵抑制药治疗糖尿病患者胃轻瘫、胃排空延迟和食管运动功能障碍[28]。20%～25% 糖尿病患者存在腹泻和便秘等下消化道症状[29]。腹泻治疗建议使用洛哌丁胺、可乐定和电解质平衡液。便秘通常可通过饮食和运动缓解，严重者考虑使用泻药[29]。

四、诊断

DPN 的诊断由神经专科或其他相关专科医生通过标准化评估来识别症状、体征和神经异常而进行诊断[30]。尽管 DPN 定义为“排除其他病因后，糖尿病患者出现的周围神经功能障碍的症状和（或）体征”[31]，但只有在仔细的临床检查后才能做出诊断。2010 年，多伦多专家共识小组提出典型和非典型 DPN 的定义，以及相关诊断标准[32]。DPN 至少分为两大亚型，包括全身对称性多发性神经病变和局灶性多灶性神经病变[33]。全身对称性多发性神经病变包括急性感觉神经病变、慢性感觉运动多发性糖尿病神经病变和自主神经病变。DPN 早期诊断对预防神经不可逆损伤具有非常重要的意义[34]。针刺反应、温度觉、振动感知阈值、远端踇趾 10g 单丝压力觉和踝关节反射等检查对于 DPN 的诊断有重要临床价值。10g 单丝有助于 DPN 早期诊断，降低糖尿病溃疡发生风险。振动刺激感觉持续时间轻度降低也是 DPN 早期诊断指标[34]。以上多项检测联合可使 DPN 检测灵敏度上升 87% 以上[32]。电生理学检查对鉴别糖尿病患者发生局灶性多灶性神经病变与脑梗死、椎管狭窄等导致的其他神经病变显得尤为重要[35]。另外还应评估多发性神经病变是否存在其他原因，如饮酒、维生素 B_{12} 缺乏、血管阻塞性疾病、血管炎、感染和肿瘤等[36]。

五、一般治疗（内科、外科和其他）和预后

普瑞巴林和度洛西汀是仅有的两种获得美国 FDA 批准，可用于治疗 DPN 的药物。然而，美国神经病学学会（American Academy of Neurology，AAN）发布的指南鼓励临床医生在仔细考虑患者的年龄、生存质量、身体功能和合并症（包括与这些药物相关的不良反应）后，使用更广泛的药物[37]。包括 AAN 在内的多个组织、专业协会和专家小组制订了神经病理性疼痛（neuropathic pain，NP）的治疗指南。总体来说，这些指南建议考虑使用抗惊厥药物（包括钙通道 α_2-δ 配体类药物）、三环类抗抑郁药和 5- 羟色胺 - 去甲肾上腺素再摄取抑制药作为一线药物，其次考虑使用阿片类药物和局部药物外用治疗[38]。

（一）抗惊厥类药物

抗惊厥药用于治疗 NP 已有很长的历史。卡马西平是传统抗惊厥类药物之一，通过抑制电压门控钠离子通道，降低中枢和外周神经系统神经元兴奋性。早期研究报道，卡马西平能有效缓解 NP[34]。一项 Meta 分析结果显示，卡马西平在治疗 DPN 方面与其他抗惊厥类药物一样有效[39]，它的不良反应包括眩晕、共济失调、镇静过度、谵妄、骨髓抑制和老年性骨质疏松。普瑞巴林和加巴喷丁均为钙通道 α_2-δ 亚基配体，通过减少钙离子内流抑制中枢敏化[40]。新型钙通道 α_2-δ 配体类抗惊厥药普瑞巴林已被证实可安全有效地治疗痛性 DPN[41]，是目前 AAN 指南唯一 A 级推荐的抗 DPN 药物。加巴喷丁已获得 B 级推荐，最近的一项分析研究表明，相较于与其他 6 种治疗 DPN 的抗抑郁药和抗惊厥药，加巴喷丁镇痛效果最好。以上抗惊厥药物均有嗜睡、头晕、体重增加、头痛、口干和周围水肿等不良反应。

（二）三环类抗抑郁药

三环类抗抑郁药常用于治疗 DPN，其作用途径与抗抑郁效应途径不同。三环类抗抑郁药作用范围广，包括抑制突触连接处 5- 羟色胺 - 去甲肾上腺素再摄取，并对 N- 甲基 -D- 天门冬氨酸（NMDA）、组胺、毒蕈碱和 α 肾上腺素受体起拮抗作用[44]。三环类抗抑郁药治疗 NP 的确切机制尚不清楚。基于成本考虑，阿米替林也常被用作有效治疗痛性 DPN 的一线药物[45]。阿米替林虽具有潜在镇痛效果，但因抗胆碱能和心脏的不良

反应发生率高且严重，其临床使用率较低[38]。相较于阿米替林、丙咪嗪和地昔帕明的不良反应发生率和严重程度较低。

（三）5- 羟色胺 – 去甲肾上腺素再摄取抑制药

5- 羟色胺 – 去甲肾上腺素再摄取抑制药（serotonin norepinephrine reuptake inhibitor，SNRI），例如，度洛西汀和文拉法辛是 5- 羟色胺 – 去甲肾上腺素的选择性抑制药，通过调节下行抑制通路缓解疼痛[46]。2004 年，FDA 批准度洛西汀作为治疗痛性 DPN 的一线药物[42]。度洛西汀的安全性明显优于阿米替林，但仍有恶心等常见不良反应。此外，文献报道每天服用 60mg 度洛西汀患者中有 14%～20% 出现嗜睡和便秘[47]。另一种 SNRI 药物文拉法辛虽然未经 FDA 批准，已被证实对痛性 DPN 有治疗作用[48]，最常见的不良反应是胃肠道紊乱。然而，AAN 指南认为，至今没有足够证据推荐使用度洛西汀和文拉法辛治疗 DPN[42]。

（四）阿片类镇痛药

阿片类药物通过阿片受体作用于脊髓和脊髓上机制减轻疼痛。曲马多主要是 μ 受体激动药，同时也是 5- 羟色胺 – 去甲肾上腺素再摄取的弱抑制药，已被证实能显著缓解多发性神经病变导致的疼痛[49]，不良反应包括恶心、便秘、过度镇静和头痛。此外，相较于其他阿片类药物，曲马多滥用风险更低。他喷他多缓释剂结合了阿片类受体激动药和去甲肾上腺素能拮抗药的药理作用，已获得 FDA 批准用于治疗 NP，尚未明确地用于痛性 DPN[50]。一线药物疗效欠佳者应考虑联合阿片类药物。但长期使用阿片类药物可导致耐受、依赖和滥用，治疗 DPN 的风险收益比仍不确定。一些研究报道了阿片类药物和其他药物联合治疗可提高疗效而不增加不良反应。硫酸吗啡缓释片联合加巴喷丁已被证实优于单药治疗[51]。此外，与单用加巴喷丁相比，曲马多联合对乙酰氨基酚也能改善疼痛[52]。

（五）局部治疗

一项 Meta 分析显示辣椒素是一种辣椒素受体 1 激动药，是 DPN 的有效治疗方法[53]。但随后的研究报道认为，辣椒素疗法与表皮去神经化有关，并且有导致足部溃疡的潜在风险，不推荐用于治疗 DPN[54]。相比之下，5% 利多卡因贴剂可以阻断钠通道，改善 DPN 患者疼痛评分和生存质量[55]，AAN 指南推荐 5% 利多卡因贴剂可作为 C 级推荐用于治疗 DPN。

六、病例报道

Uluduz 等[56]报道了静脉注射免疫球蛋白（intravenous immunoglobulin，IVIG）治疗 1 例非对称性多发性脑神经麻痹（一种轻微的周围神经病变症状）。患者女性，55 岁，确诊为 2 型糖尿病，12 年来血糖均未得到有效控制。她的症状是右侧周围性面瘫、上睑下垂、左眼活动受限及眼球固定等非对称性多发性脑神经麻痹症状，实验室化验结果提示高脂血症、高血糖，使用胰岛素治疗（58U/d），但血糖水平未见有效降低。入院第 15 天开始 IVIG 治疗，剂量为 0.4g/(kg · d)，持续 5 天。治疗后第 1 天血糖下降，所有脑神经麻痹症状在 1 个月内均有所改善，随访 8 个月未复发。此前有研究报道，免疫疗法治疗糖尿病多发性神经病变（包括神经丛病）有效[57]。尽管 IVIG 在自身免疫性疾病治疗中的作用机制仍不明确，但该患者接受 IVIG 治疗后第 1 天高血糖水平有效降低，并且临床症状 1 个月内消失，提示 IVIG 疗法可能在部分糖尿病多发性神经病变患者中具有潜在临床价值。

七、最新焦点

脊髓电刺激（spinal cord stimulation，SCS）已被临床用于治疗 NP[58]。Slangen 等[59]在一项多中心随机临床试验研究中报道，SCS 可有效缓解痛性 DPN 患者疼痛评分。选取伴有严重下肢疼痛的患者 36 名，随机分为最佳药物治疗（best medical treatment，BMT）联合 SCS 组（SCS 组，n=22）和仅接受 BMT 组（BMT 组，n=14）。结果显示，相较于 BMT 组，SCS 组治疗成功率显著提高（SCS组59%，BMT组7%；*P*<0.01），白天和夜间都具有更好的疼痛缓解作用（SCS组分别为41%和36%，BMT组分别为0%和7%；*P*<0.05），以上结果表明，SCS对痛性DPN和NP均有积极的治疗作用。

结论

DPN是糖尿病最常见的并发症，由于其与发病率和死亡率相关，DPN的治疗在临床上显得尤为重要。尽管痛性DPN的管理和治疗仍比较困难，但近年来临床检查和诊断标准的发展使得DPN早期诊断和积极干预成为可能。除药物治疗之外，DPN治疗还包括患者教育和生活方式改变，如戒烟、运动和健康饮食等。然而，由于目前痛性DPN的治疗仍有一定局限性，仍需进一步研究探索DPN的最佳治疗方法。

参考文献

[1] Javed S, Petropoulos IN, Tavakoli M, Malik RA. Clinical and diagnostic features of small fiber damage in diabetic polyneuropathy. Handb Clin Neurol. 2014;126:275-90.
[2] Papanas N, Ziegler D. Risk factors and comorbidities in diabetic neuropathy: an update 2015. Rev Diabet Stud. 2015;12:48-62.
[3] Tesfaye S, Stevens LK, Stephenson JM, Fuller JH, Plater M, Ionescu-Tirgoviste C, Nuber A, Pozza G, Ward JD. Prevalence of diabetic peripheral neuropathy and its relation to glycemic control and potential risk factors: the EURODIAB IDDM Complications Study. Diabetologia. 1996;39:1377-84.
[4] Ziegler D, Behler M, Schroers-Teuber M, Rodenn M. Near-normoglycemia and development of neuropathy: a 24-year prospective study from diagnosis of type 1 diabetes. BMJ Open. 2015;5:e006559. https://doi.org/10.1136/bmjopen-2014-006559.
[5] Adler AI, Boyko EJ, Ahroni JH, Stensel V, Forsberg RC, Smith DG. Risk factors for diabetic peripheral sensory neuropathy. Results of the Seattle Prospective Diabetic Foot Study. Diabetes Care. 1997;20:1162-7.
[6] Boussageon R, Bejan-Angoulvant T, Saadatian-Elahi M, Lafont S, Bergeonneau C, Kassai B, Erpeldinger S, Wright JM, Gueyffier F, Cornu C. Effect of intensive glucose lowering treatment on all cause mortality, cardiovascular death, and microvascular events in type 2 diabetes: meta-analysis of randomized controlled trials. BMJ. 2011;343:d4169. https://doi.org/10.1136/bmj.d4169.
[7] Callaghan BC, Cheng HT, Stables CL, Smith AL, Feldman EL. Diabetic neuropathy: clinical manifestations and current treatments. Lancet Neurol. 2012;11:521-34.
[8] Callaghan BC, Little AA, Feldman EL, Hughes RA. Enhanced glucose control for preventing and treating diabetic neuropathy. Cochrane Database Syst Rev. 2012;(6):CD007543. https://doi.org/10.1002/14651858.CD007543.pub2.
[9] Franklin GM, Shetterly SM, Cohen JA, Baxter J, Hamman RF. Risk factors for distal symmetric neuropathy in NIDDM. The San Luis Valley Diabetes Study. Diabetes Care. 1994;17:1172-7.
[10] Diabetes Control and Complications Trial Research Group, Nathan DM, Genuth S, Lachin J, Cleary P, Crofford O, Davix M, Rand L, Siebert C. The effect of intensive treatment of diabetes on the development and progression of long-term complications in insulin-dependent diabetes mellitus. N Engl J Med. 1993;329:977-86.
[11] Smith AG, Russell J, Feldman EL, Goldstein J, Peltier A, Smith S, Hamwi J, Pollari D, Bixby B, Bixny B, Howard J, Singleton JR. Lifestyle intervention for prediabetic neuropathy. Diabetes Care. 2006;29:1294-9.
[12] Balducci S, Lacobellis G, Parisi L, Di Biase N, Calandriello E, Leonetti F, Fallucca F. Exercise training can modify the natural history of diabetic peripheral neuropathy. J Diabetes Complicat. 2006;20:216-23.
[13] Perez-Matos MC, Morales-Alvarez MC, Mendivil CO. Lipids: a suitable therapeutic target in diabetic neuropathy? J Diabetes Res. 2017;2017:6943851. https://doi.org/10.1155/2017/694385.
[14] Tesfaye S, Chaturvedi N, Eaton SE, Ward JD, Manes C, Ionescu-Trigoviste C, Witte DR, Fuller JH. EURODIAB Prospective Complications Study Group. Vascular risk factors and diabetic neuropathy. 2005;352:341-50.
[15] Davis TM, Yeap BB, Davis WA, Bruce DG. Lipid-lowering therapy and peripheral sensory neuropathy in type 2 diabetes: the Fremantle Diabetes Study. Diabetologia. 2008;51:562-6.
[16] Malik RA, Williamson S, Abbott C, Carrington AL, Igbal J, Schady W, Boulton AJ. Effect of angiotensin-converting-enzyme (ACE) inhibitor trandolapril on human diabetic neuropathy: randomized double-blind controlled trial. Lancet. 1998;352:1978-81.
[17] Ruggenenti P, Lauria G, Fassi A, Ileva AP, Rota S, Chiurchiu C, Barlovic DP, Sqhirlanzoni A, Lombardi R, Penza P, Cavaletti G, Piatti ML, Frigeni B, Filipponi M, Rubis N, Noris G, Motterlini N, Enelordache B, Gaspari F, Perna A, Zaletel J, Bossi A, Dodesini AR, Trevisan

R, Remuzzi G, DEMAND Study Investigators. Effects of manidipine and delapril in hypertensive patients with type 2 diabetes mellitus: the delapril and manidipine for nephroprotection in diabetes (DEMAND) randomized clinical trial. Hypertension. 2011;58:776-83.

[18] Tesfaye S, Boulton AJ, Dyck PJ, Freeman R, Horowitz M, Kempler P, Lauria G, Malik RA, Spallone V, Vinik A, Bernardi L, Valensi P, Toronto Diabetic Neuropathy Expert Group. Diabetic neuropathies: update on definitions, diagnostic criteria, estimation of severity, and treatments. Diabetes Care. 2010;33:2285-93.

[19] Javed S, Alam U, Malik RA. Treating diabetic neuropathy: present strategies and emerging solutions. Rev Diabet Stud. 2015;12:63-83.

[20] Dyck PJ, Davies JL, Wilson DM, Service FJ, Melton LJ 3rd, O'Brien PC. Risk factors for severity of diabetic polyneuropathy: intensive longitudinal assessment of the Rochester Diabetic Neuropathy Study cohort. Diabetes Care. 1999;22:1479-86.

[21] Dyck PJ, Overland CJ, Low PA, Litchy WJ, Davies JL, Dyck PJ, O'Brien PC, CI vs. NPhys Trial Investigators, Albers JW, Andersen H, Bolton CF, England JD, Klein CJ, Llewelyn JG, Mauermann ML, Russell JW, Singer W, Smith AG, Tesfaye S, Vella A. Signs and symptoms versus nerve conduction studies to diagnose diabetic sensorimotor polyneuropathy: CI vs. NPhys trial. Muscle Nerve. 2010; 42: 157-64.

[22] Valensi P, Paries J, Attali JR, French Group for Research and Study of Diabetic Neuropathy. Cardiac autonomic neuropathy in diabetic patients: influence of diabetes duration, obesity, and microangiopathic complications—the French multicenter study. Metabolism. 2003;52:815-20.

[23] Vinik AI, Ziegler D. Diabetic cardiovascular autonomic neuropathy. Circulation. 2007;115:387-97.

[24] Freeman R. Assessment of cardiovascular autonomic function. Clin Neurophysiol. 2006;117:716-30.

[25] Gatopoulou A, Papanas N, Maltezos E. Diabetic gastrointestinal autonomic neuropathy: current status and new achievements for everyday clinical practice. Eur J Intern Med. 2012; 23: 499-505.

[26] Jones KL, Russo A, Stevens JE, Wishart JM, Berry MK, Horowitz M. Predictors of delayed gastric emptying in diabetes. Diabetes Care. 2001;24:1264-9.

[27] Ma J, Rayner CK, Jones KL, Horowitz M. Diabetic gastroparesis: diagnosis and management. Drugs. 2009; 69: 971-86.

[28] Rayner CK, Horowitz M. Gastrointestinal motility and glycemic control in diabetes: the chicken and the egg revisited? J Clin Invest. 2006;116:299-302.

[29] Vinik AI, Erbas T. Diabetic autonomic neuropathy. Handb Clin Neurol. 2013;117:279-94.

[30] Martin CL, Albers JW, Pop-Busui R, DCCT/EDIC Research Group. Neuropathy and related findings in the diabetes control and complications trial/epidemiology of diabetes interventions and complications study. Diabetes Care. 2014;37:31-8.

[31] Boulton AJ, Gries FA, Jervell JA. Guidelines for the diagnosis and outpatient management of diabetic peripheral neuropathy. Diabet Med. 1998;15:508-14.

[32] Boulton AJ, Vinik AI, Arezzo JC, Bril V, Feldman EL, Freemaon R, Malik RA, Maser RE, Sosenko JM, Ziegler D, American Diabetes Association. Diabetic neuropathies: a statement by the American Diabetes Association. Diabetes Care. 2005;28:956-62.

[33] Thomas PK. Classification, differential diagnosis, and staging of diabetic peripheral neuropathy. Diabetes. 1997;46(Suppl. 2):S54-7.

[34] Kaku M, Vinik A, Simpson DM. Pathways in the diagnosis and management of diabetic polyneuropathy. Curr Diab Rep. 2015;15:609. https://doi.org/10.1007/s11892-015-0609-2.

[35] Vinik A, Mehrabyan A, Colen L, Boulton A. Focal entrapment neuropathies in diabetes. Diabetes Care. 2004;27:1783-8.

[36] Young RJ, Ewing DJ, Clarke BF. Chronic and remitting painful diabetic polyneuropathy. Correlations with clinical features and subsequent changes in neurophysiology. Diabetes Care. 1988;11:34-40.

[37] Snyder MJ, Gibbs LM, Lindsay TJ. Treating painful diabetic peripheral neuropathy: an update. Am Fam Physician. 2016;94:227-34.

[38] Spallone V. Management of painful diabetic neuropathy: guideline guidance or jungle? Curr Diab Rep. 2012;12:403-13.

[39] Griebeler ML, Morey-Vargas OL, Brito JP, Tsapas A, Wang Z, Carranza Leon BG, Phung OJ, Montori VM, Murad MH. Pharmacologic interventions for painful diabetic neuropathy: an umbrella systematic review and comparative effectiveness network meta-analysis. Ann Intern Med. 2014;161:639-49.

[40] Finnerup NB, Sindrup SH, Jensen TS. The evidence for pharmacological treatment of neuropathic pain. Pain. 2010;150:573-81.

[41] Richter RW, Porenoy R, Sharma U, Lamoreaux L, Bockbrader H, Knapp LE. Relief of painful iabetic peripheral neuropathy with pregabalin: a randomized, placebo-controlled trial. J Pain. 2005;6:253-60.

[42] Bril V, England J, Franklin GM, Backonja M, Cohen J, Del Toro D, Feldman E, Iverson DJ, Perkins B, Russell JW, Zochodne D, American Academy of Neurology, American Association of Neuromuscular and Electrodiagnostic Medicine, American Academy of Physical Medicine and Rehabilitation. Evidence-based guideline: treatment of painful diabetic neuropathy: report of the American Academy of Neurology, the American Association of Neuromuscular and Electrodiagnostic Medicine, and the American Academy of Physical Medicine and Rehabilitation. Neurology. 2011;76:1758-65.

[43] Rudroju N, Bansal D, Talakokkula ST, Gudala K, Hota D,

Bhansali A, Ghai B. Comparative efficacy and safety of six antidepressants and anticonvulsants in painful diabetic neuropathy: a network meta-analysis. Pain Physician. 2013;16:E705-12.

[44] Chong MS, Hester J. Diabetic painful neuropathy: current and future treatment options. Drugs. 2007;67:569-85.

[45] Ziegler D, Fonseca V. From guideline to patient: a review of recent recommendations for pharmacotherapy of painful diabetic neuropathy. J Diabetes Complicat. 2015;29:146-56.

[46] Marks DM, Shah MJ, Patkar AA, Masand PS, Park GY, Pae CU. Serotonin-norepinephrine reuptake inhibitors for pain control: premise and promise. Curr Neuropharmacol. 2009;7:331-6.

[47] Goldstein DJ, Lu Y, Detke MJ, Lee TC, Iyengar S. Duloxetine vs. placebo in patients with painful diabetic neuropathy. Pain. 2005;116:109-18.

[48] Rowbotham MC, Goli V, Kunz NR, Lei D. Venlafaxine extended release in the treatment of painful diabetic neuropathy: a double-blind, placebo-controlled study. Pain. 2004;110:697-706.

[49] Sindrup SH, Andersen G, Madsen C, Smith T, Brosen K, Jensen TS. Tramadol relieves pain and allodynia in polyneuropathy: a randomized, double-blind, controlled trial. Pain. 1999;83:85-90.

[50] Schwartz S, Etropolski M, Shapiro DY, Okamoto A, Lange R, Haeussler J, Rauschkolb C. Safety and efficacy of tapentadol ER in patients with painful diabetic peripheral neuropathy: results of a randomized-withdrawal, placebo-controlled trial. Curr Med Res Opin. 2011;27:151-62.

[51] Gilron I, Bailey JM, Tu D, Holden RR. Weaver DF, Houlden RL. Morphine, gabapentin, or their combination for neuropathic pain. N Engl J Med. 2005;352:1324-34.

[52] Ko SH, Kwonn HS, Yu JM, Baik SH, Park IB, Lee JH, Ko KS, Noh JH, Kim DS, Mok JO, Park TS, Son HS, Cha BY. Comparison of the efficacy and safety of tramadol/acetaminophen combination therapy and gabapentin in the treatment of painful diabetic neuropathy. Diabet Med. 2010;27:1033-40.

[53] Zhang WY, Li Wan Po A. The effectiveness of topically applied capsaicin. A meta-analysis. Eur J Clin Pharmacol. 1994;46:517-22.

[54] Polydefkis M, Hauer P, Sheth S, Sidofsky M, Griffin JW, McArthur JC. The time course of epidermal nerve fiber regeneration: studies in normal controls and in people with diabetes, with and without neuropathy. Brain. 2004;127:1606-15.

[55] Barbano RL, Herrmann DN, Hart-Gouleau S, Pennella-Vaughan J, Lodewick PA, Dworkin RH. Effectiveness, tolerability, and impact on quality of life of the 5% lidocaine patch in diabetic polyneuropathy. Arch Neurol. 2004;61:914-8.

[56] Uluduz D, Bozluolcay M, Ince B, Kiziltan M. Simultaneous multiple cranial nerve neuropathies and intravenous immunoglobulin treatment in diabetes mellitus. Neurol India. 2006;54:308-9.

[57] Ostric M, Vrca A, Kolak L, Franolic M, Vrca NB. Cranial nerve lesion in diabetic patients. Coll Antropol. 2011;35:131-6.

[58] Grider JS, Manchikanti L, Carayannopoulos A, Sharma ML, Balog CC, Harned ME, Grami V, Justiz R, Nouri KH, Hayek SM, Vallejo R, Christo PJ. Effectiveness of spinal cord stimulation in chronic spinal pain: a systematic review. Pain Physician. 2016;19:E33-54.

[59] Slangen R, Schaper NC, Faber CG, Joosten EA, Dirksen CD, van Dongen RT, Kessels AG, van Kleef M. Spinal cord stimulation and pain relief in painful diabetic peripheral neuropathy: a prospective two-center randomized controlled trial. Diabetes Care. 2014;37:3016-24.

第 15 章　幻肢痛
Phantom Limb Pain

Luminita M. Tureanu　Ljuba Stojiljkovic　著
陈　磊　罗宇家　译　　彭志友　冯智英　校

在美国，每年有超过 185 000 名患者接受截肢手术。据估计，在 2005 年肢体残缺人数约有 1 600 000，预计 2050 年增达 3 500 000 左右[1]。导致截肢最常见的病因是糖尿病、创伤、外周血管疾病和骨关节恶性肿瘤[1]。截肢将导致医疗费用和残疾的显著增加。

法国军事外科医生 Ambroise Pare（1510—1590）首次描述了患者截肢后主诉缺失肢体发生剧烈疼痛的情况[2]。Nelson 阁下在被袭击失去右臂后经历了幻肢痛，并认为这种幽灵游荡般的痛苦是灵魂存在的"直接证据"：如果手臂的感觉能在肉体的毁灭中幸存下来，那为什么整个人体就不会呢？

1871 年，Silas Weir Mitchel 引入了"幻肢"一词，从那时起它就被用来描述幻肢的感觉[2, 3]。尽管"幻肢"这一公认现象已经存在几个世纪，但对幻肢感觉（包括幻肢痛）的发生和传递所涉及的病理生理学和分子机制知之甚少。

几乎所有截肢患者在术后都会感觉到身体缺失部位仍然存在，这些异常被称为幻肢感。

幻肢的非疼痛感觉包括其位置觉、形态感、幻肢的运动、瘙痒、刺麻感和感觉异常。身体缺失部位产生的疼痛称为幻肢痛，其程度有可能会十分剧烈并难以治愈。

一、幻肢痛：临床特征

（一）发病率

早期文献报道了幻肢痛的发病率低至 2%。然而，最近的研究表明，幻肢痛的发病率要比想象的高得多，达到 60%～80%。其发病率与性别、截肢的位置和部位无关。有意义的是，幻肢痛在幼儿截肢者和先天性肢体残缺者的发生率要低得多。先天性肢体残缺者的幻肢痛发病率仅为 3.7%，2 岁以下儿童为 20%，2—4 岁为 25%，4—6 岁为 61%，6—8 岁为 75%[4]。

（二）发作和持续时间

幻肢痛在截肢后的早期即可发生，75% 的病例在截肢后立即出现。也可能在截肢后很久才出现，迁延不愈长达数月甚至数年。大多数患者主诉幻肢痛持续数天后将会逐渐消退，然而部分患者疼痛可能会持续数年甚至数 10 年[5]。

（三）特点和定位

幻肢痛通常被归为神经病理性疼痛，与中枢或外周神经元的损伤有关。疼痛的性质通常主诉为挤压、跳痛、射击痛、刺痛或烧灼感[6]。30%～50% 的截肢患者存在一种被称为"伸缩性幻觉"的现象。伸缩性幻觉是指幻肢感的消退，幻肢逐渐变短直到感觉幻肢悬在肢体的残端。最近的证据表明，伸缩性幻觉与幻肢痛程度呈正相关；伸缩性幻觉现象的存在可能与更严重的幻肢痛相关[7]。

（四）幻肢痛的动物模型

啮齿类动物的全爪失神经模型会引起异常的舔舐、抓挠和失神经肢体的自残行为（“自残”）。尽管自残不是人类全肢失神经支配或慢性疼痛时的正常反应，但这一现象在啮齿动物到灵长类动物中均有发生[8]。由于相同的失神经支配会导致人体产生幻肢痛和痛性感觉缺失，啮齿类动物“自残”模型已被用作模拟人类幻肢痛的模型[9, 10]。

（五）幻肢痛的病理生理机制

慢性神经病理性疼痛和幻肢痛的潜在机制在很大程度上仍是未知的。目前为止提出了许多影响因素，包括全身炎症介质[11]，以及外周和中枢神经系统的重塑[12, 13]。近期研究表明，认知和情绪的敏感化、疼痛灾难化（自上而下的调节机制）可增加该患者群体的伤害性感受[14, 15]。

在最近的一项研究中，促炎介质（如TNF-α、TNF-β、IL-8、ICAM-1和CRP）水平的升高与幻肢痛强度呈正相关。高度炎症状态也与更多的疼痛灾难化相关，并直接或间接导致这些患者感受到更为剧烈的疼痛[11]。

二、外周机制

截肢期间神经损伤和神经瘤形成与截肢者疼痛的发展有关。神经受损后会发生显著的结构和功能变化，最初只是导致受损区域的过度放电[16]。而截肢后神经残端再生性轴突萌芽会导致神经瘤的出现，进一步加重幻肢痛[17]。钠离子通道在受损神经末梢的上调和异常聚集提高了传入神经纤维的兴奋性，并导致神经残端异常放电增加[18]。

三、中枢敏化

外周神经元受损后异常放电增加，脊髓背角电活动活跃，对其他外周传入刺激的反应敏感性增加，疼痛感受野扩大。以上机制导致截肢者出现痛觉过敏（疼痛阈值降低）和痛觉超敏（由非疼痛刺激引起的疼痛）[13]。疼痛阈值的变化已被证明与幻肢痛呈正相关[19]。

躯体感觉系统中的皮层重组和可塑性

成年灵长类动物大脑的特征之一是其大脑感觉皮层就像一个地图，不同区域代表不同部位感觉和疼痛[20]。在20世纪60年代，研究人员认为神经元回路是由基因决定的，并且在整个生命过程中保持恒定[21]，然而，如今大量数据证实情况并非如此。动物和人类研究都表明在整个成年期，初级感觉皮层对感觉受体改变具有强大的重组能力。Wall等研究第一次证实了成人中枢神经系统具有可塑性[22]。该研究证实，部分失神经支配后不久即出现了感受野大小的变化。Merzenich等通过一系列严谨的试验证实，成年猴子中指截肢后，与该指头相对应的皮层区域开始对传递到相邻手指的刺激做出反应[23]。此外，Pons及其同事在1991年证明了上肢长期传入信号消失后，对应于截肢的皮层区域开始对传递到面部的感觉刺激做出反应。这种功能重组现象被称为表征可塑性，是皮层可塑性的表现形式[24]。Flor等研究表明，由嘴巴向手部的表征转移与手部截肢后幻肢痛密切相关。嘴部表征向原来代表被截肢手臂的表征区域移动越多，则幻肢痛就越剧烈。这些研究数据表明，幻肢痛至少部分与初级躯体感觉皮层可塑性变化相关[25, 26]。

对幻肢痛的研究给予我们一个难得的机会来了解功能重组和皮层可塑性的生理机制，进一步分析大脑如何构建并不断调整感觉传入变化后的身体图像[27, 28]。

截肢前已有的疼痛记忆是幻肢痛的重要原因。疼痛记忆很可能是内隐记忆，涉及与痛觉传入相关的改变和后续皮层躯体感觉系统处理的变化。已知初级躯体感觉皮层参与了疼痛的处理。若截肢之前已有躯体感觉疼痛记忆，那么截肢后的传入抑制和后续邻近皮层区对该皮层区的感觉入侵能解释来自邻近皮层区的非疼痛刺激所致的疼痛。由于皮层区编码仍然被分配给原始的接受野，来自邻近区域（如面部）的刺激激活代表患肢的皮层区域，即被识别为该肢体疼痛，表现为幻肢痛[29]。

四、幻肢痛的分子机制

躯体感觉皮层对疼痛的长期记忆是幻肢痛产生和维持的最重要因素之一。神经元和突触如何编码诱导记忆巩固一直是神经生物学领域的研究热点。最近数据表明，丝裂原活化激酶/Erk（mitogen activated kinase/Erk，MAPK/Erk）可能在这些过程中发挥重要作用。cAMP反应元件结合蛋白（cAMP response element binding protein，CREB）、cAMP活化蛋白激酶A（protein kinase A，PKA）和MAPK/Erk通路的激活不仅在细胞生长和分化中起关键作用，还可以作为记忆形成的进化保守调节因子。研究表明，MAPK/Erk信号级联反应对于神经元长期可塑性和记忆巩固都至关重要[30]。当突触激活时，这些活动会增强，尤其是在突触反复激活的情况下。这种依赖于突触激活的过程称为长时程增强（long-term potentiation，LTP），已被认为是记忆发展的细胞内模型。引发LTP的长期效应（L-LTP）需要从头合成蛋白质。这个过程是由转录激活介导的，而转录激活需要通过MAPK/Erk和CREB依赖性信号通路募集转录因子[30]。

幻肢觉和幻肢痛被认为是由功能重组、中枢神经系统可塑性、截肢的皮层表征区长期记忆的改变引起的。由于躯体感觉的拓扑地形图在物种之间高度保守，因此，可以基于动物模型来模拟神经元结构和涉及人类幻肢感觉和疼痛产生和传递的过程。啮齿动物模型已成功用于神经病理性疼痛的研究，“自残”啮齿动物模型作为幻肢痛的动物模型被广泛接受[8-10]。此外，激活即刻早期基因（immediate early genes，IEG）（如*c-fos*）的不同信号通路已被证实与疼痛和记忆的中枢机制有关[31-33]。在幻肢痛的大鼠模型中，在躯体感觉皮层邻近区域施加非痛感刺激后，*c-fos*的激活与躯体感觉皮层区域扩大有关[34]。

五、诊断

幻肢痛的诊断通常基于患者主诉症状，详细的病史采集对于制订合适的治疗方案非常重要。病史应关注疼痛的特征，包括疼痛部位、类型、发作、伴随症状、疼痛强度、加重和缓解的因素。虽然因其主观性特点临床难以评估，但可通过多种疼痛量表评估疼痛强度，如数字疼痛量表、视觉模拟评分或McGill疼痛问卷。心理评估和评估疼痛对生存质量的影响同样重要。既往对幻肢痛的治疗情况可以进一步指导个体化治疗[35]。鉴别诊断应关注残肢缺血和败血症，排除慢性肢体疼痛的其他病因，如残肢痛、复杂性区域疼痛综合征和血管炎等。确诊幻肢痛没有金标准，进一步的影像检查、实验室检查并不是必须的。

Clarke等[36]回顾了151篇关于残肢痛的论文，发现所有研究都没有具体诊断标准。基于此，他们提出了一种统一分类算法，即Durham疼痛调查组截肢后疼痛算法（Durham Pain Investigations Group，Post-Amputation Pain Algorithm，DPIG-PAPA）。临床确诊是优化治疗策略的先决条件。

六、治疗

近几十年来，虽有很多治疗方法，由于其病理生理学的复杂性，幻肢痛治疗仍具极大的挑战性。Richardson和Kulkarni[37]全面分析总结了幻肢痛治疗，发现确认的38种不同的治疗方法总体证据质量较低，尚无基于临床循证医学证据的一线治疗方案。尽管目前幻肢痛的认识和治疗方法已有进步，但仍缺乏基于机制的特异性治疗。多学科诊治能提高疗效。目前治疗方法为药物治疗和非药物选择，后者包括侵入性手术和非侵入性方法。

（一）超前镇痛

围术期是预防幻肢痛加重的潜在机会窗口。改善术前疼痛能防止截肢部位的有害刺激激活外周和中枢敏化。

Srivastava系统回顾了截肢后慢性疼痛的围术期因素，由于研究的结果测量太过异质性，最终进行了叙述性综述[38]。他的结论提示，虽然关于慢性截肢后疼痛风险的数据并不是很可靠，但是似乎有一些证据表明围术期镇痛可以降低围术期疼痛的发生率。具体来说，现有证据显示优化围术期镇痛可降低围术期急性疼痛的发生率，是否能降低截肢后慢性疼痛的风险尚无明确结论。同时，也介绍了一种基于证据的系统路径以优化截肢围术期疼痛，包括超前镇痛、术中麻醉/镇痛和术后个体化镇痛。

硬膜外镇痛是目前研究最多的被认为具有超前镇痛作用的方法。在Nikolajsen等进行的随机双盲试验中，下肢截肢患者分为两组，一组接受硬膜外布比卡因和静脉注射吗啡，另一组接受硬膜外生理盐水和静脉注射吗啡。术前平均放置硬膜外导管18h，术后3个月、6个月、12个月随访，结果提示两组患者残肢痛和幻肢痛的发生率和阿片类药物的使用量差异无统计学意义[39]。

Karanikolas等进行了一项前瞻性临床试验，65例下肢截肢患者随机分为5个治疗组，除对照组外，所有患者均接受硬膜外镇痛和静脉患者自控镇痛（patient controlled analgesia，PCA），并对给药溶液进行盲法分组。对照组患者无硬膜外置管，按血管外科镇痛常规方案进行常规镇痛。为避免偏倚，对照组患者在腰椎皮下放置硬膜外导管后输注生理盐水溶液，同时接受静脉生理盐水PCA。分别于截肢术后1个月、6个月随访，采用视觉模拟评分量表和McGill疼痛问卷评估疼痛程度。术前48h开始硬膜外镇痛和静脉PCA，持续至术后48h，最后发现在术后6个月随访时干预组与对照组幻肢痛发生率有统计学差异[40]。

Lambert等进行的随机前瞻性试验对30例全麻下肢截肢患者进行了评估，术前24h和术后72h接受布比卡因和二乙酰吗啡硬膜外输注，或神经周围输注0.25%布比卡因。分别于截肢后3天、6个月和12个月随访，评估残肢痛和幻肢痛的发生率、强度和阿片类药物的使用量。结果提示干预对幻肢痛的发生率没有影响，也没有观察到长期的益处。神经周围组阿片类药物消耗量较高，但无统计学意义[41]。

周围神经阻滞也被用于幻肢痛患者。大多数研究报道在术后3天或更短时间内在神经周围输注不同浓度局部麻醉镇痛药，但远期获益并不一致。

Fisher在1991年描述了直视下进行周围神经置管，随后又使用该技术进行了一些研究[42]。Pinzur等进行的随机临床试验中对21例患者研究结果显示，在神经周围输注0.5%布比卡因能在术后72h内有效镇痛。然而，在3个月和6个月的随访中，两组幻肢痛的发生并没有差异[43]。Lennox及其同事证明在术前放置连续周围神经导管的患者最初72h内疼痛得到改善，83%的患者视觉模拟评分低于3分，同时阿片类药物需求减少[44]。

在一项前瞻性观察性研究中，Borghi等评估了71例下肢截肢患者行长期周围神经阻滞的效果。术前或术中应用0.5%罗哌卡因连续阻滞坐骨神经。完成本研究的62名患者导管使用中位时间为30天，65%的患者使用持续1个月以上。在12个月评估期结束时，严重幻肢痛发生率为3%，但幻肢觉为39%。作者认为长时间使用0.5%罗哌卡因的周围神经输注是一个有效治疗幻肢痛的选择[45]。

Ayling等对198名患者进行了一次大型回顾性研究显示，下肢截肢患者使用周围神经导管72h后术后阿片类药物消耗量大幅减少40%。外科医生截肢时在直视下将导管末端放置在显露的坐骨神经或胫后神经旁。该研究同时发现术后24h疼痛评分没有差异，该患者群体未发生截肢后的疼痛[46]。

最近，Ilfeld等对2名膝关节以下和1名肘关节以下截肢后慢性顽固性幻肢痛至少12个月的患者进行了一项随机、双盲、安慰剂对照、交叉研究，患者被随机分为两组，分别在门诊接受0.5%罗哌卡因或生理盐水输注6天以上，并可选择重复相同的方案，首次置管后12～16周进行交叉治疗。随访长达52周，其中一位患者没有幻肢痛复发，另一位患者只有轻微的持续性疼痛。结果表明，长期的神经周围置管输注能有效地治疗顽固性幻肢痛[47]。

虽然，目前大多数研究都显示长期的持续周围神经输注对幻肢痛没有长期益处或者研究结果不一致，但Ilfeld的初步研究提示其可能带来长期益处。考虑费用相对较低、不需要长时间住院、几乎无不良反应和成瘾性、不影响认知功能，神经周围导管给药可能是治疗幻肢痛的良好治疗选择。

Bosanquet等进行的系统综述和Meta分析观察了包括416名下肢截肢患者在内的7项研究，并将术中周围神经置管患者与未接受治疗或安慰剂的患者进行了比较。只有3项研究评估了幻肢痛的长期预后。使用GRADE系统评估证据质量，发现周围神经置管证据质量很低。虽然，术后阿片类药物的用量减少了约50%，但对术后疼痛、术后死亡率、幻肢痛和残肢痛发生率等短期或长期结果没有影响[48]。

Humble等最近的一项系统综述包括了32项关于接受截肢、乳房切除术或开胸手术患者的研究，显示区域麻醉有助于减少急性和慢性疼痛。Shahin等[50]回顾性研究观察了不同麻醉技术及其对幻肢痛的影响，也证实了同样的积极疗效。虽然在14～17个月的随访中未发现差异，但接受硬膜外麻醉或周围神经阻滞的患者在截肢后第1周疼痛明显减轻[49]。

Ypsilantis和Tang综述了11篇周围血管疾病截肢后慢性肢体疼痛进行超前镇痛研究的文献，并对5种不同的镇痛方案进行了评价：局部麻醉药、阿片类药物、NMDA受体拮抗药、α_2受体激动药、GABA类似物。这些药物单独或联合给药，给药途径为口服、静脉、硬膜外或神经周围。作者强调，高质量的随机对照试验很少，目前可用研究的主要缺陷是患者数量少和对治疗方案的依从性差[51]。该综述纳入了建议汇总及证据的等级，对于术后急性疼痛，具有A级证据的治疗方案如下。

- 硬膜外输注布比卡因和吗啡（伴有潜在的严重并发症）。
- 术后神经周围输注布比卡因。
- 72h硬膜外联合使用布比卡因/二乙酰吗啡比单独周围神经输注布比卡因治疗围术期急性疼痛更有效。
- 外周神经阻滞单次注射布比卡因和可乐定提供术后24h镇痛。

围术期硬膜外输注布比卡因联合二乙酰吗啡和可乐定对预防慢性残肢痛和幻肢痛具有潜在的超前镇痛作用（B级证据）。

（二）药物治疗

为改善幻肢痛，人们尝试了很多不同的药物方案和给药方式。然而，尚无最佳的并基于循证医学证据的药物治疗方案。

McCormick等最近系统地回顾了现有文献，并总结出3个可能与幻肢痛有关的机制：外周/传入通路上的神经瘤、中枢通路/非适应性可塑性、传出交感神经通路[52]。目前，临床上对幻肢痛外周通路研究较多的药物有阿米替林、神经阻滞使用的罗哌卡因和布比卡因，硬膜外使用的布比卡因和肉毒杆菌毒素（2级和3级证据）。作用于中枢通路的药物有抗惊厥药物、阿片类药物、NMDA受体拮抗药（2级和3级证据）。目前，仅有少数针对交感神经通路的靶向疗法，包括β受体拮抗药和腰交感神经阻滞。

治疗幻肢痛最常用的药物是非甾体抗炎药和对乙酰氨基酚。然而，数据表明他们的有效性评级较低[53]。

阿米替林是三环类抗抑郁药物，主要用于治疗包括幻肢痛在内的神经病理性疼痛，其镇痛机制可能与拮抗NMDA受体、抑制血清素和去甲肾上腺素的摄取、阻滞钠离子通道有关。尽管用于神经病理性疼痛的治疗已有数10年，最新Cochrane综述（包括17项研究和1342名参与者）发现，尚无证据支持阿米替林用于幻肢痛的镇痛效果，从而引发了对其治疗效果高估的担忧[54]。

另外，2016 年关于幻肢痛药物干预的 Cochrane 综述发现，阿米替林治疗后疼痛无改善[55]。口干和头晕是服用阿米替林后常见的不良反应。

加巴喷丁治疗慢性神经病理性疼痛已有很长的历史。已作为一种辅助疗法用于治疗儿童和成年人的幻肢痛[56]。Abbass 等[57]的一项综述纳入了 89 例幻肢痛患者在内的三项随机对照试验研究，结果显示，加巴喷丁可以减轻幻肢痛的程度。在近期的 Cochrane 综述中，加巴喷丁在缓解疼痛方面的结果相互矛盾，似乎更倾向于治疗组而不是对照组[55]，但加巴喷丁并没有改善患者的功能、抑郁和睡眠，却出现了嗜睡、头晕、恶心等不良反应。

阿片类药物通过与外周和中枢受体结合后产生镇痛作用。吗啡、美沙酮、羟考酮和曲马多都可用于治疗各种神经病理性疾病，包括幻肢痛[58]。Wu 等进行的一项双盲、单疗程、安慰剂对照交叉研究表明，与美西律相比，缓释吗啡片缓解幻肢痛的疼痛强度效果更好，但不良反应发生率较高，尤其是便秘，患者的整体功能、活动和疼痛对日常活动干扰方面却没有差异。口服和静脉注射吗啡的循证医学证据为 2 级。McCormick 及其同事的系统综述发现，曲马多为 2 级证据而美沙酮为 4 级证据[52]。有数据表明，截肢前长期使用阿片类药物会增加术后前 3 天阿片类药物的需求，并且术后 7 天仍在增加[60]。

氯胺酮是一种 NMDA 受体激动药，能减轻患者的急性疼痛，但对于治疗慢性幻肢痛的效果仍存在争议。在 Buvanendran 等进行的一个小型研究中，3 例接受膝下截肢的患者，围术期连续 3 天服用 1.0mg/kg 的氯胺酮，无严重不良反应。因此，口服氯胺酮在门诊使用是安全的[61]。Hayes 等在一项随机对照研究中，纳入了 45 名患者接受了膝上或膝下的截肢手术，患者在预诱导剂量后静脉注射氯胺酮 3 天。氯胺酮组和对照组幻肢疼痛发生率分别为 47% 和 71%。有趣的是，氯胺酮输注组术后第 3 天残肢痛发生率增加[62]。Alviar 等在 2016 年发表的一篇 Cochrane 系统回顾中证实了氯胺酮对幻肢患者的镇痛作用，也提到了一些不良反应，包括镇静、幻觉、听力和体位障碍[55]。

用于治疗幻肢痛的其他 NMDA 受体拮抗药是右美沙芬和美金刚。2014 年的一项系统综述发现，这两种药物的证据等级为 3 级[52]。Loy 等在其系统综述中发现，虽然美金刚耐受性良好，但在纳入的 8 项研究中，有 4 项对 1 年以上的慢性幻肢疼痛患者无显著镇痛效果[63]。最近发现右美沙芬也有镇痛作用，但美金刚没有类似效果[55]。

降钙素也已用于治疗幻肢痛。机制尚不清楚，很可能涉及中枢的血清素能信号通路[64]。幻肢痛患者静脉使用降钙素的证据等级为 3 级[52]。

Alviar 等[55]进行的 Cochrane 综述包含 14 个随机和准随机临床研究共 269 例患者，评估了抗惊厥药、抗抑郁药、NMDA 受体拮抗药、阿片类药物、降钙素、局麻药和肉毒杆菌毒素的有效性。该综述旨在总结这些药物治疗幻肢痛的证据，观察了疼痛强度、功能、睡眠、情绪、生存质量、不良事件和治疗满意度的变化。作者认为，目前的证据是不确定的，需要更大更强的临床试验来验证哪些药物在临床实践中是有用的。

（三）非药物治疗方法

非药物治疗方法一直是幻肢痛治疗的一部分。最常用的疗法包括经皮神经电刺激、放松技术、生物反馈、催眠和针灸。

Batsford 等对保守疗法的随机对照试验进行了系统评价，并使用 GRADE 方法对有效证据进行评分[65]。尽管缺乏高质量的证据，但保守治疗方法几乎没有任何不良反应，具有潜在治疗价值，值得进一步研究。

TENS 作为一种非药物性的治疗手段，最近在 Cochrane 综述中评估其有效性[66]，尚未发现有相关随机对照研究结果，因此，没有足够可靠的文献来做出任何结论。

运动表现技术，包括镜像疗法和运动意象疗法等，也用于某些类型神经病理性疼痛的治疗。

Thieme 及其同事的系统综述和 Meta 分析发现，尚无证据支持这种疗法对幻肢痛患者有镇痛作用[67]。Barbin 等研究了镜像疗法对幻肢痛的疗效，认为现有证据不足，不能推荐镜像疗法作为第一线治疗[68]。最新系统综述也证实，缺乏证据支持镜像疗法、运动意象和虚拟反馈的疗效[69]。

针灸已被用于治疗各种慢性疼痛。目前，有关针灸辅助治疗幻肢痛的文献很少，大多是病例报道[70]。最近，Treveylan 等采用 Delphi 法提出了一项初步方案以解决关于推荐针灸治疗幻肢痛缺乏共识的问题[71]。该方案包括身体和耳穴针灸相结合，包括交感神经穴位，必要时在残肢周围针刺，在对侧肢体进行镜像针刺并留针 20～30min。随后，一项随机对照研究表明，针灸是有效和有益的，针灸能显著降低疼痛强度[72]。据报道，头皮针灸可以成功治疗肘部以下截肢后的幻肢疼痛[73]。其中，对头顶四神聪穴在刺激时发现交感神经放电被抑制[74]。初步研究表明，在其他治疗方法无效时，针灸会有辅助或替代的作用，但仍有待于进一步研究提供更有力证据。

在保守治疗失败的情况下可采用一些有创或介入治疗手段。神经切除术、脊髓前侧柱切断术、丘脑切开术、交感神经切断术、脊髓电刺激术、深部脑刺激术等方法都曾被尝试治疗顽固性幻肢痛。手术的创伤越大，并发症包括永久性神经损伤在发生率也随之增加[35]。

自 20 世纪 70 年代以来，脊髓电刺激（spinal cord stimulation，SCS）已被广泛应用于对其他治疗无效的幻肢痛患者。尽管对躯体的特异性较差，但 SCS 仍是一种有效的神经调控手段[75, 76]。Ayier 等[77]最近对 12 项研究进行了综述，每项研究包含的患者数量都比较少，结果喜忧参半。SCS 技术的发展可能会逐步提升对幻肢痛的疗效，如从恒定压力到恒定电流系统的转变[78]。

背根神经节电刺激是治疗幻肢痛的另一种神经调控手段。近期研究显示，DRG 可能是幻肢痛产生的部位，并且一些小型研究显示，DRG 疗法可能是幻肢痛治疗的有效工具[79]。

最近，一篇病例报道说明了外周神经调控对幻肢痛的疗效。将外周神经刺激器电极植入残端后，疼痛得到了完全和持续性缓解[80]。

靶向肌肉神经功能重建术（targeted muscle reinnervation，TMR）是治疗截肢后神经瘤的一种具有应用前景的手术方法。其目的是为了恢复截肢周围神经的生理连续性，实现神经细胞的自我更新和分化，恢复神经支配功能。TMR 已在高位上肢截肢和下肢截肢中进行了研究，可通过与模式识别控制协同作用，从而改善功能性假体的控制[81]。有证据表明，在截肢过程中进行 TMR 不但可以防止神经瘤的发生，还可以作为一种超前治疗手段帮助减轻幻肢痛，改善功能结果和生存质量[82, 83]。一项多机构队列研究对 51 例截肢时立即接受 TMR 的患者进行了研究，结果显示干预组幻肢和残肢疼痛较低，无痛率超过 45%[83]。2019 年 Dumanian 等对 28 名患有慢性疼痛的截肢患者进行了一项多中心、前瞻性随机临床试验，表明 TMR 改善了大肢体截肢患者的幻肢痛。与传统手术相比，残肢疼痛也有改善的趋势[84]。

2016 年意大利神经康复疼痛共识会议确定了基于最新询证医学证据的幻肢痛治疗建议[85]。与单一药物治疗相比，一线神经病理性疼痛药物联合治疗可能更有效，不良反应更小。加巴喷丁、氯胺酮和吗啡可能有短期镇痛作用，而阿米替林疗效不佳。建议避免使用降钙素。有关硬膜外镇痛的推荐证据相互矛盾。共识建议可以考虑几种非药物治疗疗法，包括镜像疗法、心理意象、幻象练习、渐进式肌肉放松和非侵入性脑刺激。另外，建议关注治疗和改善幻肢痛患者的生存质量及其继发性抑郁症。目前认为，疼痛治疗对功能恢复和康复结果的影响是潜在相关的，需要同时进行评估。

综上所述，尽管幻肢痛的机制已经取得了实质性进展，但临床管理仍是一个挑战。最有益的方案是早期积极的多模式治疗，包括超前镇痛、药物和非药物干预、康复和可能的职业训练、教育和心理治疗。

参考文献

[1] Ziegler-Graham K, MacKenzie EJ, Ephraim PL, Travison TG, Brookmeyer R. Estimating the prevalence of limb loss in the United States: 2005-2050. Arch Phys Med Rehabil. 2008;89(3):422-9. https://doi.org/10.1016/j.apmr.2007.11.005.

[2] Finger S, Hustwit MP. Five early accounts of phantom limb in context: Pare, Descartes, Lemos, Bell, and Mitchell. Neurosurgery. 2003;52(3):675-86; discussion 85-6.

[3] Ohry A. The forgotten stories on patients who made history. Prog Health Sci. 2013;3(1):134-41.

[4] Simmel ML. The reality of phantom sensations. Soc Res. 1962;29(3):337-56.

[5] Nikolajsen L, Jensen TS. Phantom limb pain. Br J Anaesth. 2001;87(1):107-16.

[6] Ehde DM, Czerniecki JM, Smith DG, Campbell KM, Edwards WT, Jensen MP, et al. Chronic phantom sensations, phantom pain, residual limb pain, and other regional pain after lower limb amputation. Arch Phys Med Rehabil. 2000;81(8):1039-44.

[7] Flor H. Phantom-limb pain: characteristics, causes, and treatment. Lancet Neurol. 2002;1(3):182-9.

[8] Seltzer Z, Wu T, Max MB, Diehl SR. Mapping a gene for neuropathic pain-related behavior following peripheral neurectomy in the mouse. Pain. 2001;93(2):101-6.

[9] Wall PD, Scadding JW, Tomkiewicz MM. The production and prevention of experimental anesthesia dolorosa. Pain. 1979;6(2):175-82.

[10] Coderre TJ, Grimes RW, Melzack R. Deafferentation and chronic pain in animals: an evaluation of evidence suggesting autotomy is related to pain. Pain. 1986;26(1):61-84.

[11] Chamessian A, Van De Ven T, Buchheit T, Hsia H-L, McDuffie M, Gamazon ER, et al. Differential expression of systemic inflammatory mediators in amputees with chronic residual limb pain. Pain. 2017;158(1):68-74.

[12] Giummarra MJ, Moseley GL. Phantom limb pain and bodily awareness: current concepts and future directions. Curr Opin Anaesthesiol. 2011;24(5):524-31. https://doi.org/10.1097/ACO.0b013e32834a105f.

[13] Nikolajsen L. Postamputation pain: studies on mechanisms. Dan Med J. 2012;59(10):B4527.

[14] Vase L, Nikolajsen L, Christensen B, Egsgaard LL, Arendt-Nielsen L, Svensson P, et al. Cognitive-emotional sensitization contributes to wind-up-like pain in phantom limb pain patients. Pain. 2011;152(1):157-62. https://doi.org/10.1016/j.pain.2010.10.013.

[15] Vase L, Egsgaard LL, Nikolajsen L, Svensson P, Jensen TS, Arendt-Nielsen L. Pain catastrophizing and cortical responses in amputees with varying levels of phantom limb pain: a high-density EEG brain-mapping study. Exp Brain Res. 2012;218(3):407-17. https://doi. org/10.1007/s00221-012-3027-6.

[16] Devor M. Ectopic discharge in Abeta afferents as a source of neuropathic pain. Exp Brain Res. 2009;196(1):115-28. https://doi.org/10.1007/s00221-009-1724-6.

[17] Lago N, Navarro X. Evaluation of the long-term regenerative potential in an experimental nerve amputee model. J Peripher Nerv Syst. 2007;12(2):108-20. https://doi. org/10.1111/j.1529-8027.2007.00130.x.

[18] Kretschmer T, Happel LT, England JD, Nguyen DH, Tiel RL, Beuerman RW, et al. Accumulation of PN1 and PN3 sodium channels in painful human neuroma-evidence from immunocytochemistry. Acta Neurochir (Wien). 2002;144(8):803.-10; discussion 10. https://doi.org/10.1007/s00701-002-0970-1.

[19] Nikolajsen L, Ilkjaer S, Jensen TS. Relationship between mechanical sensitivity and postamputation pain: a prospective study. Eur J Pain. 2000;4(4):327-34. https://doi.org/10.1053/eujp.2000.0194.

[20] Penfield W. In: Penfield W, Rasmussen T, editors. The cerebral cortex of man; a clinical study of localization of function. New York: Macmillan; 1950.

[21] Wiesel TN, Hubel DH. Single-cell responses in striate cortex of kittens deprived of vision in one eye. J Neurophysiol. 1963;26:1003-17.

[22] Wall PD. The presence of ineffective synapses and the circumstances which unmask them. Philos Trans R Soc Lond Ser B Biol Sci. 1977;278(961):361-72.

[23] Merzenich MM, Nelson RJ, Stryker MP, Cynader MS, Schoppmann A, Zook JM. Somatosensory cortical map changes following digit amputation in adult monkeys. J Comp Neurol. 1984;224(4):591-605.

[24] Pons TP, Garraghty PE, Ommaya AK, Kaas JH, Taub E, Mishkin M. Massive cortical reorganization after sensory deafferentation in adult macaques. Science. 1991;252(5014):1857-60.

[25] Flor H, Elbert T, Knecht S, Wienbruch C, Pantev C, Birbaumers N, et al. Phantom-limb pain as a perceptual correlate of cortical reorganization following arm amputation. Nature. 1995;375(6531):482-4.

[26] Karl A, Flor H, Birbaumer N, Lutzenberger W, Birbaumer N, Cohen LG, et al. Reorganization of motor and somatosensory cortex in upper extremity amputees with phantom limb pain. J Neurosci. 2001;21(10):3609-18.

[27] Ramachandran V, Rogers-Ramachandran D. Phantom limbs and neural plasticity. Arch Neurol. 2000;57(3):317-20.

[28] Ramachandran V, Hirstein W. The perception of phantom limbs. The D. O. Hebb lecture. Brain. 1998;121:1603-30.

[29] Polley DB, Chen-Bee CH, Frostig RD. Two directions of plasticity in the sensory-deprived adult cortex. Neuron. 1999;24(3):623-37.

[30] Impey S, Obrietan K, Storm DR. Making new connections:

role of ERK/MAP kinase signaling in neuronal plasticity. Neuron. 1999;23(1):11-4.
[31] Kovacs KJ. c-Fos as a transcription factor: a stressful (re)view from a functional map. Neurochem Int. 1998;33(4):287-97.
[32] Narita M, Imai S, Oe K, Narita M, Kubota C, Yajima Y, et al. Induction of c-fos expression in the mouse brain associated with hyperalgesia induced by intrathecal injection of protein kinase C activator. Brain Res. 2004;1015(1-2):189-93. https://doi.org/10.1016/j.brainres.2004.04.027.
[33] Narita M, Ozaki S, Narita M, Ise Y, Yajima Y, Suzuki T. Change in the expression of c-fos in the rat brain following sciatic nerve ligation. Neurosci Lett. 2003;352(3):231-3.
[34] Stojiljkovic L, Glusman S, Voronov G, Sekosan M, Radulovic J. 368 Does the c-Fos activation mediate the expansion of cortical somatosensory fields in phantom pain? Eur J Pain. 2007;11(1):163.
[35] Luo Y, Anderson TA. Phantom limb pain: a review. Int Anesthesiol Clin. 2016;54(2):121-39. https://doi.org/10.1097/AIA.0000000000000095.
[36] Clarke C, Lindsay DR, Pyati S, Buchheit T. Residual limb pain is not a diagnosis: a proposed algorithm to classify postamputation pain. Clin J Pain. 2013;29(6):551-62. https://doi. org/10.1097/AJP.0b013e318261c9f9.
[37] Richardson C, Kulkarni J. A review of the management of phantom limb pain: challenges and solutions. J Pain Res. 2017;10:1861-70. https://doi.org/10.2147/JPR.S124664.
[38] Srivastava D. Chronic post-amputation pain: peri-operative management—Review. Br J Pain. 2017;11(4):192-202. https://doi.org/10.1177/2049463717736492.
[39] Nikolajsen L, Ilkjaer S, Christensen JH, Krøner K, Jensen TS. Randomised trial of epidural bupivacaine and morphine in prevention of stump and phantom pain in lower-limb amputation. Lancet. 1997;350(9088):1353-7.
[40] Karanikolas M, Aretha D, Tsolakis I, Monantera G, Kiekkas P, Papadoulas S, et al. Optimized perioperative analgesia reduces chronic phantom limb pain intensity, prevalence, and frequency: a prospective, randomized, clinical trial. Anesthesiology. 2011;114(5):1144-54. https://doi.org/10.1097/ALN.0b013e31820fc7d2.
[41] Lambert AW, Dashfield AK, Cosgrove C, Wilkins DC, Walker AJ, Ashley S. Randomized prospective study comparing preoperative epidural and intraoperative perineural analgesia for the prevention of postoperative stump and phantom limb pain following major amputation. Reg Anesth Pain Med. 2001;26(4):316-21.
[42] Fisher A, Meller Y. Continuous postoperative regional analgesia by nerve sheath block for amputation surgery-a pilot study. Anesth Analg. 1991;72:300-3.
[43] Pinzur MS, Garla PG, Pluth T, Vrbos L. Continuous postoperative infusion of a regional anesthetic after an amputation of the lower extremity. A randomized clinical trial. J Bone Joint Surg Am. 1996;78(10):1501-5.
[44] Lennox PH, Winkelaar GB, Umedaly H, Hsiang YN. A continuous perineural infusion of local anesthetic provides effective postoperative pain management after lower limb amputation. Can J Anaesth. 2002;49(6):639-40.
[45] Borghi B, D'Addabbo M, White PF, Gallerani P, Toccaceli L, Raffaeli W, et al. The use of prolonged peripheral neural blockade after lower extremity amputation: the effect on symptoms associated with phantom limb syndrome. Anesth Analg. 2010;111(5):1308-15. https://doi.org/10.1213/ANE.0b013e3181f4e848.
[46] Ayling OG, Montbriand J, Jiang J, Ladak S, Love L, Eisenberg N, et al. Continuous regional anaesthesia provides effective pain management and reduces opioid requirement following major lower limb amputation. Eur J Vasc Endovasc Surg. 2014;48(5):559-64.
[47] Ilfeld BM, Moeller-Bertram T, Hanling SR, Tokarz K, Mariano ER, Loland VJ, et al. Treating intractable phantom limb pain with ambulatory continuous peripheral nerve blocks: a pilot study. Pain Med. 2013;14(6):935-42.
[48] Bosanquet DC, Glasbey JC, Stimpson A, Williams IM, Twine CP. Systematic review and metaanalysis of the efficacy of perineural local anaesthetic catheters after major lower limb amputation. Eur J Vasc Endovasc Surg. 2015;50(2):241-9.
[49] Humble SR, Dalton AJ, Li L. A systematic review of therapeutic interventions to reduce acute and chronic post-surgical pain after amputation, thoracotomy or mastectomy. Eur J Pain. 2015;19(4):451-65.
[50] Sahin SH, Colak A, Arar C, et al. A retrospective trial comparing the effects of different anesthetic techniques on phantom pain after lower limb amputation. Curr Ther Res Clin Exp. 2011:72(3):127-37.
[51] Ypsilantis E, Tang TY. Pre-emptive analgesia for chronic limb pain after amputation for peripheral vascular disease: a systematic review. Ann Vasc Surg. 2010;24(8):1139-46.
[52] McCormick Z, Chang-Chien G, Marshall B, Huang M, Harden RN. Phantom limb pain: a systematic neuroanatomical-based review of pharmacologic treatment. Pain Med. 2014;15(2):292-305.
[53] Hanley MA, Ehde DM, Campbell KM, Osborn B, Smith DG. Self-reported treatments used for lower-limb phantom pain: descriptive findings. Arch Phys Med Rehabil. 2006;87(2):270-7.
[54] Moore RA, Derry S, Aldington D, Cole P, Wiffen PJ. Amitriptyline for neuropathic pain in adults. Cochrane Database Syst Rev. 2015;(7):CD008242. https://doi.org/10.1002/14651858. CD008242.pub3.
[55] Alviar MJ, Hale T, Dungca M. Pharmacologic interventions for treating phantom limb pain. Cochrane Database Syst Rev. 2016;(12):CD006380.
[56] Rusy LM, Troshynski TJ, Weisman SJ. Gabapentin in phantom limb pain management in children and young adults: report of seven cases. J Pain Symptom Manag. 2001;21(1):78-82.
[57] Abbass K. Efficacy of gabapentin for treatment of adults with phantom limb pain. Ann Pharmacother. 2012; 46(12): 1707-11.

[58] Wilder-Smith CH, Hill LT, Laurent S. Postamputation pain and sensory changes in treatmentnaive patients: characteristics and responses to treatment with tramadol, amitriptyline, and placebo. Anesthesiology. 2005;103(3):619-28.

[59] Wu CL, Agarwal S, Tella PK, et al. Morphine versus mexiletine for treatment of postamputation pain: a randomized, placebo-controlled, crossover trial. Anesthesiology. 2008; 109:289-96.

[60] Roullet S, Nouette-Gaulain K, Biais M, Bernard N, Bénard A, Revel P, et al. Preoperative opioid consumption increases morphine requirement after leg amputation. Can J Anaesth. 2009;56(12):908-13. https://doi.org/10.1007/s12630-009-9185-8.

[61] Buvanendran A, Kroin JS, Rajagopal A, Robison SJ, Moric M, Tuman KJ. Oral ketamine for acute pain management after amputation surgery. Pain Med. 2017;19:1265. https://doi.org/10.1093/pm/pnx229.

[62] Hayes C, Armstrong-Brown A, Burstal R. Perioperative intravenous ketamine infusion for the prevention of persistent post-amputation pain: a randomized, controlled trial. Anaesth Intensive Care. 2004;32(3):330-8.

[63] Loy BM, Britt RB, Brown JN. Memantine for the treatment of phantom limb pain: a systematic review. J Pain Palliat Care Pharmacother. 2016;30(4):276-83.

[64] Azria M. Possible mechanisms of the analgesic action of calcitonin. Bone. 2002;30(5 Suppl):80S-3S. Review.

[65] Batsford S, Ryan CG, Martin DJ. Non-pharmacological conservative therapy for phantom limb pain: a systematic review of randomized controlled trials. Physiother Theory Pract. 2017;33(3):173-83. https://doi.org/10.1080/09593985.2017.1288283.

[66] Johnson MI, Mulvey MR, Bagnall AM. Transcutaneous electrical nerve stimulation (TENS) for phantom pain and stump pain following amputation in adults. Cochrane Database Syst Rev. 2015;8:CD007264. https://doi.org/10.1002/14651858.CD007264.pub3.

[67] Thieme H, Morkisch N, Rietz C, Dohle C, Borgetto B. The efficacy of movement representation techniques for treatment of limb pain—a systematic review and meta-analysis. J Pain. 2016;17(2):167-80. https://doi.org/10.1016/j.jpain.2015.10.015.

[68] Barbin J, Seetha V, Casillas JM, Paysant J, Pérennou D. The effects of mirror therapy on pain and motor control of phantom limb in amputees: a systematic review. Ann Phys Rehabil Med. 2016;59(4):270-5. https://doi.org/10.1016/j.rehab.2016.04.001.

[69] Herrador Colmenero L, Perez Marmol JM, Martí-García C, Querol Zaldivar MLÁ, Tapia Haro RM, Castro Sánchez AM, et al. Effectiveness of mirror therapy, motor imagery, and virtual feedback on phantom limb pain following amputation: a systematic review. Prosthetics Orthot Int. 2017;42:288. https://doi.org/10.1177/0309364617740230.

[70] Hu X, Trevelyan E, Yang G, Lee MS, Lorenc A, Liu J, et al. The effectiveness of acupuncture or TENS for phantom limb syndrome. II: a narrative review of case studies. Eur J Integr Med. 2014;6(3):365-81.

[71] Trevelyan EG, Turner WA, Robinson N. Developing an acupuncture protocol for treating phantom limb pain: a Delphi consensus study. Acupunct Med. 2015;33(1):42-50. https://doi. org/10.1136/acupmed-2014-010668.

[72] Trevelyan EG, Turner WA, Summerfield-Mann L, Robinson N. Acupuncture for the treatment of phantom limb syndrome in lower limb amputees: a randomised controlled feasibility study. Trials. 2016;17(1):519. https://doi.org/10.1186/s13063-015-0668-3.

[73] Tseng CC, Chen PY, Lee YC. Successful treatment of phantom limb pain and phantom limb sensation in the traumatic amputee using scalp acupuncture. Acupunct Med. 2014;32(4):356-8. https://doi.org/10.1136/acupmed-2014-010556.

[74] Wang JD, Kuo TB, Yang CC. An alternative method to enhance vagal activities and suppress sympathetic activities in humans. Auton Neurosci. 2002;100(1-2):90-5.

[75] McAuley J, van Gröningen R, Green C. Spinal cord stimulation for intractable pain following limb amputation. Neuromodulation. 2013;16:530-6. https://doi. org/10.1111/j.1525-1403.2012.00513.x.

[76] Viswanathan A, Phan PC, Burton AW. Use of spinal cord stimulation in the treatment of phantom limb pain: case series and review of the literature. Pain Pract. 2010;10(5):479-84. https://doi.org/10.1111/j.1533-2500.2010.00374.x.

[77] Aiyer R, Barkin RL, Bhatia A, Gungor S. A systematic review on the treatment of phantom limb pain with spinal cord stimulation. Pain Manag. 2017;7(1):59-69. https://doi.org/10.2217/pmt-2016-0041.

[78] Bunch JR, Goldstein HV, Hurley RW. Complete coverage of phantom limb and stump pain with constant current SCS system: a case report and review of the literature. Pain Pract. 2015;15(1):E20-6. https://doi.org/10.1111/papr.12226.

[79] Eldabe S, Burger K, Moser H, Klase D, Schu S, Wahlstedt A, et al. Dorsal root ganglion (DRG) stimulation in the treatment of phantom limb pain (PLP). Neuromodulation. 2015;18(7):610-6. https://doi.org/10.1111/ner.12338.

[80] Cornish P, Wall C. Successful peripheral neuromodulation for phantom limb pain. Pain Med. 2015;16(4):761-4. https://doi.org/10.1111/pme.12532.

[81] Kuiken TA, Barlow AK, Hargrove L, Dumanian GA. Targeted muscle reinnervation for the upper and lower extremity. Tech Orthop. 2017;32(2):109-16. https://doi.org/10.1097/BTO.0000000000000194.

[82] Bowen JB, Wee CE, Kalik J, Valerio IL. Targeted muscle reinnervation to improve pain, prosthetic tolerance, and bioprosthetic outcomes in the amputee. Adv Wound Care. 2017;6(8):261-7. https://doi.org/10.1089/wound.2016.0717.

[83] Valerio IL, Dumanian GA, Jordan SW, Mioton LM, Bowen JB, West JM, et al. Preemptive treatment of phantom and residual limb pain with targeted muscle reinnervation at the time of major limb amputation. J Am Coll Surg. 2019;228(3):217-26. https://doi.org/10.1016/j.

jamcollsurg.2018.12.015. Epub 2019 Jan 8.

[84] Dumanian GA, Potter BK, Mioton LM, Ko JH, Cheesborough JE, Souza JM, et al. Targeted muscle reinnervation treats neuroma and phantom pain in major limb amputees: A randomized clinical trial. Ann Surg. 2019;270(2):238-46. https://doi.org/10.1097/SLA.0000000000003088.

[85] Ferraro F, Jacopetti M, Spallone V, Padua L, Traballesi M, Brunelli S, et al. Italian Consensus Conference on Pain in Neurorehabilitation (ICCPN). Diagnosis and treatment of pain in plexopathy, radiculopathy, peripheral neuropathy and phantom limb pain. Evidence and recommendations from the Italian Consensus Conference on Pain on Neurorehabilitation. Eur J Phys Rehabil Med. 2016;52(6):855-66.

第 16 章　神经病理性疼痛综合征：其他神经系统疾病

Neuropathic Pain Syndromes. 5: Other Neurological Conditions

Soshi Iwasaki　Michiaki Yamakage　著

梁逸夫　译　　彭志友　冯智英　校

前文中，由 Antoun Nader、Taruna Penmetcha、Michiaki Yamakage、Wolfgang Hamann 分别撰写讨论了部分神经病理性疼痛，包括带状疱疹后遗神经痛、复杂性区域疼痛综合征、糖尿病和其他疾病引起的痛性神经病变、幻肢痛等。根据受损部位，神经病理性疼痛可分为周围性、中枢性[1]和癌症相关。周围性神经病理性疼痛除了前面提到的四类，还包括腕管综合征（carpal tunnel syndrome，CTS）、股外侧皮神经卡压综合征（meralgia paresthesia，MP）、三叉神经痛（trigeminal neuralgia，TN）和开胸术后疼痛综合征（post-thoracotomy pain syndrome，PTPS），这些将是本章关注的重点。中枢神经病理性疼痛包括脑卒中后疼痛、多发性硬化疼痛、帕金森病疼痛、脊髓损伤疼痛和脊髓空洞症等。癌症相关神经病理性疼痛包括化疗诱发的多神经病变、肿瘤浸润或压迫继发的神经病变、幻乳房疼痛综合征、乳腺切除术后疼痛，以及放疗后神经丛病变和放射性脊髓病。临床上神经病理性疼痛的诊断包括“确定”“可能”“不可能”三个分类标准[2]。

一、周围神经病理性疼痛

（一）疼痛原因

CTS[3]、MP[4] 和三叉神经痛[5]分别由正中神经、股外侧皮神经（nerve of the thigh，LCNT）和三叉神经卡压引起神经分布区域疼痛、感觉异常和感觉丧失。PTPS 是开胸术损伤肋间神经导致持续 2 个月以上的疼痛、痛觉超敏和感觉异常[6]。周围神经病理性疼痛除了外周机制，中枢机制或多或少也与这些外周神经病理性疼痛有关。

（二）疼痛管理

CTS、MP、三叉神经痛的治疗分为手术干预和非手术干预（保守）两类[3-5]。CTS 的手术治疗是腕管松解术（carpal tunnel release，CTR）。70%～90% 的患者接受开放腕管松解术后长期预后良好。另外，微创手术本身是治疗疼痛的首选，使用内镜技术在术后的前 2 周内即可更快地缓解疼痛，术后 1 年内持续改善功能。开放手术和内镜手术疗效相当。当非手术治疗[3]疗效欠佳时，可考虑 LCNT 神经松解和切除等手术治疗。首选 LCNT 神经松解，可缓解症状但有复发的可能性。再推荐 LCNT 切除[4]。三叉神经痛的手术治疗首选微血管减压（microvascular decompression，MVD），尤其是在 MRI 检查结果中发现神经受压明显（有时神经外科医生称之为“纯 MVD”）时更有效[9]。

（三）与疼痛相关的其他体征和症状

腕管综合征症状在夜间或睡前（或夜间醒来

时）加重，无名指的中指半侧部分、中指、食指、拇指出现麻木[3]。股外侧皮神经卡压综合征患者主诉大腿外侧或前外侧存在烧灼感、麻木、肌肉疼痛、寒冷、轻度疼痛或刺痛[4]。除多发性硬化症（multiple sclerosis，MS）引起（中枢神经性疼痛）外，三叉神经痛几乎都是单侧的，双侧三叉神经痛非常罕见，典型特征包括突发突止、短暂、针刺样或电击样的剧烈疼痛发作。整个发作可能持续长达 2min，但疼痛的持续时间通常只有几秒钟[5]。超过 75% 的开胸手术患者术后报告同侧肩部持续剧烈疼痛，静脉阿片类药物往往不能缓解，NSAID 也只能部分缓解[10]，可进一步导致多种并发症，包括肺炎及其引发的呼吸衰竭。

（四）诊断

腕管综合征的诊断和鉴别诊断，详细的病史是必不可少的（图 16-1）[11]。神经传导检查、超声检测和 MRI 分别通过显示正中神经增厚[3]、正中神经肿胀和 T_2 信号增强的程度以确定神经损伤的严重程度[12]。临床上常用 Tinel 试验和 Phalen 试验，其敏感性分别为 48%～73% 和 67%～83%，特异性为 30%～94%[13-15]。除了对 CTS 的诊断有用外，辅助检查和神经传导速度测量、Tinel 征和 MRI 也可以用于股外侧皮神经卡压综合征的诊断[4]。盆腔压迫试验的敏感性为 95%，特异性为 93.3%[16]。

近年来，Cruccu 等提出从主诉、病史、问诊、临床实验室检查、MRI 检查结果（图 16-2）将三叉神经痛分为 3 个亚型[4]，即典型、继发性和特发性。其中典型三叉神经痛需符合典型的临床表现之外，还需要磁共振提示三叉神经根被血管压迫的表现。

开胸手术后疼痛的诊断并不困难，凭借其手术史和沿伤口分布的持续性灼痛或痛觉超敏即可诊断。

（五）一般治疗（药物、手术及其他）和预后

鉴于其自我缓解率高，轻、中度症状腕管综合征和股外侧皮神经卡压综合征患者主要选择保守治疗，最后考虑手术干预。保守治疗包括口服和静脉注射类固醇激素、维生素 B_6[17] 和维生素 B_{12}、NSAID 和使用手夹板，然而有效性证据为低级证据。

除循证医学支持的药物治疗外，三叉神经痛还可以使用神经阻滞、MVD[18] 和伽马刀等治疗方案[19, 20]。三叉神经痛目前使用最广泛的治疗药物是卡马西平[21] 和奥卡西平[22]，后者的有效性较低但不良事件更少。卡马西平的“需要治疗的病例数”和“伤害治疗病例数”（number needed

病史

- 早期症状主要为夜间感觉异常
- 诱发因素，如手的姿势或重复的动作
- 职业相关，使用仪器或振动工具
- 疼痛的定位和放射痛，在正中神经皮节支配区，向上可放射达肩部，也可向下放射
- 可缓解症状的动作，如握手、改变姿势
- 易感因素，如糖尿病、肥胖、慢性多发性关节炎、黏液水肿、肢端肥大症、妊娠
- 体育活动，如棒球、健身

鉴别诊断

- 颈神经根病（特别是 $C_{6\sim7}$）
- 臂丛神经病变（特别是上干）
- 近端正中神经病变（尤其是旋前圆肌水平）
- 胸廓出口综合征
- 中枢神经系统疾病（多发性硬化、小范围脑梗死）

▲ 图 16-1　关于腕管综合征诊断所需的病史及鉴别诊断[10]

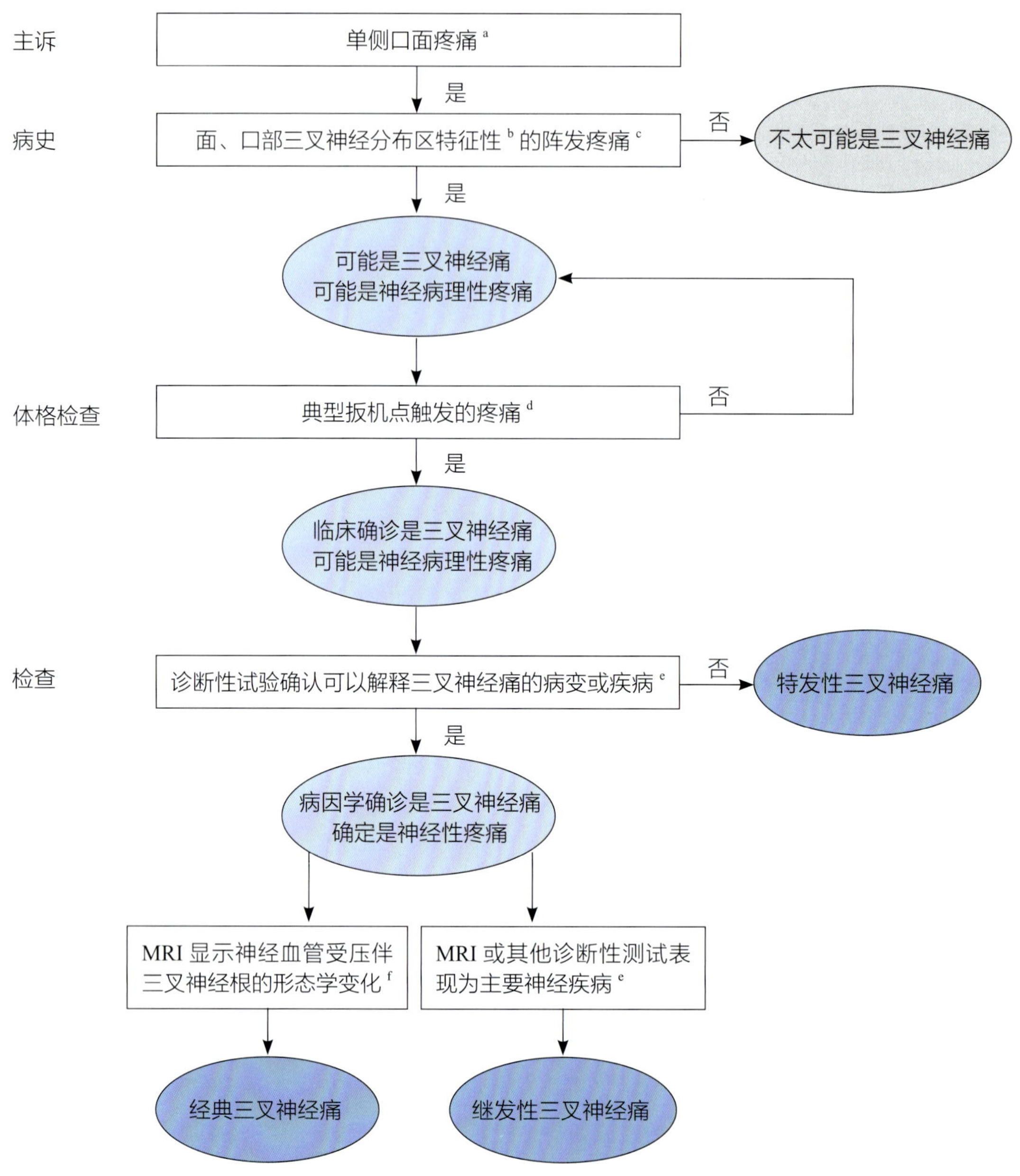

▲ 图 16-2　三叉神经痛的新分类和诊断分级[4]

to harm，NTH）分别为 1.8[21] 和 3.7[23]，因此需警惕其特有的不良事件：全血细胞减少和皮疹等。GABA 受体激动药巴氯芬的证据水平低于卡马西平，其 NNT 只有 1.4[24]，可作为次选药物。

此外，普瑞巴林、加巴喷丁、苯妥英钠、氯硝西泮和丙戊酸钠等药物可以单独或联合使用，但证据水平低[19]。当这些药物无效或因无法耐受其不良反应时，可根据患者的要求采取 MVD。根据受影响的分支分别应用眶下神经阻滞、眶上神经阻滞、颏神经阻滞、上颌神经阻滞、下颌神经阻滞、Gussel 神经节阻滞等，也可采用神经破坏药物或射频热凝毁损神经。射频技术安全性和有效率更高，应用越来越广泛[25]。

PTPS 预防非常具有挑战性，即使采用持续胸部硬膜外镇痛和多种辅助疗法（包括对乙酰氨基酚、NSAID、阿片类药物和加巴喷丁）等有效的急性疼痛管理后，仍会出现 PTPS[26]。治疗 PTPS 时，若发现硬膜外阻滞和肋间神经阻滞有效，则可进一步应用神经热凝射频治疗。若交感神经阻滞有效，可应用脊髓电刺激疗法。

（六）病例报道

患者，76 岁女性。6 个月前择期行胸腔镜下左肺癌手术，术后出现沿切口分布的持续疼痛。CT 和 PET 均未发现癌症复发，转诊到疼痛门诊。入院后，留置胸椎硬膜外导管持续镇痛，并将口服普瑞巴林从 100mg/d 逐渐增加至 300mg/d。因疼痛患者体力下降、失眠，口服米氮平 15mg 后情况有所改善。

（七）总结

周围神经病理性疼痛可由周围组织中的神经卡压或神经损伤引起。一般首选保守治疗或药物治疗，但根据症状严重程度或是否存在明确的神经压迫，可进一步选择神经减压手术。

二、中枢神经病理性疼痛

（一）疼痛原因

中枢神经病理性疼痛（central neuropathic pain，CNP）是由影响躯体感觉系统的病变或疾病引起的慢性疼痛 [27]，常见于脑卒中幸存者、截肢者、脊髓损伤患者和多发性硬化发病后数月，脑血管疾病（如脑梗死或脑出血）后出现的疼痛包括中枢性脑卒中后疼痛（central post-stroke pain，CPSP），如丘脑性疼痛和继发于脑卒中受累肢体的周围神经痛 [28]。中枢性脑卒中后疼痛通常发生在与脑损伤部位一致的感觉障碍区，是一种难治性疾病。

（二）疼痛管理

疼痛治疗需要很长时间，需与患者家属沟通并设定治疗目标。除了疼痛管理，建议联合其他方案，如康复和心理方法 [28]。对于中枢性脑卒中后疼痛，可以考虑联合抗抑郁药、抗癫痫药、普瑞巴林等药物治疗和神经刺激疗法等非药物疗法。

（三）与疼痛相关的其他体征和症状

中枢性脑卒中后疼痛可能伴随肩痛、肩手综合征或痉挛引起的疼痛 [29]，同时伴有由精神压力引起肌肉紧张型头痛。

（四）诊断

通过比较两只手的感觉差异以识别中枢性脑卒中后疼痛，四肢比躯干更易检测到疼痛。丘脑病变疼痛发生在病变对侧，在延髓损伤时疼痛同时发生在患侧和对侧。常常可通过触觉刺激来识别痛觉超敏和感觉异常。通过影像诊断以确认感觉障碍部位和疼痛部位与脑损伤部位一致 [30]。

（五）一般治疗（药物、手术和其他）和预后

中枢性脑卒中后疼痛尚无明确的药物治疗方案，但普瑞巴林、抗抑郁药阿米替林、抗癫痫药拉莫三嗪、SNRI、丙戊酸、阿片类药物和卡马西平可单独或联合使用 [31, 32]。脑血管疾病患者容易跌倒，应多注意谵妄、嗜睡和口干等不良事件。已在少数药物疗效不佳的 CPSP 患者尝试了运动皮层刺激、重复经颅磁刺激、SCS 和深部脑刺激 [33]，结论尚不明确。肉毒杆菌疗法可减少痉挛，增加关节运动范围，缓解疼痛，可与康复治疗联合使用 [34]。

（六）病例报道

患者，78 岁女性，患有左侧基底节脑梗死，伴有右侧偏瘫和失语。第一次就诊时体格检查发现右上肢肿胀、灼热感、疼痛和失语。言语冗杂，交流困难，症状表现较轻，凭少许外力支持即可保持坐位，配合拐杖或假肢辅助可下地行走。患者口服度洛西汀从 30mg 开始逐渐增加至 60mg。注射一次肉毒杆菌治疗右上肢痉挛，同时积极康复治疗后上肢的灼热感、肿胀和疼痛、运动障碍有所缓解。患者的不满情绪和抱怨有所减少，拒绝康复、愤怒情绪和频率也有所减少。最后，患者坐位、翻身、起身、站立行走时配合度更高，所需辅助设备有所减少。

（七）总结

与脑血管疾病相关的认知功能障碍和精神情绪障碍使疼痛评估更为困难。中枢和外周疼痛机制各不相同，药物治疗后反应也不尽相同。多学

科联合诊治，与患者一起设定治疗目标，规划治疗方案。

三、癌症相关神经病理性疼痛

（一）疼痛原因

肿瘤浸润或压迫神经导致继发性神经病变，从而出现癌性神经病理性疼痛。同时，抗肿瘤药物和放疗也会分别导致化疗后多神经病（chemotherapy-induced polyneuropathy，CIPN）和放射后神经丛病和脊髓病[35, 36]。

（二）疼痛管理

癌痛管理采用 WHO 的疼痛三阶梯治疗方案，而神经病理性疼痛可同时选用辅助性镇痛药（抗抑郁药、抗癫痫药或抗心律失常药），必要时选择腹腔神经丛阻滞或鞍区阻滞。

（三）与疼痛相关的其他体征和症状

通常疼痛较为局限，若出现夜间疼痛和持续性疼痛往往提示病情进展[37]。既往常有体重下降、神经性厌食症和恶心，治疗期间的抑郁情况与患者的生命预后直接相关[38, 39]。阿片类药物激活疼痛下行抑制系统的作用可能会导致患者以上类似症状[40]。而内脏疼痛，有必要多方面考虑疼痛的相关原因和病因。

（四）诊断

评估 PET、CT 和 MRI 等影像学信息可发现肿瘤疼痛的原因。并非所有癌症患者疼痛源自癌症本身。

（五）一般治疗（药物、手术和其他）和预后

阿片类药物和非阿片类镇痛药（图 16-3）通常都可用于癌症疼痛，但癌性神经病理性疼痛阿片类药物疗效较差，更适用辅助性镇痛药（包括抗抑郁药）和放射治疗。对于慢性疼痛的治疗，常常单用辅助性镇痛药和抗抑郁药，但是癌痛患者常联合应用辅助性镇痛药和阿片类药物。

辅助性镇痛药常用的包括抗抑郁药、抗癫痫药、皮质类固醇、α_2受体激动药、钠阻滞药、抗胆碱能药、奥曲肽等。抗抑郁药使用主要有三环

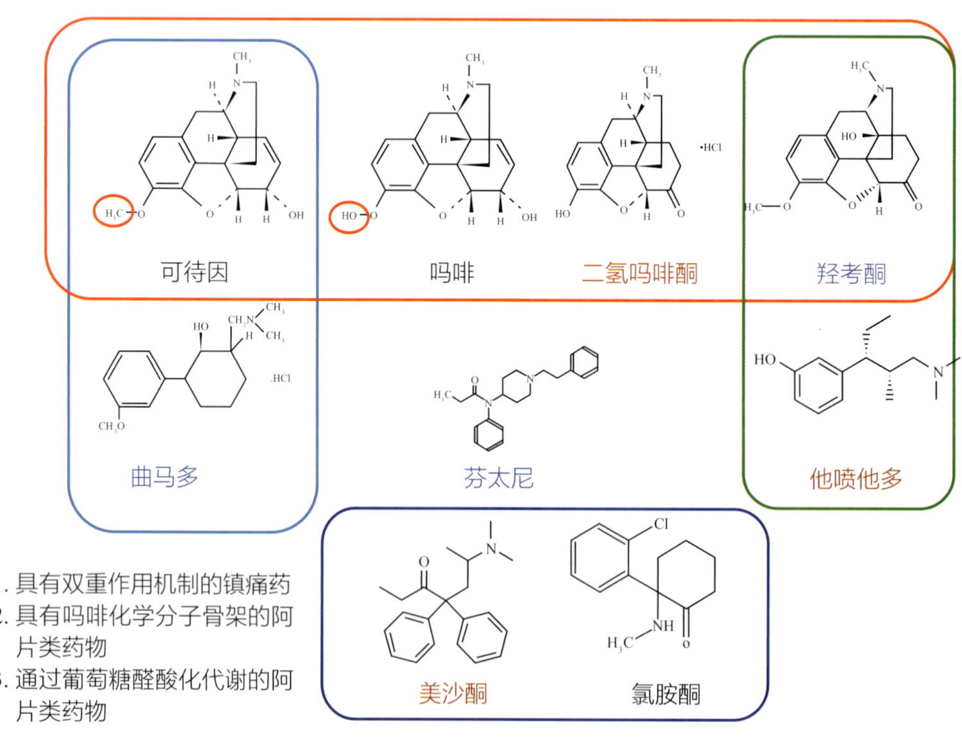

▲ 图 16-3　用于姑息性治疗的阿片类药物

类抗抑郁药、SNRI、安非他酮和米氮平，但在姑息治疗领域，必须注意5-羟色胺过量和抗胆碱能作用引起的恶心等症状[41, 42]。

（六）病例报道

患者，68岁，男性，左肾盂癌根治术后局部复发，接受GC治疗后骨髓抑制4级，停止GC治疗并采取姑息治疗。治疗过程中出现左下肢疼痛，影像学显示为恶性髂腰肌综合征（图16-4）。体格检查显示有髂腰肌综合征。增加羟考酮用量后产生谵妄，但疼痛依然难以忍受，疼痛评分为8～9分/10分。将阿片类药物从羟考酮更换为美沙酮，髂腰肌局部30Gy放射治疗后疼痛改善显著，不再需要使用羟考酮制剂，姑息治疗暂告结束。

（七）总结

癌症相关的神经病理性疼痛治疗困难。除了选择合适的阿片类药物和剂量调整，还需要联合使用辅助性镇痛药和放射疗法。

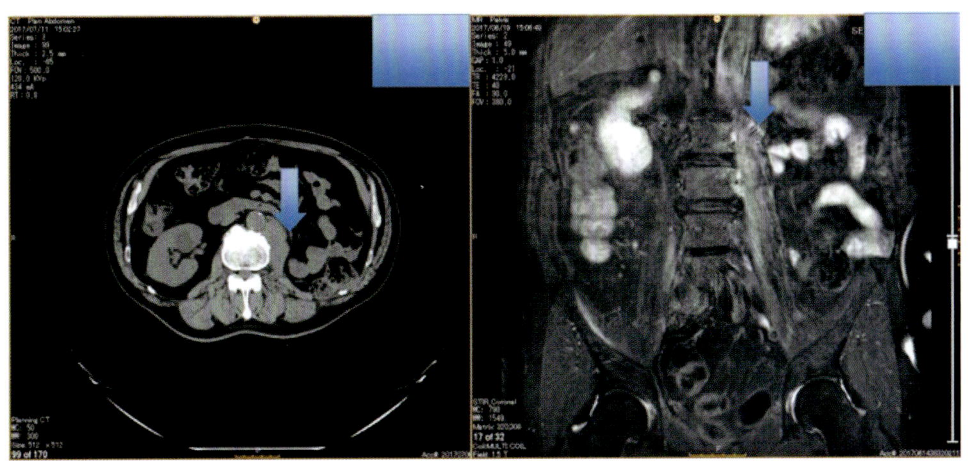

▲ 图 16-4 恶性髂腰肌综合征

左肾癌行左肾切除术后局部复发并浸润髂腰肌，导致严重腿部疼痛和左下肢肌无力。左侧为横断面CT，右侧为冠状MRI。箭表示肿瘤部位

参考文献

[1] Dworkin RH, O'Connor AB, Backonja M, et al. Pharmacologic management of neuropathic pain: evidence-based recommendations. Pain. 2007;132:237-51.

[2] Rasmussen PV, Sindrup SH, Jensen TS, et al. Symptoms and signs in patients with suspected neuropathic pain. Pain. 2004;110:461-9.

[3] Ibrahim I, Khan WS, Goddard N, et al. Carpal tunnel syndrome: a review of the recent literature. Open Orthop J. 2012;6:69-76.

[4] Cheatham SW, Kolber MJ, Salamh PA. Meralgia paresthetica: a review of the literature. Int J Sports Phys Ther. 2013;8:883-93.

[5] Cruccu G, Finnerup NB, Jensen TS, et al. Trigeminal neuralgia: new classification and diagnostic grading for practice and research. Neurology. 2016;87:220-8.

[6] Gerner P. Post-thoracotomy pain management problems. Anesthesiol Clin. 2008;26:355-67.

[7] Turner A, Kimble F, Ball J. Can the outcome of open carpal tunnel release be predicted?: a review of the literature. ANZ J Surg. 2010;80:50-4.

[8] Vasiliadis HS, Xenakis TA, Mitsionis G, et al. Endoscopic versus open carpal tunnel release. Arthroscopy. 2010;26:26-33.

[9] Sindou M, Leston J, Decullier E, Chapuis F. Microvascular decompression for primary trigeminal neuralgia: long-term effectiveness and prognostic factors in a series of 362 consecutive patients with clear-cut neurovascular conflicts who underwent pure decompression. J Neurosurg. 2007;107:1144-53.

[10] Burgess FW. Epidural versus intravenous fentanyl following thoracotomy. Anesthesiology. 1993;79:621-3.

[11] Alfonso C, Jann S, Massa R, et al. Diagnosis, treatment and follow-up of the carpal tunnel syndrome: a review. Neurol Sci. 2010;31:243-52.

[12] Radack DM, Schweitzer ME, Taras J. Carpal tunnel syndrome: are the MR findings a result of population selection bias? Am J Roentgenol. 1997;169:1649-53.

[13] Kuhlman KA. Sensitivity and specificity of carpal tunnel syndrome sign. Am J Phys Med Rehabil. 1997;76:451-7.

[14] Naranjo A, Ojeda S, Mendoza D, et al. What is the diagnostic value of ultrasonography compared to physical evaluation in patients with idiopathic carpal tunnel syndrome? Clin Exp Rhemutatol. 2007;25:853-9.

[15] Amirfeyz R, Gozzard C, Leslie IJ. Hand elevation test for assessment of carpal tunnel syndrome. J Hand Surg (Br). 2005;30:361-4.

[16] Lundborg G. Intraneural microcirculation. Orthop Clin North Am. 1988;19:1-12.

[17] Sato Y, Honda Y, Iwamoto J, et al. Amelioration by mecobalamin of subclinical carpal tunnel syndrome involving unaffected limbs in stroke patients. J Neurol Sci. 2005;231:13-8.

[18] Devor M, Govrin-Lippmann R, Rappaport ZH. Mechanism of trigeminal neuralgia: an ultrastructural analysis of trigeminal root specimens obtained during microvascular decompression surgery. J Neurosurg. 2002;96:532-43.

[19] Cruccu G, Gronseth G, Alksne J, American Academy of Neurology Society, European Federation of Neurological Society, et al. AAN-EFNS guidelines on trigeminal neuralgia management. Eur J Neurol. 2008;15:1013-28.

[20] Jorns TP, Zakrzewska JM. Evidence-based approach to the medical management of trigeminal neuralgia. Br J Neurosurg. 2007;21:253-61.

[21] Wiffen PJ, Derry S, Moore R, et al. Carbamazepine for acute and chronic pain in adults. Cochrane Database Syst Rev. 2011;(1):CD005451.

[22] Nasreddine W, Beydoun A. Oxcarbazepine in neuropathic pain. Expert Opin Investig Drugs. 2007;16:1615-25.

[23] Taylor JC, Brauer S, Espir ML. Long-term treatment of trigeminal neuralgia with carbamazepine. Postgrad Med J. 1981;57:16-8.

[24] Fromm GH, Terrence CF, Maroon JC. Trigeminal neuralgia. Current concepts regarding etiology and pathogenesis. Arch Neurol. 1984;41:1204-7.

[25] Zakrzewska JM, Akram H. Neurosurgical interventions for the treatment of classical trigeminal neuralgia. Cochrane Database Syst Rev. 2011;(9):CD007312.

[26] Kinney MAO, Jacob AK, Passe MA, et al. Increased risk of postthoracotomy pain syndrome in patients with prolonged hospitalization and increased postoperative opioid use. Pain Res Treat. 2016;2016:7945145.

[27] Rowbotham MC, Twilling L, Davies PS, Reisner L, Taylor K, Mohr D. Oral opioid therapy for chronic peripheral and central neuropathic pain. N Engl J Med. 2003;348:1223-32.

[28] Harrison RA, Field TS. Post stroke pain: identification, assessment, and therapy. Cerebrovasc Dis. 2015;39:190-201.

[29] Paolucci S, Iosa M, Toni D, et al. Prevalence and time course of post-stroke pain: a multicenter prospective hospital-based study. Pain Med. 2016;17(5):924-30.

[30] Flaster M, Meresh E, Rao M, Biller J. Central poststroke pain: current diagnosis and treatment. Top Stroke Rehabil. 2013;20:116-23.

[31] Kim JS. Pharmacological management of central post-stroke pain: a practical guide. CNS Drugs. 2014;28(9):787-97.

[32] Frese A, Husstedt IW, Ringelstein EB, Evers S. Pharmacologic treatment of central post-stroke pain. Clin J Pain. 2006; 22: 252-60.

[33] Garcia JBS, Neto JOB, Amâncio EJ, et al. Central neuropathic pain. Rev Dor São Paulo. 2016;17:67-71.

[34] Intiso D, Basciani M, Santamato A, et al. Botulinum toxin type A for the treatment of neuropathic pain in neuro-rehabilitation. Toxins (Basel). 2015;7:2454-80.

[35] Fallon MT. Neuropathic pain in cancer. Br J Anaesth. 2013;111:105-11.

[36] Esin E, Yalcin S. Neuropathic cancer pain: what we are dealing with? How to manage it? Onco Targets Ther. 2014;7:599-618.

[37] Garzón-Rodríguez C, Lyras L, Gayoso LO, et al. Cancer-related neuropathic pain in outpatient oncology clinics: a European survey. BMC Palliat Care. 2013;12:41.

[38] Smith HR. Depression in cancer patients: pathogenesis, implications and treatment. Oncol Lett. 2015;9:1509-14.

[39] Sullivan DR, Forsberg CW, Ganzini L, et al. Longitudinal changes in depression symptoms and survival among patients with lung cancer: a national cohort assessment. J Clin Oncol. 2016;34:3984-91.

[40] Blondell RD, Azadfard M, Wisniewski M. Pharmacologic therapy for acute pain. Am Fam Physician. 2013;87:766-72.

[41] Holbech JV, Jung A, Jonsson T, Wanning M, Bredahl C, Bach FW. Combination treatment of neuropathic pain: Danish expert recommendations based on a Delphi process. J Pain Res. 2017;10:1467-75.

[42] Nersesyan H, Slavin KV. Current approach to cancer pain management: availability and implications of different treatment options. Ther Clin Risk Manag. 2007;3:381-400.

第 17 章 心理和精神性疼痛
Psychological and Psychiatric Pain Conditions

Yukari Shindo　Michiaki Yamakage　著
马云龙　译　　李水清　校

一、疼痛与精神疾病之间的关系

慢性疼痛患者中大多数存在精神障碍，有的是先于慢性疼痛发生的情况，也有的是慢性疼痛的结果。大多数（64%）患有慢性肌肉骨骼疼痛的患者被诊断患有至少一种精神障碍[2]。下文描述了几种相关的精神疾病状态。

（一）抑郁

所有人都会时不时地经历焦虑、恐惧、惊吓、悲伤和愤怒等心理状态。然而，当患者不断地经历这些感觉时，就会产生绝望、无力或无助感，导致患者陷入抑郁状态，甚至在某些情况下发展为抑郁症。目前的数据表明，16%～64% 的慢性疼痛患者符合重度抑郁症的诊断标准[3, 4]。据估计，在疼痛诊所接受治疗的患者中有 56%～72% 表现出抑郁症状[5, 6]。

研究表明，抑郁是参与慢性疼痛发病机制的重要心理因素[7]。此外，抑郁症目前也被认为是慢性疼痛潜在的共病[8]。在考虑慢性疼痛和抑郁之间的关系时，可能会有抑郁症先于慢性疼痛发生的情况，也有的是慢性疼痛的结果。在前一种情况下，疼痛被认为是情绪障碍的一种症状，而在后一种情况下（Pincus 等[9]），疼痛源于患者心理脆弱的相互作用结果，如疼痛、负面情绪（包括抑郁）、社会压力和无助感。

在一项横断面电话调查研究中，研究者随机抽样 18 980 名受试者（代表了英国、德国、意大利、葡萄牙和西班牙的一般人群），其中 4.0% 的受试者被诊断为重度抑郁症；43.4% 的受试者存在至少一种慢性疼痛状况，这是无严重抑郁症受试者的 4 倍[10]。同样，Bair 等在对 573 名抑郁症患者的研究中发现，存在重度疼痛、中度疼痛和轻度疼痛的患者比例分别为 69%、30% 和 25%。Ohayonet 和 Schatzberg 等[12]的一项研究报道，66.3% 的抑郁症患者存在慢性疼痛，超过一半（57.1%）的患者报告疼痛在抑郁症之前就存在。

由于慢性疼痛患者经常报告存在抑郁，而且疼痛可被抑郁影响，因此，抗抑郁药物不仅能够缓解抑郁状态，而且对于慢性疼痛的控制也必不可少。在近期的一项有关慢性疼痛合并抑郁症患者的随机纵向研究中报道，抑郁症治疗方案对于慢性疼痛有良好缓解作用[13]。

（二）焦虑障碍

焦虑障碍也可能与慢性疼痛有关，两者可以相互强化[14]。据估计，11%～60% 的慢性疼痛患者报告同时发生各种焦虑症[15]。

慢性疼痛患者也会经历各种与疼痛相关的焦虑，包括：①剧烈疼痛 / 长时间疼痛；②病因不明的疼痛；③慢性疼痛治疗等相关的焦虑。如果焦虑引起的疼痛很严重或持续很长一段时间，会对疼痛产生重大影响。

一些慢性疼痛患者有完美主义思想，认为“疼痛没有完全缓解”，有“全或无”的观点，或有疑病症倾向。特别是当患者表现出消极的想法或不顾一切地逃避疼痛时，他们会表现出回避行为，因为害怕引起更多的疼痛而拒绝移动受疼痛影响的区域。如果患者长时间保持这种行为，就会出现肌萎缩症（由于废用导致的肌肉组织减少）和关节挛缩症（由于废用导致的关节挛缩）等问题，从而进一步导致疼痛。这种焦虑、回避、废用和更多痛苦的恶性循环被称为恐惧 – 回避模型[16, 17]。

为了帮助患者避免这种恐惧、逃避和痛苦的恶性循环，护理人员需要帮助患者克服其对活动的恐惧和（或）对再次受伤的恐惧。此外，为了帮助患者避免这种恶性循环，医生需要引导患者正确认识他们正在经历的疼痛，并帮助他们理解疼痛并不意味着是一种灾难性事件。

（三）创伤后应激障碍

创伤后应激障碍（post-traumatic stress disorder，PTSD）是一种由创伤事件引起的以重新体验、逃避行为、冷漠和过度兴奋为特征的精神障碍。近年来，关于慢性疼痛患者 PTSD 的研究越来越多[18–20]。研究表明，PTSD 不仅会影响创伤幸存者慢性疼痛的发生[21]，还会影响疼痛持续时间[22]，以及疼痛对其机体功能影响的程度[23]。

研究还表明，PTSD 患者发生慢性疼痛的风险较高[24, 25]。疼痛是 PTSD 患者报告的最突出症状，尤其是在军队服役的患者症状尤其突出[26, 27]。研究还表明，创伤性事件后出现的疼痛是 PTSD 发病的危险因素[28]。

也有许多关于儿童期的被虐待经历与成年期慢性疼痛之间关系的报道[29, 30]。例如，Davis 等[31]进行的一项 Meta 分析显示：①童年时期有被虐待或被忽视的个体比那些在童年时期没有相同经历的个体报告更多的疼痛症状和相关疾病；②与健康对照组相比，慢性疼痛患者更有可能报告儿童时期被虐待或被忽视史；③社区中慢性疼痛患者比未确诊的慢性疼痛患者更有可能报告童年时期被虐待或被忽视史；④来自报告有疼痛的社区个体比没有报告疼痛的社区个体更有可能报告童年时期被虐待或被忽视史。

因此，同时经历剧烈疼痛和创伤可能会增加两者共存的机会。当疼痛变成慢性或程度加剧时，有必要注意 PTSD 可能作为一个促成因素，并提供适当的护理。

（四）注意缺陷多动障碍

近年来相关研究表明，慢性疼痛患者比无慢性疼痛的患者更容易发生车祸和健忘情况[32, 33]。有学者认为，注意力问题是造成这两种结果的原因。早在 1902 年，就有注意缺陷多动障碍（attention deficit and hyperactivity disorder，ADHD）病例的相关报道。ADHD 的诊断基于 3 个核心症状，即注意力不集中、多动和冲动，这影响了患者日常生活及活动能力。世界卫生组织的一份报告估计成人多动症的患病率为 3.4%[35]。然而，最近一项针对 123 名患有另一种形式慢性疼痛［纤维肌痛综合征（fibromyalgia syndrome，FMS）］患者的研究发现，筛选出的成年人中有 44.72%（n=55）符合 ADHD 的诊断标准[36]。这些结果表明，成年人群中 ADHD 可能与 FMS 同时发生，并可能影响 FMS 的严重程度。成人 FMS 患者应评估是否存在多动症。

有人认为由于注意力分散相关性障碍，导致对疼痛过于关注。此外，与 ADHD 相关的执行功能障碍也可能导致难以适应日常生活，这可能导致慢性疼痛的其他共病。因此，在慢性疼痛患者中识别 ADHD，并采取适当的治疗对于恢复正常的日常生活、减少以疼痛为中心的相关行为，以及提高治疗效果至关重要。

二、慢性疼痛、药物滥用和依赖

预防药物滥用对慢性疼痛患者来说是一个非常困难的挑战。慢性疼痛患者药物滥用的患病率（发生率）估计为 15%～40%[37]。近年来，阿片类药物对非恶性相关疼痛（神经病理性疼痛和肌肉骨骼疼痛）的有效性使得阿片类药物广泛用于慢性疼痛的治疗[38, 39]。然而，研究表明慢性疼痛合并精神障碍患者的阿片类药物依赖风险很高[40]。研究还表明，当同时存在心理因素问题的情况下，阿片类药物对于控制慢性疼痛可能不那么有效。在美国，慢性疼痛患者阿片类药物滥用和依赖已成为一个严重的问题[42–44]。

慢性疼痛合并精神疾病患者阿片类药物滥用的危险因素包括以下情况。

- 个人或家族药物滥用史，青少年，青春期前性虐待史，精神障碍[44]。
- Portenoy[45]报道称，在经历过阿片类药物滥用或依赖的慢性疼痛患者中，进一步滥用或依赖其他药物的风险很高。遗传和环境风险都是造成药物滥用家族史的原因。
- 日常吸毒，心理压力[43]。
- 滥用多种药物，社会支持不足（来自家庭成员等）[47]。
- 烟瘾（戒烟困难），药物或酒精依赖康复史[48]。
- 阿片类药物成瘾[49]。
- 慢性疼痛中的阿片类药物依赖通常由医疗机构开具阿片类药物处方引发，而一般性药物依赖的触发因素通常是自发的[50]。

在许多情况下，高剂量阿片类药物被用于慢性疼痛的治疗[51, 52]。长期使用阿片类药物会导致患者对镇痛药需求剂量更高，以获得与之前同等水平的疼痛缓解（这种现象被称为药物耐受性）。这可能会给慢性疼痛患者带来更大问题。特别是长时间大剂量使用阿片类药物的慢性疼痛患者可能会出现其他慢性疼痛（如癌症相关性疼痛、肠道功能障碍、性功能障碍、认知功能障碍、免疫功能受损、药物滥用、药物依赖和镇痛耐受/痛觉过敏等[50]）治疗中所没有经历过的不良反应。

长期使用大剂量阿片类药物治疗慢性疼痛的危险因素包括[53]以下方面。

1. 病因不明的疼痛。
2. 未得到有效治疗的疼痛。
3. 活动或功能受限的疼痛，存在以下问题。

（1）疼痛可能无法减轻。

（2）疼痛可能无法控制。

（3）导致疼痛的根本原因持续存在使患者无法恢复正常生活。

4. 弥漫性（全身性）疼痛。
5. 临床伴随有抑郁/焦虑表现的疼痛。

为了避免在阿片类药物治疗过程中出现潜在的严重问题，医生应熟悉存在药物滥用风险的患者特征，以及可能需要长期大剂量使用阿片类药物治疗的患者，而不是草率地对这类患者开具阿片类药物治疗处方。

三、躯体症状及相关障碍

在精神病学领域，人们一直关注慢性疼痛的精神方面，并且曾试图通过ICD-10中的持续性躯体形式疼痛障碍或DSM-4中的躯体形式障碍的概念来理解疼痛障碍。在新发布的DSM-5（2013年修订）中，将前一版DSM-4中列出的“躯体形式障碍”重新命名为“躯体症状及相关障碍”（somatic symptom and related disorders，SSD）[54]。DSM-4中所有归类于“躯体形式障碍”的疾病也都做出相应改变。

在DSM-5中躯体症状及相关障碍的诊断是基于：①对日常功能有显著负面影响的躯体症状存在；②患者对这些躯体症状的过度关注；③相关的情绪和行为特征。躯体症状障碍是躯体化障碍、疼痛障碍和未分化躯体形式障碍的代名词，这些情况包括在之前的DSM-4中。DSM-5中所列出的躯体症状障碍包括：①躯体症状障碍；②疾病焦虑障碍；③转换障碍（功能神经症状障碍）；④影响其他医疗状况的心理因素；⑤人为障碍；⑥其他特定躯体症状及相关障碍；⑦未指定的躯体症状及相关障碍。躯体形式障碍的诊断特点是躯体症状是否有医学解释，如主诉（躯体症状）是否与另一种医学病症有关[55]。

对于将最新版DSM-4中增加的躯体形式障碍概念进行改变，将对基层保健系统中的医疗保健提供者有所帮助，他们中的大多数人没有精神病学背景。此外，虽然DSM-4中包含的躯体障碍适用于没有明确医学解释的症状，但DSM-5中包含的躯体症状障碍的新定义将焦点转移到患者症状相关性思维、情绪和行为的不适当性和过度程度。但也有人批评在新定义下“躯体症状较多的患者因躯体症状障碍而容易被误诊为精神疾病”[56]。此外，由于躯体症状障碍的新定义与其他精神障碍并不相互排斥，人们担心这一新定义可能会导致慢性疼痛患者精神障碍的患病率增加。

（一）躯体症状障碍（疼痛障碍）

DSM-5的诊断标准对躯体症状障碍定义如下。

躯体症状障碍的诊断标准

1. 造成痛苦或严重扰乱日常生活的一种或多种躯体症状
2. 与躯体症状或相关健康问题相关的过多想法、感觉或行为，至少表现为以下一种：
（1）对自己症状严重程度的过分且持续的想法
（2）对健康或症状的持续高度焦虑
（3）对这些症状或健康问题花费过多的时间和精力
3. 虽然任何一种躯体症状可能不会持续存在，但症状性状态是持久存在的（通常超过6个月）

American Psychiatric Association[54]

在躯体症状的情况下，患者可能过度关注令人担忧的身体问题并要求治疗。然而，没有证据表明他们提供了虚假信息或有欺骗行为。

（二）疾病焦虑障碍

在DSM-4中，在以下病例中保留疑病症诊断：①患者表现出担忧，但没有关于躯体症状的主诉；②如果症状存在但表现非常轻微。相反，即使患者有疑病症，如果躯体症状超过一定严重程度，就不再被认为是疾病焦虑障碍（illness anxiety disorder，IAD），必须按躯体症状障碍治疗[57]。许多在DSM-4中被归类为“躯体形式障碍”的诊断在DSM-5中被重新归类为躯体症状障碍或IAD。

（三）转换障碍（功能性神经症状障碍）

此外，之前在DSM-4中作为标准所列出的“在症状发作或恶化之前表现出冲突和其他压力因素”的要求在新发布的DSM-5中被删除了。然而，这并不意味着心理因素在患者躯体症状诊断中不相关。在临床实践中，即使怀疑有心理因素，在许多情况下也无法确定其与症状的相关性，而在这种情况下，诊断仍然是可能的。

（四）人为障碍

DSM-4中“人为障碍”作为独立分类，但在DSM-5中则归为一种躯体症状和相关障碍。但是，这并不表示符合该定义的症状仅限于患者表现出的躯体症状。除了“强加于自己的人为障碍”诊断外，还列出了“强加于他人的人为障碍”诊断，即患者将疾病状态投射到他人（如孩子、父母、宠物）身上。人为障碍患者尽管没有疼痛，却时常抱怨疼痛。在某些情况下，患者对这种行为有明确的外部动机（如获得金钱或经济利益），而非内在动机（如通过扮演患者的角色来获得关注）。在这种情况下，患者装病以获得金钱或其他外部利益将被排除在人为障碍之外，而被归类为装病。

这2个例子之间的区别在于，对于人为障碍，患者在报告疾病的没有外部动机。对于这类患者来说，主要目的是扮演患者的角色以获得周围人的关注和同情。如果患者表现出某种疾病的体征和症状与可识别的医学疾病或精神障碍不一致，则人为障碍的可能性就会增加。怀疑人为障碍时，应尽量避免有创检查和治疗。即便是微创介入性神经阻滞（如触发点阻滞），患者的需求往往也会逐渐升级，因此应谨慎选择。

（五）令人困扰的患者、有困扰性问题的患者慢性颈痛患者头痛的原因

共患精神病往往隐藏在慢性疼痛患者中，即使患者的主诉只有疼痛。因此，最初就考虑到共病问题并关注病情，就更有可能进行适当的治疗。理想状态下，治疗患者合并存在的精神问题

将减轻其痛苦，但对于患有慢性疼痛的患者，无论其精神治疗是否成功都会继续主诉有疼痛。因此，为了让患者能够成功地控制其疼痛，医生需仔细倾听他们的抱怨。重要的是，要从患者的生活条件和生活的角度来理解其相关症状，而躯体症状可能表明患者的孤独，以及在家庭/社会中的地位。对躯体症状的抱怨往往是患者与周围人联系的唯一方法，如果他们失去了这一点，就有可能没有办法与他人联系。

慢性疼痛的心身治疗目标不是完全消除疼痛，而是帮助患者接受疼痛，重新获得自我控制感，扩大日常活动范围，提高对社会生活的适应能力。精神科医生在帮助患者实现这些目标方面发挥着关键作用。因此，对于患有慢性疼痛的患者来说，长期的精神治疗可能很有必要，并且需要一种不屈不挠的态度。顾名思义，慢性疼痛是一种慢性疾病，虽然患者可能会经历疼痛的周期性缓解和加剧，但医生应采用综合方法，包括融入人际关系和重视患者的生存质量，以此达到疼痛长期缓解的目标。

参考文献

[1] Dworkin RH, Caligor E. Psychiatric diagnosis and chronic pain: DSM-III-R and beyond. J Pain Symptom Manag. 1988;3(2):87-98.

[2] Dersh J, Gatchel RJ, Polatin P, et al. Prevalence of psychiatric disorders in patients with chronic work-related musculoskeletal pain disability. J Occup Environ Med. 2002;44(5):459-68.

[3] Magni G, Marchetti M, Moreschi C, et al. Chronic musculoskeletal pain and depressive symptoms in the National Health and Nutrition Examination. I. Epidemiologic follow-up study. Pain. 1993;53(2):163-8.

[4] Polatin PB, Kinney RK, Gatchel RJ, et al. Psychiatric illness and chronic low-back pain. Spine. 1993;18(1):66-71.

[5] Gallagher RM, Moore P, Chernoff I. The reliability of depression diagnosis in chronic low back pain. Gen Hosp Psychiatry. 1995;17(6):399-413.

[6] Korff MV, Simon G. The relationship between pain and depression. British Journal of Psychiatry. 1996;168(30):101-8.

[7] Magni G, Moreschi C, Rigatti-Luchini S, et al. Prospective study on the relationship between depressive symptoms and chronic musculoskeletal pain. Pain. 1994;56:289-97.

[8] Kaufman J, Charney D. Comorbidity of mood and anxiety disorders. Depress Anxiety. 2000;12(1):69-76.

[9] Pincus T, Williams A. Models and measurements of depression in chronic pain. J Psychosom Res. 1999;47(3):211-9.

[10] Ohayon MM, Schatzberg AF. Using chronic pain to predict depressive morbidity in the general population. Arch Gen Psychiatry. 2003;60(1):39-47.

[11] Bair MJ, Robinson RL, Eckert GJ, et al. Impact of pain on depression treatment response in primary care. Psychosom Med. 2004;66:17-22.

[12] Ohayon MM, Schatzberg AF. Chronic pain and major depression disorder in the general population. J Psychiatr Res. 2010;44:454-61.

[13] Ang DC, Bair MJ, Damush TM, et al. Predictors of pain outcomes in patients with chronic musculoskeletal pain co-morbid with depression: results from a randomized controlled trial. Pain Med. 2010;11(4):482-91. https://doi.org/10.1111/j.1526-4637.2009.00759.x.

[14] Curtin KB, Norris D. The relationship between chronic musculoskeletal pain, anxiety and mindfulness: adjustments to the fear-avoidance model of chronic pain. Scand J Pain. 2017;17:156-66.

[15] Roy-Byrne PP, Davidson KW, Kessler RC, et al. Anxiety disorders and comorbid medical illness. Gen Hosp Psychiatry. 2008;30(3):208-25.

[16] Boselie JJL, Vlaeyen JW. Broadening the fear-avoidance model of chronic pain? Scand J Pain. 2017;17:176-7.

[17] Vlaeyen JW, Linton SJ. Fear-avoidance and its consequences in chronic musculoskeletal pain: a state of the art. Pain. 2000;85(3):317-332.

[18] Beck JG, Clapp JD. A different kind of co-morbidity: understanding posttraumatic stress disorder and chronic pain. Psychol Trauma. 2011;3(2):101-8.

[19] Beckham JC, Crawford AL, Feldman ME, et al. Chronic posttraumatic stress disorder and chronic pain in Vietnam combat veterans. J Psychosom Res. 1997;43(4):379-89.

[20] Moeller-Bertram T, Keltner J, Strigo IA. Pain and post traumatic stress disorder—review of clinical and experimental evidence. Neuropharmacology. 2012;62(2):586-97.

[21] Wuest J, Ford-Gilboe M, Merritt-Gray M, et al. Abuse-related injury and symptoms of posttraumatic stress disorder as mechanisms of chronic pain in survivors of intimate partner violence. Pain Med. 2009;10(4):739-47.

[22] Kongsted A, Bebdix T, Qerama E, et al. Acute stress response and recovery after whiplash injuries. A one-year prospective study. Eur J Pain. 2008;12(4):455-63.

[23] Katz J, Asmundson GJ, McRae K, et al. Emotional numbing and pain intensity predict the development of pain disability

up to one year after lateral thoracotomy. Eur J Pain. 2009;13(8):870-8.

[24] Atwoli L, Platt JM, Basu A, et al. Associations between lifetime potentially traumatic events and chronic physical conditions in the South African Stress and Health Survey: a cross-sectional study. BMC Psychiatry. 2016;16(1):214. https://doi.org/10.1186/s12888-016-0929-z.

[25] Avdibegovic E, Delic A, Hadzibeganovic K, et al. Somatic diseases in patients with posttraumatic stress disorder. Med Arh. 2010;64(3):154-7.

[26] Dobie DJ, Kivlahan DR, Maynard C, et al. Posttraumatic stress disorder in female veterans. Arch Intern Med. 2004; 164:394-400.

[27] Jakupcak M, Osborne T, Michsel S, et al. Anxiety senstivity and depression: mechanisms in veterans with posttrau,atic stress disorder. J Trauma Stress. 2006;19(4):471-9.

[28] Norman SB, Stein MB, Dimsdale JE, et al. Pain in the aftermath of trauma is a risk factor for post-traumatic stress disorder. Psychol Med. 2008;38(4):533-42.

[29] Raphael KG, Chandler HK, Ciccone DS. Is childhood abuse a risk factor for chronic pain in adulthood? Curr Pain Headache Rep. 2004;8(2):99-110.

[30] Raphael KG, Widom CS. Post-traumatic stress disorder moderates the relation between documented childhood victimization and pain 30 years later. Pain. 2011;152(1):163-9.

[31] Davis DA, Luecken LJ, Zautra AJ. Are reports of childhood abuse related to the experience of chronic pain in adulthood? A meta-analytic review of the literature. Clin J Pain. 2005;21(5):398-405.

[32] Young JL, Redmond JC. Fibromyalgia, chronic fatigue, and adult attention deficit hyperactivity disorder in the adult: a case study. Psychopharmacol Bull. 2007;40(1):118-26.

[33] Young JL. Chronic fatigue syndrome: 3 cases and a discussion of the natural history of attention-deficit/ hyperactivity disorder. Postgrad Med. 2013;125(1):162-8.

[34] Still GF. Some abnormal psychical conditions in children: excerpts from three lectures. J Atten Disord. 2006;10(2):126-36.

[35] Fayyad J, De Graaf R, Kessler R, et al. Cross-national prevalence and correlates of adult attention-deficit hyperactivity disorder. Br J Psychiatry. 2007;190(5):402-9.

[36] Van Rensburg R, Meyer HP, Hitchcock SA, et al. Screening for adult ADHD in patients with fibromyalgia syndrome. Pain Med. 2018;19:1825-31. https://doi.org/10.1093/pm/pnx275.

[37] Cohen E, Henkin I. Substance abuse and lifestyle among an urban schizophrenic population: some observations. Psychiatry. 1995:58(2):113-20.

[38] Finnerup NB, Otto M, McQuay HJ, et al. Algorithm for neuropathic pain treatment: an evidence based proposal. Pain. 2005;118(3):289-305.

[39] Kalso E, Edwards JE, Moore RA, et al. Opioids in chronic non-cancer pain: systematic review of efficacy and safety. Pain. 2004;112(3):372-80.

[40] Edlund MJ, Steffick D, Hudson T, et al. Risk factors for clinically recognized opioid abuse and dependence among veterans using opioids for chronic non-cancer pain. Pain. 2007;129(3):355-62.

[41] Chelminski PR, Ives TJ, Felix KM, et al. A primary care, multi-disciplinary disease management program for opioid-treated patients with chronic non-cancer pain and a high burden of psychiatric comorbidity. BMC Health Serv Res. 2005;5(1):3. https://doi.org/10.1186/1472-6963-5-3.

[42] Manchikanti L, Pampati V, Damron KS, et al. Prevalence of opioid abuse in interventional pain medicine practice settings: a randomized clinical evaluation. Pain Physician. 2001;4(4):358-65.

[43] Savage SR. Assessment for addiction in pain-treatment settings. Clin J Pain. 2002;18(4 Suppl):S28-38.

[44] Webster LR, Webster RM. Predicting aberrant behaviors in opioid-treated patients: preliminary validation of the Opioid Risk Tool. Pain Med. 2005;6(6):432-42.

[45] Portenoy RK. Opioid therapy for chronic nonmalignant pain: a review of the critical issues. J Pain Symptom Manag. 1996;11(4):203-17.

[46] Meller WH, Rinehart R, Cadoret RJ, et al. Specific familial transmission in substance abuse. Int J Addict. 1998;23(10):1029-39.

[47] Dunbar SA, Katz NP. Chronic opioid therapy for nonmalignant pain in patients with a history of substance abuse: report of 20 cases. J Pain Symptom Manag. 1996;11(3):163-71.

[48] Friedman R, Li V, Mehrotra D. Treating pain patients at risk: evaluation of a screening tool in opioid-treated pain patients with and without addiction. Pain Med. 2003;4(2):182-5.

[49] Athuri S, Sudarshan G. Development of a screening tool to detect the risk of inappropriate prescription opioid use in patients with chronic pain. Pain Physician. 2004;7(3):333-8.

[50] Ballantyne JC, Mao J. Opioid therapy for chronic pain. N Engl J Med. 2003;349(20):1943-53.

[51] Dunn KT, Saunders KW, Rutther CM, et al. Overdose and prescribed opioids: Associations among chronic non-cancer pain patients. Ann Intern Med. 2010;152(2):85-92.

[52] McLellan AT, Turner BJ. Chronic noncancer pain management and opioid overdose: time to change prescribing practices. Ann Intern Med. 2010;152(2):123-4.

[53] Alford DP. Chronic back pain with possible prescription opioid misuse. JAMA. 2013;309(9):919-25.

[54] American Psychiatric Association. Diagnostic and statistical manual of mental disorders. 5th ed. Washington, DC: American Psychiatric Association; 2013.

[55] A Division of American Psychiatric Association. DSM-5 Fact Sheets, updated disorders, Somatic Symptom Disorder. 2017. https://www.psychiatry.org/psychiatrists/practice/dsm/educational-resources/dsm-5-fact-sheets. Accessed 06 Dec 2017.

[56] Frances A. The new somatic symptom disorder in DSM-5 risks mislabeling many people as mentally ill. Br Med J. 2013;346:f1580. https://doi.org/10.1136/bmj.f1580.

[57] Dimsdale JE, Creed F, Escobar J, et al. Somatic symptom disorder: an important change in DSM. J Psychosom Res. 2013;75(3):223-8.

第18章 头 痛
Headache

Oluseyi Fadayomi　Antoun Nader　著
王丽薇　译　　李水清　校

头痛是一种普遍的疾病，影响着全球近一半的成年人。这是最常见的疼痛形式，也是人们旷工、旷课或去就诊的主要原因。

在全世界 18—65 岁的成年人中，有 1/2～3/4 在近 1 年中有过头痛，其中约 30% 的人报告患有偏头痛[1]。

一、头痛的分类

根据国际头痛学会，头痛可分为以下几种。

原发性头痛

- 偏头痛。
- 紧张型头痛。
- 三叉神经自主性头痛。
- 其他原发性头痛疾病。

继发性头痛

- 由于头部和（或）颈部外伤或损伤引起的头痛。
- 由于颅或颈血管病引起的头痛。
- 非血管性颅内疾病所致头痛。
- 由于某种物质或其戒断引起的头痛。
- 感染引起的头痛。
- 由于体内平衡紊乱引起的头痛。
- 由于颅骨、颈部、眼睛、耳朵、鼻子、鼻窦、牙齿、嘴或其他面部或颈部结构紊乱引起的头痛或面部疼痛。
- 由于精神疾病引起的头痛。

在本章中，我们将更多地关注原发性头痛。

二、偏头痛

偏头痛是一种常见的致残性原发性头痛疾病，有时被称为血管性头痛。流行病学研究表明，该病的发病率很高，并且对社会经济和个人的影响也很大。在 2010 年全球疾病负担调查中，它被列为全球第三大流行疾病和第七大残疾原因[2]。

大约 2/3 的偏头痛发生在女性身上。通过流行病学研究确定，北美女性患病率为 12%～17.6%，男性为 4%～6%。在青春期之前，男孩和女孩的偏头痛患病率相似，在青春期期间和之后，女孩的发病率增长更快。在女性中，患病率增加持续到大约 40 岁，之后下降，随着女性接近更年期，下降幅度变得更加显著[3]。

超过 80% 的严重偏头痛患者出现头痛相关的残疾症状，严重程度从工作效率下降到发作期间请假。在美国，每年的生产成本可能超过 200 亿美元。患偏头痛的风险在偏头痛一级亲属的人约高出 50%；然而，遗传因素似乎仅占所有偏头痛病例的不到 50%[3]。

（一）病理生理学

目前被广泛接受的神经血管假说认为，偏头痛是内源性疼痛调节系统的紊乱。偏头痛可被视为感觉调节网络的遗传性功能障碍，其内稳态紊乱，导致基本正常的神经传递进行异常加工处理[4]。

在过去的20年里，对偏头痛病理生理学的理解的进步不仅使新的靶向治疗方法的发展成为可能，而且也有助于阐明目前几种用于偏头痛急性治疗的药物治疗方法的基本原理[5]。

头部产生疼痛的结构包括静脉窦、脑膜和大脑大动脉、基底脑膜、肌肉、皮肤和脑神经Ⅴ、Ⅸ和Ⅹ。一个由大量无髓纤维组成的神经丛起源于三叉神经节（脑神经Ⅴ），支配大脑和脑膜动脉、静脉窦和硬脑膜；这个神经丛被称为三叉血管系统。一个类似的神经丛起源于上三节颈神经的背根，支配颅后窝的类似结构[3]。

有大量证据表明，间脑核和脑干核参与三叉神经血管激活的调节[4, 6]，其中包括支配硬膜血管结构的传出投射，以及从这些结构返回三叉神经尾核的传入投射。这些通路的激活最终导致脑膜血管舒张、神经源性炎症、中枢敏化，并最终表现为头痛[7, 8]。此外，许多神经肽据称参与了偏头痛外周和中心神经回路[9]。

三叉神经血管系统中的神经元含有P物质，这是初级感觉神经元的主要伤害性神经递质之一，降钙素基因相关肽会引起血管舒张，当静脉注射给易感个体时，会触发头痛神经激肽A，其结构和功能与P物质相似。当三叉神经节受到刺激并引起三叉血管系统逆行激活时，这些肽神经递质在它们支配的血管附近释放，可导致血管扩张，从而导致血浆外渗，或所谓的无菌性神经源性炎症。血管扩张引起的血浆蛋白的渗漏会刺激三叉神经末梢，导致疼痛性正向传导信号传递至三叉神经节。这种无菌性神经源性炎症的最终结果是感觉到头部及其周围的疼痛[3]。

（二）偏头痛的分类

偏头痛有两种主要亚型，即无先兆偏头痛和先兆偏头痛。

1. 无先兆偏头痛

复发性头痛障碍，发作可持续4～72h。头痛的典型特征为单侧、搏动性，中度或重度疼痛强度，可因日常体力活动加重，并伴有恶心和（或）畏光、恐声[2]。

诊断标准如下。

（1）至少5次发作符合（2）～（4）。

（2）头痛发作持续4～72h（未经治疗或治疗失败）。

（3）头痛至少具有以下4项特征中的2项。

- 单侧疼痛。
- 性质为搏动性。
- 中度或重度疼痛强度。
- 因日常体育活动加重或导致减少日常活动（如步行或爬楼梯）。

（4）头痛期间出现以下至少1种情况。

- 恶心和（或）呕吐。
- 畏光和恐声。

（5）另一个ICHD-3诊断不能更好地解释[2]。

2. 先兆偏头痛

它们反复发作，持续数分钟，是单侧完全可逆的视觉、感觉或其他中枢神经系统症状，通常逐渐发展，通常伴有头痛和偏头痛相关的症状。

诊断标准如下。

（1）至少2次发作符合条件（2）和（3）。

（2）以下1项或多项完全可逆的先兆症状。

- 视觉。
- 感觉。
- 语音和（或）语言。
- 运动。
- 脑干。
- 视网膜。

（3）至少具备下列4项特征中的2项。

- 至少有1种先兆症状逐渐扩散并持续5min以上，并且（或）连续出现2种或2种以上症状。
- 每个先兆症状持续5～60min。
- 至少有1种先兆症状是单侧的。
- 先兆伴有头痛，或在60min内伴有头痛。

（4）另一种ICHD-3诊断不能更好地解释，并且已排除短暂性脑缺血发作。

（三）治疗

偏头痛可以终止治疗或预防治疗。急性药物治疗的目的是迅速恢复功能，尽量减少复发，避免不良反应。药物治疗的选择是个体化的，是基于偏头痛发作的特征、患者的伴随医疗问题和治疗偏好的考虑。尽管如此，很好地理解各种药物的药效学和药代动力学特性对于指导治疗至关重要[5]。

以下药物可用于治疗急性偏头痛（终止疗法）。

1. 曲坦类药物（Imitrex、Maxalt、Zomig、Frova、Relpax、Amerge）

曲坦类药物为5-HT 1D/1B受体激动药。曲坦类药物是治疗偏头痛的有效药物。对大多数人来说，它们能在2h内显著减轻疼痛。偏头痛完全缓解不太常见，但如果在偏头痛发作早期服用曲坦类药物，这种可能性会增大。曲坦类药物还有助于缓解其他偏头痛症状，如恶心、呕吐，以及对光、噪声和运动的敏感[10]。

这些药物有多种剂型可供选择，如自动注射器式、片剂和鼻腔喷雾剂。注射制剂起效更快，其次是鼻腔喷雾剂和口腔崩解片和必须吞咽的片剂。这样可以根据患者的需要进行量身定制的治疗。60%～80%的患者服用曲坦类药物后明显缓解。然而，多达1/3的患者头痛会复发。在第一次用药后2～24h再次服用同一制剂的第二剂量，可再次显著缓解疼痛。在第二次给药后至少24h内不应再次使用曲坦类药物[3]。

2. 酒石酸麦角胺

这种药物最早由Stoll分离出来，自1926年以来一直用于偏头痛的急性治疗。它有5-羟色胺激动药活性，对偏头痛也非常有效。在头痛或先兆发作时服用1～2片，然后每30min服用1片，直到头痛消失，或每次头痛最多服用5片或每周服用10片，如果过量服用，可引起血管痉挛并发症，并引起呕吐[3]。

大多数医生认为麦角胺在偏头痛的急性治疗中有一定的作用。然而，对于其在临床实践中的地位尚无共识。Tfelt-Hansen等回顾了18项随机对照临床试验，涉及口服麦角胺，或口服麦角胺加咖啡因（如咖啡豆），初始麦角胺剂量为1～5mg[11]。在评估了证据的质量后，他们得出结论，基于这些试验相互矛盾的结果，口服麦角胺在治疗偏头痛方面的效用不一致。尽管有这些发现，但人们已经提出了关于麦角胺在急性治疗偏头痛中的作用的共识性建议。

3. 异美甲素（米苷）

这是一种较老的药物，具有5-HT激动药和拟交感神经活性。它还含有二氯苯那酮，是一种类似水合氯醛的温和镇静催眠药物。相比麦角胺的血管痉挛并发症少[3]。

4. 布他比妥[Fioricet（对乙酰氨基酚和咖啡因），Fiorinal（阿司匹林和咖啡因）]

它们是有效的，可以单独使用，也可以与一种收缩血管的终止治疗药物（曲坦、麦角胺）一起使用。含有巴比妥酸盐的制剂会引起嗜睡，如果过度使用会形成依赖[3]。

5. 含麻醉药的制剂

可待因、氢吗啡酮、氢可酮与阿司匹林或对乙酰氨基酚联合使用过于频繁，特别是在急诊，只能作为最后的手段使用。麻醉药结合阿片类受体并掩盖疼痛，但它们不结合血清素受体，因此不会中断偏头痛假定的病理生理机制[3]。

麻醉药也有明显的不良反应，如过度镇静、恶心、呕吐、呼吸抑制、成瘾效应，所以在偏头痛的情况下不宜过度使用[10]。

阿片类药物、巴比妥类药物和含有上述任何一种药物的联合镇痛药不应选择作为一线治疗。在大多数患者中，这些药物的疗效不如其他选择，而且它们的频繁给药增加了药物过量性头痛的倾向[5]。

6. 双氢麦角胺

一般通过肠外途径（IV/IM）给药，但也可作为鼻喷雾剂使用。仍然是治疗偏头痛的首选药物。

（四）急性偏头痛的非特异性药物治疗

1. 非甾体抗炎药

非甾体抗炎药是一类广泛用于治疗疼痛、发

热和炎症的药物。一般来说，非甾体抗炎药的抗炎作用高于其镇痛和解热特性。非甾体抗炎药分为几个化学类别，这种化学多样性导致了一系列药代动力学特征。

非甾体抗炎药广泛用于急性偏头痛的治疗。它们的作用主要是抑制神经源性炎症和逆转与偏头痛相关的中枢敏化[12]。几项双盲、随机对照研究已显示布洛芬[13]、萘普生钠、阿司匹林和双氯芬酸钾治疗偏头痛的疗效。它对一些轻度到中度偏头痛患者有效。

消化性溃疡、炎症性肠病、胃分流手术、阿司匹林过敏、肾功能不全和同时使用抗凝血药是非甾体抗炎药的禁忌证。为了降低发生药物过量性头痛的风险，非甾体抗炎药的使用应限制在每月 14 天或更少[5]。

2. 对乙酰氨基酚

对乙酰氨基酚，俗称扑热息痛，是在 19 世纪开发出来的。1956 年，它在英国可以通过处方购买，随后在 1963 年成为非处方药。对乙酰氨基酚的活性成分是 2 种解热活性代谢物，即乙酰苯胺和非那西丁。对乙酰氨基酚的作用机制尚不完全清楚，但其作用可能是通过中枢抑制前列腺素合成实现的[14]。与非甾体抗炎药不同，对乙酰氨基酚不直接抑制中枢神经系统外的 COX 功能，其中枢作用不是通过直接阻断活性位点，而是通过降低 COX 活性。对乙酰氨基酚是一种非常常用的药物，有证据表明对偏头痛也有疗效[15]。它通常用于轻度或中度的偏头痛发作。对于阵发性紧张型头痛或偏头痛发作的治疗，Diener 等[16]报道，与安慰剂相比，给予对乙酰氨基酚 1000mg 在 2h 内可使疼痛减轻更大，从中度或重度到无疼痛（分别为 19% 和 10%）。同样，疼痛强度从中度或重度下降到类似轻度疼痛（分别为 56% 和 36%）。

对乙酰氨基酚也可以与其他药物联合使用。阿司匹林 / 对乙酰氨基酚 / 咖啡因的组合已被证明在相当剂量服用时比其任何一种成分单独给药都更有效。包括阿片类药物（如对乙酰氨基酚 / 可待因）在内的药物组合不应常规用于偏头痛治疗，因为除了非甾体抗炎药提供的疗效之外，疗效证据不足，并且存在发生药物过量性头痛的风险。如果使用阿片类药物是必要的，其与曲马多的组合可能是首选。

3. 糖皮质激素

皮质类固醇在急性偏头痛治疗中的作用尚未得到明确证实。动物实验结果表明，偏头痛可能部分由硬脑膜的无菌神经源性炎症过程引起[17]。关于皮质类固醇在预防偏头痛复发中的作用的证据一直是相互矛盾的。一些试验尝试解决这个问题，并发现地塞米松不能减少偏头痛出院后头痛复发[18-20]。相反，有一些支持它用于预防头痛复发，特别是偏头痛发作持续时间超过 72h 的情况。

（五）预防性治疗

与急性治疗一样，自 2012 年以来，偏头痛预防治疗的总体变化很小。β 受体拮抗药、三环类抗抑郁药、抗惊厥药（包括托吡酯和双丙戊酸钠）、肉毒杆菌毒素 A（用于慢性偏头痛）和氟桂利嗪（美国以外）仍然是预防偏头痛的标准疗法[22, 23]。一项对 72 例偏头痛患者使用坎地沙坦作为有效预防疗法的随机安慰剂对照研究导致该治疗方法使用增加，特别是因为它通常具有良好的耐受性。很遗憾，目前还没有临床标准或生物标志物来预测哪种特定的预防性治疗可能对个别患者最有效，因此预防性治疗的选择通常是基于耐受性或共病条件。注射局麻药（含或不含类固醇），特别是在枕神经区域，是头痛治疗中心对偏头痛患者的常规预防性治疗。这些操作通常被描述为神经阻滞，尽管在神经分布区域的麻醉证明神经感觉功能的阻滞，但这可能不是治疗效果所必需的。临床经验表明，这些操作对于频繁发作偏头痛或偏头痛状态的患者是特别有益的。一项观察性研究[24]和临床经验表明，枕神经的压痛和枕神经压痛的正向放射是枕神经注射疗效的预测因素。随机安慰剂对照研究的结果喜忧参半，一项涉及 69 例发作性或慢性偏头痛患者的研究[25]显示无益处，而 2 项涉及 84 例和 36 例慢性偏头痛患者的研究[26, 27]显示有益处。长期或持续性偏头痛先兆患者[28]、曲坦类药物过量性头痛患者[29]对枕神经注射也有阳性反应。由于枕神经被认为主要由 C_2 和 C_3 传入神经组成，因此枕神经注射可能会错过 C_1 神经，C_1 神经也是偏头痛疼痛的潜在调节因子[30]。枕神经注射相对容易，并发症发生率低，因此，尽管支持证据不一，但在选定的患者中，这是一种合理的尝试方法。完善临床预测标准的临床试验，将有助于指导今后枕神经注射的合理使用[31]。

三、紧张性头痛

紧张性头痛（tension-type headache，TTH）具有非常高的社会经济影响，根据不同的研究报道，其终生患病率在30%～78%。人们普遍认为，应考虑采用多学科方法进行无创管理来治疗紧张型头痛[32]。

紧张性头痛非常常见，在不同的研究中，普通人群的终生患病率为30%～78%，它具有非常高的社会经济影响[2]。

慢性紧张性头痛一般人群1年患病率在女性中约为3%，在男性中约为1.5%[33, 34]，只有不到一半的慢性紧张性头痛患者报告头痛相关的工作表现受损。慢性紧张性头痛是过度使用镇痛药物的危险因素，从而发展为镇痛药滥用性头痛[34-37]、持续性头痛和频繁的共病精神障碍或镇痛药使用问题。

（一）紧张型头痛的病理生理学

其病理生理基础尚不清楚。一些研究人员认为，TTH位于一个疾病谱系的末端，其中一端包括严重的偏头痛和丛集性偏头痛，另一端是TTH。在这个假设下，至少在某种程度上，大多数慢性复发性头痛综合征的潜在机制是相同的[3]。

TTH的肌肉收缩理论将疼痛与颈部或颅周肌肉的长时间收缩或痉挛联系起来，但没有客观数据支持这一理论。

TTH是最常见的头痛类型，也是最难分类的[3]。许多不同的、同样模糊的术语被用来描述这个令人头痛的问题。基于HIS，分类如下。

- 不常见的阵发性紧张性头痛。
- 频繁发作的紧张性头痛。
- 慢性紧张性头痛。
- 可能的慢性紧张性头痛。

1. 不常见的阵发性紧张性头痛

它们通常是双侧的，具有压迫或收紧感，轻度至中度强度，持续数分钟至数天。疼痛不会随着日常体力活动而加重，也不与伴有恶心，但可能伴有畏光或恐声[2]。

诊断标准如下。

（1）平均每月<1天出现至少10次头痛发作（每年<12天），并符合标准（2）～（4）。

（2）持续时间30min至7天。

（3）至少具备下列4项特征中的2项。

- 双侧。
- 压紧或拧紧（无搏动）特征。
- 轻度或中等强度。
- 不因步行或爬楼梯等常规体力活动而加重。

（4）包括以下2项。

- 无恶心或呕吐。
- 畏光或恐声不超过一种。

（5）另一种ICHD-3诊断不能更好地解释。

2. 频繁发作的紧张性头痛

头痛频繁发作，典型的双侧头痛，压迫或紧绷，轻度至中度疼痛强度，持续数分钟至数天。疼痛不会随着日常的体力活动而加重，也不与恶心相关，但可能存在畏光或恐声[2]。

诊断标准如下。

（1）平均每月1～14天发生至少10次头痛发作，持续时间>3个月（每年12天和<180天），并符合标准（2）～（4）。

（2）持续时间30min至7天。

（3）至少具备下列4项特征中的2项。

- 双侧。
- 压迫或紧绷（无搏动）特征，轻度或中度疼痛强度。
- 不因步行或爬楼梯等日常体力活动而加重。

（4）包括以下 2 项。

- 无恶心或呕吐。
- 畏光或恐声不超过一种。

（5）另一种 ICHD-3 诊断不能更好地解释。

3. 慢性紧张性头痛

一种由频繁发作的紧张性头痛演变而来的疾病，伴有每天或非常频繁的头痛发作，通常为双侧头痛，压迫或紧绷感，疼痛强度为轻度至中度，持续数小时至数天，或持续不停。疼痛不会随着日常体育活动而加重，但可能与轻度恶心、畏光或恐声有关[2]。

诊断标准如下。

（1）头痛平均每月发生 15 天，持续>3 个月（每年>180 天），符合标准（2）～（4）。

（2）持续数小时至数天，或不间断。

（3）至少具备下列 4 项特征中的 2 项。

- 双侧。
- 压迫或紧绷（无搏动）特征。
- 轻度或中等疼痛强度。
- 不因步行或爬楼梯等日常体力活动而加重。

（4）包括以下 2 项。

- 至少有一种畏光、恐声或轻度恶心症状。
- 无中度或重度恶心或呕吐。

（5）另一种 ICHD-3 诊断不能更好地解释。

4. 可能的慢性紧张性头痛

诊断标准如下。

（1）头痛符合慢性紧张性头痛的所有（1）～（4）标准。

（2）不符合 ICHD-3 标准的其他头痛疾病。

（3）另一种 ICHD-3 诊断不能更好地解释。

（二）治疗

这可分为终止疗法和预防性治疗。

1. 终止疗法策略

非处方止痛药包括阿司匹林、对乙酰氨基酚或两者的组合，带有或不带有咖啡因。咖啡因和阿司匹林等镇痛药结合。对乙酰氨基酚、布洛芬增强了它们的镇痛效果[3]。更严重的头痛可能需要阿司匹林、对乙酰氨基酚、布洛芬与可待因或布他比妥。

其他非甾体抗炎药也可以使用以下药物。

- 羧酸（阿司匹林）。
- 丙酸（布洛芬、萘普生、酮洛芬和非诺布洛芬）。
- 芳基和杂环酸（吲哚美辛、双氯芬酸）。
- 芬那酸（甲芬那酸和甲氯芬那酸）。
- 烯酸（吡罗克康和苯丁松）。
- 吡咯并吲哚（吡咯酮咯酸）。
- COX-2 抑制药（塞来昔布）。

尝试压力管理方法或针灸是有意义的，但很难预测这些方式可能的效果[3]。

2. 预防性治疗策略

许多用于预防偏头痛的药物在预防紧张性头痛发作方面是有用的。这可能反映了他们共同的病理生理学机制。

- 抗抑郁药：阿米替林、去甲替林、丙咪嗪和去西帕明（睡前 25～200mg）。TCA 有助于诱导睡眠，这可能是它们有效的机制之一。它们具有抗胆碱能作用，包括口干、白天过度嗜睡、头晕、尿潴留、青光眼、心律失常和光敏化作用，还会导致体重增加。
- 5- 羟色胺再摄取抑制药（serotonin reuptake inhibitors，SSRI）和 5- 羟色胺 – 去甲肾上腺素再摄取抑制药可用于不能耐受 TCA 不良反应的患者。SSRI 的主要不良反应是性欲下降和勃起功能障碍。使用曲坦类药物的患者应小心，因为这可能导致血清素综合征。
- β 受体拮抗药：普萘洛尔、美托洛尔、阿替洛尔、替莫洛尔和纳多洛尔。
- 抗惊厥药，如丙戊酸（Depakote 和 Depakote ER）。
- 据报道，将肉毒杆菌毒素注射到最脆弱的颅周肌肉或直接注射到触发点，可显著增加 CTTH 患者的无头痛天数[3]。

四、三叉神经自主性头痛

三叉神经自主性头痛（trigeminal autonomic cephalalgia，TAC）代表了一组三种头痛疾病，其特征是在三叉神经第一分支的分布区出现疼痛，并伴有相同分布的显著副交感神经自主神经特征[3]。

它们是具有核心相似性的原发性头痛疾病。所有症状共同的主要特征是不同持续时间的严重单侧头痛发作，并伴有颅内自主神经症状（cranial autonomic symptoms，CAS）。该组包含了一些人类已知的最痛苦的症状[38]。它们可分为以下几类。

- 丛集性头痛。
- 偏头痛（阵发性偏头痛，持续性偏头痛）。
- 单侧短时间神经痛性头痛伴结膜充血和流泪（short-lasting unilateral neuralgiform headache with conjunctival injection and tearing，SUNCT）。

这些疾病高度致残，有些在生命早期发病并持续多年，造成相当大的经济和社会负担[39]。虽然偶尔被描述为罕见，但丛集性头痛（cluster headache，CH）（TAC 中最常见的一种）的患病率为 0.1%，与帕金森病相当[40]。TAC 具有许多共同的临床特征，但也有关键的差异，包括治疗反应，使得临床鉴别至关重要。虽然其表现典型，但令人惊讶的是，只有 21% 的 CH 患者能被正确地初始诊断，诊断延迟时间为 6 年[41, 42]。

（一）丛集性头痛

丛集性头痛（cluster headache，CH）因其发作倾向于在 1 年中的特定时间集中发作而得名，在 TAC 中平均发作持续时间最长，持续时间约为 45min。每天发作最多达 8 次，疼痛非常严重，可能是所有头痛中最严重的，生物节律特征非常明显，具有昼夜节律和周期性发作模式[43, 44]。

1. 病理生理学

丛集性头痛的病理生理机制尚不清楚。一些研究人员认为，丛集性头痛属于连续的头痛，其中一个极端包括丛集性和严重偏头痛，另一个极端是紧张性头痛[3]。

虽然我们对 TAC 的理解仍然不完善，但有强有力的证据表明，从临床表型到病理生理机制相似性存在。人们提出了不同的理论。颅内动脉血管扩张和颈静脉血液中测量到的特定神经肽的增加是证据充分的，但不具备特异性，在出现在其他情况下，这表明这些现象是继发性的[45]。

2. 治疗

一般来说，用于治疗偏头痛的药物在丛集性头痛中的治疗是有用的，但旨在终止急性头痛的治疗作用是有限的，因为在药物发挥作用时，发作通常已经结束。因此，最好尽早用预防性药物治疗丛集性头痛，目的是中断丛集性头痛。旨在中断丛集性头痛的药物（用于偏头痛预防的药物）的主要局限性是起效缓慢，大多数需要 2～4 周才能在初始剂量下显示活性，后续剂量调整的间隔时间相似[3]。

CH 治疗可分为三组，即终止、预防和过渡 / 桥梁治疗[38]。

（1）终止：通过面罩以 8～15L/min 的速度输氧，作为终止治疗以结束发作[46]。通过面罩以 12L/min 的速度在 15min 内给予 100% 氧气，一般可在 15min 内停止 CH[47]。注意，临床猜测过度吸氧会增加 CH[48] 的发生频率。

舒马普坦（6mg，SQ）是 CH 的一线终止剂。它被很好地考虑用于 CH，但一些患者使用其他曲坦类药物（如利扎曲普坦）效果良好[49]。鼻内曲坦（舒马普坦或佐米曲普坦）也被认为是一线治疗[50]。

用滴管或纱布将 4% 利多卡因水溶液滴入蝶腭神经节（经同侧鼻孔）是另一种有用的终止剂。在过去，拟交感神经制剂可卡因就是以这种方式使用，并能很好地缓解 CH。在 CH 患者鼻内使用利多卡因时，患者必须躺下，头部保持适当的位置，以使药物到达同侧蝶腭神经节[51]。

速效的双氢麦角胺（dihydroergotamine，DHE）鼻内给药是一种有效的终止剂，但不应在曲坦类药物使用后 24h 内使用。睡前即刻使用 2 个 DHE 喷雾或口服曲坦类药物将使药物达到峰值血浆水平，通常会终止这种头痛[48]。

鼻内布托啡诺是一种阿片类混合激动药 – 拮抗药，即 μ 阿片类受体拮抗药和 κ 阿片类受体激动药，是一种有效的终止剂，但必须谨慎使用，以避免反弹性头痛。这种药物的不良反应包括鼻窦烧灼感、"怪异"和"亢奋"的感觉和不安。一些患者可能会出现幻觉。布托啡诺的成瘾潜力被严重低估了。鼻内溶液可稀释至 50% 而不影响稳定性[48]。

（2）预防：首选的预防性治疗是钙通道阻滞药维拉帕米，其目的是减少发作的持续时间、频率和严重程度[46]。它可用于偶发性和慢性 CH 患者[48]。

锂剂是 CH 的第二选择预防疗法[38]，有很好的预防效果，应监测血药水平。碳酸锂可作为单一药物使用，如果疗效丧失，可加入维拉帕米等第二种药物[48]。

托吡酯、二甲麦角新碱、泼尼松、巴氯芬、加巴喷丁和褪黑素可用于 CH，但通常仅作为第三种预防措施[46]。

与偏头痛患者一样，CH 患者也出现药物过度使用性头痛（medication overuse headache，MOH），他们可能滥用阿片类药物、麦角类药物、曲坦类药物和简单的镇痛药，发展为镇痛和血管收缩剂反弹性头痛[52]。

（3）过渡：口服糖皮质激素可作为过渡治疗，当维拉帕米或锂剂滴定使用时[46]，有快速预防效果。如果不良反应可以忍受，糖皮质激素在 CH 和其他一些 TAC 中效果很好。过渡治疗的另一种选择是使用局麻药单独或联合注射糖皮质激素进行枕大神经阻滞。手术并不被广泛使用，原因是结果不一和不良事件的发生。当它被使用时，目标是副交感神经或感觉通路（神经节溶解、神经切除术、切除术）[54]。然而，一种更有前途的方法是使用针对下丘脑后区、蝶腭神经节、枕部和迷走神经的神经刺激，在过去 20 年里进行的越来越多的研究中，这种方法已经证明了积极的效果。现有的神经刺激模式的效果不能直接比较，因为枕神经和深部脑刺激似乎仅具有预防作用，而蝶腭神经节和迷走神经刺激具有急性和预防作用[38]。

（二）偏侧头痛（阵发性偏侧头痛、持续性偏侧头痛）

阵发性偏侧头痛（paroxysmal hemicranias，PH）包括频繁、持续的单侧头痛，频率为每天数次至 20 多次，每次持续 5～45min[3]。

它可能在某些表现类似于 CH，主要的区别是发作时间更短，更频繁，较少偏好于夜间发作[56]。

吸氧无效，可能是由于发作时间较短，起效时间稍晚，但可以通过吲哚美辛等非甾体抗炎药完全预防发作[57]。使用与 CH 相同的标准，PH 分为阵发性（20%～35%）或慢性（65%～80%）。目前尚不清楚为什么大多数 PH 患者经历慢性症状，而大多数 CH 患者经历偶发性症状，以及为什么 PH 发作没有表现出明显的昼夜节律。虽然大多数 PH 发作是自发的，但确实有 10% 是机械触发的，颈部的 $C_{2\sim3}$ 区域特别敏感。似乎没有性别优势[58]。

鉴于短时间发作的频率很高，治疗重点应放在预防上。PH 的首选是吲哚美辛，通常剂量为 150～225mg[58]。虽然这种反应被描述为绝对的，但可能需要 300mg 左右的非常高剂量，时间选择也可能起到一定作用，一些患者需要 10 天的维持治疗才能产生效果，或者需要在一天中的特定时间服用药物[59]。当患者没有发作时，可以尝试定期减量，而对于偶发性从属形式，可以在发作期间停止用药。应始终考虑胃保护措施，并不是所有患者都能耐受吲哚美辛达到疗效所需的剂量；肾功能也可能需要监测。其他治疗方案包括托吡酯和 GON 阻滞药[24]。

（三）单侧短暂性神经痛性头痛伴结膜充血和流泪

SUNCT 是一种罕见的头痛，几乎只发生在男性。眼周或太阳穴周围刺痛、悸动或灼痛的爆发持续 5s 至 5min，发作频率高达每小时 30 次（平均每小时 5～6 次）[3]。

SUNCT 的特点是比 PH 发作更短、更频繁。根据定义，这些发作伴随着结膜充血和流泪，持续 1～600s，发生频率非常高，可达每小时 30

次[60]。它们可以由对皮肤的机械刺激触发，也可以以重复刺痛的形式发生[61]。疼痛通常分布在眼眶或眶周，可表现为触电或电击样，因此称为神经痛样。在发作之间，大多数患者完全没有疼痛，只有很少在夜间发作。以持续时间以秒计为特征的头痛疾病的终止治疗概念是不现实的，并且没有研究预防性治疗的对照试验。因此，治疗是一项专业任务，证据基于一个大的和几个小的病例系列[62]。预防性首选药物为拉莫三嗪、托吡酯和加巴喷丁次之。联合使用皮质类固醇可获得额外疗效。然而，与所有 TAC 一样，有些病例在医学上是难治性的，患者对有效剂量无反应或不能耐受。MRI 可显示一些患者神经血管受压，其中一些患者可能对三叉神经微血管减压术有反应[63]。

参考文献

[1] Headache disorders. World Health Organization; 2016.
[2] International Headache Society 2017 Guidelines. The international classification of headache disorders. 3rd ed. London: International Headache Society; 2017.
[3] Benzon HT, Raja SN, Liu SS, Fishman SM, Cohen SP. Essentials of pain medicine. 3rd ed; 2011. p. 260-71.
[4] Goadsby PJ, Holland PR, Martins-Oliveira M, Hoffmann J, Schankin C, Akerman S. Pathophysiology of migraine: a disorder of sensory processing. Physiol Rev. 2017;97(2):553-622.
[5] Ong JJY, De Felice M. Migraine treatment: current acute medications and their potential mechanisms of action. Neurotherapeutics. 2018;15:274. https://doi.org/10.1007/s13311-017-0592-1.
[6] Akerman S, Holland PR, Goadsby PJ. Diencephalic and brainstem mechanisms in migraine. Nat Rev Neurosci. 2011;12(10):570-84.
[7] Charles A. Advances in the basic and clinical science of migraine. Ann Neurol. 2009;65(5):491-8.
[8] Pietrobon D, Striessnig J. Neurobiology of migraine. Nat Rev Neurosci. 2003;4(5):386-98.
[9] Noseda R, Borsook D, Burstein R. Neuropeptides and neurotransmitters that modulate thalamocortical pathways relevant to migraine headache. Headache. 2017;57(Suppl. 2):97-111.
[10] Holroyd KA, O'Donnell FJ, Stensland M, Lipchik GL, Cordingley GE, Carlson BW. Management of chronic tension-type headache with tricyclic antidepressant medication, stress management therapy, and their combination: a randomized controlled trial. JAMA. 2001;285(17):2208-15.
[11] Tfelt-Hansen P, Saxena PR, Dahlöf C, Pascual J, Láinez M, Henry P, Diener H, Schoenen J, Ferrari MD, Goadsby PJ. Ergotamine in the acute treatment of migraine: a review and European consensus. Brain. 2000;123(Pt 1):9-18.
[12] Tepper DE. Non-steroidal anti-inflammatories for the acute treatment of migraine. Headache. 2013;53(1):225-6.
[13] Suthisisang C, Poolsup N, Kittikulsuth W, Pudchakan P, Wiwatpanich P. Efficacy of lowdose ibuprofen in acute migraine treatment: systematic review and meta-analysis. Ann Pharmacother. 2007;41(11):1782-91.
[14] Graham GG, Scott KF. Mechanisms of action of paracetamol and related analgesics. Inflammopharmacology. 2003; 11(4): 401-13.
[15] Lipton RB, Baggish JS, Stewart WF, Codispoti JR, Fu M. Efficacy and safety of acetaminophen in the treatment of migraine: results of a randomized, double blind, placebo-controlled, population based study. Arch Intern Med. 2000;160(22):3486-92.
[16] Diener HC, Pfaffenrath V, Pageler L, Peil H, Aicher B. The fixed combination of acetylsalicylic acid, paracetamol and caffeine is more effective than single substances and dual combination for the treatment of headache: a multicentre, randomized, double blind, single-dose, placebo-controlled parallel group study. Cephalalgia. 2005;25(10):776-87.
[17] Markowitz S, Saito K, Moskowitz MA. Neurogenically mediated plasma extravasation in dura mater: effect of ergot alkaloids. A possible mechanism of action in vascular headache. Cephalalgia. 1988;8(2):83-91.
[18] Donaldson D, Sundermann R, Jackson R, Bastani A. Intravenous dexamethasone vs. placebo as adjunctive therapy to reduce the recurrence rate of acute migraine headaches: a multicenter, double-blinded, placebo-controlled randomized clinical trial. Am J Emerg Med. 2008;26(2):124-30.
[19] Rowe BH, Colman I, Edmonds ML, Blitz S, Walker A, Wiens S. Randomized controlled trial of intravenous dexamethasone to prevent relapse in acute migraine headache. Headache. 2008;48(3):333-40.
[20] Fiesseler FW, Shih R, Szucs P, et al. Steroids for migraine headaches: a randomized double blind, two-armed, placebo-controlled trial. J Emerg Med. 2011;40(4):463-8.
[21] Friedman BW, Greenwald P, Bania TC, et al. Randomized trial of IV dexamethasone for acute migraine in the emergency department. Neurology. 2007;69(22):2038-44.
[22] Silberstein SD, Holland S, Freitag F, et al. Evidence-based guideline update: pharmacologic treatment for episodic migraine prevention in adults: report of the Quality

Standards Subcommittee of the American Academy of Neurology and the American Headache Society. Neurology. 2012;78:1337-45.

[23] Pringsheim T, Davenport W, Mackie G, et al. Canadian headache society guideline for migraine prophylaxis. Can J Neurol Sci. 2012;39:S1-59.

[24] Afridi SK, Shields KG, Bhola R, Goadsby PJ. Greater occipital nerve injection in primary headache syndromes—prolonged effects from a single injection. Pain. 2006; 122:126-9.

[25] Dilli E, Halker R, Vargas B, et al. Occipital nerve block for the short-term preventive treatment of migraine: a randomized, double-blinded, placebo-controlled study. Cephalalgia. 2015;35(11):959-68. https://doi.org/10.1177/0333102414561872.

[26] Inan LE, Inan N, Karadaş Ö, et al. Greater occipital nerve blockade for the treatment of chronic migraine: a randomized, multicenter, double blind, and placebo-controlled study. Acta Neurol Scand. 2015;132(4):270-7. https://doi.org/10.1111/ane.12393.

[27] Cuadrado ML, Aledo-Serrano A, Navarro P, et al. Short-term effects of greater occipital nerve blocks in chronic migraine: a double blind, randomised, placebo-controlled clinical trial. Cephalalgia. 2017;37(9):864-72. https://doi.org/10.1177/0333102416655159.

[28] Cuadrado ML, Aledo-Serrano A, López-Ruiz P, et al. Greater occipital nerve block for the acute treatment of prolonged or persistent migraine aura. Cephalalgia. 2017;37(8):812-8. https://doi.org/10.1177/0333102416655160.

[29] Karadaş Ö, Özön A, Özcelik F, Özge A. Greater occipital nerve block in the treatment of triptanoveruse headache: a randomized comparative study. Acta Neurol Scand. 2017;135(4):426-33. https://doi.org/10.1111/ane.12692.

[30] Johnston MM, Jordan SE, Charles AC. Pain referral patterns of the C1 to C3 nerves: implications for headache disorders. Ann Neurol. 2013;74:145-8.

[31] Charles A. The pathophysiology of migraine: implications for clinical management. Lancet Neurol. 2017;17:174. https://doi.org/10.1016/S1474-4422(17)30435-0.

[32] Salman İB, Sertel Berk HÖ. Cognitive behavioral therapy for tension-type headache: a case report. Agri. 2017;29(4):177-84. https://doi.org/10.5505/agri.2017.35582.

[33] Schwartz BS, Stewart WF, Simon MS, Lipton RB. A population-based study of the epidemiology of tension-type headache. JAMA. 1998;279:381-3.

[34] Rasmussen BK, Lipton RB. Epidemiology of tension-type headache. In: Olesen J, TfeltHansen P, Welch KMA, editors. The headaches. 2nd ed. Philadelphia, PA: Lippincott Williams & Wilkins; 2000. p. 545-50.

[35] Schoenen J, Wang W. Tension-type headache. In: Goadsby PJ, Silberstein SD, editors. Headache. Boston, MA: Butterworth-Heinemann; 1997. p. 177-200.

[36] Olesen JC for the Headache Classification Committee of the International Headache Society. Classification and diagnostic criteria for headache disorders, cranial neuralgias, and facial pain. Cephalalgia. 1988;8(suppl 7):1-96.

[37] Granella F, Farina S, Malferrari G, Manzoni GC. Drug abuse in chronic headache: a clinicepidemiologic study. Cephalalgia. 1987;7:15-9.

[38] Barloese MCJ. The pathophysiology of the trigeminal autonomic cephalalgias, with clinical implications. Clin Auton Res. 2018;28:315. https://doi.org/10.1007/s10286-017-0468-9.

[39] Jensen RM, Lyngberg A, Jensen RH. Burden of cluster headache. Cephalalgia. 2007;27: 535-41.

[40] Fischera M, Marziniak M, Gralow I, Evers S. The incidence and prevalence of cluster headache: a meta-analysis of population-based studies. Cephalalgia. 2008;28:614-8.

[41] Lund N, Barloese M, Petersen A, Haddock B, Jensen R. Chronobiology differs between men and women with cluster headache, clinical phenotype does not. Neurology. 2017;88(11):1069-76. https://doi.org/10.1212/WNL.0000000000003715.

[42] Rozen TD, Fishman RS. Cluster headache in the United States of America: demographics, clinical characteristics, triggers, suicidality, and personal burden. Headache. 2012;52(1):99-113. https://doi.org/10.1111/j.1526-4610.2011.02028.x.

[43] Kudrow L. The cyclic relationship of natural illumination to cluster period frequency. Cephalalgia. 1987;7(Suppl 6):76-8.

[44] Barloese M, Lund N, Petersen A, et al. Sleep and chronobiology in cluster headache. Cephalalgia. 2015; 35: 969-78.

[45] May A, Büchel C, Turner R, Goadsby PJ. Magnetic resonance angiography in facial and other pain: neurovascular mechanisms of trigeminal sensation. J Cereb Blood Flow Metab. 2001;21:1171-6.

[46] May A, Leone M, Afra J, et al. EFNS guidelines on the treatment of cluster headache and other trigeminal-autonomic cephalalgias. Eur J Neurol. 2006;13:1066-77.

[47] Schoenen J. Deficient habituation of evoked cortical potentials in migraine: a link between brain biology, behavior and trigeminovascular activation? Biomed Pharmacother. 1996;50(2):71-8.

[48] Jay GW, Barkin RL. Primary headache disorders part I-migraine and the trigeminal autonomic cephalalgias. Dis Mon. 2017;63(11):308-38. https://doi.org/10.1016/j.disamonth.2017.04.001.

[49] Law S, Derry S, Moore RA. Triptans for acute cluster headache. Cochrane Database Syst Rev. 2010;(4):CD008042. https://doi.org/10.1002/14651858.CD008042.pub2.

[50] Cittadini E, May A, Straube A, Evers S, Bussone G, Goadsby PJ. Effectiveness of intranasal zolmitriptan in acute cluster headache: a randomized, placebo controlled, double blind crossover study. Arch Neurol. 2006;63(11):1537-42.

[51] Bakbak B, Gedik S, Kiktekir BE, Okka M. Cluster headache with ptosis responsive to intranasal lidocaine application: a case report. J Med Case Rep. 2012;6:64.

[52] Paemeleire K, Bahra A, Evers S, Matharu MS, Goadsby

PJ. Medication overuse headache in patients with cluster headache. Neurology. 2006;67(1):109-13.

[53] Maihöfner C, Speck V, Sperling W, Giede-Jeppe A. Complete remission of SUNCT syndrome by intravenous glucocorticoid treatment. Neurol Sci. 2013;34:1811-2.

[54] Jarrar RG, Black DF, Dodick DW, Davis DH. Outcome of trigeminal nerve section in the treatment of chronic cluster headache. Neurology. 2003;60:1360-2.

[55] Láinez MJ, Guillamón E. Cluster headache and other TACs: pathophysiology and neurostimulation options. Headache. 2017;57:327-35.

[56] Antonaci F, Sjaastad O. Chronic paroxysmal hemicrania (CPH): a review of the clinical manifestations. Headache. 1989;29:648-56.

[57] Summ O, Evers S. Mechanism of action of indomethacin in indomethacin-responsive headaches. Curr Pain Headache Rep. 2013;17:327.

[58] Cittadini E, Matharu MS, Goadsby PJ. Paroxysmal hemicrania: a prospective clinical study of 31 cases. Brain. 2008; 131: 1142-55.

[59] Goadsby PJ. Trigeminal autonomic cephalalgias: fancy term or constructive change to the IHS classification? J Neurol Neurosurg Psychiatry. 2005;76:301-5.

[60] Williams MH, Broadley SA. SUNCT and SUNA: clinical features and medical treatment. J Clin Neurosci. 2008; 15: 526-34.

[61] Cohen AS, Matharu MS, Goadsby PJ. Short-lasting unilateral neuralgiform headache attacks with conjunctival injection and tearing (SUNCT) or cranial autonomic features (SUNA)—a prospective clinical study of SUNCT and SUNA. Brain. 2006;129:2746-60.

[62] Matharu MS, Cohen AS, Boes CJ, Goadsby PJ. Short-lasting unilateral neuralgiform headache with conjunctival injection and tearing syndrome: a review. Curr Pain Headache Rep. 2003;7:308-18.

[63] Favoni V, Grimaldi D, Pierangeli G, et al. SUNCT/SUNA and neurovascular compression: new cases and critical literature review. Cephalalgia. 2013;33:1337-48.

第 19 章 三叉神经痛

Trigeminal Neuralgia

Kim Nguyen 著

郭雪娇 译 彭志友 冯智英 校

三叉神经痛是一种慢性神经病理性疼痛综合征。有些患者甚至因面部阵发性的剧烈疼痛产生自杀念头。该病的特点是单侧三叉神经分布区的突发、短暂、剧烈电击样疼痛[1]。三叉神经痛可分为原发性三叉神经痛和继发性三叉神经痛。

三叉神经痛好发于女性，男女发病率比为 1∶1.5～1∶17[2, 3]。成年人中每年新发病例为 4.3/10 万～27/10 万[4, 5]。三叉神经痛常见于 40 岁以上的成年人，其发病率随年龄增长而增加[1, 2, 5–7]。原发性三叉神经痛的平均发病年龄为 53 岁，继发性三叉神经痛为 43 岁[1]。虽然发病率低，却是老年人群中较常见的神经病理性疼痛之一[7]。三叉神经痛很少见于儿童，少数患者在 20—30 岁发病。大多数病例为散发性的，只有少数罕见的家族性病例报道[8]。目前尚不清楚其高危因素，有学者认为高血压和偏头痛与三叉神经痛的发生有关，但仍存在争议[2]。

一、临床表现

三叉神经痛是指在三叉神经分布区发生的剧烈、尖锐、电击样或针刺样痛。它多累及上颌支或下颌支。疼痛表现为突然发作且持续时间短暂，一般为数秒至数分钟，并反复发作[4, 9]。疼痛呈阵发性，在发作之初程度最剧烈。在一些严重的病例中，也可发生面部肌肉痉挛。

三叉神经痛通常是单侧的。即使双侧疼痛，也很少两侧同时发作。疼痛通常涉及三叉神经的第 2 支和第 3 支。在极少数情况下，三叉神经痛单独累及第 1 支。有时可伴随轻度自主神经症状[3]，如流鼻涕、流泪和结膜充血。

许多患者在受累神经分布区有扳机点。患者为避免疼痛发作常抗拒触碰扳机点区域。扳机点是帮助鉴别三叉神经痛和其他原因引起的面部疼痛的最明确的特征之一。扳机点位于三叉神经支配区，包括口腔[10]。大多数存在扳机点的患者，疼痛可由较轻的刺激、非伤害性机械刺激或面部运动引发[3]，如咀嚼、微笑、说话、刷牙、刮胡子和做鬼脸[11]，甚至有时空气流动也会引发疼痛发作。疼痛的部位可能与刺激的部位不同，因此有些患者将疼痛描述为放射状，类似坐骨神经痛。仅为自发性发作的疼痛情况较为少见[11]，有的患者会误以为自己的疼痛属于自发性发作，但实际上疼痛是由未被觉察的触发因素或动作引发的，如眨眼或面部肌肉的抽动[11]。

部分“三叉神经痛”患者描述疼痛位于面部下 1/3 和下颌处，为钝痛、隐痛和持续疼痛[12, 13]。有的被误诊为牙及牙周问题并接受不必要的手术和操作[14]。

多达一半的三叉神经痛患者在疼痛发作间歇期可能会有持续性疼痛，其性质和强度各不相同，而且更常见于女性[1]。疼痛多呈钝痛、刺痛或烧灼感，性质与刚发作时的阵发性疼痛不同[11]，而且疼痛部位也相对固定[15]。目前，对于存在持续性疼痛的三叉神经痛尚无统一的命名，其往往被称为非典型三叉神经痛、2型三叉神经痛或伴有持续性疼痛的三叉神经痛[11]。持续性疼痛与病因无关，可能是原发或继发性三叉神经痛的一个伴随症状。持续性疼痛的发生机制尚不清楚，可能与中枢敏化或长期压迫导致神经根渐进性损伤有关[16, 17]。不管病因如何，存在持续性疼痛的患者手术治疗效果较差。

许多患者在发作性疼痛过后可能经历一个不应期，即无法诱发新的疼痛发作[1]。有研究显示，此不应期是由于感觉神经的超极化所致[18]。不应期的出现可能与前期疼痛发作的强度和持续时间有关[10]。有些患者可能出现一段出人意料的疼痛完全缓解期。时间从几个月甚至到几年。有研究认为，其原因是神经部分脱髓鞘和兴奋性降低所致[18]。

此外，也有病例报道显示有些患者存在轻微的感觉丧失，这与三叉神经痛的表现并不完全相符[4]。与典型的三叉神经痛患者相比，非典型疼痛患者疗效更差。

部分患者出现与面部疼痛相关的自主神经症状，包括瞳孔缩小、眼睑下垂、眼睑水肿、结膜充血、流泪、鼻塞、鼻出血和出汗[1, 19]。传统观点认为，上述这些症状与三叉神经痛没有明显关系；但也有研究发现，有一小部分患者会出现上述这些症状[3, 19]。

二、病因学和病理生理学

三叉神经痛的病理生理学尚不清楚。一种学说认为是连接脑桥的传入神经局灶性脱髓鞘所致。由于少突胶质细胞取代了施万细胞成为髓鞘，使其对伤害性刺激的敏感性升高或防御能力降低，该区域又被称为“最小抵抗部”[11]。变粗的血管压迫和刺激传入神经，损伤髓鞘并导致脱髓鞘。因此，三叉神经表现为过度活跃和不稳定，对刺激的敏感性增加[11]。

造成上述神经压迫的潜在原因有很多。小脑上动脉（superior cerebellar artery，SCA）的解剖异常分支可骑跨于三叉神经上方[20]。此外，压迫也可能来自动脉瘤或小脑角肿瘤。年轻患者尤其需要排除这些潜在的病变。引起脑干疾病的脑卒中也可导致该区域的神经元损伤。

另一种理论认为，轴突静息电位处于接近去极化的水平而过度兴奋，导致异常冲动发生[21]。脱髓鞘使离子通透性增加，因此需要更多的能量来重新建立静息电位。若轴突没有足够的能量，静息电位就会向去极化阈值靠近[21]。因此，轴突过度活跃，可以自发地或在很小的刺激下触发动作电位。

三、诊断

三叉神经痛的诊断主要基于临床表现，尤其是患者的病史、疼痛发作性质和诱发因素。临床诊断三叉神经痛的依据是触发扳机点引起单侧、阵发性、严重的电击样疼痛。疼痛发作的表现是协助诊断的关键[1]。一旦怀疑三叉神经痛，应排除面部疼痛的继发性原因。MRI检查可发现肿瘤、多发性硬化症、动静脉畸形或颅底的异常，上述情况占三叉神经痛病因的5%～10%[22]，因此推荐MRI检查[4]。此外，年轻的患者和具有不典型特征（包括发作间歇期的钝痛、持续疼痛或感觉丧失）的患者应进行常规MRI检查。对初始药物治疗没有反应的患者也应考虑神经影像学检查[4]。MRI对制订三叉神经痛患者的手术方案亦有帮助。

三叉神经痛分为2种类型，即原发性和继发性，可以通过神经影像学检查来鉴别。原发性三叉神经痛涉及特发性三叉神经痛即由三叉神经的血管压迫导致[9]。该类型占80%～90%[4]，在临床上通常没有明显神经功能障碍的证据[9]。MRA影像上能发现神经根入脑桥区被异常动脉或静脉压迫[20]，从而有助于判断血管压迫是否是原发性三叉神经痛的原因。继发性三叉神经痛是由重大神经系统疾病或脑部结构性病变引起的痛性神经病[11]，包括小脑角的肿瘤、颅底的异常和多发性硬化症的脱髓鞘病变[9]。大约 15% 的患者的症状是由这些位置的良性肿瘤或多发性硬化引起的[9]。

与三叉神经痛相关的肿瘤一般是良性的，通常在进入脑桥时影响三叉神经根[11]。浸润性肿瘤可导致轴突变性，而压迫性肿瘤会引起局灶性脱髓鞘病变导致异位放电。这些肿瘤可能是胆脂瘤、听神经瘤、表皮囊肿或脑膜瘤[11]。与三叉神经痛表现不同，恶性肿瘤通常伴有感觉过敏和持续性疼痛[11]。与 CT 相比，增强或普通的 MRI 神经影像学检查具有更高的分辨率，更有利于识别以上原因。研究发现，三叉神经瘤很少引起三叉神经痛。

多发性硬化症患者患三叉神经痛的风险增加 20 倍[2]。1%～5% 的多发性硬化症患者最终会出现三叉神经痛[20]。有研究发现，这些患者既存在脑桥病变导致的脱髓鞘，又存在神经血管的压迫，形成一种新的致痛机制[23]。在三叉神经进入脑桥附近的双重挤压下，这些患者发生三叉神经痛的风险很高[24]。三叉神经痛可能是部分多发性硬化症患者的唯一表现，进一步检查会在 MRI 上发现脱髓鞘病变和神经电生理学发现异常变化。此时，患者更可能出现药物治疗效果不佳或因大剂量药物治疗而导致不良反应增加。因此，他们往往比原发性三叉神经痛更早接受手术治疗[11]。

三叉神经本身的病变也可导致三叉神经痛[11]。这些患者通常表现为感觉丧失，伴有或不伴有阵发性疼痛发作，发作的时间更长，并伴有持续性疼痛[25]。其原因可能与创伤有关，患者往往有近期面部创伤或牙科、颌面或神经外科手术史。此外，神经病变还可能与特发性或遗传性的结缔组织疾病有关。与典型的三叉神经痛相比，这些患者更有可能出现双侧症状，而 MRI 检查可显示正常，但可出现三叉神经反射延迟或消失[26]。

在药物开始治疗前需实验室检查，以评估肝肾功能和血钠水平。此外，需做心电图排除房室传导阻滞等与一线药物治疗相关的禁忌证。电生理学检查结果对原发性三叉神经痛和继发性三叉神经痛的鉴别诊断帮助不大（表 19-1）。

表 19-1　IHS 国际头痛分类（ICHD3-β）的三叉神经痛诊断标准

诊断标准
A. 至少 3 次单侧面部疼痛的发作，符合标准 B 和 C
B. 涉及三叉神经的一个或多个分支，疼痛范围不会超过三叉神经分布区
C. 疼痛至少存在以下 4 个特征中的 3 个
1. 反复发作的阵发性疼痛，持续时间从几分之一秒至 2min
2. 重度疼痛
3. 电击样、撕裂样、刺痛或尖锐的疼痛
4. 患侧具有诱发因素
D. 临床上没有明显的神经功能障碍
E. ICHD-3 中没有更合适的诊断

鉴别诊断

其他疾病导致的面部疼痛比三叉神经痛更常见，详细的病史采集和体格检查对于鉴别诊断很重要。面部疼痛的发病时间对诊断非常重要。疼痛部位同时出现皮肤疱疹或者先疼痛后疱疹往往提示面部疼痛继发于急性带状疱疹[1]。面部创伤或侵入性牙科手术后导致周围神经损伤后疼痛，即创伤后痛性神经病变（painful post-traumatic neuropathy，PPTN），往往疼痛同时伴有感觉异常等神经功能问题，而三叉神经痛不存在这些问题[27]。

三叉神经痛也可能与牙痛相混淆，因此，判断疼痛发作的位置很重要。三叉神经痛可由刷牙、咀嚼和其他口腔动作引发，故常常被怀疑是牙齿的问题。另一些患者可能出现类似牙科疾病的非典型三叉神经痛症状，如牙齿或颌骨疼痛。因此，三叉神经痛经常被误诊为牙齿问题。仔细询问病史可发现三叉神经痛常被描述为间歇性剧痛，而牙痛常被描述为钝痛或跳痛。

双侧持续疼痛的患者应评估各种类型的头痛，包括紧张型头痛和丛集性三叉神经痛综合征，后者表现为丛集性头痛与三叉神经痛共存。此外，原发性针刺样头痛可出现与三叉神经痛类似的症状，包括三叉神经支配区和颈部一过性锐痛和刺痛。疼痛持续几秒钟并可在任何时间发生，与三叉神经痛不同点在于疼痛偶尔会出现在三叉神经支配区以外。颞下颌关节紊乱也可表现出与三叉神经痛相似的特征，但通常为双侧。舌背部、软腭、咽部或耳朵深处有刺痛的患者应考虑舌咽神经痛，其诱发因素包括打喷嚏、咳嗽和吞咽[1]。

伴有自主神经症状时需考虑较罕见的颅面部及头痛的原因，如伴结膜充血和流泪的短暂性偏侧神经痛样头痛发作或伴脑自主神经症状的短暂性偏侧神经痛样头痛发作（short-lasting unilateral neuralgiform headache attacks autonomic symptoms，SUNA）的头痛[28]。这种类型的头痛表现为单侧突然短暂发作的疼痛。与三叉神经痛相似，疼痛发作可由面部触摸诱发。鉴于其临床表现和诱发因素的相似性，SUNCT、SUNA 与三叉神经痛的鉴别较为困难[28]（表 19–2）。

四、治疗

（一）药物治疗

三叉神经痛的一线治疗是药物治疗，卡马西平是首选药物[4, 9]。对于典型三叉神经痛，卡马西平治疗是研究最完善最成熟的方法。研究发现，几乎 60% 的患者的疼痛完全或接近完全缓解，而接受安慰剂的患者缓解率只有 0%～40%[9]。NNT 为 1.7[29, 30]。卡马西平的作用机制是阻断电压门控钠通道[1]，在细胞内液中解离后迅速作用在电压门控钠通道，阻止动作电位的重复和持续产生，减弱突触冲动的传导，降低细胞的兴奋性。此外，卡马西平还是一种 GABA 受体激动药，进一步提高治疗神经病理性疼痛的有效性。卡马西平的初始剂量为 100～200mg，每天 2 次，最终缓解疼痛的用药剂量和方案需要个体化滴定。大多数患者维持剂量为 600～800mg/d，最大的推荐剂量为 1200mg/d[31]。口服卡马西平后吸收较慢但是吸收度良好。

卡马西平是公认的治疗三叉神经痛的有效药物，但存在一定的不良反应。其中部分不良反应是可治疗的，但另一些则是患者无法耐受的。严重不良反应的危害值为 24，轻微不良反应的危害值为 3.4[32]。最常见的不良反应包括嗜睡、恶心、呕吐和头晕。缓慢滴定剂量通常可避免上述不良反应的发生。此外，卡马西平是 CYP450 的诱导剂，能引起药物相互作用，并使其他药物的清除率增加[31]。卡马西平的一个常见的不良反应是白细胞减少，会导致红细胞、白细胞和血小板的生成发生改变，导致再生障碍性贫血较为罕见。其他不良反应包括自杀风险增加、低钠血症和 SIADH。快速停药导致患者癫痫的发作风险增加[31]。

表 19–2　三叉神经痛的鉴别诊断

在诊断三叉神经痛时，全面了解病史和体格检查非常重要。当患者面部疼痛存在某些诱发因素或伴随症状时，需与以下疾病进行鉴别诊断

- 既往外伤史
  - 痛性创伤后三叉神经痛
  - 口腔及牙科手术后相关疼痛
  - 头面部肌肉骨骼损伤相关疼痛
- 伴随头面部皮疹或其他皮肤病变
  - 急性带状疱疹诱发三叉神经病变
- 牙源性疾病
  - 龋齿或牙髓炎
  - 牙齿感染
  - 牙齿损伤
- 颌骨或口腔后部疼痛
  - 牙科相关的疼痛
  - 颞下颌关节紊乱
  - 舌咽神经痛
- 双侧头部或前额疼痛
  - 持续性特发性疼痛
  - 原发性刺痛性头痛
  - 紧张性头痛
  - 丛集性头痛或丛集性 – 三叉神经综合征
  - 偏头痛
  - 枕神经痛
  - 阵发性偏侧头痛
- 伴有自主神经症状
  - 伴结膜充血和流泪的短暂性偏侧神经痛样头痛发作
  - 伴脑自主神经症状的短暂性偏侧神经痛样头痛发作
  - 阵发性偏侧头痛

最严重的可能致命的不良反应是皮肤过敏，包括Stevens-Johnson综合征和中毒性表皮坏死[31, 33]，其发生与携带*HLA*等位基因*HLA-B*1502*密切相关。该等位基因几乎只出现在亚裔患者身上，因此建议这些患者使用卡马西平前筛查*HLA-|B*1502*[33]。若患者筛查后携带*HLA-B*1502*，则应避免使用卡马西平。

若卡马西平治疗无效、效果不佳或不能耐受，建议增加或更换另一种药物[11]。奥卡西平是治疗三叉神经痛的替代药物。它是卡马西平的前体药物，已被证实与卡马西平具有类似的疗效。奥卡西平在结构上与卡马西平相似，因此作用机制相同，但不良反应较少[34]。不仅代谢过程中对肝脏的影响较小，粒细胞减少的程度也不严重。然而，由于结构与卡马西平相似，其发生致命性皮肤不良反应的风险高，需对亚裔患者进行*HLA-B*1502*等位基因的筛查[34]。此外，奥卡西平有25%的交叉过敏反应风险，卡马西平过敏者应避免使用[4]。

加巴喷丁因能有效治疗神经病理性疼痛被广泛应用。三叉神经痛也是一种神经病理性疼痛，按此机制加巴喷丁可用于三叉神经痛，但相关证据较少[4]。其他可选的药物包括巴氯芬、拉莫三嗪和匹莫齐特。对于卡马西平单药治疗失败的患者，联合使用这些替代药物可能有效。有限的证据表明对药物治疗无效的三叉神经痛患者，也可以选择肉毒杆菌毒素注射。

若疼痛加剧，建议住院进行抗癫痫药物滴定，也有学者建议患者静脉注射负荷剂量的磷苯妥英，但证据有限[1]。

（二）影像引导下神经阻滞

局麻药和类固醇注射可达到临时和长期的疼痛缓解。通常在X线透视、CT或超声引导下进行。注射的目标靶点是翼腭窝，注射液可扩散到Meckel腔[35, 36]，即颅中窝内三叉神经节所在的位置[35]。神经阻滞后疼痛缓解，三叉神经分布范围感觉麻木。不良反应包括因阻滞邻近的面神经运动核导致的面瘫[35]（图19-1）。

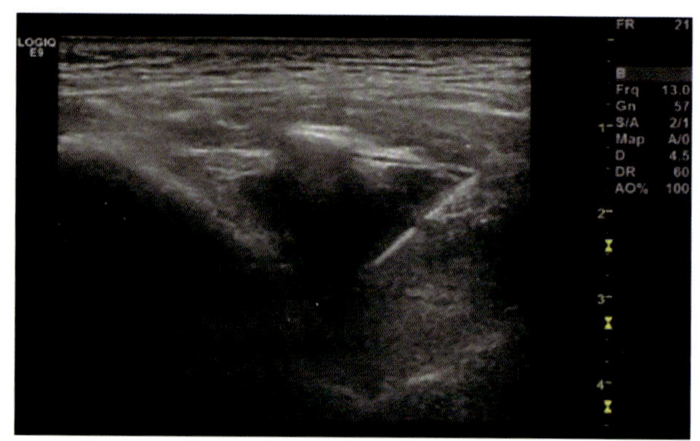

▲ 图19-1　**超声引导下翼腭窝神经阻滞，图像显示针尖已经到位准备注射药物**

超声探头位于颧骨下方，下颌骨切迹上方，下颌骨髁突前方。将药物从翼突外侧板的前方和翼外肌肉的下方注射至窝内（图片由Dr.Antoun Nader at Northwestern Memorial Hospital提供）

（三）手术治疗

对于保守治疗失败的患者，在排除其他继发病因并明确诊断后，可考虑手术治疗。与其他神经病理性疼痛综合征相比，三叉神经痛手术治疗效果更确切，但药物仍是一线选择。在使用常规剂量的药物治疗后仍有明显疼痛或不能耐受其严重不良反应的患者应考虑手术治疗[4]。在某些情况下，为达到长期缓解疼痛的目的，患者可以选择早期进行手术治疗。

手术治疗包括微血管减压术和毁损三叉神经的神经消融术。在选择外科手术类型时，必须考虑到毁损的靶点神经位置，包括颅后窝、三叉神经节水平、神经根和神经节末端区域。

1. 微血管减压术

微血管减压术涉及在颅后窝内分离或去除三叉神经周围的血管结构，是原发性三叉神经痛首选的手术方法[1]。它是一个重要的神经外科手术，涉及开颅、切开硬脑膜、剪开蛛网膜探查脑桥小脑三角，找到压迫三叉神经根的责任血管，显微剥离责任血管后用垫片分离责任血管和三叉神经根部。

研究表明，与其他手术相比，三叉神经微血管减压术后疼痛缓解期最长[11]。根据美国神经病学学会和欧洲神经科学协会联盟（American

Academy of Neurology/European Federation of Neurological Societies，AAN/EFNS）的指南，微血管减压术效果最佳，疼痛缓解率高达 90%[9]。80% 的患者在 1 年内无再发疼痛症状，约 73% 的患者 5 年内疼痛无复发[11]。

微血管减压术最常见的并发症是无菌性脑膜炎（11%）[11]。其他主要的并发症占 4%，包括脑脊液渗漏、血肿和脑梗死。其他并发症包括长期听力和感觉丧失[9]。该手术的平均死亡率为 0.2%[11]。神经外科医生术中可能无法找到神经血管压迫位点，为避免发生类似情况，术前需在 MRI 上识别神经根血管的关系和形态学变化。因此，神经外科、神经内科医生和患者协同确定最佳治疗方式非常重要（图 19–2）。

2. 经皮穿刺微创介入治疗

经皮穿刺微创介入治疗一般会损伤三叉神经，主要用于微血管减压术后疼痛复发者，或因合并基础疾病手术风险较高者。研究表明，65 岁及以上人群比年轻患者更多地选择经皮穿刺微创介入治疗，尽管研究提示该年龄段微血管减压术和经皮穿刺微创介入治疗的疗效相似[39]。此外，基于其发病原因，多发性硬化症患者通常会接受经皮穿刺微创介入治疗，患者满意度也更高[40]。

神经切断术是一种经皮外科手术，是在三叉神经节或神经根水平等特定部位进行神经切断。操作过程是将套管和电极在脸颊穿刺，通过上颌骨和下颌骨弓之间后到达颞下窝，最终到达通往三叉神经节的卵圆孔[11]。建议在 CT 引导下操作，也有很多医生在 X 线透视下完成[41]（图 19–3）。

射频热凝术利用高温毁损三叉神经节或外周神经，对三叉神经分支更有效[11]。患者麻醉后将穿刺针和电极穿刺至目标靶点，而穿刺到位或者射频后要求患者清醒以便准确描述电刺激是否诱发 / 复制出原有疼痛，尽量减少误伤其他三叉神经分支[11]。穿刺针慢慢推进，直到诱发出原有疼痛区域的异感，然后再次对患者进行麻醉以减轻患者热凝毁损时的剧痛。热凝毁损是由一个高频的交变电场产生的热凝作用[42]。

神经毁损术不适用于三叉神经第 1 支病变。第 1 支毁损后可能导致角膜传入神经损伤和角膜炎等并发症[11]。经皮穿刺微创治疗的优势在于，大多数情况下疼痛可得到迅速且完全的缓解。风险包括损伤上颌动脉、Meckel 腔的硬脑膜[11]。此外，与其他治疗方法相比，三叉神经支配区内感觉障碍的出现概率更高更持久[11]。

经皮穿刺三叉神经球囊压迫术是使用 Fogarty 导管对半月神经节进行压迫。该手术全身麻醉下进行，无须唤醒患者。一旦透视下穿刺到达目标

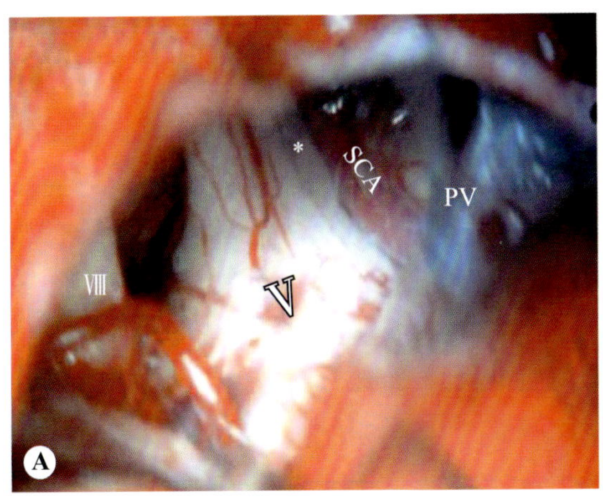

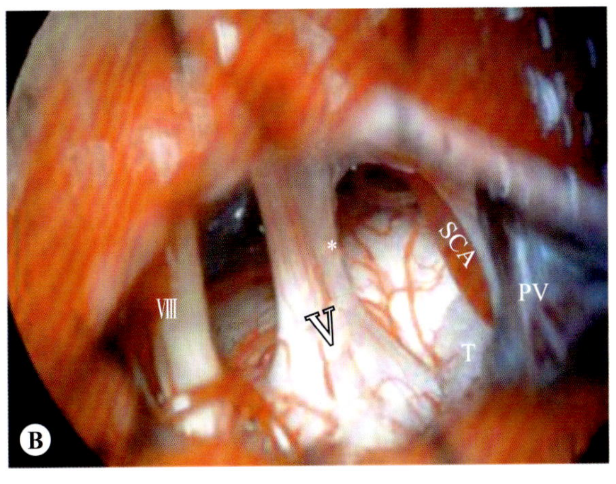

▲ 图 19–2　微血管减压术的目标是分离压迫三叉神经的血管，在责任血管和神经间插入一个垫片使两者分离

A. 该图像显示小脑上动脉（SCA）紧贴三叉神经；B. 将 SCA 与三叉神经分离后，放置了一个 Teflon 垫片（T），固定 SCA 并防止再次压迫。Ⅷ. 前庭蜗神经；V. 三叉神经；PV. 岩静脉（经许可转载，引自 Surgical Technique of Microvascular Decompression Surgery for Trigeminal Neuralgia[38]）

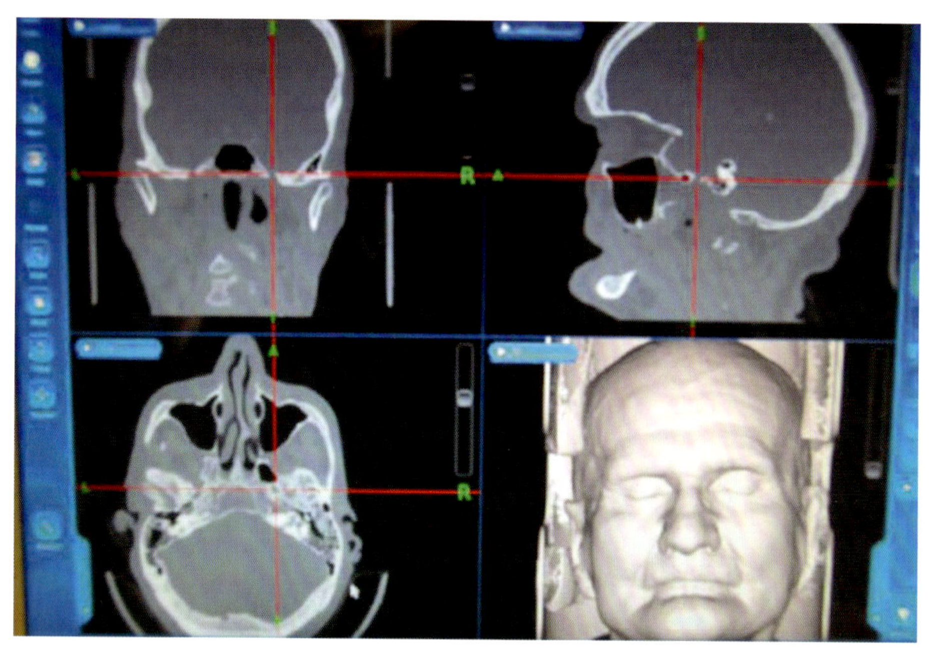

▲ 图 19-3 CT 显影下的冠状位、水平位和矢状位卵圆孔显示图像
经许可转载，引自 Interventional Management of Head and Face Pain[41]

区域，置入球囊并充气后压迫 1～2min[43]，也有报道压迫时间长达 10min[44]。减少压迫时间往往能降低严重麻木或咀嚼肌无力的风险[45]。球囊压迫完成后，拔除导管和球囊。通常术后即刻患者疼痛缓解。球囊压迫特有的并发症是约 3% 的患者出现永久性运动根无力[46]。

经皮穿刺化学毁损术是向三叉神经池内注射甘油（一种温和的神经溶解剂），从而毁损神经[47]。部分外科医生更倾向于在手术过程中唤醒患者[43]，但也有人认为不必要。一旦确定了三叉神经池的位置，就在连续透视下注射甘油。患者维持同一姿势不变，甘油与神经持续接触 1～2h。疼痛常在手术后即刻或在几天内得到缓解，也有部分患者需要 2 周的时间。有学者建议，若 1 周内疼痛仍无缓解，则需要再次手术[48]。该操作的并发症包括轻度麻木到深度感觉丧失。而针对 V_1 分支进行治疗的并发症为角膜感觉减退[43]。

经皮穿刺球囊压迫和甘油注射都是通过阻断大的有髓神经纤维的触发脉冲发挥作用。与射频热凝术不同，该操作避开了小纤维，从而降低角膜炎的发生风险[11]。

已从骨面穿出的外周支也可进行神经毁损，包括舌神经、牙槽神经、眶下神经和眶上神经，可选择的方法包括射频热凝、神经切除术、酒精注射术或冷冻术[11]。

三叉神经痛经皮穿刺微创手术治疗的罕见并发症包括脑卒中、出血、脑脊液鼻漏和假性脑膜瘤。此外，还可能发生永久性听力损伤、面部无力或滑车神经、外展神经麻痹导致复视[43, 46]（图 19-4）。

3. 放射外科治疗

放射外科治疗也是治疗三叉神经痛的一种重要方法，立体定向放射治疗或伽马刀治疗是利用 MRI 和立体定向设备，将射线对准三叉神经根近端、神经或神经节[20]，其原理是利用伽马射线聚焦照射的原理以毁损神经引起轴突变性和坏死[20]。与其他立体定向放射外科干预措施一样，该技术的关键是精确定位三叉神经根以便准确引导放射束[11]。与其他干预措施能立即缓解三叉神经痛不同，疼痛需 4～8 周内才得到缓解，3 个月内达到最大缓解。研究发现 3 年后疗效会下降[9]。有些患者疼痛缓解时间少于 1 年，可能需要重复

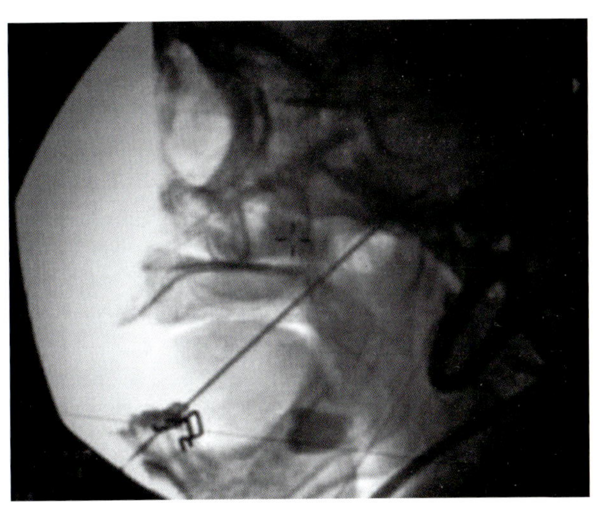

▲ 图 19-4　X 线透视下三叉神经节射频热凝的侧位图像
针尖位于颞骨岩部上方，穿过卵圆孔内口（经许可转载，引自 Interventional Management of Head and Face Pain[49]）

放射治疗。研究结果显示，多次治疗后疼痛缓解时间和成功率明显增加，但面部麻木的风险也随之增加，需要和患者言明并权衡利弊。

立体定向放射外科手术的并发症包括新发或加重的感觉缺失、麻痹或疼痛，痛性感觉缺失的报道很少[9]。有些患者认为术后不适症状可能比原有的三叉神经痛更难以耐受。

4. 痛性感觉缺失

手术干预后一个常见的令人头疼的并发症是痛性感觉缺失，即一种伴有疼痛的创伤后神经病变[50]。尽管通常情况下手术干预的耐受性良好，但有些患者可能会出现持续的伴有疼痛的麻木感，或去神经区域的感觉缺失。在某些情况下，这种感觉变化可能比三叉神经痛的最初症状更令人难以忍受[9]。该并发症多见于神经根切断术或神经射频热凝术。

5. 注意事项

制订手术方案时必须考虑风险。立体定向放射外科治疗起效较晚，其他手术方案的初始有效率都很高[4]。微血管减压术的长期疼痛缓解率是最高的，出现轻度并发症和感觉丧失的风险非常低，但有 0.4% 的死亡风险[39]。长期来看，射频消融手术疗效较差，更易发生面部麻木和轻度并发症，出现并发症的患者往往手术疗效更佳[51]。射频消融手术的严重并发症或死亡风险要低得多，因此更多适用于手术风险高或具有不典型特征的患者。

五、预后

三叉神经痛是一种反复发作的综合征，并且症状因人而异。长达数周或数月的疼痛发作期后患者会进入一段无痛间歇期。但有些患者在 2 次发作之间可能有持续的面部疼痛[4]。药物治疗能缓解许多患者疼痛，尽管不良反应发生风险较高。其他患者则根据病因等选择手术治疗方式。微血管减压手术治疗对 MRI 结果提示有血管压迫证据的经典三叉神经痛患者疗效更佳。对那些未曾做过手术、病程较短的患者进行手术干预，效果也很理想[4]。

六、病例报道 1

女性，58 岁，因面部疼痛 6 周到疼痛科门诊就诊。疼痛位于左侧面部，呈间歇性。疼痛性质是突发的尖锐的“刺痛”。在疼痛发作间歇期无痛感。疼痛通常在吃饭时出现。患者最初以为是牙痛，但牙科就诊未发现异常。然后家庭医生给她开了止痛药，但疼痛缓解仍不明显。

疼痛科门诊进行体格检查发现左侧面部有压痛，但第Ⅰ～Ⅻ对脑神经无明显异常。鉴于患者的症状与三叉神经痛一致，给予卡马西平。此外，建议头颅 MRI 检查以排除其他神经系统疾病，完善血常规和生化全套检查。

1 个月后患者再次就诊，其疼痛症状已经缓解。头颅 MRI 显示三叉神经根处存在神经血管压迫。但因疼痛已得到充分缓解，患者要求继续卡马西平治疗。

评论：该患者在疼痛科就诊时具有典型三叉神经痛症状。面部运动可触发电击样疼痛，并且常规止痛药效果不佳，牙科就诊没有发现牙齿异常情况。根据该患者的临床特征，影像学或实验室检查报告之前给予三叉神经痛药物治疗是合理的。明确三叉神经痛的病因是必要的，但不应该延误药物治疗。

七、病例报道 2

上述患者持续服用卡马西平 3 年，其症状充分缓解。但最近几个月疼痛加重，更为频繁。起初她增加了卡马西平的剂量，但出现了嗜睡和恶心，影响日常活动。复查头颅 MRI 显示三叉神经节邻近血管存在压迫。医生建议将二线药物与较低剂量的卡马西平联合使用，但她犹豫不决。

MRI 显示三叉神经痛的致病原因与血管压迫有关，医生和她讨论了微血管减压术，虽然较大但可长时间缓解疼痛。患者既往有高血压病史，经常步行数英里锻炼身体。患者具有手术适应证。详细解释相关风险和获益后，患者接受了手术。

术后 3 个月随访，患者疼痛未复发，日常生活恢复正常，不用再担心疼痛发作。她很高兴自己接受了这个手术，期待继续保持无痛状态。

评论：患者难以耐受药物治疗或疗效不佳仍持续存在剧烈疼痛的情况并不少见。在这种情况下，手术干预可能是一种选择。确定三叉神经痛的病因对指导治疗很重要。微血管减压术首选，疼痛缓解时间最长。作为一项大的神经系统手术，必须综合考虑患者的基础疾病和手术风险。

结论

三叉神经痛是一种慢性神经病理性疼痛综合征，可严重影响患者的生存质量。通常发生于 40 岁以上的成年人。它表现为短暂、剧烈、突发、电击样的单侧面部疼痛，可持续几秒钟到几分钟且可反复，可由轻触、下颌的运动，甚至是气流诱发。治疗方法包括以卡马西平为首的一线药物的药物治疗和手术治疗，后者包括微血管减压术或经皮穿刺射频毁损术、球囊压迫术等。

参考文献

[1] Maarbjerg S, Di Stefano G, Bendtsen L, Cruccu G. Trigeminal neuralgia—diagnosis and treatment. Cephalalgia. 2017; 37(7):648-57.

[2] Katusic S, Beard CM, Bergstralh E, Kurland LT. Incidence and clinical features of trigeminal neuralgia, Rochester, Minnesota, 1945-1984. Ann Neurol. 1990;27(1):89-95.

[3] Maarbjerg S, Gozalov A, Olesen J, Bendtsen L. Trigeminal neuralgia--a prospective systematic study of clinical characteristics in 158 patients. Headache. 2014;54(10):1574-82.

[4] Bennetto L, Patel NK, Fuller G. Trigeminal neuralgia and its management. BMJ. 2007;334(7586):201-5.

[5] MacDonald BK, Cockerell OC, Sander JW, Shorvon SD. The incidence and lifetime prevalence of neurological disorders in a prospective community-based study in the UK. Brain J Neurol. 2000;123(Pt 4):665-76.

[6] Mueller D, Obermann M, Yoon M-S, Poitz F, Hansen N, Slomke M-A, et al. Prevalence of trigeminal neuralgia and persistent idiopathic facial pain: a population-based study. Cephalalgia. 2011;31(15):1542-8.

[7] Childs AM, Meaney JF, Ferrie CD, Holland PC. Neurovascular compression of the trigeminal and glossopharyngeal nerve: three case reports. Arch Dis Child. 2000;82(4):311-5.

[8] Fleetwood IG, Innes AM, Hansen SR, Steinberg GK. Familial trigeminal neuralgia. Case report and review of the literature. J Neurosurg. 2001;95(3):513-7.

[9] Gronseth G, Cruccu G, Alksne J, Argoff C, Brainin M, Burchiel K, et al. Practice parameter: the diagnostic evaluation and treatment of trigeminal neuralgia (an evidence-based review): report of the Quality Standards Subcommittee of the American Academy of Neurology and the European Federation of Neurological Societies. Neurology. 2008;71(15):1183-90.

[10] Kugelberg E, Lindblom U. The mechanism of the pain in trigeminal neuralgia. J Neurol Neurosurg Psychiatry. 1959;22(1):36-43.

[11] Cruccu G. Trigeminal Neuralgia. Contin Minneap Minn. 2017;23(2):396-420.

[12] Fromm GH, Graff-Radford SB, Terrence CF, Sweet WH. Pre-trigeminal neuralgia. Neurology. 1990;40(10):1493-5.

[13] Evans RW, Graff-Radford SB, Bassiur JP. Pretrigeminal neuralgia. Headache. 2005;45(3):242-4.

[14] von Eckardstein KL, Keil M, Rohde V. Unnecessary dental procedures as a consequence of trigeminal neuralgia. Neurosurg Rev. 2015;38(2):355-60. discussion 360.

[15] Brisman R. Typical versus atypical trigeminal neuralgia

and other factors that may affect results of neurosurgical treatment. World Neurosurg. 2013;79(5-6):649-50.

[16] Burchiel KJ. A new classification for facial pain. Neurosurgery. 2003;53(5):1164-6. discussion 1166-1167.

[17] Obermann M, Yoon M-S, Ese D, Maschke M, Kaube H, Diener H-C, et al. Impaired trigeminal nociceptive processing in patients with trigeminal neuralgia. Neurology. 2007;69(9):835-41.

[18] Devor M, Amir R, Rappaport ZH. Pathophysiology of trigeminal neuralgia: the ignition hypothesis. Clin J Pain. 2002;18(1):4-13.

[19] Simms HN, Honey CR. The importance of autonomic symptoms in trigeminal neuralgia. Clinical article. J Neurosurg. 2011;115(2):210-6.

[20] Nurmikko TJ, Eldridge PR. Trigeminal neuralgia—pathophysiology, diagnosis and current treatment. Br J Anaesth. 20011;87(1):117-32.

[21] Burchiel KJ. Abnormal impulse generation in focally demyelinated trigeminal roots. J Neurosurg. 1980;53(5):674-83.

[22] Cheng TM, Cascino TL, Onofrio BM. Comprehensive study of diagnosis and treatment of trigeminal neuralgia secondary to tumors. Neurology. 1993;43(11):2298-302.

[23] Love S, Coakham HB. Trigeminal neuralgia: pathology and pathogenesis. Brain J Neurol. 2001;124(Pt 12):2347-60.

[24] Truini A, Barbanti P, Pozzilli C, Cruccu G. A mechanism-based classification of pain in multiple sclerosis. J Neurol. 2013;260(2):351-67.

[25] Benoliel R, Zadik Y, Eliav E, Sharav Y. Peripheral painful traumatic trigeminal neuropathy: clinical features in 91 cases and proposal of novel diagnostic criteria. J Orofac Pain. 2012;26(1):49-58.

[26] Cruccu G, Pennisi EM, Antonini G, Biasiotta A, di Stefano G, La Cesa S, et al. Trigeminal isolated sensory neuropathy (TISN) and FOSMN syndrome: despite a dissimilar disease course do they share common pathophysiological mechanisms? BMC Neurol. 2014;14:248.

[27] Ramesh VG, Premkumar G. An anatomical study of the neurovascular relationships at the trigeminal root entry zone. J Clin Neurosci Off J Neurosurg Soc Australas. 2009;16(7):934-6.

[28] Lambru G, Matharu MS. SUNCT, SUNA and trigeminal neuralgia: different disorders or variants of the same disorder? Curr Opin Neurol. 2014;27(3):325-31.

[29] Killian JM, Fromm GH. Carbamazepine in the treatment of neuralgia. Use of side effects. Arch Neurol. 1968;19(2):129-36.

[30] Wiffen PJ, Derry S, Moore RA, Kalso EA. Carbamazepine for chronic neuropathic pain and fibromyalgia in adults. Cochrane Database Syst Rev. 2014;4:CD005451.

[31] Label: Carbamazepine—carbamazepine capsule, extended release [Internet]. Available from: https://dailymed.nlm.nih.gov/dailymed/drugInfo.cfm?setid=7a1e523a-b377-43dcb231-7591c4c888ea.

[32] Cruccu G, Gronseth G, Alksne J, Argoff C, Brainin M, Burchiel K, et al. AAN-EFNS guidelines on trigeminal neuralgia management. Eur J Neurol. 2008;15(10):1013-28.

[33] Leckband SG, Kelsoe JR, Dunnenberger HM, George AL, Tran E, Berger R, et al. Clinical Pharmacogenetics Implementation Consortium guidelines for HLA-B genotype and carbamazepine dosing. Clin Pharmacol Ther. 2013;94(3):324-8.

[34] Label: Oxcarbazepine—oxcarbazepine tablet [Internet]. Available from: https://dailymed.nlm. nih.gov/dailymed/drugInfo.cfm?setid=17325a80-fb9c-4a83-b4b4-98e0b999d852.

[35] Nader A, Kendall MC, De Oliveria GS, Chen JQ, Vanderby B, Rosenow JM, et al. Ultrasoundguided trigeminal nerve block via the pterygopalatine fossa: an effective treatment for trigeminal neuralgia and atypical facial pain. Pain Physician. 2013;16(5):E537-45.

[36] Nader A, Schittek H, Kendall MC. Lateral pterygoid muscle and maxillary artery are key anatomical landmarks for ultrasound-guided trigeminal nerve block. Anesthesiology. 2013;118(4):957.

[37] Jannetta PJ. Microsurgical management of trigeminal neuralgia. Arch Neurol. 1985;42(8):800.

[38] Zhong J, Sun H. Surgical technique of microvascular decompression surgery for trigeminal neuralgia. In: Li S-T, Zhong J, Sekula RF, editors. Microvascular decompression surgery [Internet]. Dordrecht: Springer; 2016. p. 67-77. Available from: http://link.springer. com/10.1007/978-94-017-7366-9_6.

[39] Ashkan K, Marsh H. Microvascular decompression for trigeminal neuralgia in the elderly: a review of the safety and efficacy. Neurosurgery. 2004;55(4):840-8. discussion 848-850.

[40] Brisman R. Treatment of trigeminal neuralgia associated with multiple sclerosis. World Neurosurg. 2014;81(3-4):497-8.

[41] Van Buyten JP. Interventional treatment for trigeminal neuralgia: radiofrequency and neuromodulation. In: Narouze S, editor. Interventional management of head and face pain [Internet]. New York, NY: Springer; 2014. p. 59-64. Available from: http://link.springer. com/10.1007/978-1-4614-8951-1_9.

[42] Sluijter M, Racz G. Technical aspects of radiofrequency. Pain Pract Off J World Inst Pain. 2002;2(3):195-200.

[43] Winn HR, Youmans JR, editors. Youmans and Winn neurological surgery. 7th ed. Philadelphia, PA: Elsevier; 2017. p. 1405-11.

[44] Skirving DJ, Dan NG. A 20-year review of percutaneous balloon compression of the trigeminal ganglion. J Neurosurg. 2001;94(6):913-7.

[45] Brown JA, Pilitsis JG. Percutaneous balloon compression for the treatment of trigeminal neuralgia: results in 56 patients based on balloon compression pressure monitoring. Neurosurg Focus. 2005;18(5):E10.

[46] Taha J. Trigeminal neuralgia: percutaneous procedures. Semin Neurosurg. 2004;15(2-3):115-34.

[47] Håkanson S. Trigeminal neuralgia treated by the injection

of glycerol into the trigeminal cistern. Neurosurgery. 1981;9(6):638-46.

[48] Liu JK, Apfelbaum RI. Treatment of trigeminal neuralgia. Neurosurg Clin N Am. 2004;15(3):319-34.

[49] Narouze SN. Trigeminal (Gasserian) ganglion, maxillary nerve, and mandibular nerve blocks. In: Interventional management of head and face pain [Internet]. New York, NY: Springer; 2014. p. 53-7. Available from: http://link.springer.com/10.1007/978-1-4614-8951-1_8.

[50] Headache Classification Committee of the International Headache Society (IHS). The international classification of headache disorders, 3rd edition (beta version). Cephalalgia. 2013;133(9):629-808.

[51] Lopez BC, Hamlyn PJ, Zakrzewska JM. Systematic review of ablative neurosurgical techniques for the treatment of trigeminal neuralgia. Neurosurgery. 2004;54(4):973-82. discussion 982-983.

第 20 章　颌面痛
Orofacial Pain

Maxim S. Eckmann　Antoun Nader　著
王丽薇　译　　李水清　校

面部疼痛是指位于眼窝线和颈部之间，耳廓前的疼痛。面部包括口腔、鼻腔、鼻窦、眶腔和颞下颌关节。慢性和急性面部疼痛在世界范围内造成了严重的痛苦和医疗费用，患病率为 3%～4%。面部疼痛可能因多种原因而难以诊断和治疗。头部和颈部的多种解剖结构会导致面部疼痛，包括上颈椎、牙齿、下颌、鼻窦、血管和软组织结构。神经系统也可能患病，因此这些通路的神经痛可引起在上述任何结构中感知的疼痛。三叉神经痛的终生患病率估计为 0.3%[2]。然而，疼痛医生、神经学家和神经外科医生等转诊中心的专科医生可能会遇到不成比例的病例。持续性特发性面部疼痛，或非典型面部疼痛，终身患病率也约为 0.3%[2]。

历史上存在多种分类方法使得面部疼痛的理解变得复杂[3]。疼痛可以根据所涉及的特定解剖结构（如颞下颌关节）或潜在的病理和病理生理学因素进行定义，包括恶性肿瘤、感染、神经病变或炎症等。此外，类似其他疼痛状态、时间和区域限定词，也被用于口面部疼痛的分类。因为这个原因，患者经常同时去寻求医生和牙医的帮助。因此，为了充分评估口面部疼痛，这两个领域需要相互了解和合作。

一、面部疼痛的神经解剖学

口腔和面部的初级传入神经元主要通过三叉神经（脑神经Ⅴ；眼、上颌和下颌分支）进入三叉神经节（又名 Gasserian），再传递到三叉神经 - 颈脑干复合体和三叉神经感觉核中的二级神经元。然后，这些二级神经元投射到皮层和皮层下区域，包括网状结构、丘脑和脑神经核。来自脑神经Ⅶ（面神经）、Ⅸ（舌咽神经）、Ⅹ（迷走神经）和Ⅻ（舌下神经）的传入神经也向三叉神经颈脑干复合体投射。脑神经Ⅶ、Ⅸ和Ⅹ与Ⅶ一起通过膝状神经节向颅中窝的三叉神经核发送痛觉纤维。三叉神经感觉核的尾侧核部分特别参与颅面疼痛的通路。这些二级神经元传入与腹侧后内侧核中的三级神经元突触，在腹后内侧核（ventral posteromedial nueleus，VPM）中，三叉丘脑腹侧束和背侧束之间发生连接。三级神经元投射到中央后回。

面部或影响面部疼痛的敏感结构包括皮肤、皮下组织、肌肉、骨膜、硬脑膜、神经和神经节（三叉神经、舌咽神经、迷走神经、舌下神经、脊神经 $C_{1\sim3}$）。面部神经支配的复杂性和优势性导致各种疾病、创伤或手术侵犯后的神经痛表现的多样性。因此，面部疼痛可由几种神经痛引起，包括三叉神经痛、舌咽神经痛、膝状神经痛（如疱疹后神经痛 /Ramsay Hunt 综合征 2 型）、颈椎疾病或 C_2 及以上神经根病。一般来说，这些神经性疾病引起的疼痛的治疗包括膜稳定抗神经性疼痛药物，必要时可能的明确手术干预，系统性病因的控制（如自身免疫），以及经皮注射或消融手术（适用于可及结构）。

二、三叉神经痛

三叉神经痛（trigeminal neuralgia，TN）是一种经常引起严重疼痛的疾病，导致患者遭受巨大的痛苦并降低生存质量疼痛。如果未经治疗或控制不佳，它可能与抑郁症甚至自杀意念高度相关。三叉神经兼有运动和感觉功能，是最大的脑神经。对这种情况的描述最初归功于 17 世纪的 Johannes Michael Fehr 和 Elias Schmidt，还有哲学家 John Locke 他在 1677 年写了一封详细的论述[4]。然而，追溯到公元 1000 年的波斯著作的译本似乎也描述了 TN。Nicolas Andrade 创造的术语 tic douloureux 捕获了 TN 的射击性质。它伴随着明显的痛苦表现，看起来像是一种痉挛。直到 19 世纪早期，三叉神经才被确定为这种疾病的解剖学来源。三叉神经介导的疼痛现在被分为典型 TN 和非典型 TN，或 TN 和 TN2 型，典型或经典症状的特征是严重的单侧射击或电击样疼痛，通常发生在三叉神经分支的皮肤节段或骨节段分布之一。超过 95% 的情况下，V_2（上颌神经）或 V_3（下颌神经）会受累。发作可能持续几秒至几分钟，可由面部刺激触发，包括轻触、温度变化、说话和咀嚼。然而，TN 发作也可能是阵发性的。患有顽固性 TN 的患者可能会因厌恶进食而导致体重减轻。在门诊里，有说话触发因素的患者可能会因为要避免触发疼痛而让他们的声音听起来含糊不清。相比之下，TN2 是一种持续的钝痛或灼痛，可能与刺痛有关。TN2 明显具有显著的背景疼痛因素，出现的时间超过 50%[5]。三叉神经病变也可引起神经病理性疼痛，但可通过神经功能受损的体征进行鉴别，并可由创伤、肿瘤或全身性疾病等一系列特定原因引起。三叉神经麻痹性疼痛（trigeminal deafferentation pain，TDP）或痛性感觉缺失是指被消融或破坏后并失去感觉功能的三叉神经分布区域内的疼痛。

（一）病理生理学

三叉神经痛综合征常见的病理生理过程被认为是神经节或背根的节段性脱髓鞘[6]；在典型的三叉神经痛中，这种情况发生在背根进入区附近，但在三叉神经疼痛中，这种情况也可能发生在更外周的区域。有学者观察到 TN 与附近血管环的存在有关，并提出[7]来自小脑上动脉的压力是一个常见的罪魁祸首。小脑前下动脉也可能在较小程度上参与其中。Peter Jannetta 医生发明了一种可为该动脉减压的显微镜手术[8]，在三叉神经与脑桥连接处附近的神经与血管接触时，该手术仍然是一种有效的手术技术。然而，萎缩或神经扭曲被认为是在疼痛和血管接触之间形成因果关系的必要条件。总的来说，在 80%～90% 的病例中，典型 TN 被认为是由神经血管冲突引起的[9]。

其他几种疾病可能会引起类似三叉神经痛的三叉神经疼痛。双侧症状应该非常罕见，因此评估提供者应该警惕可能的全身性原因。据估计，多发性硬化症见于 2%～4% 的三叉神经疼痛或 TN 患者，疼痛可能是疾病的症状[10]。V_1 分布疼痛在多发性硬化症中也更常见。MS 患者发生 TN 的可能性是普通人群的 20 倍[9]。在某些病例中，不典型 TN 可能反映后窝脑膜瘤或其他肿瘤。带状疱疹后神经痛也可在 V_1 分布区域出现，通常先出现病毒性水疱。在某些情况下，TN 的原因无法确定，也被称为特发性三叉神经痛。

（二）影像评估

MRI 是评估 TN 病因最有用的单项影像学检查[9]。大多数机构都有特定的方案来评估三叉神经通路，因此医嘱应反映检查的指征。如果怀疑有炎症、感染性或恶性病变，则需要增强对比剂。MRI 不仅可以检测到血管对神经的挤压导致神经形态的变化，还可以检测到大脑和颅穹窿中其他可能解释症状的病变。前述脑干束的原发性和转移性肿瘤可引起面部疼痛。梗死、感染性神经炎、海绵样血管畸形、神经鞘瘤和颅外恶性肿瘤或病变（更外周）也可能是罪魁祸首。

（三）治疗

经过全面的评估，包括病史和疼痛性质、神经系统检查和复查颅脑MRI后，可以开始正式的药物治疗，特别是考虑到经常严重的疼痛负担和功能障碍。可以尝试非甾体抗炎药（如无禁忌证）的简短试验。然而，作用于电压敏感钠通道的膜稳定药物是TN的标准治疗方法。卡马西平[11]在历史上一直是有效的标准治疗方法。然而，可能有严重的不良反应，如Stevens-Johnson综合征、肝炎和白细胞减少。奥卡西平[11]是一种较新的药物，有效并且可能耐受性更好，尽管它也可能有严重的不良反应，包括低钠血症。抗抑郁药和巴氯芬、加巴喷丁或普瑞巴林，苯妥英或氯硝西泮也可能有效[12]。如果怀疑带状疱疹复发，应在病程早期进行抗病毒治疗，如伐昔洛韦或阿昔洛韦[13]可减轻疼痛和神经损伤的严重程度，同时也可减少带状疱疹后神经痛的机会。与其他慢性或严重疼痛综合征一样，应评估患者的情绪困扰、情绪障碍和恐惧回避行为。这些患者可能需要心理和精神方面的支持。

（四）注射

在一些TN或TN2患者中，注射到三叉神经周围支或三叉神经节可能是有益的，特别是病理学中没有包括肿块效应或神经侵犯时。局部麻醉和可能的类固醇的联合使用可以提供中短期的疼痛改善（数小时至数周或更长时间），这对已经接受全身治疗的患者来说可能是实质性的。因为血供丰富和潜在的局麻药毒性或血管迷走神经反应，头颈部注射应在有复苏设备的情况下进行。患者应做好适当的医疗准备，并禁食，采用无菌预防措施。即使是小剂量注射，如果有动脉血管摄取或回流到大脑灌注，癫痫也可能发生。在这些注射中，非特异性类固醇可能比特定类固醇更有作用，以减少栓塞的可能性。眶上、眶下或颏孔的外周注射风险较小，应使用小体积细针（25g或更少），并考虑到皮肤安全的概念。这些可以用来治疗面部远端/表面的疼痛，这些疼痛属于周围分支覆盖的皮肤分布。

三叉神经分支也可能在更靠近神经节的更深位置被阻断。下颌神经可从外侧入路进入翼外板后方，或在孔洞视图中正好位于卵圆孔外侧（图20–1）。尽管传统上是盲目操作，但荧光造影检查是该手术最实用和最实用的成像方式之一，如果有条件，可以使用CT引导，但通常是不必要的。当上颌神经从翼腭窝的圆形孔出来时，可以在翼突外侧板的前方接触到上颌神经（图20–2）。针头轨迹可以从下颌切迹上方和颧骨弓下方开始，从后往前移动，直至碰到翼腭窝的骨边界。在某些患者，针更适合从冠状突的前方直接进入翼腭窝。已有一种超声技术用于上颌神经阻滞[14]。经眼路入路到眼支是可能的，但不常用于TN治疗。

三叉神经节或Gasserian神经节阻滞是一种高级的介入技术，可以很容易地在透视下进行，但如果有的话，CT引导也可用。阻滞深度通常

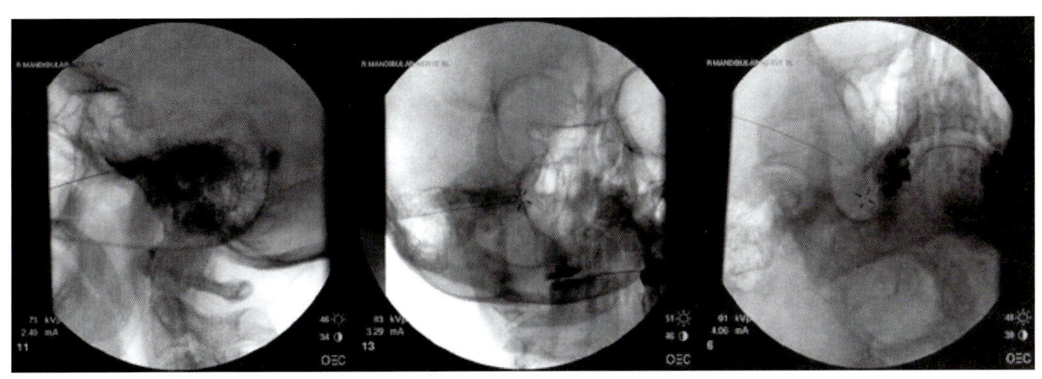

▲ 图 20–1 透视引导下下颌神经阻滞

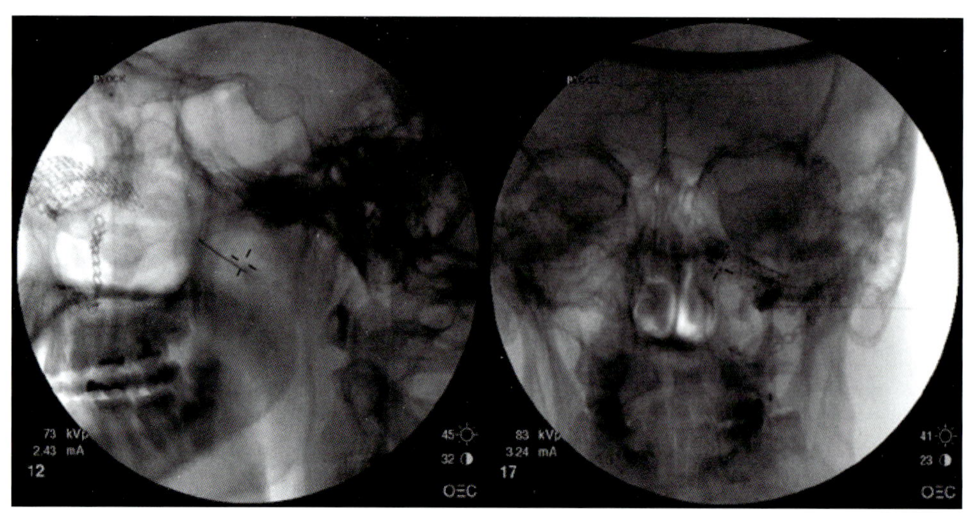

▲ 图 20-2 透视引导下上颌神经阻滞

2～2.5 英寸（5.08～6.35cm），因此，术者应熟练精确地使用细规格针，以避免患者不适和多次穿刺。卵圆孔的透视视图需要多个步骤，从确定岩脊开始[15]。逐渐将透视 C 臂倾斜，直到岩脊垂直下降到上颌窦的下 1/3 处。然后，将 C 臂同侧旋转 10°～15°。卵圆孔的清晰位置应与岩骨的阴影相邻或重叠，位于上磨牙外侧和下颌骨内侧（图 20-3）。在此视图中，针头与孔边缘是同轴的，当针头接触骨膜时，可轻轻将针头重新调整进入卵圆孔，并在侧位视图下进入蝶骨，注意不要越过斜坡。正位视图应显示针尖靠近瞳孔中线，对比剂注射应无回血。脑脊液回抽或注射是可能的，因为硬脑膜鞘在 Meckel 腔。数字减影血管造影术可以用来确认正确的对比剂位置和没有血管注射。注射后的预防措施包括警惕血肿的形成。面部肿胀可以在床边冷敷和手动按压进行初始治疗。

（五）减压和消融

保守治疗后仍有 TN 的患者可以考虑侵入性手术。当三叉神经血管压迫是主要诊断时，微血管减压是一种公认的技术，据报道有效率为 90%，持续缓解长达数年[16]。由于避免了运动功能障碍和面部 / 角膜麻醉，以及痛性感觉缺失，它比神经节切除术更受欢迎。

其他几种手术可以通过不同程度的神经破坏来缓解顽固性疼痛。其中包括微球囊压迫、经皮射频消融、立体定向放射手术（stereotactic radiosurgery，SRS）和甘油化学神经裂解[4, 17]。这些技术适用于与血管压迫无关的病因或微血管减压术不成功且没有其他手术可能有帮助的情况。根据现有文献，射频消融术似乎疗效最好[17]。所有这些技术都可能导致三叉神经分布的感觉丧失。如果处理不当，可导致角膜麻醉。30% 的患者可能会受到永久性感觉丧失带来的痛苦。咬肌无力也是可能的，几乎所有患者都有短暂性无力。射频消融术的总并发症发生率最高（29.2%），而 SRS 的发生率较低，为 12%。感觉障碍可能影响多达 10% 的患者。SRS 患者痛性感觉缺失出现最少。脉冲射频是一种非破坏性的经皮治疗，也可以减轻 TN 的疼痛，不良反应较小。然而，疼痛缓解的幅度和持续时间比常规射频消融术短。经皮手术可导致脑膜炎、血肿形成和瘘管形成。

三、三叉神经自主神经痛和其他神经痛

根据国际头痛学会（International Headache Society，IHS）国际头痛疾病分类（International Classification of Headache Disorders，ICHD），三叉神经自主神经性头痛（trigeminal autonomic cephalalgias，TAC）被认为是头痛疾病。虽然它

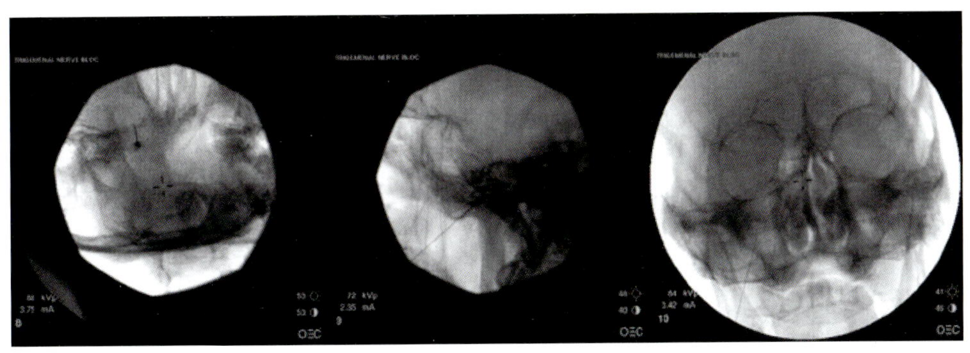

▲ 图 20-3　透视引导下三叉神经节阻滞

们的特征是三叉神经分布疼痛，但也伴有自主神经功能异常[3]。TAC 的机制被认为是三叉神经自主反射和面神经副交感神经流出系统的功能障碍，涉及脑干、上涎核和蝶腭神经节（sphenopalatine ganglion，SPG）[18]。该类综合征包括 SUNA、丛集性头痛、阵发性偏侧头痛、持续性偏侧头痛。丛集性头痛的特点是每天发作多达 8 次，持续时间长达 180min，表现为单侧眶上、眼眶和颞部疼痛，按昼夜节律计时。可能出现的自主特征包括同侧流泪、结膜发红、鼻塞、上睑下垂和瞳孔缩小。阵发性偏侧头痛（paroxysmal hemicrania，PH）比 CH 发作更频繁，但也可能涉及同侧畏光 / 恐声，并且可能对吲哚美辛治疗有独特的反应。持续性偏侧头痛与 PH 有相同的特征，但疼痛强度忽强忽弱且没有无痛间隔。SUNA 的特点是单侧、频繁、可能短暂的发作，每天可发生数百次，伴有结膜充血和流泪等自主症状。触发点可以类似经典 TN 的触发点，但没有不应期[19]。

除上述包括吲哚美辛在内的多模式药物治疗反应性综合征外，神经阻滞和神经调控方法可用于治疗顽固性疼痛。蝶腭神经节是 TAC 治疗的经典靶点，包括神经阻滞、消融术和神经调节方案[20]。SPG 阻滞似乎最适合急性疼痛管理或诊断性注射，特别是 CH、上颌分布 TN 和鼻窦手术疼痛。对硬脊膜穿刺后头痛可能有一定作用。蝶腭神经阻滞可通过黏膜表面用药或经鼻入路直接注射，其中涂药器放置于中鼻甲上缘和鼻咽后壁。黏性和水性利多卡因等局部麻醉药需要 15～30min 才能充分发挥作用。如果使用鞘和针系统，则少量局麻药可达到阻滞，但应注意防止血管注射。如果对缓解严重头痛有效，在接受培训后能仰卧位自行使用利多卡因喷雾剂或滴剂的患者，可以考虑使用居家管理策略。

在透视引导下可以准确、实用地进行经皮 SPG 阻滞（图 20-4）。可采用类似上颌阻滞的侧入路。针迹可以从下颌切迹上方和颧弓下方开始，由后向前移动，直至触及翼腭窝的骨边界。在一些患者中，针可能更实际地推进到冠突的前方，以更直接的方式进入翼腭窝。与上颌阻滞相比，针的最终位置更低。上颌阻滞也可能继发于局麻药的扩散，通常只需 2～3ml 溶液即可轻松实现。可以进行消融，但存在三叉神经上颌支麻木的风险。

神经系统许多领域的神经调节方法可用于 TAC 引起的严重顽固性疼痛。少量病例报道和一系列脉冲射频表明可能有益。目前尚无针对 SPG 射频消融的随机对照试验，但现有的最大病例系列研究表明，CH 患者 12 个月以上的长期缓解率高达 60%[21]。一项随机对照试验显示，植入 SPG 神经刺激疗法对头痛的药物使用和终止有积极作用[22]。由于该技术的侵入性，它仍不作为一个常规的选择，但有少量高质量的证据支持它的使用。外周神经、轴索神经和深部脑神经刺激可在整个面部疼痛通路上的其他中枢神经系统靶点进行，包括枕部区域、高位颈部硬膜外区域、迷走神经和下丘脑[23]。

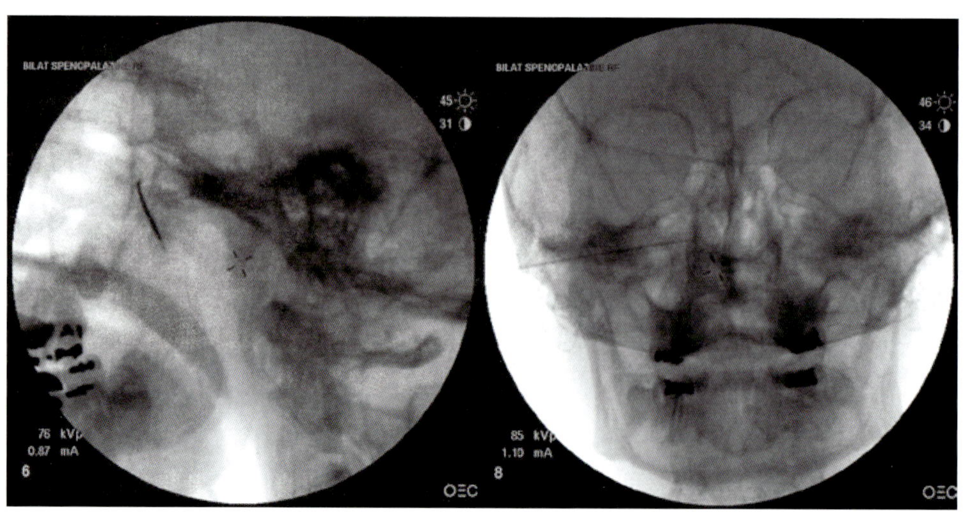

▲ 图 20-4 蝶腭神经节射频消融入路

四、其他相关疼痛综合征

（一）中间神经痛

中间神经痛（nervous intermedius neuralgia, NIN）又称膝状神经痛或耳部神经痛，是一种罕见的疼痛综合征。它的特点是耳道深度阵发性疼痛，可由触摸后耳道引起。由于常见的面部疼痛神经通路，可伴发三叉神经痛和舌咽神经痛。处理类似于 TN，三叉神经和舌咽神经阻滞可用于隔离触发源。如果相关 MRI 检查提示中间神经存在血管压迫，可对该神经进行微血管减压。Ramsay-Hunt 综合征是一种相关疾病，源于膝状神经节带状疱疹的复发。它与耳道和耳廓的水疱形成、急性面神经神经病变有关。抗病毒治疗和预防疫苗、局部利多卡因和前述神经阻滞联合用 TN 的常用抗神经性疼痛药物可能有助于控制疼痛。

（二）舌咽神经痛

舌咽神经分布区疼痛可由血管压迫或茎突舌骨综合征（又名 Eagle 综合征）引起。如果血管压迫是罪魁祸首，小脑后下动脉（或 PICA）是最常见的原因。疼痛为单侧阵发性，放射至舌后、扁桃体窝、咽部、耳和下颌。触发因素类似 TN，包括吞咽、咳嗽、打哈欠、咀嚼和说话。喉部有时会有异物感，尤其是茎突舌骨综合征。如果茎突是疼痛的来源，可能需要切除，而解除血管压迫（如果适用）是治疗顽固性症状的方法。另外，处理途径与 TN 和 TAC 相似。

（三）持续性特发性面部疼痛

持续性特发性面部疼痛（persistent idiopathic facial pain, PIFP）不遵循预期的神经解剖学分布，并且不能归因于已知的 TN、TN2、TAC、牙槽痛或颞下颌关节痛等病因。PIFP 患者很有可能还患有其他慢性疼痛疾病，如肠易激综合征，有严重的心理困扰和情绪障碍，并可能随着时间的推移表现出更分散的疼痛模式 [24, 25]。抗抑郁药物治疗加上适当的心理支持和认知行为疗法是最合理的初始医疗选择。虽然已经尝试了 SPG 指导治疗，但干预措施的证据有限。

（四）颞下颌关节紊乱

颞下颌关节紊乱（temporomandibular joint disorders，TMD）是导致面部和牙齿疼痛的常见原因。疼痛可伴随长时间的张口或咀嚼而发生。诊断标准包括：头部和（或）面部一个或多个区域的复发性疼痛；X 线、MRI 和（或）骨显像显示颞下颌关节紊乱；由下腭运动和（或）咀嚼坚硬或坚硬的食物引起的 TMD 疼痛症状，下颌开口范围缩小或不规则，下颌运动时 1 个或 2 个颞下颌关节发出异响，或 1 个或 2 个颞下颌关节的关节囊压痛。在成功治疗颞下颌关节紊乱后，头痛通常在3个月内消失。

对于长时间张口引起的疼痛，肌筋膜疼痛可能是病因，可通过过渡到较软的饮食来治疗，直到症状消失[24, 25]。颞下颌关节（temporomandibular joint，TMJ）关节盘的问题可能导致咬合、咔嗒声、主动和被动开口受限、咀嚼痛。如果关节松弛，可能发生半脱位。对于晚期退行性变，可观察到捻发音。手术是治疗颞下颌关节疾病的进阶选择。然而，治疗的基础是患者自我管理，包括物理治疗和意识、饮食改变和夹板。夹板是一种一线治疗方法，而行为管理可以采用生物反馈、放松和训练来实现更好的功能性言语和咀嚼协调。对于患有慢性疼痛综合征的患者，镇痛药物可以缓解疼痛症状，心理治疗可能是必需的。耳颞神经阻滞或TMJ注射可以缓解急性疼痛，但可能不是TMD慢性疼痛的唯一治疗方法。

（五）非牙源性牙痛和持续性牙槽痛

牙髓医生或颌面专科医生经常会发现牙齿疼痛。当这种疼痛不是明显由牙周炎或其他特定的牙科疾病引起时，其他疾病的诊断就有困难了。TN和非典型性TN可能会辐射到牙齿，使人产生牙痛的感觉。非牙源性牙痛（nonodontogenic toothache，NT）除TN外，可能有多种其他原因，包括咬肌、二腹肌、颞肌的肌筋膜疼痛和鼻窦疾病。持续性牙痛（persistent dentoalveolar pain，PDAP）是NT的一个亚类，疼痛被认为来自现有或缺失的牙齿，并且没有组织病理的影像学证据。PDAP的原因尚不清楚，但可能是由神经病变引起的。躯体感觉测试显示大多数（>70%）的受影响个体出现眨眼反射延迟、辣椒素敏感性增加、单侧定量和定性感觉测试变化[26]。外围和中枢机制被认为参与其中。PDAP可以区别于牙周炎，因为几乎所有报道都有持续的疼痛。抗抑郁药物治疗、表面麻醉、局麻药注射和肉毒杆菌毒素均被报道用于治疗PDAP，但缺乏大量高质量的数据。

（六）灼口综合征

灼口综合征的疼痛局限于口腔和黏膜。这种情况与高度的焦虑和抑郁、舌头的感觉变化、大脑的fMRI变化有关[25]。这种情况很罕见，但可能对认知行为疗法和氯硝西泮有反应。

结论

颌面部疼痛代表了一组多样化的疼痛综合征，可能会对医疗提供者的诊断提出挑战。了解介导面部疼痛通路的表现和神经解剖学知识对于理解评估和治疗（可能包括干预和手术）至关重要。需要全面的评估来指导对周围神经、三叉神经节或自主神经系统（SPG）的干预。然而，神经起源的疼痛确实有共同的治疗途径，尽管对于更罕见的情况缺乏大量的证据，但对于高度慢性和致残的病例，可能需要合理使用抗神经病理性疼痛药物和靶向经皮神经阻滞或消融。

参考文献

[1] Macfarlane TV, Macfarlane GJ. Self-reported facial pain in a nationwide study: UK Biobank. Int J Epidemiol. 2015; 44(1): i112.

[2] Mueller D, Obermann M, Yoon MS, Poitz F, Hansen N, Slomke MA, Dommes P, Gizewski E, Diener HC, Katsarava Z. Prevalence of trigeminal neuralgia and persistent idiopathic facial pain: a population-based study. Cephalalgia. 2011; 31(15): 1542-8.

[3] Zakrzewska JM, Jensen TS. History of facial pain diagnosis. Cephalalgia. 2017;37(7):604-8.

[4] Patel SK, Liu JK. Overview and history of trigeminal neuralgia. Neurosurg Clin N Am. 2016;27(3):265-76.

[5] Burchiel KJ. A new classification for facial pain. Neurosurgery. 2003;53(5):1164-6. discussion 1166-7.

[6] Okeson JP, Bell WE, Harmon L. Bell's orofacial pains: the clinical management of orofacial pain. Carol Stream, IL: Quintessence Publishing; 2005. p. 115.

[7] Dandy WE. Trigeminal neuralgia and trigeminal tic douloureux.

In: Lewis D, editor. Practice of surgery. Hagerstown, MD: WF Prior CO; 1932. p. 177-200.

[8] Jannetta PJ. Arterial compression of the trigeminal nerve at the pons in patients with trigeminal neuralgia. 1967. J Neurosurg. 2007;107(1):216-9.

[9] Kontzialis M, Kocak M. Imaging evaluation of trigeminal neuralgia. J Istanb Univ Fac Dent. 2017;51(3):S62-8.

[10] Jensen TS, Rasmussen P, Reske-Nielsen E. Association of trigeminal neuralgia with multiple sclerosis: clinical and pathological features. Acta Neurol Scand. 1982;65(3):182-9.

[11] Di Stefano G, La Cesa S, Truini A, Cruccu G. Natural history and outcome of 200 outpatients with classical trigeminal neuralgia treated with carbamazepine or oxcarbazepine in a tertiary centre for neuropathic pain. J Headache Pain. 2014;15:34.

[12] Oomens MA, Forouzanfar T. Pharmaceutical management of trigeminal neuralgia in the elderly. Drugs Aging. 2015;32(9):717-26.

[13] Feller L, Khammissa RAG, Fourie J, Bouckaert M, Lemmer J. Postherpetic neuralgia and trigeminal neuralgia. Pain Res Treat. 2017;2017:1681765.

[14] Nader A, Schittek H, Kendall MC. Lateral pterygoid muscle and maxillary artery are key anatomical landmarks for ultrasound-guided trigeminal nerve block. Anesthesiology. 2013;118(4):957.

[15] Fluoro Flip. In: Garza R, Eckmann MS, Xu R, editors. A pocket guide to fluoroscopic spinal and peripheral pain procedures. 1st ed. Delhi: Jaypee Publishing; 2017.

[16] Sindou M, Leston J, Decullier E, Chapuis F. Microvascular decompression for primary trigeminal neuralgia: long-term effectiveness and prognostic factors in a series of 362 consecutive patients with clear-cut neurovascular conflicts who underwent pure decompression. J Neurosurg. 2007;107(6):1144-53.

[17] Lopez BC, Hamlyn PJ, Zakrzewska JM. Systematic review of ablative neurosurgical techniques for the treatment of trigeminal neuralgia. Neurosurgery. 2004;54(4):973-82. discussion 982-3.

[18] Wei DY, Jensen RH. Therapeutic approaches for the management of trigeminal autonomic cephalalgias. Neurotherapeutics. 2018;15(2):346-60.

[19] Weng HY, Cohen AS, Schankin C, Goadsby PJ. Phenotypic and treatment outcome data on SUNCT and SUNA, including a randomised placebo-controlled trial. Cephalalgia. 2018; 38(9):1554-63.

[20] Ho KWD, Przkora R, Kumar S. Sphenopalatine ganglion: block, radiofrequency ablation and neurostimulation—a systematic review. J Headache Pain. 2017;18(1):118.

[21] Sanders M, Zuurmond WW. Efficacy of sphenopalatine ganglion blockade in 66 patients suffering from cluster headache: a 12- to 70-month follow-up evaluation. J Neurosurg. 1997;87(6):876-80.

[22] Schoenen J, Jensen RH, Lantéri-Minet M, Láinez MJ, Gaul C, Goodman AM, Caparso A, May A. Stimulation of the sphenopalatine ganglion (SPG) for cluster headache treatment. Pathway CH-1: a randomized, sham-controlled study. Cephalalgia. 2013;33(10):816-30.

[23] Wei DY, Jensen RH. Therapeutic approaches for the management of trigeminal autonomic cephalalgias. Neurotherapeutics. 2018;15(2):346-60.

[24] Zakrzewska JM. Differential diagnosis of facial pain and guidelines for management. Br J Anaesth. 2013;111(1):95-104.

[25] Zakrzewska JM. Multi-dimensionality of chronic pain of the oral cavity and face. J Headache Pain. 2013;14:37.

[26] Malacarne A, Spierings ELH, Lu C, Maloney GE. Persistent dentoalveolar pain disorder: a comprehensive review. J Endod. 2018;44(2):206-11.

第21章 肌筋膜疼痛综合征和纤维肌痛

Myofascial Pain Syndrome and Fibromyalgia

Maria M. Cristancho Gunar B. Subieta Maria L. Torres 著
张译丹 译 王珺楠 校

一、软组织疼痛的历史概述

肌肉骨骼疼痛的描述可以追溯到19世纪早期，多年来使用了不同的术语，包括肌肉风湿、非关节风湿、心源性风湿和纤维性炎等[1]。随着对软组织疼痛（soft tissue pain，STP）患者的病因和相关症状的更好理解，2个不同的临床术语，即肌筋膜疼痛综合征（myofascial pain syndrome，MPS）和纤维肌痛（fibromyalgia，FM）被接受。

Steindler和Travell等先驱共同工作，在20世纪40年代，提出了更好的诊断标准，并创造了MPS这个术语[2]。这包括在特定的肌肉群中发现紧张区，结合Travell对疼痛再现模式的描述，在压迫个别肌肉群的激痛点时，会导致牵涉部位的疼痛。

相反，Graham在1950年描述了FM，患者表现为弥漫性压痛点[1]，并伴有其他多种系统性共病。直到1990年，美国风湿病学会（American College of Rheumatology，ACR）提出了FM[1]的统一分类系统，要求有3个月的广泛疼痛史，并在18个解剖压痛点中的11个压痛点有疼痛。这种分类对科研人员是有用的，但对临床医生来说是非常具有挑战性的，原因包括不同检查者所获得的结果不同，以及这些发现缺乏客观性。2010年发布了一个修订的分类系统，使用了2个评分系统弥漫疼痛指数（widespread pain index，WPI）和症状严重程度评分（symptom severity score，SSS），试图标准化并帮助医生更好地诊断FM[3]（图21–1）。

二、肌筋膜疼痛综合征

（一）概述

肌筋膜疼痛综合征（MPS）是一种影响肌肉骨骼系统，局限于肌纤维本身及其周围筋膜，导致严重疼痛和残疾的临床症候群。它在慢性肌肉骨骼疼痛的患者中非常普遍。患者的疼痛可能与特定的事件或损伤有关，也可能是随着时间的推移而形成的。患者的症状还可表现在感觉、运动和自主神经方面[2]。患者描述他们的疼痛为持续痛、钝痛和深部痛，有时伴有痛觉过敏或触诱发痛。运动症状表现为肌肉群提供的区域乏力，自主神经症状如疼痛区域的血管收缩、红斑、出汗和毛发直立。

MPS是一个非常广泛的术语，它描述了由于按压产生的可辨认的、局部区域肌肉群的疼痛，被定义为激痛点。它还包括不同的、非特异性的、具有共同的激痛点的临床症状，导致紧张性头痛、颞下颌关节功能紊乱症、颈痛、前臂和手部疼痛、体位疼痛和骨盆/泌尿生殖器官疼痛综合征等各种综合征[4]。它的特征是局部或区域的疼痛，包括单个或多个肌肉，并有明显证据的受

局部	区域性	广泛
黏液囊炎	肌筋膜疼痛综合征	纤维肌痛综合征
肌腱炎	复杂性区域疼痛综合征	慢性疲劳综合征
滑膜炎	内脏疼痛产生的肌肉骨骼部位的牵涉痛	关节过度活动综合征

▲ 图 21-1　软组织疼痛综合征分类
改编自 Russell[1]

累骨骼肌的肌紧束带、激痛点和牵涉痛。

MPS 的主要特征是激痛点，Travell 和 Simons 将其描述为"一个过度应激点，通常位于骨骼肌或肌肉筋膜内的紧绷带内，按压时产生疼痛，可引起特征性牵涉痛、运动功能障碍和自主神经症状"[2]。激痛点的特征是触诊到相关肌肉的局灶性压痛，在激痛点上施加 4kg 压力时疼痛再现，存在相关的肌紧张带，受累肌肉的活动范围受限，受累肌肉出现无力的假象，以及在按压受累肌肉持续约 5s 产生的牵涉痛[2]。

激痛点分为活动、潜在、原发性、继发性或卫星激痛点。活动性激痛点静息时直接自发引起疼痛，与运动或自主神经功能障碍以及相关疼痛有关[5, 6]。潜在的激痛点是最常见的激痛点类型，表现为有肌肉收缩的触痛点；不像活动性激痛点一样自发产生疼痛；静息时无痛，但疼痛可被特定的运动诱发。压力、过度使用或拉伸时，会激活潜在激痛点。

原发性激痛点是指那些没有潜在原因的激痛点，而继发性激痛点是有原因的，如神经卡压或神经根病变。卫星激痛点是指若不治疗会最终累及周围组织的激痛点。紧张带是 MPS 的第二个组成部分，是一组肌肉纤维或筋膜纤维的一致性增加，沿着受影响的肌肉从原点延伸到插入点。它由肌肉张力的异常状态引起，由触诊激痛点产生。它不能在其他体格检查中看到，只有在受影响的肌肉上仔细触诊才能发现。MPS 的第三个组成部分是触诊引起的指压痛。这种疼痛不遵循皮节分布，但一旦引起，它通常有一个非常固定的模式（图 21-2）。

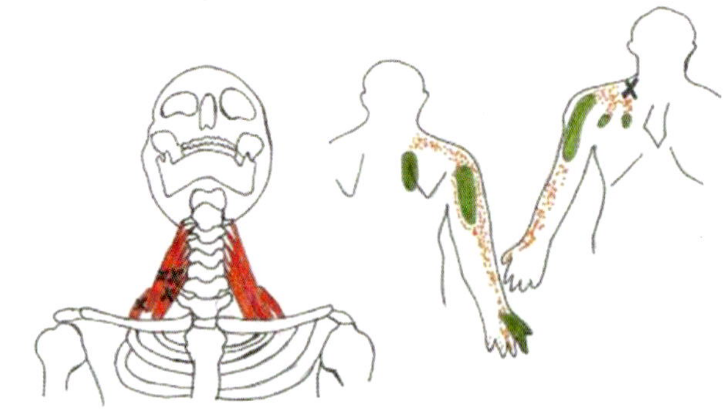

▲ 图 21-2　右侧标记为"X"的颈肌筋膜疼痛激痛点示例，绿色和橙色为牵涉痛区域
绿色粗体区域表示主要牵涉区域，橙色圆点表示相关牵涉区域

（二）病因

MPS 的主要病因包括急性肌肉应激、重复性微创伤、过度使用、缺乏运动、神经根病、神经痛、神经压迫、姿势障碍、甲状腺功能障碍、维生素或矿物质缺乏、睡眠障碍，甚至心理或情绪困扰[2, 5, 7]。主流理论认为激痛点是在肌肉纤维受到刺激损伤后形成的。如果对肌肉的压力持续存在，或在初始损伤的基础上加上上述任何因素，就会发展为 MPS。这个理论被称为"损伤池理论"。

（三）病理生理学

一些理论解释了 MPS 是如何发展的，但缺乏科学证据来充分证明，也没有被完全理解。Travell 和 Simons 在他们的综合假说中描述了运动终板的全面功能障碍，其中由于乙酰胆碱的过度释放、乙酰胆碱酯酶的缺陷和尼古丁乙酰胆碱受体活性的增加，出现了异常的去极化[8]。这些高收缩和重复性持续肌肉收缩的因素产生炎症反应；因此，疼痛完成了Simons的假设循环。局部抽搐反应（local twitch response，LTR）模型也被提出[2]，触痛部位产生电流刺激，这将被认为是“敏感位点”。如Hubbard和Berkoff所示，活性位点是在没有任何刺激的情况下记录自发电活动的位置[2]。

活性位点被认为是运动终板。他们的结论是，敏感位点加上活性位点，以及痛觉感受器，构成了实际的激痛点。另一种理论描述了自主成分和中枢敏化的发展[5]。在这个模型中，刺激性的创伤、水肿或缺血，触发局部炎症反应，释放神经肽、炎症和血管活性物质，作用于感觉和交感神经纤维，引起更多缺血，导致外周敏化。如果不及时治疗，外周和中枢神经系统会发生多种变化，最终导致中枢敏化的发展。

（四）诊断

MPS的诊断主要是临床，因为没有实验室或放射学检查可以做出诊断。完整的临床病史和全面的体格检查是必须的。患者描述他们的疼痛为局部性或区域性、钝性、持续性、深入肌肉或受影响的肌肉群、强度从轻微到严重、触摸激痛点时可引起疼痛和相关症状。根据受影响的身体部位，相关症状可能包括头痛、头晕、耳鸣、颞下颌关节疼痛、流泪或颈部疼痛。可被诱发的相关自主神经症状和体征包括出汗、流泪、红斑、血管舒缩和温度的变化。

患者的主要担忧是症状加重可能会导致暂时或永久性残疾。当出现严重的疲劳、虚弱、耐力下降或关节僵硬时，也可能导致功能丧失，影响他们的日常活动。心理和睡眠障碍的进展，以及相关的情绪负担，会加剧和恶化临床症状。

全面的体格检查和对其临床病史的回顾可以帮助指导临床医生的诊断，包括激痛点的识别、可触及的紧绷带。体检必须全面，包括的全身、神经系统和肌肉骨骼检查。4kg指压力足以使甲床变白，覆盖激痛点5s[2, 9]。患者触诊激痛点时的反应被描述为“弹跳征”[8]，这是一种不自觉的反射，通常与所施加的压力不成比例。Simons及其同事[9]描述了诊断MPS必须具有的8个特征，包括疼痛的发病因素和直接病因、疼痛分布模式、活动受限及对拉伸越来越敏感、由疼痛引起的肌肉无力但无肌肉萎缩、与患者主诉疼痛相似的压痛、与激痛点相关的可触及的紧绷带、由于快速触诊或针刺引起局部肌肉抽搐反应、激痛点机械刺激引起的牵涉痛。

（五）辅助检查

虽然没有专门的实验室或放射检查来确认MPS的诊断，但如果怀疑有其他诊断，或如果有其他相关症状，则应进行实验室检查。MPS患者的血生化或血液学研究中没有实验室异常。纯粹出于研究目的，肌电图证实了激痛点内部自发电活动异常过量，但这个研究对诊断没有帮助[2, 5]。也有测量压力的方法，即记录激痛点内的压力，然后与对侧未受影响肌肉进行比较，差异达到$2kg/cm^2$被认为是异常的[2]。同样，这些方法可能在研究中有用，但不是常规临床诊断的必要条件。

（六）鉴别诊断

其他应考虑的临床疾病包括肌炎、关节炎、滑囊炎、肌腱炎、结缔组织疾病、代谢和内分泌紊乱、神经疾病、神经根病、精神疾病和纤维肌痛。

（七）治疗

MPS的治疗应采用个体化治疗，同时考虑到患者既往史或相关共病、功能状况、生活方式和职业。讨论患者对治疗的期望也非常重要[10-12]。在第一次评估时，应与患者充分讨论对疾病、相关症状、诱发因素、治疗目标和疗程，使患者能够掌握自己的疾病。

最重要的是采取多学科疗法[6]，这经常需要咨询专家，如疼痛学、风湿病学、物理疗法和心理学。在将不同的专科专家组织在一起，不仅可以遵循各自的治疗方式，还可以为一个目标共同讨论，以得到更好的治疗方案。治疗开始必须循序渐进，这需要同时安排门诊就诊，以最大限度地确保患者的依从性和整体治疗的成功。最初的心理评估和进一步的支持对大多数这些患者是非常有益的，因为慢性肌肉疼痛常伴有抑郁状态。许多患者主诉他们的症状加重、压力增加、焦虑、睡眠不足、愤怒和抑郁恶化。一些患者报告了认知行为疗法和冥想的益处。

治疗方式包括非侵入性和侵入性治疗，以及非药物和药物方案[10-12]。目的是减少疼痛，恢复患者的功能状态，缩短残疾期，提高他们的生存质量。治疗 MPS 的主要干预措施是控制触发病因，可能是受影响的肌肉群重复运动造成的过度微创伤、拉伸或避免对肌肉群施加压力。

（八）非药物治疗

MPS 的治疗大多是非药物治疗。在非药物治疗中，主要目的是恢复静止状态下的肌纤维长度；因此，康复锻炼和有监督的特定拉伸运动是主要治疗。物理治疗师有不同的方法缓解疼痛，如冷热疗法、局部冷冻喷雾紧接着立即拉伸、超声波、红外光、局部按摩、放松、姿势练习、人体工程学和身体力学变化、指压、激光和经皮神经电刺激[2]。Travell 和 Simons 主张在使用冷冻喷雾后被动拉伸患处肌肉。Simons 等将这种按摩技术描述为“深度抚摸”或“剥离”按摩。对于多重非侵入性治疗手段失败的患者，激痛点的治疗也非常重要。

激痛点治疗包括识别激痛点和注射治疗，单点穿刺后呈扇形注射，尽可能多地覆盖激痛点[2, 9, 13, 14]。多年来，人们描述了不同的注射技术，包括干式注射、干式针刺、局部麻醉（加或不加糖皮质激素、生理盐水、无菌水）、肉毒杆菌素。Cummings 等[13]报道了一个 23 个关于激痛点注射治疗 MPS 的临床试验，结果提示无论注射与否，治疗后疼痛没有区别。一些研究表明，干针比药物注射可能更有效。

在一些有临床适应证但有挑战性的病例中，如对肥胖患者、肌肉解剖畸形患者和更深层的激痛点注射，超声引导作为一种不断发展的辅助方式从技术上提高了激痛点的识别，增强针的可视性，提高注射的总体疗效和安全性，并减少并发症的发生率，如气胸、硬膜外脓肿、血肿形成、骨骼肌毒性，或鞘内注射[16]。超声引导用于减少穿刺风险已经有一些成功的案例，包括在颈胸区、前腹部肌肉组织、肩胛下肌和乳房切除术后胸肌的激痛点注射[17, 18]。

（九）药物治疗

1. 局部治疗

虽然缺乏随机对照试验的研究，但局部抗炎药对一小部分患者有效，如水杨酸、薄荷醇、双氯芬酸乳膏，以及局麻药和贴片。局部外用制剂，如利多卡因贴片，由于局部渗透和有限的全身吸收，在一小部分患者中有效。一项小型随机对照试验证实了这一点，该试验发现，尽管疼痛减轻不是最理想的，但患者对止痛效果感到满意，也对避免任何穿刺损伤感到满意。

非处方外用药物也可能有效。例如，Biofreeze、Salonpas、Icy-hot 和许多其他的制剂，它们的主要活性成分是水杨酸甲酯或薄荷醇，可以激活外周受体而不良反应最小。

从全身用药的角度来说，周围性疼痛可以通过使用抗炎药，如非甾体抗炎药和肉毒杆菌神经毒素来解决；中枢性疼痛可以使用辅助药物、对乙酰氨基酚、肌肉松弛药、抗惊厥药、阿片类药物和抗抑郁药。多项研究表明这些全身药物的有效性各不相同，我们将根据相关性进行综述。

2. 全身药物

尽管非甾体抗炎药的有效性证据有限，但它们通常是 MPS 的首选治疗[19]。具体使用的抗炎药种类取决于患者的共病、与其他药物的相互作用、潜在的不良反应。作为非处方药物而易于获得，患者通常自行服用。医生和患者主要担心的是这些药物有广泛的相互作用和潜在的不良反应。因此，医生应该根据患者的诊断个体化用药。它们对老年患者或有严重合并症的患者可能风险太大，应仅限于急性发作使用。

在健康患者中，如果发现该类药物中的某一种无效，明智的做法是轮流使用不同的制剂，如丙酸、水杨酸、乙酸、烯醛酸、非酸性和 COX-2

衍生物。如果患者轮流使用仍无效，那么就可以明确地将此类药物从治疗库中删除。

3. 肌肉松弛药

就像非甾体抗炎药一样，不鼓励长期使用这些药物[20, 21]。这类药的药理特性各不相同。门诊中使用的大多数是通过中枢机制来松弛肌肉。在使用其他加重中枢镇静效果的药物之前，应该考虑到这一点。虽然其作用机制尚不清楚，但环苯扎林可能引起人们的兴趣，它可以在不影响肌肉功能的情况下松弛肌肉。与氯硝西泮相比，它有更显著的肌松特性。目前，尚无足够研究证据支持其用于MPS[22, 23]。

4. 抗抑郁药

抗抑郁药（如三环类抗抑郁药）已被广泛用于纤维肌痛，其效果可接受。尽管MPS和纤维肌痛的病理生理机制不同，但预防中枢敏化和增强下行抑制性疼痛通路可能促进症状改善。这些药物对紧张性头痛患者也非常有效。阿米替林是具有较多科学背景的三环类抗抑郁药，临床医生应根据其不良反应情况选择TCA[20, 21]。

新型抗抑郁药物（如选择性5-羟色胺再摄取抑制药和选择性去甲肾上腺素再摄取抑制药）也被广泛用于纤维肌痛，但对MPS的研究较少。最近的文献显示，SNRI作为MPS的辅助治疗有良好的效果，但没有研究证明单独使用SNRI可治疗MPS[22, 23]。

5. 抗惊厥药和膜稳定剂

在表现出神经性疼痛症状的MPS患者中，抗惊厥药物已证明有效。值得注意的是，大多数研究都是针对纤维肌痛进行的，目前缺乏将加巴喷丁、普瑞巴林或任何其他抗惊厥药物作为MPS一线治疗药物的研究[22]。

6. α_2受体激动药

替扎尼定被认为是在脊髓水平发挥中枢作用，抑制突触后通路和减少P物质。替扎尼定主要用作肌肉松弛药，也被认为可能有助于减少游离神经兴奋性神经递质，降低中枢敏化。替扎尼定的不良反应包括镇静作用，本身也可能导致低血压，对同时服用其他降压药的患者可造成复合性低血压。

7. 苯二氮䓬类

苯二氮䓬类药物是肌肉痉挛急性治疗的金标准，鉴于其抗焦虑和抗痉挛的特性，它们可能是治疗MPS非常有效的药物。已有大量研究表明，其在颞下颌综合征的肌筋膜亚群中有良好疗效。临床对这些药物的担忧是它们已知的成瘾性，以及广泛的中枢不良反应，包括认知障碍、回忆问题、顺行性记忆丧失、疲劳和戒断症状。

8. 阿片类药物

由于阿片类药物缺乏疗效和严重的不良反应，在慢性肌筋膜疼痛综合征中没有显示出其作用。

9. 肉毒杆菌

肉毒杆菌毒素A被认为是一种治疗选择，因为它通过在神经肌肉接头处的运动神经水平阻止乙酰胆碱的释放来干扰肌肉收缩。许多医学会已经探索了它在不同解剖部位治疗MPS的使用，但它的使用仍然存在争议。虽然肉毒杆菌已被证明可以减少激痛点水平的收缩，但由于效果差异，临床医生之间似乎存在差异。没有足够的临床证据支持肉毒杆菌治疗MPS的有效性[24-27]。

三、纤维肌痛

（一）概述

纤维肌痛（FM）通常表现为广泛的慢性肌肉骨骼疼痛，与MPS相反，MPS通常局限于某一解剖区域。

纤维肌痛患者的特点是弥漫性疼痛和对称的压痛点，不对应于皮节分布[28]。相关症状有疲劳、失眠、焦虑、抑郁和认知障碍。雷诺现象的其他症状、肠易激综合征、热和冷不耐受也可能与本病有关[1]。纤维肌痛的病因尚不清楚。一些作者认为是MPS的高级形式，而另一些作者则认为这是完全不同的两种疾病，有时两者可能重叠。

纤维肌痛是一种常见的慢性疼痛病因，也是

20—55 岁女性全身肌肉骨骼疼痛最常见的因素。纤维肌痛最早于 19 世纪中叶在法国和英国被描述。18—65 岁的普通人群中，它的发病率描述在 2%～4%[1]，最常见于女性，它是临床风湿病学家看到的肌肉骨骼疼痛的较常见病因之一。

（二）病因

该病的病因是多因素的，尚不完全清楚[1, 28, 29]。大多数关于纤维肌痛的病因和危险因素的研究表明中枢自主神经系统起着主要作用。纤维肌痛的一个常见的发现是中枢敏化，即在持续一段时间的外周伤害性刺激后，对疼痛的反应被放大。在 FM 中，这一现象与“上扬”现象（脊髓神经元的高度兴奋性）一起异常增多[29]。

下行抑制通路也被证明参与，其机制是通过损害它们对伤害性刺激的反应。除了疼痛传导通路及其在中枢神经系统中的最终靶点出现异常外，还证实了进一步加剧的神经胶质细胞激活，以及随后持续和放大的炎症级联反应。关于神经递质在纤维肌痛病因学和自主神经系统的参与方面已有研究，包括 5- 羟色胺在 FM 患者中被证明是低的，这解释了睡眠模式的紊乱，以及其他神经递质，如多巴胺、去甲肾上腺素、内啡肽、前脑啡肽和 P 物质，在 FM 患者中被证明是高的，导致交感神经系统过度活跃和自主障碍，破坏自身的疼痛调节功能[29]。

神经内分泌轴失衡的发病机制也被提出。纤维肌痛患者表现为下丘脑 – 垂体轴（hypothalamic-hypophyseal axis，HHA）的高度活跃，从而增加循环皮质类固醇和 ACTH 水平，加剧自主障碍。GH 水平低也被描述过，主要是由于睡眠模式被打乱[1]。

还描述了心理风险因素或与本病关联，因为这些患者表现出抑郁、焦虑或高度的身体和情绪压力，与疾病的病因或触发因素有关。人们注意到，这是一种遗传倾向，约 30% 的患者有其他家庭成员被诊断出患有此病。一些病毒感染，如 HIV、HCV、EBV、细小病毒、柯萨奇 B 和 HSV-6 已被涉及，并可能解释该综合征的慢性疲劳成分。另一些人提出了自身免疫的病因，因为一些患者发展为系统性红斑狼疮、类风湿关节炎和 Sjögren 综合征。肌病、局部组织因素和物理创伤也被认为是纤维肌痛病因的其他影响因素[5]。

其他的病因学理论如前所述，虽然与纤维肌痛的起源有关它们的直接病因机制尚未确定，但它们可能是病情本身的结果。睡眠障碍和疲劳就是一个例子。有文献记载，许多纤维肌痛患者也有非快速眼动睡眠模式，这导致他们经历非恢复性睡眠，随后出现疲劳、肌肉僵硬和痛觉过敏[5]。

（三）诊断

纤维肌痛的诊断通常是临床的。确定诱发或相关因素需要详尽的病史、详细的体格检查和心理评估。慢性广泛的肌肉骨骼疼痛是主要的临床症状，通常与痛觉过敏、感觉障碍或痛觉超敏相关。其他相关症状包括 80% 的患者出现的疲劳、慢性头痛、睡眠障碍、头晕、认知和记忆障碍、焦虑、抑郁、创伤后应激障碍、颞下颌关节痛、早晨僵硬、视力问题、间质性膀胱炎、不宁腿综合征、肠易激综合征和痛经[1]。

1990 年，美国风湿病学会提出了一套诊断标准，其中包括：影响身体所有四个象限即分布于躯体两侧、腰的上下部及中轴（颈椎、前胸、胸椎或下背部），持续 3 个月以上，指诊 18 个部位中至少 11 个部位有压痛。这一标准在 2010 年进行了修订[3]，也纳入了对疾病严重程度的客观评估。建立了弥漫疼痛指数和症状严重程度评分。初步诊断标准建议，如果患者 WPI≥7，SSS 评分≥5 或 WPI 介于 3～6 且 SSS≥9，则存在 FM；这些症状至少持续 3 个月，并且没有其他相关疾病可以解释疼痛。WPI 是患者在过去 1 周内出现疼痛的部位数量（左右肩胛带、左右上臂、左右前臂、左右髋部、臀部、转子粗隆、左右大腿、左右小腿、左右下颌、左右胸腹、左右背部、颈部，总分在 0～19）（图 21-3）。

SSS 是 3 个核心症状（疲劳、睡醒后萎靡不振、认知症状）的严重程度之和，患者将这 3 个症状中的每一个分为：0，没有问题；1，轻微或

需满足的 3 个标准
1. WPI≥7 且 SSS≥5 或 WPI 3～6 且 SSS≥9
2. 症状处于相似水平至少持续 3 个月
3. 没有其他疾病可以解释这些症状

WPI
评分为 0～19 分，患者在过去 1 周内疼痛的部位每有一个增加 1 分
- 左右肩胛带（各 1 分）
- 右上臂、左上臂（各 1 分）
- 右前臂、左前臂（各 1 分）
- 左右髋关节（臀部、转子粗隆）（每侧 1 分）
- 右大腿和左大腿（各 1 分）
- 左右小腿（各 1 分）
- 左右颌（各 1 分）
- 胸部
- 腹部
- 上背部
- 下背部
- 颈部

SSS 量表得分
- “3 症状”：疲劳、睡醒后萎靡不振、认知症状
- 患者对上述 3 种症状进行评分，其严重程度为 0～3[0= 没有问题；1= 轻微或轻度问题，通常是轻微或间歇性的；2= 中度，相当严重的问题，经常出现和（或）中等程度；3= 严重，普遍，持续，干扰生活的问题]
- 躯体症状 * 由患者为 0～3（0= 无症状，1= 很少症状，2= 中度症状，3= 大量症状）
- SSS 是“3 种症状”的严重程度加上总体躯体症状的严重程度的总和。最终比分在 0～12

躯体症状：
肌肉疼痛、肠易激综合征、疲劳、思考或记忆问题、肌肉无力、头痛、腹部疼痛 / 痉挛、麻木 / 刺痛、头晕、失眠、抑郁、便秘、上腹疼痛、恶心、紧张、胸痛、视物模糊、发热、腹泻、口干、瘙痒、喘息、雷诺现象、荨麻疹 / 擦伤、耳鸣、呕吐、胃灼热、口腔溃疡、味觉丧失 / 改变、癫痫、眼干、呼吸短促、食欲不振、皮疹、对光敏感、听力困难、容易挫伤、脱发、尿频、排尿疼痛、膀胱痉挛

▲ **图 21-3 纤维肌痛诊断标准：WPI 和 SSS 量表**
改编自 Wolfe et al[3]

轻微问题，间歇性；2，中等、经常存在；3，通常是严重的、持续的、干扰生活的问题。SSS 的另一个组成部分是对总体躯体症状的程度（严重程度）进行评估的躯体症状组（最终得分为 0～12）。身体症状也从 0 分无症状，到 1 分轻度症状，2 分中等，3 分严重。它们包括肌肉疼痛、疲劳、无力、头痛、头晕、失眠、便秘、腹痛、恶心、紧张、胸痛、视物模糊、发热、腹泻、口干、瘙痒、喘息、雷诺现象、荨麻疹 / 擦伤、耳鸣、呕吐、胃灼热、肠易激综合征、口腔溃疡、味觉丧失 / 改变、癫痫、眼干、呼吸短促、食欲不振、皮疹、对光敏感、听力困难、容易挫伤、脱发、尿频、排尿疼痛、膀胱痉挛。

2010 年指南的 2016 年修订版已发布 [19]，对 WPI 和 SSS 评分标准进行了微小修改 [WPI≥7 且 SSS≥5，或 WPI 4～6（而 2010 年标准为 3～6）且 SSS≥9）]。新的修订包括广义疼痛标准，即疼痛必须出现在 5 个区域中的至少 4 个（右上、左上、右下、左下和轴向）。另一个附加的是纤维肌痛症状（fibromyalgia symptom，FS）或多症状痛苦（polysymptomatic distress，PSD）量表，它是 WPI 和 SSS 的总和。症状存在至少 3 个月的诊断标准保持不变，可以不考虑其他诊断而做出 FM 的诊断，不排除其他临床相关疾病。

纤维肌痛患者在特定的软组织解剖位置表现出压痛。因此，对9对压痛点的检查可确定受累区域[5]。为了能够重现体检的压痛点，按压必须有一定的压力等于4kg/cm^2，这通常被描述为压力足以使检查者的甲床变白[1]。体格检查中确定“对照点”，因为这些位置按压通常没有压痛。

这些对照点的位置包括拇指、前臂中部和前额。一般情况下，在无重大器质性疾病的情况下，神经系统检查不会发现任何异常[5]。

在这些患者中，实验室检查和影像学检查通常都是正常的，但往往对诊断没有太大帮助。但这些检查可以排除任何其他重要的器质性原因，这有可能是患者疼痛的病因。

（四）治疗

纤维肌痛的治疗主要是支持性的，类似MPS多学科疗法。对患者进行有关疾病性质的宣教很重要，因为这种疾病无法治愈，但可以通过适当避免焦虑或压力等触发因素来控制。宣教者必须肯定患者的症状，因为大多数患者都因无法解释的症状和功能障碍而感到沮丧。理解并积极参与治疗计划的患者会获得最好的治疗结果。与MPS一样，治疗的目标是减少疼痛和相关症状，恢复患者的功能状态，并提高他们的生存质量。物理疗法和心理疗法都被多个社会指南作为支持的治疗方式提出，包括认知行为疗法和生物反馈、生活方式改变、营养疗法、睡眠卫生、运动、放松疗法、加强和拉伸练习、水疗和针灸。

药物治疗应侧重于降低兴奋性神经递质的活性和增加抑制性疼痛通路的活性。最佳疗效的药物包括TCA（阿米替林）、SSRI（氟西汀、舍曲林）、SNRI（米那普仑、度洛西汀、文拉法辛）、抗惊厥药（加巴喷丁、普瑞巴林）、肌肉松弛药（环苯扎林、替扎尼定）和中枢作用药（曲马多、他喷他多）。

阿米替林已经在20多个试验中与安慰剂进行了对比。已知它可以改善疼痛和睡眠障碍，但其广泛的不良反应和抗胆碱能特性，并且加重疲劳，阻碍了该药物的潜在应用[20-22]。

新型抗抑郁药，如度洛西汀和米那普仑，已显示出对患者症状的显著改善，是FDA批准的治疗FMS的药物[23]。这2种药物与食物一起服用时耐受性更好。在开始和滴定期间，应提醒患者最初可能出现恶心，但症状通常在1周内消失。FDA批准的度洛西汀的最大剂量是每天60mg，但正在进行的试验将剂量滴定到120mg并没有不良后果。米那普仑的通常剂量是每天100mg。临床试验显示，当剂量达到200mg/d时疗效增加，但观察到的问题包括新发或恶化的高血压，这归因于其更高的肾上腺素能受体亲和力。有趣的是，高剂量似乎也能显著改善疲劳感。度洛西汀和米那普仑都没有被证明能改善睡眠质量。

抗惊厥药物，如普瑞巴林和加巴喷丁，通过与突触前α_2亚单位电压门控钙通道结合发挥作用，虽然安慰剂对照试验有限。但被证明有效，特别是普瑞巴林已被FDA批准用于FMS的治疗。普瑞巴林的使用剂量高达每天450mg，一些试验甚至高达每天600mg，证明它是安全有效的。加巴喷丁仅在高剂量（每天1800～2400mg）时有效。其他的抗惊厥药物（如丙戊酸）效果有限，并且不良反应和并发症增多。唯一的例外是氯硝西泮，它被发现对颞下颌关节紊乱有效。加巴喷丁对睡眠质量有微小但显著的改善，但疲劳程度没有改善[20-22]。

肌肉松弛药可用于FMS，松弛药的选择是环苯扎林。该分子类似丙咪嗪和阿米替林（TCA），具有受体介导作用，可导致去甲肾上腺素和5-羟色胺再摄取阻断和一些抗胆碱能作用。另一种肌肉松弛药是抗组胺药（奥芬那君），据说对FMS有很好的疗效，但没有研究证实这一发现[20]。

曲马多是一种具有双重作用机制（弱阿片受体激动药和去甲肾上腺素和5-羟色胺再摄取抑制药）的中枢作用药，已证实是有效的。他喷他多也是一种中枢作用的阿片受体激动药，具有双重作用机制，不仅激动μ受体活性，而且通过去甲肾上腺素再摄取抑制药产生下行性抑制作用，产生类似或更好的效果。与曲马多相比，他喷他多的主要优点是当突然停药时至少80%的受试者没有任何戒断症状。目前还没有专门针对纤维肌痛的研究，但其他慢性疼痛研究将其疗效与羟考酮进行了比较[30, 31]。

大麻素是治疗纤维肌痛的一种新兴药物。已经有一些使用Nabilone（类大麻衍生物）的随机对照试验，结果很有希望。考虑到中枢性多动症是FMS的主要因素之一，使用这种抑制药会产生积极的效果就不足为奇了。

在一项研究中表明，用于治疗帕金森病的多巴胺受体激动药，如也用于不宁腿综合征的普拉克索，既能改善睡眠质量，也能减轻纤维肌痛患者的疼痛。这种效果是任何其他类似的相同受体相同机制的药物所无法复制的。

单纯的阿片类激动药不推荐用于纤维肌痛。随着进一步证据的出现，阿片类药物引起的痛觉过敏（opioid induced hyperalgesia，OIH）和纤维肌痛之间可能有一些相似之处。目前的一种观点认为，在大剂量阿片类药物治疗后，神经胶质细胞被激活，并保持持续的激活状态[30, 31]。

与MPS不同，由于FMS慢性的特征，抗炎药的使用是有争议的。大量研究未能证实非甾体抗炎药治疗纤维肌痛的有效性，然而，一些患者在使用这些药物作为疼痛发作的辅助治疗时，可能会感受到镇痛效果增强。

特定的NMDA受体拮抗药，如氯胺酮和右美沙芬，被发现对疲劳和抑郁有效[32]。一个潜在的问题是当氯胺酮长期频繁使用时，没有一项针对人类的研究能够排除在动物研究中发现的毒性反应。右美沙芬的不良反应比较轻，但药效要小得多。当其他疗法无效时，右美沙芬可能是一个很好的辅助药物选择，患者对氯胺酮输注有良好反应。

非处方补充剂5-羟色胺、SAMe显示一些症状改善的效果，主要是考虑到这2种补充剂分别用于失眠和抑郁症，但缺乏临床证据[33, 34]。

综上所述，MPS和FMS的管理不仅依赖于多模式的药物治疗，还依赖于对患者环境的生理和心理调节，以最大限度地缓解症状。

结论

全科医生、风湿病和疼痛专科医生在临床中经常遇到MPS和FMS患者。由于缺乏客观的阳性体征或确切的实验室检查，这两种疾病的诊断往往被延误。一个解决患者主要主诉的多学科团队通常包括疼痛专家、物理治疗和康复专家、疼痛心理学家和风湿病学专家，从而为患者带来最好的效果。患者也需要了解自己的疾病，以便获得令人满意的治疗效果，其中包括恢复生活和工作能力。

参考文献

[1] Russell I. Fibromyalgia syndrome and Myofascial pain syndrome. In: Wall and Melzack's textbook of pain. 6th ed. Philadelphia, PA: Elsevier; 2013. p. 658-82.

[2] Demers Lavelle E, Lavelle W, Smith H. Myofascial trigger points. Anesthesiol Clin. 2007;25:841-51.

[3] Wolfe F, et al. The American College of Rheumatology Preliminary Diagnostic Criteria for fibromyalgia and measurement of symptom severity. Arthritis Care Res. 2010; 62(5):600-10.

[4] Bennett R. Myofascial pain syndromes and their evaluation. Best Pract Res Clin Rheumatol. 2007;21(3):427-41.

[5] Ruiz M, Nadador V, Fernandez-Alcantud J, Hernandez-Salvan J, et al. Dolor de origen muscular: dolor miofascial y fibromialgia. Revista Sociedad Española de Dolor. 2007;1: 36-44.

[6] Francisco Hernandez F. Sindromes miofasciales. Reumatologia Clinica. 2009;5(52):36-9.

[7] Segura-Pérez M, Hernández-Criado T, Calvo-Lobo C, Vega-Piris L, Fernandez-Martin R, Rodriguez-Sanz D. A multimodal approach for myofascial pain syndrome: a prospective study. J Manipulative Physiol Ther. 2017;40(6):397-403. https://doi.org/10.1016/j.jmpt.2017.06.001.

[8] Han S, Harrison P. Myofascial pain syndrome and trigger point management. Reg Anesth. 1997;22(1):89-101.

[9] Simons DG. Understanding effective treatments of myofascial

trigger points. J Bodyw Mov Ther. 2002;6(2):81-8.
[10] Whitehouse MW. Anti-inflammatory glucocorticoid drugs: reflections after 60 years. Inflammopharmacology. 2011;19(1):1-19.
[11] Uhl R, Roberts TT, Papaliodis DN, Mulligan MT, et al. Management of chronic musculoskeletal pain. J Am Acad Orthop Surg. 2014;22(2):101-10.
[12] Ramsook R, Malanga GA. Myofascial low back pain. Curr Pain Headache Rep. 2012;16(5):423-32.
[13] Cummings TM, White AR. Needling therapies in the management of myofascial trigger point pain: a systematic review. Arch Phys Med Rehabil. 2001;82:986-92.
[14] Liu L, Huang Q-M. Evidence of dry needling in the management of myofascial trigger points associated with low back pain: a systematic review and meta-analysis. Arch Phys Med Rehabil. 2017;99(1):144-52. https://doi.org/10.1016/j.apmr.2017.06.0018.
[15] Khumbare D, Singh D, Rathbone A, et al. Ultrasound-guided interventional procedures myofascial trigger points with structured literature review. Reg Anesth Pain Med. 2017;42(3):407-12.
[16] Chim D, Cheng P. Ultrasound-guided trigger point injections. Tech Reg Anaesth Pain Manage. 2009;13(3):179-83.
[17] Botwin KP, Sharma K, Saliba R, et al. Ultrasound-guided trigger point injections in the cervicothoracic musculature: a new and unreported technique. Pain Physician. 2008; 11(6): 885-9.
[18] Shin HJ, Shin JC, Kim WS, et al. Application of ultrasound-guided trigger point injection for myofascial trigger points in the subscapularis and pectoralis muscles to post-mastectomy patients: a pilot study. Yonsei Med J. 2014;55(3):792-9.
[19] Wolfe F, Clauw DJ, et al. 2016 revisions to the 2010/2011 fibromyalgia diagnostic criteria. Semin Arthritis Rheum. 2016;46(3):319-29.
[20] Zhang T, Adatia A, Zarin W, et al. The efficacy of botulinum toxin type a in managing chronic musculoskeletal pain: a systematic review and meta analysis. Inflammopharmacology. 2011;19(1):21-34.
[21] Smith H, Barkin R. Fibromyalgia syndrome: a discussion of the syndrome and pharmacotherapy. Am J Ther. 2010; 17(4):418-39.
[22] Clauw D. Fibromyalgia: a clinical review. JAMA. 2014; 311(15):1547-55.
[23] Chinn S, Caldwell W, Gritsenko K. Fibromyalgia pathogenesis and treatment options update. Curr Pain Headache Rep. 2016;20(4):25.
[24] Borg-Stein J, Iaccarino MA. Myofascial pain syndrome treatments. Phys Med Rehab Clin. 2014;25(2):357-74.
[25] Miller D, Richardson D, Mahmood E, Bajwa RJ, Jabbari B. Botulinum neurotoxin-A for treatment of refractory neck pain: a randomized, double-blind study. Pain Med. 2009;10(6):1012-7.
[26] Ferrante F, Bearn L, Rothcock R, King L. Evidence against trigger point injection technique for the treatment of cervicothoracic myofascial pain with botulinum toxin type A. J Am Soc Anesthesiol. 2005;103(2):377-83.
[27] Gerwin R. Botulinum toxin treatment of myofascial pain: a critical review of the literature. Curr Pain Headache Rep. 2012;16(5):413-22.
[28] Goldenberg D. Clinical manifestations and diagnosis of fibromyalgia in adults. UpToDate. 2017:1-23.
[29] Bellato E, Marini E, Castoldi F, et al. Fibromyalgia syndrome, etiology, pathogenesis, diagnosis, and treatment. Pain Res Treat. 2012;2012:1-17. https://doi.org/10.1155/2012/426130.
[30] Ngian G-S, Guymer EK, Littlejohn GO. The use of opioids in fibromyalgia. Int J Rheum Dis. 2011;14(1):6-11.
[31] Afilalo M, Okamoto I, Van Hove I, et al. Tapentadol immediate release compared with oxycodone immediate release for the relief of moderate-to-severe pain in patients with end stage joint disease. J Pain. 2008;9(4):32.
[32] Cohen SP, Verdolin MH, Chang AS, et al. The intravenous ketamine test predicts subsequent response to an oral dextromethorphan treatment regimen in fibromyalgia patients. J Pain. 2006;7(6):391-8.
[33] Seidel MF, Müller W. Differential pharmacotherapy for subgroups of fibromyalgia patients with specific consideration of 5-HT3 receptor antagonists. Expert Opin Pharmacother. 2011;12(9):1381-91.
[34] Grothe D, Scheckner B, Albano D. Treatment of pain syndromes with venlafaxine. Pharmacotherapy. 2004;24(5):621-9.

第22章　泌尿生殖系统疼痛（包括骨盆疼痛）

Urogenital Pain Including Pelvic Pain

Maged Mina　Jonathan Benfield　Sylvia Botros-Brey　Cyril Mina　著
张译丹　译　　王珺楠　校

一、慢性盆腔疼痛的病因

慢性盆腔疼痛（chronic pelvic pain，CPP）被定义为脐以下的非周期性疼痛，持续时间至少6个月，涉及骨盆、前腹壁、下背部和（或）臀部，严重到足以导致功能障碍或需要治疗。据报道，高达15%的女性受其影响，估计每年造成28亿美元的损失。正确的诊断和治疗是难以实现的，虽然70%的CPP女性会得到正确的诊断和治疗方案，但61%的患者仍未明确诊断[2, 3]。这些患者中的许多人随后发展为伴有抑郁的慢性疼痛，疼痛程度与病理不相称，并对婚姻、家庭和职业的角色产生不利影响[1, 2]。早期适当的诊断和干预十分重要。CPP的病因是多因素的，有几种可能的疼痛来源，如胃肠、泌尿、生殖、肌肉骨骼或神经结构[4]。一项研究发现，疼痛来源的分布包括胃肠道疾病（37%），其次是泌尿系统疾病（31%）、妇科疾病（20%）和肌筋膜疾病（12%）[5]。此外，疼痛的病因常常不止一种，在对患者进行评估时，有必要对其他疼痛来源进行全面评估。

在至少一半的病例中，有一个或多个相关合并症，如肠易激综合征、间质性膀胱炎/膀胱疼痛综合征、子宫内膜异位症或盆腔粘连[1, 6–8]。子宫内膜异位症伴膀胱疼痛/间质性膀胱炎（PBS/IC）的发生率为48%，PBS/IC伴高张性盆底功能障碍发生率为50%～78%，伴外阴痛发生率为25%[8]。合并肌筋膜疾病比人们曾经想象的更为普遍。

Tu等估计，CPP患者中肌肉骨骼疾病的患病率高达22%[9]。CPP的评估中，应该包括一项专注于盆底肌肉的盆腔检查，以评估疼痛、扳机点和高张力。如果没有异常发现、感染、过敏或肿瘤的病因证据，则提示这种情况的可能起源于心理因素[4]。专家意见认为，在没有单一明确病因的情况下，CPP可以被定义为一种复杂的神经肌肉–社会心理障碍，与慢性区域疼痛综合征（如反射性交感神经营养不良）或功能性躯体疼痛综合征（如肠易激综合征）相一致[10–12]。病理生理尚不清楚，但可能包括感觉过敏/异位痛和盆底功能障碍[10, 12]。评估患者的社会心理环境是很重要的。近50%寻求CPP治疗的女性报告有性、身体或情感创伤史，30%的创伤后应激障碍筛查结果呈阳性[10, 13]。

在评估CPP时应考虑的疼痛来源包括以下方面。

1. 胃肠道/肛肠

超过1/3的CPP患者有胃肠道症状/起源。这些患者通常表现为腹痛、便秘、大便疏松和排便相关的疼痛症状。病因包括肠易激综合征、直肠炎、肛肠疼痛综合征、肛裂和痔疮。

2. 泌尿系统

约 1/3 的 CPP 患者有泌尿学症状 / 起源。这些患者通常表现为尿急 / 尿频 / 夜间排尿。他们通常会有下腹部 / 盆腔疼痛，伴有膀胱充盈或排空。病因包括前列腺疼痛综合征、间质性膀胱炎、膀胱疼痛综合征、尿道疼痛综合征、尿道憩室。

3. 妇科

约 20% 的 CPP 患者的疼痛是由妇科引起的。这种疼痛的表现不同，但可能随着月经加重或可局限于外阴。并非所有患有子宫内膜异位症或子宫腺肌症（子宫内膜组织发现于子宫内膜外或子宫内膜内）的患者都会感到疼痛，而且疼痛程度通常与身体检查结果不成正比。病因包括子宫内膜异位症、子宫腺肌症、阴道疼痛综合征、外阴疼痛综合征、广泛性外阴疼痛综合征、局限性外阴疼痛综合征（前庭或阴蒂疼痛）、盆腔炎症疾病、盆腔粘连和盆腔充血综合征。

4. 肌肉

约 12% 的 CPP 患者会有盆底功能障碍。CPP 患者通常表现为难以定位的模糊疼痛，或持续时间长短不一的剧烈疼痛。他们可能表现为性交时疼痛、便秘时疼痛、排尿时疼痛或尿急 / 尿频。这种疼痛通常可以在体格检查中复制。病因包括盆底高张力功能障碍、盆底肌肉疼痛综合征、梨状肌综合征、盆底肌肉痉挛、腹壁肌筋膜疼痛（触发点）、肌肉拉伤和扭伤、直肌肌腱拉伤、错误或不良的姿势。

5. 神经系统

外周神经受累涉及外周和中枢神经系统的变化，长期来看，这种变化会导致刺激和反应之间的反应加强。周围神经系统的神经瘤的发展，神经瘤对轻触和压力变得敏感。交感神经纤维也可以生长到神经瘤和背根神经节，并进一步发展成中枢介导的缠绕现象。沿着神经的病理过程，如肿瘤、注射、创伤、手术切口和术后粘连都可能引起神经受压。腹股沟前侧神经包括髂腹下神经、髂腹股沟神经、股生殖神经、股外侧皮神经和闭孔神经。

臀下三角后侧神经包括：①坐骨神经（sciatic nerve，SN）；②股后皮神经（分支进入会阴后皮支和臀后神经）；③支配闭孔内肌的神经；④阴部神经 $S_{2\sim4}$。阴部神经痛：随着时间的推移，解剖学上的变化可能使患者更易发展为阴部神经痛，或伴有反复的低度创伤（如长时间坐着或骑自行车）[14]。自主神经系统通过副交感神经和交感神经，在骶神经和胸腰神经根向脊柱移动的过程中，共同支配盆腔器官。涉及神经节损伤、上腹下神经丛和下腹下神经丛的病理可能是 CPP 的促成因素和神经阻滞的可能靶点。

6. 导致 CPP 的肌肉骨骼疾病

包括纤维肌痛、腰椎压迫、早期髋关节紊乱、髋臼唇撕裂、发展性髋关节发育不良、髋关节骨关节炎、腰痛、脊髓或骶神经肿瘤、脊椎病、退行性关节疾病、慢性尾骨痛和股骨髋臼撞击。

7. 心理因素

心理因素可能在 CPP 的发生和维持中发挥作用，但这些因素是否是结果或独立存在的数据并不一致。调查的因素包括性虐待或身体虐待、焦虑和抑郁、与强奸有关的创伤后应激障碍、躯体化和儿童早期创伤[15]。

二、慢性盆腔疼痛的一般治疗

CPP 诊疗路线图

需要详细的病史和体格检查，以确定存在特定的器官系统疾病，这将由适当的专科医生处理。如果没有，则将其视为 CPP 综合征，排除其他疾病后进行多学科疼痛临床治疗，包括物理治疗模式、行为治疗模式、药理治疗模式、介入治疗模式和补充替代医学。

（一）体格检查与诊断

对 CPP 患者进行检查之前，应获得详尽的疼痛史、时间线、相关体征和症状，以及相关的既往病史、外科病史和社会史。这包括但不限于腹部、妇科或心理状况（包括儿童、身体或性虐待）和（或）疼痛发作前的手术史。此外，在疼痛科医生会诊之前，还应完成基本的实验室检查，适合年龄和性别的癌症筛查、女性的妇科检查，以及男性患者的睾丸和（或）前列腺检查。关注伴随盆腔疼痛的直肠或膀胱失禁、阴茎、阴道或直肠疼痛或分泌物对确定神经系统、感染、内脏或肿瘤疾病至关重要[16-18]。在进行盆腔检查时，应同时进行腹部、髋部、腰椎和骶髂关节的评估[16]。为了简单起见，本部分直接关注盆底检查。盆底检查需要一名陪同人员，以确保患者和医生的舒适。应征得患者的口头同意[16]。盆底解剖和检查在性别之间有所不同。盆底检查包括几个结构的外部和内部评估，这包括表面解剖、肌肉（耻骨直肠肌、耻尾肌、髂尾肌、尾骨肌、梨状肌、闭孔内肌和肛提肌）、神经结构（髂腹股沟的、髂腹下、生殖股、外侧股皮、闭孔肌、阴部和胸骶神经根 T_{12}～S_5 各自皮肤节段中）[16-18]。

外部检查筛查囊肿、骨性或软组织异常或肿块、手术瘢痕、肿胀、皮肤颜色变化或其他解剖异常或变异[16]。患者通过 Kegel 手法和 Valsalva 手法进行非自愿和自愿收缩，以验证会阴外器官的适当抬升和下降[16]。女性将需要评估外阴痛、阴道或直肠脱垂。男性需要对睾丸下降、精索静脉曲张和直肠脱垂进行评估，同时进行感觉神经检查，包括胸骶神经分布皮区、髂腹股沟、髂腹下、生殖股、股外侧皮、闭孔和阴部神经的感觉检查，以及肛门收缩反应[16-19]。内部检查需要给检查者手戴上手套，并为涂抹润滑剂以使患者舒适。女性检查包括将戴手套的手指插入阴道和肛门。男性检查需要类似的技术，一只手触摸阴囊下的肌肉组织，另一只手插入肛门[16-19]。在检查中保持正确的解剖方向是很困难的。建议使用时钟来可视化盆腔肌肉组织。“骨盆钟”朝向 12 点表示耻骨的方向；6 点方向是后部代表肛门。左右闭孔内肌分别位于 3 点和 9 点[16]。提肛肌位于左侧 3～5 点方向和右侧 7～9 点方向。这些肌肉可以用改良牛津量表进行分级。这是一个 0～5 的刻度，0 表示最低或最弱，5 表示最高或最强。0/5 表示无收缩或收紧，1/5 表示闪缩无提或收紧，2/5 表示弱收缩无提或收紧，3/5 表示中度收缩伴软提或收紧，4/5 表示良好收缩伴提或收紧盆底肌 5s 以上，5/5 表示强收缩伴提或收紧 10s 以上[16, 20, 21]。Brink 量表是另一种常用的盆底肌肉力量测试分级量表[22]。根据检查中使用的尺度和位置，手动测试肌肉力量的结果可能会有差异。用于肌肉力量测试的数字触诊已得到验证，并与测压法相当[20]。然而，两者都不是金标准。

遗憾的是，目前还没有金标准的诊断测试或检查方法来诊断 CPP 或鉴别盆腔疼痛的肌筋膜成分是否是引发疼痛的病因或是不同疾病病因的表现体征或症状。盆腔检查中的检查性动作，在特定盆底功能障碍检测之外，与腰椎、骶髂和髋关节的检查动作相似。这些检查包括姿势检查、腰椎前凸加重或减轻、Trendelenburg 征、髋关节活动范围、Patrick 或 FABER 试验、后骨盆疼痛刺激试验、腹肌检查、盆底肌肉力量和压痛检查。Nevile 等认为，在使用强制 FABER 试验和盆底肌触诊时，诊断女性 CPP 的特异性为 100%[23]。Tu 等同意这些发现，盆腔检查动作阳性率的频率越高，CPP 的躯体或肌筋膜原因的可能性越高[24]。Nevile 和 Tu 都证实了两种检查方法的使用，但没有一种方法可作为金标准[23, 24]。在盆底肌肉测试中出现显示疼痛敏感度增加和力量下降，并伴随着不对称的骨结构，如髂嵴和耻骨联合高度，并且内脏病因学阴性的患者，需要针对肌筋膜引起的骨盆疼痛进行治疗[23, 24]。作为物理评估的延伸和辅助，也可以进行诊断性肌电图、测压和成像检查[25]。

（二）多学科方法

1. 物理治疗方法

物理疗法包括凯格尔运动和肌筋膜治疗，配合生物反馈、行为修正和针灸是治疗男性和女性 CPP 的循证方法[16]。一种多模式综合物理治疗方案，采用手动疗法和盆底与腹部肌肉肌筋膜释放技术，配合一系列运动练习，重点关注盆底肌无力和腹部肌肉的柔韧性和力量，并通过生物反馈改善放松和力量[26]。在物理治疗方法中，针对无力或受限的盆底肌肉的肌筋膜释放技术比一般的治疗按摩更有效。当生物反馈和放松技术作为全面的肌筋膜物理治疗方案的辅助时，可以看到改善的结果[27, 28]。一项研究报道称，即使是自我管理的治疗或放松技术，在进行了短短6天的疗程后也取得了成效[29]。CPP需要对盆底肌肉进行全面、周到的检查，并使用标准化、有效的量表，如改良牛津或Brink量表或测压仪。该检查可通过进一步成像的电生理学检查辅助进行。

一线治疗方案包括放松和压力管理，同时进行患者教育和改善自我护理。如果没有改善，则采用上述的手动肌筋膜治疗。进一步的治疗方法包括生物反馈、实时超声、电刺激和阴道扩张器。选择的方式可以包括在家庭锻炼计划。总之，治疗方案应采用多模式方法，包括肌筋膜为主的物理治疗、生物反馈和独立于或辅助于药物或介入治疗的松弛技术。重要的是，如果针对年龄和性别的癌症筛查和内脏检查尚未完成，无法排除肿瘤、感染、神经或内脏病理，则应将患者转诊给适当的专科医生。

2. 行为治疗模式

一些研究已经证明了心理干预对CPP患者的重要性，并取得了非常积极的结果。放松和生物反馈已广泛用于控制疼痛和减少肌肉张力，特别是盆底病变。其他模式包括患者教育、认知疗法和情绪应对练习[30]。

3. 药物治疗模式

使用不同的药物组合来改善生存质量可能比单一药物提供更好的疗效，并且剂量更低，从而减少不良反应。可能需要剂量滴定法以获得最佳有效剂量和最少的不良反应。药物包括多种途径，如全身用药、局部透皮给药和栓剂。

（1）止痛药物：对乙酰氨基酚（扑热息痛）：对乙酰氨基酚的作用机制尚不清楚。然而，其作用被认为是通过抑制中枢前列腺素合成和增强其他镇痛药物。当与非甾体抗炎药或咖啡因结合使用时，对乙酰氨基酚已被证明可以缓解骨盆疼痛。肝毒性是已知的对乙酰氨基酚的剂量相关的风险。

非甾体抗炎药：这是一种抗炎、解热镇痛药，通过抑制环氧合酶起作用，已被证明比对乙酰氨基酚更有效，但不良反应发生率更高。选择性COX-2抑制药也已成功用于原发性痛经、子宫内膜异位症和CPP的治疗，尽管非甾体抗炎药使用对肝、肾、心血管和胃肠道系统的风险仍然很高。

阿片类药物：阿片类药物在慢性非恶性盆腔疼痛中的作用有限，其使用仍有争议。阿片类镇痛药通过作用于位于大脑（皮质、丘脑和导水管周围灰质）和脊髓的阿片类受体来减轻疼痛，主要是μ受体或δ受体，尽管激活δ受体有助于它们的不良反应。由于阿片类药物滥用、误用和盗用的风险，应慎重考虑长期使用阿片类药物。

（2）抗抑郁药：三环类抗抑郁药：被认为是许多慢性神经病理性疼痛的一线治疗药物，其中阿米替林、去甲替林和丙咪嗪已在CPP患者中进行了研究，并且发现疼痛症状明显改善[31]。

5-羟色胺再摄取抑制药（舍曲林）和选择性5-羟色胺/去甲肾上腺素再摄取抑制药：通过增加5-羟色胺和去甲肾上腺素的可用性已成功用于CPP患者的治疗。度洛西汀已被确认为骨盆疼痛患者的有效疼痛调节剂[32]。

（3）膜稳定剂：钙通道阻滞药：加巴喷丁和普瑞巴林都是钙通道阻滞药，通过减少去甲肾上腺素、谷氨酸和P物质的再吸收发挥作用，并在中枢和外周发挥膜稳定剂的作用。这些药物是传统的神经病理性疼痛的治疗药物，目前已成功用于非特异性疼痛的治疗。

对加巴喷丁的研究较多，有证据支持其在CPP中的疗效，剂量滴定至每天2700mg，可实现50%的疼痛减轻[33]。

钠通道阻滞药：这些抗惊厥药物通过降低全局神经元膜的兴奋性和减少感觉神经元的自发放电发挥作用。例如，苯妥英、卡马西平、奥卡西平、拉莫三嗪、替加滨和托吡酯已被研究并发现对许多神经病理性疼痛情况有效[34]。

（4）外用药物：5% 利多卡因外用贴剂对神经病理性疼痛和触诱发痛的患者有效，并且耐受性好。利多卡因通过阻断神经纤维的钠离子电压门控钠通道发挥作用，从而延迟动作电位的传导。它的疗效已被记录在神经病理性疼痛的病例中，包括手术后和切口疼痛[35]。

其他外用药物，如辣椒素，可选择性结合离子通道受体（TRPV1），已被确认为子宫内膜异位症和 CPP 患者的疼痛调节剂。它被提出的作用机制是通过脱敏无髓 C 神经纤维，导致骨盆疼痛。

（5）用于特定盆腔综合征的治疗：前列腺疼痛综合征：α 受体阻滞药、抗生素和非甾体抗炎药在前列腺疼痛综合征中发挥治疗作用[36]。α 受体拮抗药的作用机制是通过阻断膀胱颈和前列腺的 α 受体，并直接作用于中枢神经系统的 $\alpha_{1a/1D}$ 受体，显著改善总症状、疼痛、排尿和生存质量评分[37]。抗生素和受体阻滞药的联合治疗在前列腺疼痛综合征中表现出更好的效果。

口服聚硫酸戊聚糖钠和阿米替林：可缓解膀胱疼痛综合征，这两种药物对疼痛相关症状有效[38]。

4. 介入治疗方法

对于神经病理性疼痛引起的 CPP，应使用调查问卷来筛选神经病理性疼痛情况，如 Leeds 神经性症状和体征评估（Leeds assessment of neuropathic symptoms and signs，LANSS）。所有经历 CPP 的患者都应该得到综合多模式和多学科疼痛管理的好处，它指的是介入性神经阻滞和外科手术干预。

（1）周围神经阻滞注射技术：注射的作用可以分为两种。首先，通过在神经受压区域注射局麻药和类固醇的混合物来治疗缓解症状，以减少神经刺激部位的炎症和肿胀，也通过阻断钠通道减少神经的过度兴奋[39]。局部注射的第二个可能的好处是诊断性阻滞累及的外周神经（分为胸腰椎和骶根传入神经）。

胸腰椎神经，具体如下。

- 髂腹下神经（iliohypogastric，IH）起源于 L_1。
- 髂腹股沟神经（ilioinguinal，IL）起源于 L_1。
- 生殖股神经（genitofemoral，GFN）起源于 L_1 和 L_2。
- 股外侧皮神经（lateral femoral cutaneous nerve，LFCN）起源于 L_2 和 L_3。
- 闭孔神经（obturator nerve，ON）起源于 $L_{2\sim4}$。

臀部下后三角区域神经，具体如下。

- 坐骨神经。
- 股后皮神经（分支进入会阴后皮支和臀后神经）。
- 到闭孔内肌的神经。
- 阴部神经（pudendal nerve，PN）$S_{2\sim4}$。

这些神经延伸到梨状肌深处，上孖肌和闭孔内肌浅面。

髂腹股沟神经和髂腹下神经阻滞：对于腹股沟术后慢性神经病理性疼痛的患者，疼痛会延伸到男性的阴囊或睾丸、女性的大阴唇，以及大腿内侧。

超声引导技术在定位两个神经方面具有 95% 的准确性已经得到验证。使用高频线性探头（6～13MHz）观察浅表神经，探头垂直于连接耻骨结节与髂前上棘的腹股沟线，探头的外侧端位于髂前上棘的上方或后方，观察三层腹肌，以及腹内斜肌和腹横肌之间筋膜分叉处的髂腹股沟神经和髂腹下神经。平面外或平面内技术注射局麻药和类固醇混合物到腹横筋膜平面[40]。

生殖股神经阻滞：在超声引导下，使用高频线性探头（6～13MHz）阻断生殖股神经的生殖支，方法是在腹股沟内环水平扫描，观察长轴上的股动脉，向头端滑动探头，跟踪动脉，腹股沟韧带水平移行为髂外动脉。探头最终位于耻骨结节外侧，垂直于腹股沟线。在这个水平可以看到位于髂外动脉表面的椭圆形或圆形声像，即为男性的精索（包含睾丸动脉、输精管和输精管动脉）或女性的子宫圆韧带。向内侧滑动探头追踪精索或圆韧带。关键结构是精索（女性为子宫圆韧带），呈椭圆形或圆形，内有 1 根或 2 根动脉（睾丸动脉和输精管动脉）。在精索内可见输精管通常为一种粗管状结构。在这个位置，可以很容易看见一个椭圆形或圆形的结构位于髂外动脉浅面，在腹股沟内环对面。探头向内侧轻微滑动，远离股动脉，试图追踪精索或子宫圆韧带。也可采用平面外技术，针头从探针的外侧接近皮肤。可采用平面内和平面外注射，使用不含肾上腺素的药物，避免精索内外的血管痉挛[41]。

阴部神经注射：已经证实阴部神经的几个不同部位均会发生损伤。不同部位的阴部神经阻滞有助于提供神经卡压损伤的部位的信息。阴部神经阻滞可用于因阴部神经痛导致的 CPP 患者，可以提供诊断和治疗效果。

将 2～5MHz 的低频弯曲阵列超声探头横行放置在坐骨切迹的边缘进行扫描，以确定坐骨棘的位置，坐骨棘显示为一条尖锐的高回声线，尾端可至坐骨，显示为一条曲线与骶棘韧带相连，而骶棘韧带为一条连接到骶骨的高回声线。坐骨棘尖端的外侧可以看到坐骨神经及紧靠的臀下动脉，再往外为阴部神经伴随的阴部内动脉，阴部神经通常看不到，因此目标即为阴部内动脉内侧，可用彩色多普勒识别血管[41]。

（2）交感神经阻滞：上腹下丛：椎旁交感神经链的尾部形成了位于 L_5～S_1 前方的上腹下丛（superior hypogastric plexus，SHP）。当神经纤维下降到 S_1 水平时，它们开始分为双侧腹下神经，走行于髂血管的内侧和腰大肌的腹侧。上腹下丛交感神经介导的疼痛可以通过诊断性阻滞来明确诊断，并能为 CPP 患者提供疼痛缓解，包括伤害感受性疼痛、内脏性疼痛或神经病理性疼痛。

方法

- 传统入路是双侧后入路经皮上腹下丛神经化学毁损，1997 年 Plancarte 描述了先用 0.25% 布比卡因诊断性阻滞有效，再使用 10% 苯酚进行神经毁损[42]。
- 经 L_5～S_1 椎间盘入路也有报道[43]。
- 超声引导前路上腹下丛神经毁损[44]。

奇神经节（ganglion impar，GI）阻滞：椎旁交感神经链的末端部分融合在一起，在直肠后方的骶尾骨交界处，形成一个单一的腹膜后神经节，称为奇神经节，也称为骶尾神经节或 Walther 神经节。它延伸到第 2 尾椎，发出灰交通支，与骶神经的纤维一起支配盆腔脏器。

方法

- 1990 年，Plancarte 描述了尾骨关节标记入路进行阻滞的方法，用于治疗与会阴、直肠远端、尿道远端 1/3 和阴道相关的骨盆疼痛患者，也用于尾骨痛。操作采用脊髓穿刺针，通过肛尾韧带向头侧进针。
- 由于直肠穿孔的高风险，该方法没有获得太多支持。
- CT 引导下奇神经节无水乙醇毁损用于会阴痛的患者[45]。
- 垂直经骶尾关节入路治疗奇神经节可避免穿刺针经过会阴[46]。
- 尾骨旁入路可缩短奇神经节穿刺通道[47]。
- 使用 X 线透视穿刺技术有一些优点，如减少感染、椎间盘损伤和针头断裂的风险[48]。
- 超声结合 X 线透视辅助穿刺可实时监测针头穿过骶骨的情况[47]。
- 上腹下丛和奇神经节联合毁损可用于减轻骨盆和（或）会阴疼痛患者的疼痛[49]。

（3）神经调控技术：骶神经调控（sacral neuromodulation，SNM）：该技术于 20 世纪 80 年代引入，用于治疗保守手术失败后的顽固性盆腔疼痛和功能障碍，在膀胱疼痛综合征、间质性膀胱炎和 CPP 病例升级到更为侵入性的膀胱恢复性手术之前使用。尽管 SNM 的治疗机制还不完全清楚，但它可能发挥了抑制传入感觉信号向脊髓和大脑的传递的作用。使用双侧或单侧电极无法完全确定，因为支持其中任何一种方式的证据都很少[50]。阴部神经痛患者可能对神经调控有反应，特别是当刺激所诱发的异感与疼痛部位吻合时[51]。

脊髓背柱神经调控：脊髓背柱电刺激于 1967 年首次推出，用于治疗顽固性疼痛，后逐渐用于治疗神经病理性疼痛、内脏疼痛，近期也用于其他保守治疗方法失败的慢性顽固性疼痛患者的伤害感受性疼痛。

多项研究表明，通过背柱的内脏通路可以解释脊髓背柱电刺激在伴有性交困难、子宫内膜异位症和多次腹部手术引起的手术粘连史的难治性盆腔疼痛患者中的有效性。对参与盆腔疼痛感知的中线背柱通路进行神经调节可能在减轻疼痛方面发挥作用。测试成功后，在 $T_{11\sim12}$ 水平植入双紧凑或四触点电极似乎效果最佳 [52]。

（4）脉冲射频技术：脉冲射频使用热能的短脉冲，而不是传统射频消融技术中使用的连续损伤，因此可能通过短暂抑制诱发的突触活动损伤来产生神经调控作用，几乎不产生神经损伤。越来越多的研究表明，脉冲射频对难治性周围性神经病理性疼痛有效。

已有关于阴部神经和髂腹股沟神经的脉冲射频的病例报道 [53, 54]。

（5）盆底肌肉触发点技术：对于 CPP 患者的梨状肌综合征，可通过向梨状肌注射局麻药和类固醇或使用肉毒杆菌毒素获益 [55]。

超声引导下梨状肌注射，采用低频弧形阵列探头（2～5Hz）扫描，患者俯卧位，横轴放置探头，从髂后上棘向尾端移动探头，可见坐骨呈弯曲的高回声线，然后图像中间可见一条笔直的高回声直线为坐骨棘，它代表梨状肌的下缘，其浅面是臀大肌 [41]。

盆底的触发点注射在肌筋膜疼痛病例可能有效，尽管研究显示干针和湿针在触发点中没有很大的差异。

A 型肉毒杆菌毒素（BTX-A）通过抑制神经肌肉接头处乙酰胆碱的释放，对横纹肌有麻痹作用。

其他被提出的作用机制包括调节神经递质阻断疼痛，包括谷氨酸、P 物质和增加镇痛效果的降钙素基因相关肽。盆底肌过度活动在 CPP 中起作用，对于盆底肌静息压力升高的患者，可注射 BTX-A 以降低盆底肌静息压力。已发现 BTX-A 可显著降低这种压力，从而缓解症状 [56]。

在尿道和肛门括约肌肌张力障碍患者，括约肌注射 BTX-A 可用于放松括约肌张力，改善功能和降低疼痛评分 [57]。

参考文献

[1] Gyang A, Hartman M, Lamvu G. Musculoskeletal causes of chronic pelvic pain: what a gynecologist should know. Obstet Gynecol. 2013;121:645-50.

[2] Scialli AR, Barbieri RL, Glasser MH, Olive DL, Winkel CA. Chronic pelvic pain: an integrated approach. Washington, DC: APGO; 2000.

[3] Crofton MD. Medical Education Collaborative, Association of Professors of Gynecology and Obstetrics. 2000:3-9.

[4] Dalpiaz O, Kerschbaumer A, Mitterberger M, Pinggera G, Bartsch G, Strasser H. Chronic pelvic pain in women—still a challenge. BJUI. 2001;102:1061-106.

[5] Ahangari A. Prevalence of chronic pelvic pain among women: an updated review. Pain Phys. 2014;17(2):E141-7.

[6] Williams RE, Hartmann KE, Sandler RS, Miller WC, Steege JF. Prevalence and characteristics of irritable bowel syndrome among women with chronic pelvic pain. Obstet Gynecol. 2004;104(3):452-8.

[7] Haggerty CL, Peipert JF, Weitzen S, et al. PID evaluation and clinical health (PEACH) study investigators. Predictors of chronic pelvic pain in an urban population of women with symptoms and signs of pelvic inflammatory disease. Sex Transm Dis. 2005;32(5):293-9.

[8] Cervigni M, Natale F. Gynecological disorders in bladder pain syndrome/interstitial cystitis patients. Int J Urol. 2014;21:85-8.

[9] Tu FF, As-Sanie S, Steege J. Prevalence of pelvic musculoskeletal disorders in a female chronic pelvic pain clinic. J Reprod Med. 2006;51:185-9.

[10] Speer LM, Mushkbar S, Erbele T. Chronic pelvic pain in women. Am Fam Physician. 2016;93(5):380-7.

[11] Engeler DS, Baranowski AP, Dinis-Oliveira P, et al. The 2013 EAU guidelines on chronic pelvic pain: is management of chronic pelvic pain a habit, a philosophy, or a science? 10 years of development. Eur Urol. 2013;64(3):431-9.

[12] Potts JM, Payne CK. Urologic chronic pelvic pain. Pain. 2012;153(4):755-8.

[13] Meltzer-Brody S, Leserman J, Zolnoun D, Steege J, Green E, Teich A. Trauma and posttraumatic stress disorder in women with chronic pelvic pain. Obstet Gynecol. 2007;109(4): 902-8.

[14] Mahakkanukrauh P, Surin P, Vaidhayakarn P. Anatomical study of the pudendal nerve adjacent to the sacrospinous ligament. Clin Anat. 2005;18(3):200-5.
[15] Leserman J, Zolnoun D, Meltzer-Brody S, et al. Identification of diagnostic subtypes of chronic pelvic pain and how subtypes differ in health status and trauma history. Am J Obstet Gynecol. 2006;195(2):554-60. discussion 560-1.
[16] Cifu DX, Kaelin DL, Kowalske KJ, Lew HL, Miller MA, Ragnarsson KT, Worsowicz GM. Pelvic floor disorders. In: Braddom's physical medicine & rehabilitation, vol. 38. 5th ed. Philadelphia, PA: Elsevier; 2016. p. 835-49.
[17] Apte G, et al. Chronic female pelvic pain—part 1: clinical pathoanatomy and examination of the pelvic region. Pain Pract. 2011;12(2):88-110.
[18] Nelson P, et al. Chronic female pelvic pain—part 2: differential diagnosis and management. Pain Pract. 2011;12(2):111-41.
[19] Wyandaele J, Eetvelde BV. Reproducibility of digital testing of the pelvic muscles in men. Arch Med Rehabil. 1996; 77: 1179-81.
[20] Da Roza T, et al. Oxford Grading Scale vs manometer for assessment of pelvic floor strength in nulliparous sports students. Physiotherapy. 2013;99(3):207-11.
[21] Frawley H. Pelvic floor muscle strength testing. Aust J Physiother. 2005;25:263-42.
[22] Brink CA, Sampselle CM, Wells TJ. A digital test for pelvic muscle strength in older women with urinary incontinence. Nurs Res. 1989;38:196-9.
[23] Nevile CE, et al. A preliminary report of musculoskeletal dysfunction in female chronic pelvic pain: a blinded study of examination findings. J Bodyw Movement Ther. 2012; 16:50-6.
[24] Tu FF, et al. Physical therapy evaluation of patients with chronic pelvic pain: a controlled study. Am J Obstet Gynecol. 2008;198:272e1-7.
[25] Aguilar V, White A, Rogers R. Updates on the diagnostic tools for evaluation of pelvic floor disorders. Curr Opin Obstet Gynecol. 2017;29:458-64.
[26] Masterson TA, et al. Comprehensive pelvic floor physical therapy program for men with idiopathic chronic pelvic pain syndrome: a prospective study. Transl Androl Urol. 2017;6(5):910-5.
[27] FitzGerald MP, et al. Randomized multicenter feasibility trial of myofascial physical therapy for the treatment of urological chronic pelvic pain syndromes. J Urol. 2009; 182: 570-80.
[28] Cornel EB, et al. The effect of biofeedback physical therapy in men with chronic pelvic pain syndrome type III. Eur Urol. 2005;47:607-11.
[29] Anderson RU, et al. 6-day intensive treatment protocol for refractory chronic prostatitis/chronic pelvic pain syndrome using myofascial release and paradoxical relaxation training. J Urol. 2011;185:1294-9.
[30] Haugstad GK, Haugstad TS, Kirste UM, et al. Mensendieck somatocognitive therapy as treatment approach to chronic pelvic pain: results of a randomized controlled intervention study. Am J Obstet Gynecol. 2006;194(5):1303-10.
[31] An update on the drug treatment of neuropathic pain. Part 1: antidepressants. Drug Ther Bull. 2012;50(10):114-7. https://www.ncbi.nlm.nih.gov/pubmed/23065751.
[32] Lunn MP, Hughes RA, Wiffen PJ. Duloxetine for treating painful neuropathy, chronic pain or fibromyalgia. Cochrane Database Syst Rev. 2014;1:CD007115.
[33] Lewis SC, Bhattacharya S, Wu O, et al. Gabapentin for the management of chronic pelvic pain in women (GaPP1): a pilot randomized controlled trial. PLoS One. 2016;11(4):e0153037.
[34] Bhattacharya A, Wickenden AD, Chaplan SR. Sodium channel blockers for the treatment of neuropathic pain. Neurotherapeutics. 2009;6(4):663-78.
[35] Baron R, Allegri M, Correa-Illanes G, et al. The 5% lidocaine-medicated plaster: its inclusion in international treatment guidelines for treating localized neuropathic pain, and clinical evidence supporting its use. Pain Ther. 2016;5:149-69. https://doi.org/10.1007/s40122-016-00603.
[36] Turner JA, Ciol MA, Von Korff M, et al. Prognosis of patients with new prostatitis/pelvic pain syndrome episodes. J Urol. 2004;172(2):538-41.
[37] Anothaisintawee T, Attia J, Nickel JC, et al. Management of chronic prostatitis/chronic pelvic pain syndrome: a systematic review and network meta-analysis. JAMA. 2011;305(1): 78-86.
[38] Engeler D, Baranowski AP, Borovicka J, Cottrell A, Dinis-Oliveira P, Elneil S, Hughes J, Messelink EJ, van Ophoven A, Reisman Y, de C. Williams AC. Guidelines on chronic pelvic pain. Arnhem: European Association of Urology; 2014.
[39] Eker HE, Cok OY, Aribogan A, et al. Management of neuropathic pain with methylprednisolone at the site of nerve injury. Pain Med. 2012;13(3):443-51.
[40] Eichenberger U, Greher M, Kirchmair L, Curatolo M, Morigg B. Ultrasound-guided blocks of the ilioinguinal and iliohypogastric nerve: accuracy of a selective new technique confirmed by anatomical dissection. Br J Anaesth. 2006;97:238-43.
[41] Peng PWH, Tumber PS. Ultrasound-guided interventional procedures for patients with chronic pelvic pain-a description of techniques and review of the literature. Pain Phys. 2008;11:215-24.
[42] Plancarte R, Amescua C, Patt R, Aldrete A. Superior hypogastric plexus block for pelvic cancer pain. Anesthesiology. 1990;73:236-9.
[43] Gamal G, Helaly M, Labib Y. Superior hypogastric block: transdiscal versus classic posterior approach in pelvic cancer pain. Clin J Pain. 2006;22:544-7.
[44] Mishra S, Bhatnagar S, Rana SP, Khurana D, Thulkar S. Efficacy of the anterior ultrasoundguided superior hypogastric plexus neurolysis in pelvic cancer pain in advanced gynecological cancer patients. Pain Med. 2013;14:837-42.
[45] Agarwal-Kozlowski K, Lorke DE, Habermann CR, Am

Esch JS, Beck H. CT-guided blocks and neuroablation of the ganglion impar (Walther) in perineal pain: anatomy, technique, safety, and efficacy. Clin J Pain. 2009;25:570-6.
[46] Eker HE, Cok OY, Kocum A, Acil M, Turkoz A. Transsacrococcygeal approach to ganglion impar for pelvic cancer pain: a report of 3 cases. Reg Anesth Pain Med. 2008;33:381-2.
[47] Lin CS, Cheng JK, Hsu YW, et al. Ultrasound-guided ganglion impar block: a technical report. Pain Med. 2010; 11: 390-4.
[48] Munir MA, Zhang J, Ahmad M. A modified needle-inside-needle technique for the ganglion impar block. Can J Anaesth. 2004;51:915-7.
[49] Ahmed DG, Mohamed MF, Mohamed SA. Superior hypogastric plexus combined with ganglion impar neurolytic blocks for pelvic and/or perineal cancer pain relief. Pain Phys. 2015;18(1):E49-56.
[50] Engeler DS, et al. The 2013 EAU guidelines on chronic pelvic pain: is management of chronic pelvic pain a habit, a philosophy, or a science? 10 years of development. Eur Urol. 2013;64:431-9. https://doi.org/10.1016/j.eururo.2013.04.035.
[51] Carmel M, Lebel M, Tu le M. Pudendal nerve neuromodulation with neurophysiology guidance: a potential treatment option for refractory chronic pelvi-perineal pain. Int Urogynecol J. 2010;21(5):613-6.
[52] Kapural L, Narouze SN, Janicki TI, Mekhail N. Spinal cord stimulation is an effective treatment for the chronic intractable visceral pelvic pain. Pain Med. 2006;7(5):440-3.
[53] Petrov-Kondratov V, Chhabra A, Jones S. Pain Phys. 2017;20(3):E451-4.
[54] Kim JH, Kim E, Kim BI. Pulsed radiofrequency treatment of the superior hypogastric plexus in an interstitial cystitis patient with chronic pain and symptoms refractory to oral and intravesical medications and bladder hydrodistension: a case report. Medicine (Baltimore). 2016;95(49):e5549.
[55] Fishman LM, Anderson C, Rosner B. Botox and physical therapy in the treatment of piriformis syndrome. Am J Phys Med Rehabil. 2002;81:936-42.
[56] Abbott JA, Jarvis SK, Lyons SD, et al. Botulinum toxin type a for chronic pain and pelvic floor spasm in women: a randomized controlled trial. Obstet Gynecol. 2006;108(4):915-23.
[57] Zermann D, Ishigooka M, Schubert J, et al. Perisphincteric injection of botulinum toxin type A. A treatment option for patients with chronic prostatic pain? Eur Urol. 2000;38(4):393-9.

第23章 胸 痛

Chest Pain

Ju Mizuno Kazuo Hanaoka 著
傅砚斌 译 冯智英 校

缩略语

急性冠脉综合征	acute coronary syndrome	ACS
心房颤动	atrial fibrillation	Af
心房扑动	atrial flutter	AF
主动脉瓣反流	aortic valve regurgitation	AR
主动脉瓣狭窄	aortic valve stenosis	AS
冠状动脉旁路移植术	coronary artery bypass grafting	CABG
冠状动脉疾病	coronary artery disease	CAD
胸痛	chest pain	CP
复杂性区域疼痛综合征	complex regional pain syndrome	CRPS
计算机断层扫描	computerized tomography	CT
扩张型心肌病	dilated cardiomyopathy	DCM
心电图	electrocardiography	ECG
食管运动障碍	esophageal motor disorder	EMD
急诊室	emergency room	ER
背部手术失败综合征	failed-back surgery syndrome	FBSS
胃食管反流疾病	gastroesophageal reflux disease	GERD
肥厚型心肌病	hypertrophic cardiomyopathy	HCM
带状疱疹	herpes zoster	HZ

缺血性心肌病	ischemic cardiomyopathy	ICM
左心室	left ventricular	LV
心肌梗死	myocardial infarction	MI
二尖瓣反流	mitral valve regurgitation	MR
磁共振成像	magnetic resonance imaging	MRI
二尖瓣狭窄	mitral valve stenosis	MS
二尖瓣脱垂	mitral valve prolapse	MVP
非甾体抗炎药	non-steroidal anti-inflammatory drug	NSAID
肺栓塞	pulmonary embolism	PE
肺动脉高压	pulmonary hypertension	PH
周围血管疾病	peripheral vascular disease	PVD
生存质量	quality of life	QOL
快通道胸痛中心	rapid access chest pain clinic	RACPC
脊髓电刺激	spinal cord stimulation	SCS
系统性红斑狼疮	systemic lupus erythematosus	SLE
选择性 5- 羟色胺再摄取抑制药	selective serotonin reuptake inhibitor	SSRI
结核	tuberculosis	TB

一、胸痛

胸痛是门诊常见症状，可能来自于躯体疾病，也可能是一种情绪障碍。胸痛的分类方法很多，最常用的分类是急性胸痛和慢性胸痛 [1]。

（一）急性胸痛

急性胸痛包括近期新发作胸痛、近期强度或频率增加的疼痛复发患者。急性胸痛发生时，首先需要考虑可能是心肌梗死（myocardial infarction，MI）。急性胸痛是心肌梗死的典型症状，心肌梗死还有其他各种症状，如胸闷和呼吸困难。

通过检查可排除急性胸痛是否是心脏引起的。急性胸痛患者初步筛查包括记录心脏电活动的心电图、测量心肌酶水平的实验室血液检查和检查心脏、肺和血管的胸部 X 线等。心电图通过体表上的电极记录心脏的电活动。心电图对识别心肌梗死具有很高的特异性 [1]。静息心电图和运动心电图都对冠心病的诊断价值有限。一旦患者确诊为冠心病，则需要额外的治疗方法以控制病情。受损的心肌不能正常传导电脉冲，心电图能显示已发生或正在发生的心肌梗死。血液学检查可以检测心肌酶谱水平的升高。心肌细胞损伤后，心肌酶会在数小时内释放到外周血液中。在疑似急性冠状动脉综合征（acute coronary syndrome，ACS）患者中，肌钙蛋白的检测是最具诊断价值的。胸部 X 线可检查肺部情况、心脏和主要血管的大小和形状，同时显示肺部疾病，如肺炎和气胸。

根据以上初步筛查结果，患者可能还需要进一步的更详细检查，包括超声心动图、CT、MRI、负荷试验。超声心动图是利用超声波显示心脏运动的动态过程并记录其实时图像。某些患者应用经食管超声心动图将食管探头从食管插入心脏后可获得不同心脏部位的更佳视野。CT可发现肺栓塞（pulmonary embolism，PE）的血栓具体位置，同时排查主动脉夹层。增强CT主要用于检查冠状动脉钙化的迹象，即溶栓剂聚集的区域，同时也可以排查冠状动脉和肺动脉是否发生栓塞或其他的问题。MRI用于检查心脏或主动脉是否发生损伤。心脏负荷试验检查时患者在跑步机上行走或者踩固定自行车，同时连接心电图，通过一定量的运动增加心脏负荷观察心电图的变化，反映运动后心脏的功能，即心脏和血管对运动的反应。心脏负荷试验阳性可能表明胸痛来源于心脏疾病。心电图药物负荷试验是通过给患者注射一定的药物，如多巴胺，通过对比注射药物之前的静息心电图，以及注射药物之后心脏负担加重的负荷心电图，诊断患者的心脏对缺血、缺氧的耐受能力，也是诊断心肌缺血的一个方法。

冠状动脉造影主要用于评价冠状动脉血管的走行和病变的有无、严重程度、病变范围。在门诊超过80%的胸痛患者无器质性疾病。即使有适应证需做冠状动脉造影，10%～30%患者很少或者没有发现冠心病的证据。

急性胸痛是患者就诊急诊室最常见的原因之一。急性胸痛并不全是心肌梗死。急诊室医生首先排除危及生命的急性心肌梗死，同时排查可能危及生命的肺部情况，包括气胸和肺梗死。对于新发的急性胸痛患者，或发作频率或严重程度增加的胸痛复发患者，必须立即给予处理。某些胸痛疾病危及生命，须尽快判断是否收住院。任何类型的急性胸痛、胸部不适和呼吸困难均为重症，在急诊室需优先诊治。若怀疑急性冠脉综合征，建议紧急转诊到有相应救治能力的医疗单位。若患者目前出现心肌梗死，或急性胸痛原因尚不明确，或者胸痛持续时间较长，则需要在急诊室进行紧急处理。

快通道胸痛中心（rapid access chest pain clinic，RACPC）减少了非心脏性胸痛患者的住院率，能更好地识别急性冠脉综合征，尽早地专业评估劳累性心绞痛，同时也能尽早排查非心源性心绞痛相关胸痛。与常规心内科门诊相比，快通道胸痛中心可尽早地鉴别冠状动脉性心脏病引发的胸痛和非心脏性胸痛。若检查所需等待时间较长，就失去了快通道胸痛中心存在的意义。今后值得进一步研究和完善之处包括：疑似急性冠状动脉综合征患者的分诊和护理模式优化，农村地区院前溶栓的成本效益分析，确定快通道胸痛中心与其他创新护理模式的相对成本效益，进一步完善快通道胸痛中心的管理，确定快通道胸痛中心出院患者的远期预后。

根据病因和严重程度，急性胸痛可通过药物治疗、非侵入性手术、手术及其联合治疗。

（二）慢性胸痛

慢性胸痛是指相对稳定、反复发作胸部疼痛，其疼痛性质、强度、持续时间、部位等各不相同。发病率为12%，极大增加卫生保健费用的开支。慢性胸痛患者常被转诊到胸痛中心，但检查后排除了心脏病的可能。

从颈部到上腹部的任何部位疾病都可引起慢性胸痛。有些患者的疼痛从颈部向上蔓延至下颌，然后辐射到背部或单侧上肢或双侧上肢。慢性胸痛疼痛性质多样，包括锐痛、刺痛、钝痛等。一些慢性胸痛患者描述疼痛性质为紧缩感、挤压感、压迫感或烧灼感等，表现形式因人而异。胸部的疼痛可由肋间神经、交感神经、迷走神经和膈神经传递。胸深部结构的传入神经通过共同神经通路进入中枢神经系统，因此很难确定疼痛的来源。

慢性胸痛病因复杂多样，可能是严重心脏疾病的表现，也可能是常见的不危及生命的病因。对于疼痛反复发作且有心肌梗死病史者，其病因肯定会首先考虑冠心病。有些慢性胸痛患者与心脏无关，没有心肌缺血或心肌梗死的证据[3]，疼痛可能源于胸腔其他结构，包括皮肤、肋骨、肋间肌、胸膜、食管、心脏、主动脉、膈肌或胸椎。因此，慢性胸痛也可能由肺部、食管、肌肉、肋骨或神经的问题引起，也可能是瓣膜病、风湿性心脏病、高血压、慢性肺病、消化性疾病、食管疾病（如贲门失弛缓症）、风湿病、过度换气综合征和焦虑状态等引起。对非缺血性胸痛标准的患者进行随访以确定疼痛发生的原因[4]。

慢性胸痛可由多种病因引起[5]。慢性胸痛的病因分为心源性胸痛和非心源性胸痛。慢性心源性胸痛可由心肌缺血或冠状动脉粥样硬化性心脏病或其他心脏相关疾病引起，如心包疾病。慢性非心源性胸痛最常见与胃食管反流疾病（gastro-esophageal reflux disease，GERD）或其他食管疾病相关。慢性非心源性胸痛也可能与肋软骨炎、关节炎或退行性疾病、陈旧性创伤、原发性或转移性肿瘤、胸膜疾病有关。也可能是膈下器官的牵涉性疼痛，如胃、十二指肠、肝、胆囊和胰腺。

详细询问病史有助于判断慢性胸痛的病因，临床医生应系统地评估疼痛发生的特点。某些慢性胸痛也可表现为严重甚至危及生命的紧急情况，因此，慢性胸痛需由医学专业人员来诊断。最危及生命的病因是心脏或肺的疾病。当慢性胸痛难以确定病因时，随时需重点排查危及生命的疾病。慢性胸痛有许多可能的原因，所有这些都值得临床密切关注。如果出现不明原因的慢性胸痛，确认其原因的唯一方法是让医学专家对患者进行评估。

概率诊断模型有助于寻查胸痛病因和诊断，需要患者详细描述疼痛和相关伴发症状之间的时间前后或伴随关系。胸痛发作时的伴随症状对诊断具有重要作用。

特殊患者的诊断需要由相关领域的医疗专家完成。已有数项研究开发了估计冠心病风险的数据模型，但引发胸痛的其他疾病的风险模型和患病率研究较少。慢性胸痛的精确定义，让可能的病因范围缩小，从而指导体格检查和辅助检查的选择。

典型的冠状动脉综合征或心绞痛表现为胸骨后压榨性疼痛，通常劳力时发作，休息后缓解[6]。一些患者无任何体力劳动或情绪压力的情况下发生心绞痛，但并不是所有劳累后发作的胸痛都是心绞痛。非典型胸痛必须与其他类型的胸痛鉴别，包括胸壁疼痛、胸膜炎、胆囊疼痛、食管裂孔疝和与焦虑障碍相关的胸痛。仔细检查胸壁必不可少，心音异常也可提供很多信息。

心电图运动试验是在运动时以心电图为主要检测指标的试验方法，通常包括活动平板试验和踏车试验，对于确定是否存在缺血性心脏病及其病变心肌范围很有价值。慢性胸痛患者的静息心电图对诊断冠心病价值不大，但心电图运动试验的诊断价值明显提升。若患者静息心电图异常，则建议进一步行铊标记负荷试验或运动超声心动图检查。如果运动负荷试验或疼痛时心电图提示存在大量心肌缺血风险，建议进一步行冠状动脉造影。

非典型胸痛的病因诊断经常需要会诊，也会导致患者功能性残疾。诊断应建立在精神疾病的阳性证据的基础上，而不单单是排他性诊断[7]。非典型胸痛的病因也可能是多因素的，治疗的目的包括治疗其潜在的社会心理问题或精神疾病。在短期内认知行为疗法可能与药物治疗一样有效。和患者详细地解释胸痛来自非心脏原因，花费更多的时间和患者讨论，改善其恐惧情绪，有助于提高疗效。

二、心脏

（一）心脏或心血管疾病

源自胸部或反射至胸部的疼痛、压迫感、紧缩感或其他不适提示存在严重心脏病或心血管疾病。心脏相关疾病会导致慢性胸痛。

治疗心脏相关疾病导致的急性胸痛包括药物治疗，如硝酸甘油和其他药物、溶栓药物，介入治疗（球囊或支架植入）和外科手术[冠状动脉旁路移植术（coronary artery bypass grafting，CABG）]。

（二）血脂异常

血脂是血浆中的中性脂肪（甘油三酯）和类脂（磷脂、糖脂、固醇、类固醇）的总称，主要成分是甘油三酯和胆固醇。血脂异常是指血脂水平过高或过低。胆固醇是动物组织细胞所不可缺少的重要物质，但过多的胆固醇会堵塞血管，导致心肌梗死。

（三）冠状动脉粥样硬化

动脉粥样硬化是由斑块堆积引起的动脉变窄和硬化，是慢性稳定型心绞痛和急性冠脉综合征常见的病理基础。

动脉粥样硬化是一种慢性疾病，主要为内皮细胞损伤和炎症细胞活化所致的慢性炎症反应。内皮细胞功能障碍也被认为是动脉粥样硬化早期的重要病理学特征，若血管造影未提示闭塞性急性冠状综合征，心绞痛通常被归因于冠状动脉微血管功能障碍[8]。此外，动脉粥样斑块形成，继而堵塞血管，在慢性冠脉综合征患者中可观察到多支血管被阻塞，即多支病变。动脉粥样硬化后病变动脉形态学发生改变，如血管重塑，导致稳定型心绞痛或跛行。

（四）冠状动脉性心脏病

胸痛是冠心病的典型症状之一，也是其高危因素。慢性胸痛患者的首要考虑病因是冠状动脉性心脏病，需确定其疼痛的原因是否由心肌缺血引起。冠心病最常见的临床症状是反复发作的心绞痛。既往冠心病史、已知急性心肌梗死、典型心绞痛、糖尿病史、劳累后疼痛、心绞痛史和男性对稳定型冠心病的诊断是最有帮助的；右上肢或右肩部放射痛和心悸可帮助诊断心肌梗死；内脏痛可用于诊断 ACS；典型的心绞痛和触诊疼痛可预测主要心脏事件[9]。

冠心病患者常主诉情绪紧张或性交时会引发胸痛。心绞痛常在劳力时而加重，休息后可缓解。患者偶尔会将胸痛归因于劳力，但仔细询问后发现，患者在剧烈运动时胸痛伴随着深呼吸或肢体运动而诱发或缓解。如果患者在寒冷的天气外出或吃了一顿大餐后，较少的劳力状态下就引起胸痛，则很可能是冠心病引起的胸痛。明确引起胸痛所需的劳力程度是很重要的，其程度可能为寻找病因提供线索。胸膜炎或由移动手臂或躯干引起的胸痛不太可能是由 CAD 引起的[9]。

应明确胸痛的频率和持续时间，尽管这些数据对区分心肌梗死的原因帮助较小。由 CAD 引起的胸痛发作通常持续不到 1h。冠心病引起胸痛可能需要患者立即停止活动，CAD 很少引起持续 12h 以上的胸痛发作而没有急性心肌梗死的心电图改变。

将高密度脂蛋白胆固醇（HDL）、天冬氨酸氨基转移酶和高敏 C 反应蛋白水平与常见临床变量联合，对功能性 CAD 具有更高的预测性[10]。

从胸痛到冠心病的诊断，高龄、女性、缺乏运动和 HDL 的降低都是显著的危险预测因素[11]。年龄、性别、运动和 HDL 可能是胸痛患者冠心病恶化的相关变量。

影像学在冠心病的诊断和管理中起着核心作用。影像学检查用于检测稳定或慢性胸痛患者的冠状动脉狭窄，用于评估心肌瘢痕和生存能力，评估预后或预测并发症[12]。超声心动图、核成像、心脏 MRI 和最新的 CT 检查都是有力的诊断工具。CAD 可能性大的胸痛[13]，影像学检查对于确定慢性胸痛患者心肌缺血的发生情况、程度、严重程度、阻塞性冠状动脉病变的严重程度具有重要价值。这对确定最适合药物治疗或干预至关重要，其发现有益于预测长期预后和各种治疗方案。胸片、放射性核素单光子发射 CT、放射性核素血管造影和常规冠状动脉造影是既往用于评估疑似慢性心肌缺血的成像方式。负荷超声心动图、正电子发射断层扫描、心脏 MRI 和多层心脏 CT 近期都被证明在缺血性心脏病的评估中有一定价值。

一些针对复发性胸痛患者的冠状动脉造影的研究量化了不同胸痛综合征中 CAD 的患病率。在转诊中心评估的患者和所选定人群中，冠心病患病率高于一般人群。女性的冠心病患病率低于男性。典型心绞痛患者比非典型心绞痛患者更有可能患阻塞性冠状动脉疾病[14]。诊断性冠状动脉造影可以识别一些非危重型CAD患者，发现这些患者因胸痛而就诊的次数和硝酸酯类药物的使用都有减少。CAD引起的胸痛通常通过特定的药物能够改善，这有助于CAD的诊断。

在高危CAD的慢性胸痛患者中，影像学检查具有重要的作用。影像学有助于确定和记录心肌缺血、休眠、瘢痕的存在、位置和严重程度和（或）阻塞性冠状动脉病变的存在、位置和严重程度。影像学检查对于确定疑似慢性心肌缺血患者的治疗过程，以及更好地确定最适合药物治疗、血管成形术、支架置入术或外科手术的患者非常重要。通过对心理功能、舒张功能、收缩末容积和舒张末容积等评估确定患者的长期预后和是否受益于某种治疗方案是很有必要的。影像学检查还可以帮助发现和诊断其他疾病，如先天性或获得性冠状动脉异常和重度左心室（left ventricular，LV）肥大，此类患者无动脉粥样硬化引起冠状动脉阻塞性疾病的情况下也会诱发心绞痛。

对既往无CAD病史但表现为慢性稳定型胸痛或类似心绞痛的患者，诊断评估非常复杂。诊断和风险分层时影像学检查发挥重要作用，目前可供选择检查有很多种，各有其优缺点。冠状动脉CTA被认为是一种快速、无创、可靠的检查方法，可在高危人群中排除CAD，有助于节约医疗成本及改善患者转归[16]。冠状动脉CTA应用的快速增长使医生和医疗政策组织强烈呼吁为其提供更高级别证据以支持其临床应用。

在急性或慢性胸痛患者中，静息状态下的左心室整体纵向应变（global longitudinal strain，GLS）测量在预测冠状动脉显著狭窄方面具有一定的准确性[17]。

有反复发作的胸痛病史的患者若出现活动体力降低，需紧急治疗。运动耐量改善是治疗方案有效的有力证据。若舌下含服硝酸甘油3min内缓解心绞痛，则强有力地说明胸痛由冠心病引起。使用β受体拮抗药、钙通道阻滞药或长效硝酸盐制剂后胸痛发作频率降低提示CAD是胸痛的病因。

（五）心肌梗死

心肌梗死是血凝块阻碍血液流向心脏[18]。在冠状动脉内壁逐渐形成厚斑块，使冠状动脉变窄，特别是在运动时限制心脏的血液供应。心脏血管的堵塞使血流量减少，从而减少流向心肌的血液和氧气，导致心肌细胞死亡。若切断为心脏提供氧气的血液供应，心肌开始死亡。

虽然心肌梗死导致的胸痛在性质和部位上与心绞痛相似，但心肌梗死时疼痛更剧烈、更严重，呈压榨性，持续时间长，疼痛通常发生在胸骨后或靠左，休息不能缓解。询问疼痛病史时最重要的是确定其加重及缓解因素。心肌梗死胸痛发作时疼痛可放射到手臂、肩膀、下巴或背部，是一种压榨或压迫感，疼痛发作时可伴有出汗、恶心、呼吸短促或严重虚弱，甚至呼吸困难。

只有70%的患者最初ECG会出现新的Q波或ST段抬高。因此，ECG若未出现新的Q波或ST段抬高的患者并不能排除心肌梗死。

心肌梗死疼痛常在患者静息状态发生，硝酸甘油不能缓解。一旦发生心肌梗死，会危及生命，因此急性胸痛的患者首先需要考虑和排除心肌梗死，一旦确诊需立即药物治疗，并紧急干预。

（六）心绞痛

心绞痛是由于通往心脏的血管堵塞和流向心脏的血液减少而导致的胸痛。血流不足意味着心肌无法得到足够的氧气。心肌缺血引起的心绞痛包括急性胸痛和慢性胸痛，通常是因为心肌氧供应和需求之间不平衡的结果。心绞痛可由运动、兴奋或情绪悲痛时引起，休息可缓解。

心绞痛时，胸痛是一种症状，通常不会对心脏造成永久性损害。疼痛通常由身体活动或情绪紧张引发。胸痛也是心绞痛患者可能将在未来的某个时间点发展成心肌梗死的一种征兆。心绞痛是一种可识别的疼痛综合征，仔细观察分析病史的特征有助于医生确定患者的疼痛特征是否心绞痛的典型表现。

1. 稳定型心绞痛

稳定型心绞痛是心绞痛中最常见的类型。慢性稳定型心绞痛是由于心肌缺血引起的胸部不适，但无心肌坏死，是急诊医生遇到的最常见症状。稳定型心绞痛是已确诊为冠心病患者的主要症状。稳定型心绞痛的胸痛是可预测的。跟踪随访稳定型心绞痛可以帮助患者更好地控制症状。无论是临床表现或是潜在机制，稳定型心绞痛的患者群各有各的特征，是一个异质性群体[19]。

通过冠状动脉手术的研究发现，具有典型心绞痛症状的男性发生严重 CAD 的患病率为 93%，而具有典型心绞痛症状的女性患病率为 72%。此外，年龄是 CAD 的重要危险因素。男性患 CAD 的风险在 30—70 岁稳步增加，而 70 岁以上没有进一步增加。女性 CAD 发病风险则是 60 岁之前缓慢上升，60—80 岁快速上升。

不典型心绞痛患者冠心病患病率为 50%～60%，而无心绞痛患者冠心病患病率为 20%～30%。

经皮冠状动脉介入治疗和冠状动脉搭桥手术尚未显示可改善稳定型心绞痛的硬终点（一般使用心源性死亡或心肌梗死作为硬终点），慢性稳定型心绞痛患者应避免常规使用有创血运重建[20]。

2. 不稳定型心绞痛

不稳定型心绞痛常突然发作，随着时间病情逐渐加重，最终可导致心肌梗死。不稳定型心绞痛可引起疼痛和不适，由多种病理生理机制导致，稳定型心绞痛程度更轻。这两种类型的心绞痛通常是潜在心脏疾病的表现，因此在患者发生心绞痛时，应尽快进行检查。

不稳定心绞痛最常见的机制是动脉粥样硬化疾病的快速进展，动脉粥样硬化疾病的血管痉挛加重也可引起不稳定型心绞痛。

不稳定型心绞痛综合征包括 CAD 引起压榨性心绞痛的多种症状的患者群。心绞痛是由于心肌供血不足使心肌缺氧。疼痛发生在轻度劳力或休息时，出现钝痛、压痛或压迫感。心绞痛患者主诉胸部压迫感，而不是真正疼痛的感觉。锐痛、刺痛或烧灼样痛不是心绞痛的典型表现。

心绞痛通常位于胸骨后或整个胸前，只出现在左胸或右胸往往是不典型的疼痛症状。疼痛放射到左臂是心绞痛的典型表现，但也有患者经常放射到右臂或颈部。

不稳定型心绞痛和急性心肌梗死很难区分，通常需要住院治疗以明确诊断和治疗。连续心电图监测和心肌酶检测可以诊断或排除心肌梗死，进一步明确需通过影像学检查或冠状动脉造影。多项关于冠状动脉造影研究发现，90% 典型的劳力型心绞痛有明显的 CAD 解剖特征。无创冠状动脉 CTA 是诊断稳定型心绞痛极好的工具，能检测或排除典型的 CAD[21]。

冠状动脉无明显阻塞时发生心肌缺血有会导致反复发作的胸痛。小血管阻塞可引起局部缺血。小血管疾病更多见于糖尿病患者中，引发胸痛并不多见。

主动脉瓣狭窄（aortic valve stenosis，AS）、肥厚型心肌病（hypertrophic cardiomyopathy，HCM）、甲状腺毒症等也可引起心肌缺血，其疼痛性质和模式通常与 CAD 相似。

不稳定型心绞痛患者短期内存在心肌梗死风险，劳累后引发疼痛，休息或舌下含服硝酸甘油可缓解。硝酸甘油会逐渐失效，服用后不再缓解。如果心脏药物治疗未能显著改善胸痛发作，患者可能为难治性 CAD 梗死前心绞痛或其他胸痛原因。仔细询问患者服用药物情况可提供线索。若排除心肌梗死，应仔细评估患者对药物的反应。既往有稳定型心绞痛的患者发生不稳定型心绞痛的一个重要原因是患者用药方案改变，通过治疗性干预可降低这一风险。

稳定型心绞痛的治疗目标是缓解症状和冠心病二级预防。无论是否进行手术或经皮血运重建，改变生活方式和药物治疗仍是CAD慢病管理的基石。最佳药物治疗为抗心绞痛、抗缺血与改善症状药物，包括硝酸盐类药物、β受体拮抗药、钙拮抗药、抗血小板药、他汀类药物和血管紧张素转换酶抑制药。最近数年研发出不同作用机制的新型药物，包括尼可地尔、伊伐布雷定、曲美他嗪和雷诺嗪。

（七）冠状动脉血管痉挛

无堵塞时，冠状动脉血管痉挛可引起心肌缺血[23]。它是一种强烈的冠状动脉血管收缩，可引起全或次全血管闭塞，在心肌缺血综合征中起着重要作用，包括稳定型和不稳定型心绞痛、急性心肌梗死和心源性猝死。一些患者的情绪压力是该疾病的诱因。冠状动脉痉挛引起的胸痛通常与阻塞性冠状动脉疾病的胸痛相似，但其不可预测。胸痛通常不是在劳力下引起的，而可在睡眠时痛醒。冠状动脉痉挛很少自发地从单支恶化到同时多支血管痉挛，后者会导致心肺骤停等严重情况。

约90%的冠状血管痉挛患者在疼痛发作期间ECG有变化。疼痛期间无心电图变化的患者不太可能是冠状动脉血管痉挛。

舌下含服硝酸甘油常治疗冠状血管痉挛的胸痛有效，使用钙通道阻滞药或长效硝酸酯类药物治疗后胸痛发作频率可降低。

（八）主动脉夹层

主动脉夹层是从心脏发出的大血管，即主动脉的撕裂，较为少见[24]。疾病累及从心脏发出的主动脉，常危及生命。症状为突发剧烈疼痛，伴有撕裂感，会放射到颈部、背部或腹部。几乎所有急性心肌梗死患者为前壁胸痛，而大多数夹层患者后壁胸痛。胸主动脉夹层是急性胸痛的一个严重的、危及患者生命的原因。多种因素可导致这种罕见、致命的胸痛，其中动脉撕裂波及冠状动脉也是一个原因。血流冲击力造成血管内层的破裂，导致内膜与中膜分离，若只留下外膜完整，称为血管夹层。胸主动脉夹层主要发生于40岁以上罹患高血压的男性，他们也是急性心肌梗死的高风险人群。

近端和远端主动脉夹层的临床表现不同。近端夹层起源于升主动脉，有时延伸至主动脉弓以外。几乎所有近端夹层患者均有前胸疼痛，约一半患者诉后胸有放射痛。约2/3的患者有高血压病史。大多数患者有脉搏消失、主动脉瓣反流杂音或神经功能障碍，可见诊断时体格检查的重要性。胸主动脉远端夹层起源于大血管下方的降主动脉。患者疼痛为撕裂样疼痛，硝酸甘油不能缓解。与近端夹层相比，远端夹层的体征少，容易漏诊，有高血压病史、疼痛时高血压或有非典型疼痛的患者应考虑主动脉夹层。

主动脉夹层危及生命需紧急特殊处理，尽早行主动脉影像学检查对该病的诊断和鉴别诊断是必要的。

（九）心脏压塞

心脏压塞是因各种原因导致心包内渗出，累积在心包腔内部，影响心脏扩张，导致回心血量和心输出量减少，心脏不能将足够的血液泵到身体的其他部位而产生的临床症状，包括多器官功能衰竭、休克，甚至死亡，也是一种医疗危急情况[25]，需及时救治。

（十）心肌炎

心肌炎是心肌的炎症[26]。除胸痛外，出现发热、全身疲劳、心动过速和呼吸困难症状。心肌炎是引起年轻人心源性猝死和扩张型心肌病（dilated cardiomyopathy，DCM）的主要原因之一，也是引起胸痛、呼吸困难、心悸等症状的重要原因之一[27]。心肌炎是一种少见的疾病，可由自身免疫性疾病、病毒、细菌或真菌感染引起。虽没有血管堵塞，但心肌炎的症状与心肌梗死相似[28]。进展为DCM病理生理过程中包括由病毒诱导的自身免疫反应或病毒感染引起的持续炎症。因此，尽早发现心肌炎、预防持续的炎症反应，对于防治DCM及其终末期心力衰竭至关重要的。

（十一）心包炎

心包炎为心包脏层和壁层的炎症性疾病，是

一种较为常见的疾病，胸痛是常见症状之一。疼痛通常放射至上颈部和肩部肌肉，性质为剧烈、持续稳定的疼痛，深呼吸、吞咽食物或仰躺时疼痛加重，也会受胸膜炎或体位变化的影响，躺下疼痛加重，坐起缓解。也可引起类似心绞痛胸痛，即疼痛通常为胸骨后，可辐射至左臂，提示缺血性病因。当发炎的心包与胸壁摩擦时胸痛为锐痛。临床诊断基于复发性胸痛和疾病活动的其他客观证据，如心包摩擦音、心电图改变、心包积液、炎症标志物升高，CT 或心脏 MRI 提示心包炎的影像学证据 [29]。

急性心包炎最常发生病毒感染后 [30]，其他包括自身免疫性疾病、感染、胸部创伤、心脏手术或心脏介入后，表现为胸骨后胸痛。

心包摩擦音提示心包炎，但心包炎也可无心包摩擦音。心电图显示多导联 ST 段抬高，常与急性心肌梗死相混淆。并非所有的心包炎患者都有心电图改变，尿毒症性心包炎就没有。胸部 X 线通常显示正常的心脏轮廓。心包炎的表现多样，常规临床检查难以排除，若患者胸痛查不到其他可能原因，同时具备诱发因素的临床证据，需考虑心包炎。

（十二）肥厚型心肌病

肥厚型心肌病（HCM）是最常见的遗传性心血管疾病。HCM 是常染色体显性遗传的疾病，患者的心肌比正常人的心肌厚 [31]，导致有效心输出量下降，心肌负荷增加，抑制心脏泵血能力。HCM 的特点是左心室壁厚度增加，导致左心室流出道阻塞、舒张功能障碍、心肌缺血和二尖瓣反流（mitral valve regurgitation，MR）。

HCM 的左心室壁增厚呈高度复杂性，临床特征具有多种表型，变异性较大，相关并发症较多。HCM 是由编码心脏收缩机制的肌节蛋白基因的突变引起的，在多达 60% 的病例中能检测到。

HCM 的结构和功能异常在所有年龄段患者均有临床表现，包括胸痛、呼吸短促、疲劳、呼吸困难、心悸、晕厥，与舒张功能障碍、左心室流出道阻塞、缺血、心房颤动（atrial fibrillation，Af）、血管反应异常有关。HCM 还表现运动时出现胸痛、呼吸短促、头晕、头昏和昏厥。

HCM 导致心源性猝死、心力衰竭和血栓栓塞事件的风险增加。它是一种以心肌肥厚、心肌细胞组织紊乱和纤维化为特征的心肌疾病。25% 的患者有动态的左心室流出道梯度，由快速心室射血、流出道狭窄和二尖瓣收缩前运动的共同作用导致。大多数病例是由编码心脏肌节蛋白的基因突变引起的。随着时间的推移，心肌逐渐增厚可发生心力衰竭。该疾病最重要的并发症是心源性猝死、心力衰竭和血栓栓塞。心源性猝死最致命，尤其是年轻运动员中多见。

（十三）缺血性心肌病

缺血性心肌病（ischemic cardiomyopathy，ICM）由心肌梗死或 CAD 引起心肌长期缺血，心肌收缩功能损害。药物治疗和血管重建治疗后，ICM 患者仍会持续性胸痛或呼吸困难 [32]。此类患者最佳治疗方案中，雷诺拉嗪能降低心绞痛发作频率，改善生存质量（quality of life，QOL）。

（十四）主动脉瓣狭窄

严重 AS 出现心绞痛、晕厥或心力衰竭症状时伴随着高死亡率 [33]。老年 AS 患者冠心病和其他动脉粥样硬化性血管疾病的患病率增加 [34]。

（十五）二尖瓣脱垂

二尖瓣脱垂（mitral valve prolapse，MVP）也可能引起慢性胸痛，但有争议。二尖瓣任何部分形态和功能异常，引起二尖瓣叶收缩期脱入左心房不能正常关闭，导致血液从左心室反流到左心房。伴或不伴有二尖瓣关闭不全，是儿童时期引起胸痛的重要原因之一 [35]。特发性 MVP 主要发生在年轻女性，与胸痛、呼吸困难、疲劳、晕厥或猝死相关 [36]。

MVP 症状多种多样，包括胸痛、心悸和头晕，若脱垂程度轻可无症状。MVP 胸痛发生率并不高于非 MVP 者。大量的临床报告显示 MVP 是胸痛反复发作的唯一可识别的病因。其胸痛的性质和模式各不相同，典型的MVP胸痛综合征并不存在。

临床和超声心动图检查证实，在健康成人中MVP很常见。出现严重并发症的患者，表现收缩晚期杂音，或心电图异常并伴有收缩中期的喀喇音。排除其他原因后，MVP才可能是反复发作胸痛的原因，一旦确诊MVP，患者极易伴发心内膜炎和心律失常风险。除非体格检查或心电图提示出现并发症可能，否则没有必要进行超声心动图检查排除MVP。该疾病目前没有特定的治疗方法。

（十六）二尖瓣狭窄

二尖瓣狭窄（mitral valve stenosis，MS）是一种以二尖瓣口狭窄为特征的心脏瓣膜病。由于二尖瓣开放受限，瓣口面积缩小，血流受阻。二尖瓣狭窄的症状和体征包括心力衰竭症状，如劳力性呼吸困难、端坐呼吸和阵发性夜间呼吸困难、心悸、胸痛、咯血，后期左心房容积增大，即左心房扩张时血栓、心房颤动风险增加，从而增加血栓栓塞的风险。若进展为右心衰竭，可出现腹水、水肿和肝肿大。

（十七）心房颤动和心房扑动

心律失常是指不正常的心律，即心脏跳动过快、缓慢或不规则。心房颤动和心房扑动是当心房搏动不规律或过快时发生的不规则心律[37, 38]。相比于窦性心律，心房颤动的患者死亡率、脑卒中和冠状动脉事件的发生率高。心室率快的心房颤动可引起心动过速相关的心肌病。心房颤动、急性心肌梗死和心肌缺血、低血压、严重心衰或晕厥等引起的胸痛患者，应立即心脏直流电同步转复。

（十八）高血压性心脏病

高血压性心脏病是指由高血压引起的心脏疾病。急性高血压的症状可能伴随着出汗和寒战[39]。

（十九）肺动脉高压

肺动脉高压（pulmonary hypertension，PH）是一种由多种原因引起的肺动脉压力升高的疾病。肺动脉高压增加血液输送到肺部的阻力致右心负荷过度，从而产生胸痛，疼痛性质类似心绞痛。PH与许多其他疾病常见症状相似，包括胸痛、呼吸困难和不耐受运动，其症状不典型而易漏诊。

（二十）风湿热

风湿热是口咽和扁桃体链球菌感染后的并发症。如果风湿热得不到及时治疗，造成心脏永久性损害，患者表现为类似ACS的胸痛[26, 41]。

三、肺部疾病

（一）肺相关疾病

肺部及其相关疾病可导致多种类型的胸痛。由呼吸系统原因引起的胸痛是一种常见的主诉，表明存在严重或甚至危及生命的病理状况。胸膜脏层是没有痛感的，大多数胸痛是胸膜壁层受到刺激或炎症导致，例如：直接的恶性肿瘤侵犯或胸壁创伤。快速识别并理解因肺部问题引发胸痛的解剖学和生理学，确保及时和适当的治疗至关重要。

胸痛的伴随症状往往可以提供诊断的线索。咳嗽或呼吸困难提示肺功能障碍，或胸壁疾病、过度换气或肺部疾病等其他病因，后者相对常见。

（二）气胸

气胸指气体进入胸膜腔，造成的积气状态。因空气进入胸膜腔会使胸膜腔压力增高，进而压迫肺组织，使其塌陷[42]。肺塌陷引发的胸痛特点通常是突发的，可持续数小时。原因可以是自发的或由创伤性事件和胸部损伤引起。因此，气胸被定义为胸膜腔内空气异常积气导致肺部分或完全塌陷。

气胸可引起急性胸痛，呼吸时胸痛加重，伴随其他症状，如低血压、原因不能解释的呼吸急促到完全性心肺衰竭。

基于临床症状和影像学检查气胸很容易诊断。胸痛为单侧，表现为突发、严重、尖锐的疼痛。胸部X线检查可确诊。

气胸是一种紧急情况需紧急处理。通常治疗

包括手术或非手术治疗，目的是减轻症状，防止复发。胸腔闭式引流帮助塌陷的肺进行再充气。

（三）肺栓塞

肺栓塞（pulmonary embolism，PE）是内源性或外源性栓子阻塞肺动脉或其分支引起肺循环和右心功能障碍的一组疾病或临床综合征，症状可表现为原因不明的胸痛、突发呼吸困难和呼吸频率加快[26, 43–45]。栓子阻塞肺动脉远端分支可引起急性胸膜炎、呼吸困难和心动过速。PE 会损害肺和其他器官，降低血液中氧含量。PE 在深静脉血栓形成、术后数天或癌症患者中高发。

PE 也可引起休克，是最常见的潜在的危及生命的疾病，5%～20% 的患者因胸痛就诊于急诊科。PE 属危急情况，需紧急干预。

（四）胸膜炎

胸膜位于胸部，是覆盖在胸壁内表面及胸腔脏器（如肺、纵隔）表面的一层浆膜，胸膜炎是发生在胸膜腔内的炎症。胸膜发炎导致胸膜炎，表现为胸痛，深呼吸或咳嗽时加重[6]。当肺部和胸壁的组织发炎或感染时，发生胸膜炎引起极度疼痛，呼吸、咳嗽或打喷嚏时，会感到剧烈的疼痛。

胸痛是常见的症状，病因很多，从危及生命到良性、自限性的疾病。因此首先需要排除其他疾病导致的胸痛，再给予胸膜炎的诊断。胸膜炎的原因有很多，其中最常见的是病毒性胸膜炎。胸膜炎性胸痛常见的病因是细菌或病毒感染、肺栓塞和气胸，其他少见的病因包括风湿性关节炎、狼疮和癌症。心肌梗死、心包炎、肺炎和气胸导致的胸膜炎也会有胸痛[45]，心电图可帮助诊断，尤其是临床怀疑有心肌梗死、心包炎或肺栓塞时。

胸膜炎常用抗生素对因治疗、NSAID 对症治疗，以及针对潜在原因的特殊治疗。

（五）肺炎和肺脓肿

肺炎是一种由真菌、细菌或病毒引起的肺部感染[46]，可引起胸膜炎和其他类型的胸痛，如深部胸痛。肺炎经常突然发作，出现发热、寒战、咳嗽、呼吸困难和咳痰。

肺炎也会导致急性胸痛，典型的为单侧疼痛和胸膜炎样痛，较容易诊断。胸部 X 线检查可以确诊。若不紧急手术，咯血会窒息危及患者生命。

（六）脓胸

脓胸也称为脓性胸膜炎或化脓性胸膜炎，是脓液聚集在肺和胸壁间的胸腔区域[47]。通常发生在肺炎后，是一种肺组织的感染。脓胸的液体为高比重混浊液，含有白细胞等免疫细胞、坏死组织残骸和细菌，不能通过咳嗽排出，需穿刺或手术引流。

（七）结核病

结核病是一种高度传染性疾病，主要感染肺部[48]。结核病仍是目前全球范围内引起胸腔积液最常见的原因之一，特别在发展中国家[49]。结核性胸腔积液是肺外结核最常见的形式之一，通常表现为发热、咳嗽和胸膜炎性疼痛。

（八）肺放线菌病

肺放线菌病是一种罕见的细菌性肺部感染，可引起呼吸困难和胸痛[50]。

（九）病毒性支气管炎

急性支气管炎是社区诊疗的一种常见疾病，是由呼吸道感染引起的气管或细支气管的炎症[51]。急性支气管炎的特征是持续咳嗽和咳痰，偶尔伴发热或胸痛。急性支气管炎由病毒或细菌感染通常用抗生素治疗。

（十）军团病

军团病是一种感染军团菌引起的严重的肺部疾病。常见症状包括干咳、呼吸困难、胸痛、头痛、精神错乱、恶心、呕吐和腹泻。然而，22% 的病例无呼吸道症状，95% 有局部胸部症状[52]。

（十一）肺癌和支气管癌

肺癌和支气管癌患者可表现多种疼痛症状。胸痛是发现肺癌和支气管癌最常见的症状之一，肿瘤侵犯胸壁或转移浸润到骨骼、神经或其他导致疼痛的解剖结构[53]。

肿瘤手术、化疗或放疗等治疗也可能导致胸痛。癌痛管理三阶梯治疗包括 NSAID、阿片类药物和其他辅助药物，药物剂量逐渐滴定以控制疼痛，同时不产生明显的不良反应。当药物治疗不能提供令人满意的镇痛效果或当患者不能耐受其不良反应时，可考虑微创介入技术控制癌痛，如关节注射、神经阻滞或神经松解、神经调控、鞘内镇痛和骨水泥技术，适应证为传统药物治疗疗效欠佳时。其优点为具有更好镇痛效果，药物相关不良反应更低。

（十二）肺动脉肉瘤

肺动脉肉瘤患者的症状与其他肺血管疾病患者相似，包括进行性呼吸困难、咳嗽、咯血和胸痛[54-56]。

（十三）纵隔肿瘤

纵隔肿瘤引起慢性胸痛[57]和慢性反复发作的胸痛、吞咽困难、咳嗽和呼吸困难进行性加重[58]。

（十四）石棉肺

石棉肺是长期吸入石棉粉尘引起的慢性、进行性、弥漫性、不可逆肺间质纤维化、胸膜斑形成和胸膜肥厚，严重损害患者的肺功能，并可使肺、胸膜恶性肿瘤的发生率显著增高。胸痛在良性石棉疾病患者中更为常见[59]。

（十五）结节病

结节病是一种累及多器官、多系统的非干酪样坏死性肉芽肿性疾病。常侵犯肺、双侧肺门淋巴结，临床上90%以上累积肺部，其次是皮肤和眼的病变，浅表淋巴结、肝、脾、肾、骨髓、神经系统、心脏等几乎全身每个器官。累积肺部症状可包括咳嗽、呼吸困难和胸痛[60]。

（十六）哮喘

哮喘是一种气道炎症性疾病，导致呼吸短促、喘息、咳嗽，有时胸痛。支气管痉挛或气道收缩通常发生在患有哮喘及其相关疾病，如慢性阻塞性肺疾病。

哮喘症状分为呼吸症状、胸部症状和咳嗽症状，呼吸症状包括呼吸困难、呼吸急促、气喘，胸部症状包括胸闷、胸痛、胸部重压感，咳嗽症状包括咳嗽或咳痰[61]。

（十七）Goodpasture综合征

Goodpasture综合征是一种由自身抗体对抗肾小球或肺泡基底膜导致的以急进性肾小球肾炎和弥漫性肺泡出血为特征的自身免疫性疾病，较为罕见。肺部症状通常先于肾脏症状，包括咯血，不到50%的患者可出现胸痛、咳嗽和呼吸短促。

四、消化原因

（一）胃肠道问题

胃肠道问题导致胸痛，若伴有吞咽困难，恶心和呕吐提示胃肠道病因。非冠心病引起反复发作的胸痛患者约有一半因反流性食管炎或食管收缩异常引起。

（二）胃食管反流病

食管疾病是胸痛反复发作的常见原因。胃灼热和反酸是胃食管反流病的典型症状[62]。一些GERD患者表现为典型症状，如胃灼热和反酸，还有一些患者表现为不典型的症状，如胸痛等[63]。心脏痛和胃酸反流引起的胃灼热感觉相似，部分原因是心脏和食管相邻，共享同一个神经网络。在非心脏性胸痛患者中，有48.2%的患者确诊为GERD[64]。

反流性食管炎是由胃、十二指肠内容物反流入食管引起的食管炎症性病变。当胃酸从胃反流到食管时，胸骨后面就会有烧灼样痛。GERD也被称为胃酸反流，是由于胃内容物反向移动至喉，导致口腔酸味，胸部、喉咙的烧灼感，因而被称为反酸。食管炎通常继发于胃酸反流，经常引起食管疼痛。

胃酸反流症状由胃内容物从胃流回至食管引起，并引起胃灼热、胃痛和打嗝等症状。胃酸导致胃黏膜的化学损伤和炎症，引起灼烧样疼痛。

诊断反流性食管炎，患者一般存在消化性溃疡病史和胃酸反流的症状，如反流或口中有酸味。由食管反流引起的胸痛多发生于餐后，与体位有关，如弯腰会引发疼痛。因卧位增加了胃酸反流到食管的机会，所以疼痛多在夜间发生。引发胃酸反流的危险因素还包括肥胖、吸烟、妊娠、辛辣或高脂肪的食物。

85.1%的心绞痛患者并存胃或食管疾病[65]。

虽有心绞痛或X心脏综合征证据，但更建议同时进行胃食管检查，以能更好发现胸痛病因，从而得到更好的治疗。

抑酸、局部利多卡因或通过特定的体位减少胃酸反流可缓解疼痛时提示GERD的诊断。质子泵抑制药常用于抑制胃酸反流和胃灼热的症状。

（三）食管运动障碍

吞咽障碍与食管功能性疾病有关。食管的问题可导致胸痛，如高压性食管蠕动，又被称为高振幅蠕动食管或胡桃夹食管，是一种以食管动力异常-症状性高动力性食管蠕动（高幅蠕动收缩并伴有收缩时限的延长）为主要特点的独立性疾病，可导致非心源性胸痛。食管运动障碍（esophageal motor disorders，EMD）食管肌壁的收缩和痉挛可引起不同性质的胸痛、胃灼热症状。吞咽困难是原发性EMD患者的一个突出症状。食管痉挛常作为反流性食管炎的继发性表现。当单纯的黏膜刺激和炎症越来越严重，刺激局部神经导致肌肉痉挛。患者主诉常类似反流性食管炎的疼痛表现，多在餐后，并因体位而加重。

EMD可独立于胃食管反流疾病，如贲门失弛缓症或弥漫性食管痉挛。表现与胃食管反流患者不同的症状，疼痛通常与体位无关，疼痛发生在进食时而不是餐后。

硝酸盐和钙通道阻滞药可放松食管平滑肌壁以缓解EMD。这些药物可缓解由冠心病引起的胸痛，难以通过药物疗效判断胸痛的原因。必须通过仔细观察治疗的效果，特别是胸痛缓解的快慢。小剂量舌下剂量硝酸甘油3min内疼痛缓解，更符合CAD的诊断。如果10～15min后疼痛才出现缓解，则更可能是食管疾病。而硝酸盐和钙通道阻滞药可放松食管下括约肌，加重食管反流及其症状。

（四）食管高敏感

食管高敏感为存在食管症状（胃灼热或胸痛），内镜及反流监测缺乏反流证据，但可由生理性反流触发症状，部分可能与GERD存在重叠。与其他功能性疾病相似，食管高敏感的发病机制尚不明确，包括周围和（或）中枢神经系统敏化作用导致食管高敏感。中枢神经对内脏刺激的处理过程异常和自主神经改变及精神心理异常等机制有关。

（五）食管破裂或穿孔

呕吐后或食管的术后突发剧烈胸痛可能是食管破裂的征兆。

（六）贲门失弛缓症

贲门失弛缓症是一种以食管下括约肌松弛障碍和食管体部无蠕动为主要特征的原发性食管动力紊乱性疾病。患者除了吞咽困难和反流外，还主诉胸痛，尤其是症状出现时间较短的年轻的剧烈的贲门失弛缓症患者。

（七）消化性溃疡

消化性溃疡患者反复出现的不适可能与胃酸刺激溃疡壁的神经末梢有关。更常见于吸烟、大量饮酒或服用阿司匹林等镇痛药或非甾体抗炎药（如布洛芬、双氯芬酸、吲哚美辛和洛索洛芬）引起的消化道溃疡，患者进食后或服用抑酸药，疼痛常会好转。在非心源性胸痛患者中，消化性溃疡病约占17.0%[64]。

（八）胃炎

胃的薄弱处会被消化液破坏和发炎，从而导致胃炎。在非心源性胸痛患者中，胃炎发生率约为72.9%[64]。

（九）食管裂孔疝

食管裂孔疝是指除食管以外的任何腹腔组织结构通过扩大的膈肌食管裂孔进入胸腔形成的疝[6, 66, 67]。裂孔疝较小时，症状较轻甚至无任何症状，但裂孔疝较大时，会引起胃灼热、反酸、嗳气、胸痛、早饱、上腹部疼痛、恶心等一系列症状。当患者躺下时，疼痛往往会加剧。

（十）胆囊

胸痛可来自胆囊疾病[6, 68]。胆囊结石或胆囊炎症可引起腹痛，并放射到胸部。尤其是进食高脂肪食物后，患者的右下胸区或右上腹部饱腹感或疼痛感。

（十一）胰腺炎

慢性胰腺炎或胰腺炎症可引起腹痛，并放射到胸部[69]。若患者因胰腺炎而导致下胸疼痛，平躺时疼痛加重，前倾时疼痛可稍缓解。

五、骨

（一）胸壁综合征

因过度活动、跌倒或事故造成的胸部及其胸壁结构损伤可造成胸痛[6]。

胸壁综合征的临床诊断尚未明确，其胸壁疼痛的性质和部位差异很大，诱发因素可有助于诊断。胸壁疼痛通常表现为胸膜炎，因移动手臂或躯干而加重。触诊或按压胸壁可诱发疼痛。

机械性损伤导致胸壁疼痛是社区医院、急诊室和专科诊所中常见的主诉[70]。需先排除心脏或肺部病变引起的胸痛，需要多种检查才能帮助诊断。通过触诊后，应用影像引导介入技术等治疗手段有利于处理复杂的肋骨相关胸壁疼痛。

（二）胸壁外伤

胸壁外伤是一种常见的创伤，也是创伤患者死亡的重要原因[26]。早期识别鉴别单纯胸壁或伴随的胸内损伤非常重要。多发肋骨骨折和连枷胸的综合治疗包括充分镇痛、采用有创和非有创的方法改善肺功能障碍，必要时手术固定。与非手术治疗相比，连枷胸患者手术治疗可减少呼吸机使用天数和重症监护天数，改善肺功能和远期预后[71]。

（三）肋骨

肋骨挫伤或骨折导致胸痛。肋骨骨折引起的疼痛深呼吸或咳嗽而加重。胸痛常局限于某一区域，患处有压痛。肋骨与胸骨连接处肋软骨炎可引起胸痛。肋骨转移瘤也会引起胸痛。

（四）肋软骨炎

肋软骨炎是指胸骨与肋骨交界处的软骨发生的炎症反应，表现为前胸壁处部位较为明确的疼痛，常伴有肿胀的感觉，按压此处或进行活动时疼痛可加重，是一种临床常见的疾病[72]。柳氮磺胺吡啶治疗可使患者长期获益。

（五）脊柱

脊柱压缩性骨折压迫神经出现胸痛。脊柱肿瘤是慢性胸痛一个病因[73]。脊柱侧弯、脊椎病、强直性脊柱炎均为脊柱的小关节病变[74]。

强直性脊柱炎引起肌腱和关节严重的炎症反应，特别是骶髂关节和脊柱小关节，也可引起胸壁疼痛、胸壁活动减弱，累及呼吸系统。随着病情发展，炎症减轻继而钙化僵硬，关节疼痛减轻，而各脊柱段及关节活动受限和畸形，胸部扩张受限，脊柱后凸姿势和肋间肌功能下降加重病情。治疗方案包括物理治疗和家庭锻炼，鼓励运动和改善心血管健康，药物治疗的作用是减轻疼痛症状和改善运动。

六、肌肉

（一）肌肉相关疾病

与肌肉相关的疾病如运动引起的胸部肌肉酸痛也会导致胸痛[75]。肌肉骨骼系统是公认的引起胸痛的原因。虽是良性疾病，但未得到充分诊治可导致患者焦虑、抑郁和持续影响其日常生活活动。以下肌肉骨骼疾病可导致胸痛，其中的名称可能有重叠，包括 Tietze 综合征、肋软骨炎、胸壁综合征、肌肉压痛、肋骨滑移、颈性心绞痛和颈胸椎节段功能障碍等。

（二）肌肉劳损

剧烈的咳嗽会损伤肋骨间肌肉和肌腱或使其发生炎症反应而导致胸痛，往往持续存在，并随着活动而恶化。胸痛的肌肉骨骼原因包括肋软骨炎、应力性骨折引起的肋骨疼痛、肋骨滑动综合征、胸壁肌肉损伤、纤维肌痛和带状疱疹[76]。

（三）纤维肌痛

纤维肌痛等慢性疼痛综合征也可产生持续性肌肉相关胸痛。纤维肌痛目前仍是具有挑战性的临床问题，主要表现在纤维肌痛症状范围广泛，如全身疼痛、慢性进展、相关的精神病理问题，同时缺乏临床特异性的检查手段帮助诊断[77]。

七、血管胶原病

系统性红斑狼疮

系统性红斑狼疮（systemic lupus erythematosus，SLE）是慢性自身免疫性疾病导致的严重疲劳和关节疼痛。SLE 患者是罹患心血管疾病的高危人群。在 SLE 和动脉粥样硬化性血管疾病的发病机制中炎症起着重要的作用，包括免疫复合物沉积和固定、自身抗体结合、补体激活和 CD40-CD40 配体相互作用[78]。

八、神经疾病

带状疱疹

带状疱疹病毒可引起胸部慢性疼痛。带状疱疹是带状疱疹病毒重新激活后感染神经和皮肤引起慢性疼痛。在带状疱疹出现前，可先表现为剧烈的条带样背部或胸部疼痛。带状疱疹导致的水疱和疼痛往往沿着神经分布，从背部到胸壁形成一条带样。

肋间神经带状疱疹病毒感染后的主要并发症为带状疱疹后遗神经痛，是常见的胸壁慢性疼痛，通常很难控制。

带状疱疹后肋间肌形成的许多压痛点，即肌筋膜触发点，表现为有牵涉痛、注射时局部抽搐反应和注射后即刻疼痛缓解[79]。

九、精神疾病

（一）精神相关问题

胸痛和呼吸困难是门诊常见的情绪障碍躯体症状。一旦出现胸痛和呼吸困难，患者会被转诊心脏诊所，随后检查未发现任何器质性问题，即无心脏病证据，但大多数人症状得不到缓解而持续发作[6]。胸痛而冠状动脉检查正常的患者活动持续受限，预后较差，而且反复就医占用大量医疗资源。大量的研究认为非心源性胸痛病因并非单一病因。

研究者提出了一种多因素交互式的病因模型，包括生理因素（如心悸和肋间肌疼痛）、心理因素（包括对自身感觉的选择性注意力增强）、环境因素（如一级亲属或重要身边其他人曾罹患心血管疾病）。虽然对不明原因心肺症状患者的对照研究很少，但有证据表明，药物和心理治疗均有疗效。对胸痛和正常冠状动脉患者的进一步干预研究的结果备受期待。

非典型性胸痛和呼吸困难是门诊就诊和导致功能障碍的常见原因。诊断应基于精神疾病的积极证据，而非单纯排他性诊断[7]。病因多方面，其管理目的是治疗潜在的心理社会问题或精神疾病。认知行为疗法在短期内可能达到和药物治疗一样的疗效，加强护理和宣教，更详细地解释非心脏胸痛的原因，并让患者有更多机会参与讨论恐惧等心理障碍。

（二）惊恐障碍

惊恐障碍是一种在没有真正的危险或原因时突然出现的强烈恐惧，可导致胸痛发生[80]。惊恐障碍可与慢性疾病（如 CAD）同时发生，并可导致该疾病的恶化和胸痛的频繁发作[81]。惊恐障碍是一种常见的慢性精神疾病，没有医疗干预的情况下很少得到解决。许多惊恐障碍患者最初表现为各种躯体症状，包括胸痛、心动过速、心悸、呼吸急促、大量出汗、呼吸短促、恶心、头晕、刺痛感、颤抖或害怕死亡，经常到医疗机构寻求治疗。若心脏等各项检查结果为阴性，惊恐障碍是胸痛的常见原因。虽被归类为单一的疾病类型，但惊恐障碍往往是多因素的，发病率高。其治疗方面已经取得了重大进展，现一系列可供选择的治疗为四类药物，包括选择性 5- 羟色胺再摄取抑制药、苯二氮䓬类、三环类抗抑郁药和单胺氧化酶抑制药。SSRI 是惊恐障碍患者的一线治疗药物，帕罗西汀和舍曲林已被美国 FDA 批准用于惊恐障碍。医生为患者制订个体化方案，选择合适的药物治疗方法。

（三）过度通气综合征

正常的呼吸是在吸气和呼气之间保持平衡。过度通气综合征是由于机体通过过度的吸气和呼气，超过正常的呼吸功能引起的一系列症状[82]。

过度通气可导致胸痛，类似非典型性心绞痛，位置多变，并非由胸膜炎引起。进一步发展可导致呼吸性碱中毒和交感兴奋。疼痛通常是由焦虑或情绪障碍引起的。诊断过度通气最有用的方法是让患者再次快速呼吸后可复制原来的胸痛。

（四）非特异性胸痛

非特异性胸痛在基层医疗中很常见[83]。常规的诊疗对大多数非特异性胸痛患者症状的缓解帮助不大。1/10的持续性胸痛患者接受了很多已知没有任何临床益处的诊断性检查，却很少有患者转诊到心理门诊接受心身医学治疗[84]。

十、特殊人群

（一）儿童

胸痛是各年龄段儿童常见的主诉[85-87]。大多数胸痛良性和自限性的，很少由心脏病引起，但也务必仔细评估心脏疾病的可能。虽然胸痛的儿童患者很少患有心脏病，但是慢性胸痛提示医生需将患儿转诊到儿童心脏病诊所。从而确保患儿无心脏和危及生命安全的疾病。

详细的病史和体格检查有助于诊断。胸痛的儿童若有硬币摄入史、创伤史、既往心脏病史、哮喘、马方综合征、镰状细胞病，或有发生心脏病风险的提示，需进一步检查。儿童若因运动而诱发或伴有头晕、心悸、晕厥或呼吸短促的急性起病并干扰睡眠的胸痛，也需进一步实验室检查评估。大多数有体格检查异常，如发热、呼吸窘迫、呼吸音异常、心脏杂音、心律异常、皮下游离气或明显创伤的患儿需完善胸片和心电图检查。最后，若无既往病史且体检正常检查的慢性胸痛儿童，无须担心，但建议密切随访，无须过度检查。

（二）运动员

除了起源于胸腔内的结构，如心脏、肺或食管，运动员胸痛必须考虑到肌肉骨骼因素引起胸痛[88, 89]。导致运动员胸痛病因较多，涉及肌肉骨骼、心脏、呼吸系统、胃肠道疾病、GERD和运动诱发型哮喘，更常见的原因包括肋骨应力性骨折、肋软骨炎、肌肉拉伤。心理因素也是很常见的原因。

胸壁可能突然受到直接或间接压力或使用过度，常见原因包括肋骨、胸骨、关节或肌筋膜等结构创伤导致运动员胸痛。体育活动引起的肋骨应力性骨折屡见不鲜，尤其是高尔夫球、划船和棒球投球等运动。摔跤运动员胸骨应力性骨折会导致胸痛和胸骨压痛，骨骼X线扫描确诊后，限制胸骨活动可愈合。肋骨滑动综合征引起与姿势或运动相关的间歇性肋缘疼痛，钩型手法可诱发疼痛（即检查者在患者肋缘下以弯成钩形的手指向前方牵拉肋缘后疼痛），用手固定患者肋骨下缘并向前推动或突然转动躯体时可听到咔嗒声响。必要时切除病变肋骨可取得良好疗效。剑突综合征是一种罕见的疾病，出现剑突疼痛和局部压痛，通常呈自限性。肋软骨炎是一种病因不明的自限性疾病，通常表现为第2～5肋软骨关节周围疼痛。肋间肌受伤可能会引起肋骨之间的压痛。其他包括流行性肌痛、心前区疼痛综合征[心前区俘获综合征（precordial catch syndrome，PCS）]和胸椎转移性疼痛。

运动员胸痛应先评估排除严重的危及生命的病因，如心肌梗死。运动员胸痛常见原因为非典型胸痛或非心肌缺血胸痛。某些情况（如心肌炎）时，建议长时间（至少6个月）避免训练。其他的疾病（如心前区疼痛综合征）需进行安慰等心理治疗。某些棘手的病例注射糖皮质类固醇激素可能有效。

十一、特殊的治疗

（一）持续的肋间神经阻滞

术中放置导管连续肋间神经阻滞，有效减轻单孔胸腔镜手术后急性疼痛[90]。连续的肋间神经阻滞也是治疗慢性胸痛的一种可行的替代方法。

（二）脊髓电刺激

脊髓电刺激（spinal cord stimulation，SCS）是治疗疼痛综合征最常用的植入式神经刺激方式。在开胸术后神经病理性疼痛，使用SCS能有

效缓解胸壁 T_6 和 T_7 皮节的顽固性疼痛 [91]。SCS 适应证包括不能手术的慢性胸痛患者、保守治疗失败的顽固性癌痛、癌症相关胸壁疼痛和保守治疗失败的椎板切除术后综合征相关疼痛患者，SCS 是一种有效的替代治疗 [92, 93]。

SCS 的适应证还包括难治性心绞痛、周围血管疾病（peripheral vascular disease，PVD）、背部手术失败综合征（failed-back surgery syndrome，FBSS）和Ⅰ型复杂性区域疼痛综合征 [94]。对于不能手术的心绞痛即难治性心绞痛患者，使用 SCS 可显著减少胸痛和住院率，增加患者的运动时间，其胸痛发病率低于心脏开放手术后。不能进行手术的 PVD 患者应用 SCS 后在疼痛缓解、QOL 和肢体活动能力方面也有显著改善。60%～80% 的 FBSS 和Ⅰ型 CRPS 患者获得了有效的疼痛缓解。这些患者 QOL 显著改善，与未接受 SCS 治疗的患者相比，重返工作岗位的机会显著更大。SCS 是一种治疗难治性心绞痛、PVD、FBSS 和 CRPS Ⅰ型相关疼痛的有效方法。

目前所报道的并发症大多与 SCS 的硬件有关，并且相对较轻。与保守治疗和更具侵入性的治疗相比，SCS 具有缓解疼痛的优势。

（三）冷冻镇痛

冷冻镇痛是指使用低温提供麻醉或镇痛，是目前临床上仍在使用的最古老的麻醉和镇痛方法 [95]。经皮冷冻镇痛是治疗肋间神经痛引起的慢性胸痛的一种安全有效的镇痛方法。

参考文献

[1] Mant J, McManus RJ, Oakes RA, Delaney BC, Barton PM, Deeks JJ, et al. Systematic review and modelling of the investigation of acute and chronic chest pain presenting in primary care. Health Technol Assess. 2004;8(iii):1-158.

[2] Higgins CB, Bettmann MA, Boxt LM, Gomes AS, Grollman J, Henkin RE, et al. Chronic chest pain--suspected cardiac origin. American College of Radiology. ACR Appropriateness Criteria. Radiology. 2000;215(Suppl):29-34.

[3] Henkin RE, Levin DC, Bettmann MA, Gomes AS, Grollman J, Hessel SJ, et al. Chronic chest pain without evidence of myocardial ischemia/infarction. American College of Radiology. ACR appropriateness criteria. Radiology. 2000;215(Suppl):85-8.

[4] Sox HC Jr, Margulies I, Sox CH. Psychologically mediated effects of diagnostic tests. Ann Intern Med. 1981;95:680-5.

[5] Woodard PK, White RD, Abbara S, Araoz PA, Cury RC, Dorbala S, et al. ACR Appropriateness Criteria chronic chest pain-low to intermediate probability of coronary artery disease. J Am Coll Radiol. 2013;10:329-34. https://doi.org/10.1016/j.jacr.2013.01.018.

[6] Hutter AM. Chest pain: how to distinguish between cardiac and noncardiac causes. Interview by Eric R. Leibovitch. Geriatrics. 1995;50:32-6, 39-40.

[7] Bass C. Chest pain and breathlessness: relationship to psychiatric illness. Am J Med. 1992;92:12S-7S.

[8] Tousoulis D, Androulakis E, Kontogeorgou A, Papageorgiou N, Charakida M, Siama K, et al. Insight to the pathophysiology of stable angina pectoris. Curr Pharm Des. 2013;19:1593-600.

[9] Haasenritter J, Stanze D, Widera G, Wilimzig C, Abu Hani M, et al. Does the patient with chest pain have a coronary heart disease? Diagnostic value of single symptoms and signs--a metaanalysis. Croat Med J. 2012;53:432-41.

[10] Caselli C, Rovai D, Lorenzoni V, Carpeggiani C, Teresinska A, Aguade S, et al. A new integrated clinical-biohumoral model to predict functionally significant coronary artery disease in patients with chronic chest pain. Can J Cardiol. 2015;31:709-16. https://doi.org/10.1016/j. cjca.2015.01.035.

[11] Hussain M, Khan N, Uddin M, Al-Nozha MM. Duration analysis for coronary artery disease patients with chronic chest pain: an output from Saudi Arabia. J Cardiovasc Thorac Res. 2015;7:6-12. https://doi.org/10.15171/jcvtr.2015.02.

[12] Achenbach S, Kramer CM, Zoghbi WA, Dilsizian V. The year in coronary artery disease. JACC Cardiovasc Imaging. 2010;3:1065-77. https://doi.org/10.1016/j.jcmg. 2010. 08. 010.

[13] Earls JP, White RD, Woodard PK, Abbara S, Atalay MK, Carr JJ, et al. ACR appropriateness criteria® chronic chest pain--high probability of coronary artery disease. J Am Coll Radiol. 2011;8:679-86. https://doi.org/10.1016/j.jacr.2011.06.022.

[14] Wright RS, Monnahan RL, Kopecky SL, Jones CT, Holmes DR Jr. Cardiac catheterization reduces resource utilization in patients with chronic chest pain. Catheter Cardiovasc Interv. 2000;49:363-6.

[15] Akers SR, Panchal V, Ho VB, Beache GM, Brown RKJ,

Ghoshhajra BB, et al. ACR appropriateness criteria® chronic chest pain-high probability of coronary artery disease. J Am Coll Radiol. 2017;14:S71-80. https://doi.org/10.1016/j.jacr.2017.01.034.

[16] Nance JW Jr, Bamberg F, Schoepf UJ. Coronary computed tomography angiography in patients with chronic chest pain: systematic review of evidence base and cost-effectiveness. J Thorac Imaging. 2012;27:277-88. https://doi.org/10.1097/RTI.0b013e3182631c5c.

[17] Norum IB, Ruddox V, Edvardsen T, Otterstad JE. Diagnostic accuracy of left ventricular longitudinal function by speckle tracking echocardiography to predict significant coronary artery stenosis. A systematic review. BMC Med Imaging. 2015;15:25. https://doi.org/10.1186/s12880-015-0067-y.

[18] Shimizu T, Umetani K, Murata Y, Harama T, Yano T, Makino A, et al. Acute myocardial infarction due to simultaneous spasm of 3 coronary arteries that worsened over time. Am J Emerg Med. 2017; https://doi.org/10.1016/j.ajem.2017.12.028.

[19] Valgimigli M, Biscaglia S. Stable angina pectoris. Curr Atheroscler Rep. 2014;16:422. https://doi.org/10.1007/s11883-014-0422-4.

[20] Risos L, Berkenboom G. Revascularization versus medical treatments in stable coronary artery disease: predicting the future of novel drug therapies for stable angina. J Cardiovasc Pharmacol. 2014;63:213-7. https://doi.org/10.1097/FJC.0000000000000051.

[21] Cademartiri F, La Grutta L, Palumbo A, Maffei E, Martini C, Seitun S, et al. Computed tomography coronary angiography vs. stress ECG in patients with stable angina. Radiol Med. 2009;114:513-23. https://doi.org/10.1007/s11547-009-0388-4.

[22] Siama K, Tousoulis D, Papageorgiou N, Siasos G, Tsiamis E, Bakogiannis C, et al. Stable angina pectoris: current medical treatment. Curr Pharm Des. 2013;19:1569-80.

[23] Hung MJ, Hu P, Hung MY. Coronary artery spasm: review and update. Int J Med Sci. 2014;1:1161-71. eCollection 2014. https://doi.org/10.7150/ijms.9623.

[24] Yeh YH, Su YJ, Liu CH. Acute aortic dissection (AAD) in the elderly. Arch Gerontol Geriatr. 2013;57:78-80. https://doi.org/10.1016/j.archger.2012.11.012.

[25] Giunio L, Boric T, Bulat C, Dragicevic D, Lozo M. Cardiac Tamponade after Right Ventricular Perforation Caused by Screw-in Lead. Int J Angiol. 2016;25:e177-9. https://doi.org/10.1055/s-0036-1580700.

[26] Gupta SK, Naheed Z. Chest pain in adolescent Japanese male mimicking acute coronary syndrome. Case Rep Crit Care. 2014;2014:176520. https://doi.org/10.1155/2014/176520.

[27] Biesbroek PS, Beek AM, Germans T, Niessen HW, van Rossum AC. Diagnosis of myocarditis: current state and future perspectives. Int J Cardiol. 2015;191:211-9. https://doi.org/10.1016/j. ijcard.2015.05.008.

[28] Basman C, Agrawal PR, McRee C, Saravolatz L, Chen-Scarabelli C, Scarabelli TM. Diagnostic approach to myocarditis mimicking myocardial infarction at initial presentation. Cardiol Res. 2016;7:209-13. https://doi.org/10.14740/cr485w.

[29] Imazio M, Battaglia A, Gaido L, Gaita F. Recurrent pericarditis. Rev Med Interne. 2017;38:307-11. https://doi.org/10.1016/j.revmed.2016.12.006.

[30] Kloos JA. Characteristics, complications, and treatment of acute pericarditis. Crit Care Nurs Clin North Am. 2015;27:483-97. https://doi.org/10.1016/j.cnc.2015.08.001.

[31] Critoph C, Elliott P. Hypertrophic cardiomyopathy. Card Electrophysiol Clin. 2010;2:587-98. https://doi.org/10.1016/j.ccep.2010.09.010.

[32] Shammas NW, Shammas GA, Keyes K, Duske S, Kelly R, Jerin M. Ranolazine versus placebo in patients with ischemic cardiomyopathy and persistent chest pain or dyspnea despite optimal medical and revascularization therapy: randomized, double-blind crossover pilot study. Ther Clin Risk Manag. 2015;11:469-74. https://doi.org/10.2147/TCRM.S82288.

[33] Yeo KK, Low RI. Aortic stenosis: assessment of the patient at risk. J Interv Cardiol. 2007;20:509-16.

[34] Aronow WS. Valvular aortic stenosis in the elderly. Cardiol Rev. 2007;15:217-25.

[35] Woolf PK, Gewitz MH, Berezin S, Medow MS, Stewart JM, Fish BG, et al. Noncardiac chest pain in adolescents and children with mitral valve prolapse. J Adolesc Health. 1991;12:247-50.

[36] Wigle ED, Rakowski H, Ranganathan N, Silver MC. Mitral valve prolapse. Annu Rev Med. 1976;27:165-80.

[37] Aronow WS. Management of atrial fibrillation in the elderly. Minerva Med. 2009;100:3-24.

[38] Aronow WS. Management of the older person with atrial fibrillation. J Am Geriatr Soc. 1999;47:740-8.

[39] Diamond JA. Classic images in hypertension. Hypertensive heart disease in a patient admitted to hospital with dyspnea, chest pain, and severe hypertension. Am J Hypertens. 2001;14:969-70.

[40] McDivitt JD, Barstow C. Cardiovascular disease update: pulmonary hypertension. FP Essent. 2017;454:24-8.

[41] Turley AJ, McCarron B, de Belder MA. Acute rheumatic fever mimicking an acute coronary syndrome. Emerg Med J. 2006;23:e45.

[42] Arshad H, Young M, Adurty R, Singh AC. Acute pneumothorax. Crit Care Nurs Q. 2016;39:176-89. https://doi.org/10.1097/CNQ.0000000000000110.

[43] Vacca VM, Jehle J. Acute pulmonary embolism. Nursing. 2013;43:25-6. https://doi.org/10.1097/01.NURSE. 0000427353.73708.9d.

[44] Kline JA, Kabrhel C. Emergency evaluation for pulmonary embolism, part 1: clinical factors that increase risk. J Emerg Med. 2015;48:771-80. https://doi.org/10.1016/j.jemermed.2014.12.040.

[45] Kass SM, Williams PM, Reamy BV. Pleurisy. Am Fam Physician. 2007;75:1357-64.

[46] Adebonojo SA, Osinowo O, Adebo O. Lung abscess: a review of three-years' experience at the University College Hospital, Ibadan. J Natl Med Assoc. 1979;71:39-43.

[47] Horio Y, Shiraishi Y, Watanabe N, Inoue S, Imanishi T, Asano K. Empyema associated with Campylobacter curvus infection. Respirol Case Rep. 2017;5:e00234. eCollection 2017 July. https://doi.org/10.1002/rcr2.234.

[48] Sokolove PE, Rossman L, Cohen SH. The emergency department presentation of patients with active pulmonary tuberculosis. Acad Emerg Med. 2000;7:1056-60.

[49] Zhai K, Lu Y, Shi HZ. Tuberculous pleural effusion. J Thorac Dis. 2016;8:E486-94. https://doi.org/10.21037/jtd.2016.05.87.

[50] Jung HW, Cho CR, Ryoo JY, Lee HK, Ha SY, Choi JH, et al. Actinomyces meyeri Empyema: a case report and review of the literature. Case Rep Infect Dis. 2015;2015:291838. https://doi. org/10.1155/2015/291838.

[51] Dere WH. Acute bronchitis: results of U.S. and European trials of antibiotic therapy. Am J Med. 1992;92:53S-7S.

[52] Woodhead MA, Macfarlane JT. Legionnaires' disease: a review of 79 community acquired cases in Nottingham. Thorax. 1986;41:635-40.

[53] Hochberg U, Elgueta MF, Perez J. Interventional analgesic management of lung cancer pain. Front Oncol. 2017;7:17. eCollection 2017. https://doi.org/10.3389/fonc.2017.00017

[54] Parish JM, Rosenow EC 3rd, Swensen SJ, Crotty TB. Pulmonary artery sarcoma. Clinical features. Chest. 1996;110:1480-8.

[55] Dursunoğlu N, Kiter G, Oztürk E, Tunç P, Colakoğlu N, Değirmencioğlu S, Yaren A. An old woman with weight loss and chest pain. Tuberk Toraks. 2010;58:85-8.

[56] Martinelli G, Vianelli N, De Vivo A, Ricci P, Remiddi C, Testoni N, et al. Granulocytic sarcomas: clinical, diagnostic and therapeutical aspects. Leuk Lymphoma. 1997;24: 349-53.

[57] Boubacar E, Atsame-Ebang G, Rabiou S, Fatimazahra A, Mazti A, Sidibé IS, et al. Thymic large cell neuroendocrine carcinoma—a rare and aggressive tumor: a case report. J Med Case Rep. 2017;11:155. https://doi.org/10.1186/s13256-017-1331-2.

[58] Webb AJ, Yassin AS, Saeed A, Yadav H, Utz JP. Mediastinal solitary fibrous tumor diagnosed by endobronchial ultrasound-directed biopsy. Am J Case Rep. 2017;18: 549-52.

[59] Allen RK, Cramond T, Lennon D, Waterhouse M. A retrospective study of chest pain in benign asbestos pleural disease. Pain Med. 2011;12:1303-8. https://doi. org/10.1111/j.1526-4637.2011.01209.x.

[60] Heinle R, Chang C. Diagnostic criteria for sarcoidosis. Autoimmun Rev. 2014;13:383-7. https://doi.org/10.1016/j.autrev.2014.01.035.

[61] Gater A, Nelsen L, Fleming S, Lundy JJ, Bonner N, Hall R, et al. Assessing asthma symptoms in adolescents and adults: qualitative research supporting development of the asthma daily symptom diary. Value Health. 2016;19:440-50. https://doi.org/10.1016/j.jval.2016.01.007.

[62] Lemire S. Assessment of clinical severity and investigation of uncomplicated gastroesophageal reflux disease and noncardiac angina-like chest pain. Can J Gastroenterol. 1997;11:37B-40B.

[63] Shapiro M, Simantov R, Yair M, Leitman M, Blatt A, Scapa E, et al. Comparison of central and intraesophageal factors between gastroesophageal reflux disease (GERD) patients and those with GERD-related noncardiac chest pain. Dis Esophagus. 2012;25:702-8. https://doi. org/10.1111/j.1442-2050.2011.01317.x.

[64] Park SH, Choi JY, Park EJ, Lee JJ, Lee S, Na JO, et al. Prevalence of gastrointestinal diseases and treatment status in noncardiac chest pain patients. Korean Circ J. 2015;45:469-72. https://doi.org/10.4070/kcj.2015.45.6.469.

[65] Nam CW, Kim KS, Lee YS, Lee SH, Han SW, Hur SH, et al. The incidence of gastroesophageal disease for the patients with typical chest pain and a normal coronary angiogram. Korean J Intern Med. 2006;21:94-6.

[66] Palios J, Clements S Jr, Lerakis S. Chest pain due to hiatal hernia mimicking as cardiac mass. Acute Card Care. 2014;16:88-9. https://doi.org/10.3109/17482941.2014.889313.

[67] Wanner GK, Nangeroni JP, Nisbet B. Large paraesophageal hiatal hernia in a patient with chest pain. J Am Osteopath Assoc. 2015;115:282. https://doi.org/10.7556/jaoa.2015.055.

[68] Ferguson HJ, Bhalerao S. Gallbladder torsion presenting as chest pain. Ann R Coll Surg Engl. 2010;92:W25-6. https://doi.org/10.1308/147870810X12659688851357.

[69] Lam S, Banim P. Massive loculated pleural effusion in a patient with pancreatic pseudocyst due to alcohol-related chronic pancreatitis. BMJ Case Rep. 2014; https://doi.org/10.1136/bcr-2014-204032.

[70] Germanovich A, Ferrante FM. Multi-modal treatment approach to painful rib syndrome: case series and review of the literature. Pain Physician. 2016;19:E465-71.

[71] Majercik S, Pieracci FM. Chest wall trauma. Thorac Surg Clin. 2017;27:113-21. https://doi. org/10.1016/j.thorsurg.2017.01.004.

[72] Freeston J, Karim Z, Lindsay K, Gough A. Can early diagnosis and management of costochondritis reduce acute chest pain admissions? J Rheumatol. 2004;31:2269-71.

[73] Marseglia GL, Savasta S, Ravelli A, Gaino TM, Burgio GR. Recurrent chest pain as the presenting manifestation of spinal meningioma. Acta Paediatr. 1995;84:1086-8.

[74] Haslock I. Ankylosing spondylitis. Baillieres Clin Rheumatol. 1993;7:99-115.

[75] Stochkendahl MJ, Christensen HW. Chest pain in focal musculoskeletal disorders. Med Clin North Am. 2010;9:259-73. https://doi.org/10.1016/j.mcna.2010.01.007.

[76] Ayloo A, Cvengros T, Marella S. Evaluation and treatment of musculoskeletal chest pain. Prim Care. 2013;40:863-87, viii. https://doi.org/10.1016/j.pop.2013.08.007.

[77] Almansa C, Wang B, Achem SR. Noncardiac chest pain and fibromyalgia. Med Clin North Am. 2010;94:275-89. https://doi.org/10.1016/j.mcna.2010.01.002.

[78] Rhew EY, Ramsey-Goldman R. Premature atherosclerotic

disease in systemic lupus erythematosus—role of inflammatory mechanisms. Autoimmun Rev. 2006;5:101-5.

[79] Chen SM, Chen JT, Kuan TS, Hong CZ. Myofascial trigger points in intercostal muscles secondary to herpes zoster infection of the intercostal nerve. Arch Phys Med Rehabil. 1998;79:336-8.

[80] Sheehan DV. Current concepts in the treatment of panic disorder. J Clin Psychiatry. 1999;60(Suppl 18):16-21.

[81] Katon WJ. Chest pain, cardiac disease, and panic disorder. J Clin Psychiatry. 1990;51(Suppl):27-30, discussion 50-3

[82] Greenberg DB, Murray GB. Hyperventilation as a variant of tardive dyskinesia. J Clin Psychiatry. 1981;42:401-3.

[83] Glombiewski JA, Rief W, Bösner S, Keller H, Martin A, Donner-Banzhoff N. The course of nonspecific chest pain in primary care: symptom persistence and health care usage. Arch Intern Med. 2010;170:251-5.

[84] Strasburger VC, Reeve A. The adolescent with chronic pains: basic principles of psychosomatic medicine. Adolesc Med. 1991;2:677-96.

[85] Balfour IC, Rao PS. Chest pain in children. Indian J Pediatr. 1998;65:21-6.

[86] Selbst SM. Consultation with the specialist. Chest pain in children. Pediatr Rev. 1997;18:169-73.

[87] Feinstein RA, Daniel WA Jr. Chronic chest pain in children and adolescents. Pediatr Ann. 1986;15:685-6, 691-4

[88] Sik EC, Batt ME, Heslop LM. Atypical chest pain in athletes. Curr Sports Med Rep. 2009;8:52-8.

[89] Gregory PL, Biswas AC, Batt ME. Musculoskeletal problems of the chest wall in athletes. Author information. Sports Med. 2002;32:235-50.

[90] Hsieh MJ, Wang KC, Liu HP, Gonzalez-Rivas D, Wu CY, Liu YH, et al. Management of acute postoperative pain with continuous intercostal nerve block after single port video-assisted thoracoscopic anatomic resection. J Thorac Dis. 2016;8:3563-71. https://doi.org/10.21037/jtd.2016.12.30.

[91] Bagger JP, Jensen BS, Johannsen G. Long-term outcome of spinal cord electrical stimulation in patients with refractory chest pain. Clin Cardiol. 1998;21:286-8.

[92] Yakovlev AE, Resch BE. Treatment of multifocal pain with spinal cord stimulation. Neuromodulation. 2012; 15: 210-3discussion 213. https://doi. org/10.1111/j.1525-1403. 2012. 00435.x.

[93] Yakovlev AE, Resch BE, Karasev SA. Treatment of cancer-related chest wall pain using spinal cord stimulation. Am J Hosp Palliat Care. 2010;27:552-6. https://doi. org/10.1177/1049909110373240.

[94] Lee AW, Pilitsis JG. Spinal cord stimulation: indications and outcomes. Neurosurg Focus. 2006;21:E3.

[95] Green CR, de Rosayro AM, Tait AR. The role of cryoanalgesia for chronic thoracic pain: results of a long-term follow up. J Natl Med Assoc. 2002;94:716-20.

第 24 章　上腹部疼痛

Upper Abdominal Pain

Ju Mizuno　Kazuo Hanaoka　著

李　赓　译　　李水清　校

缩略语

腹痛	abdominal pain	AP
腹腔神经丛阻滞	celiac plexus block	CPB
计算机断层扫描	computed tomography	CT
功能性腹痛综合征	functional abdominal pain syndrome	FAPS
胃电刺激	gastric electrical stimulation	GES
幽门螺杆菌	helicobacter pylori	H. pylori
肠易激综合征	irritable bowel syndrome	IBS
肠麻醉综合征	narcotic bowel syndrome	NBS
非甾体抗炎药	non-steroidal anti-inflammatory drug	NSAID
非处方药	over-the-counter	OTC
内脏神经阻滞	splanchnic nerve block	SNB

一、器官

上腹部有数个重要的器官，包括胃、十二指肠、肝脏、胆囊和胰腺。其中，肝脏、胆囊和胰腺是右上腹部的 3 个器官，它们协同完成消化功能。

二、诊断

诊断腹痛（abdominal pain，AP）的目标之一是排除消化道穿孔或梗阻等潜在疾病。以下方法可以帮助我们明确诊断。

• 抽血化验：可以抽取患者的血液标本进行多项检验，包括全血细胞计数以寻找贫血和感染迹象，电解质、肝肾功能化验以检查电解质异常、肝脏和肾脏疾病，以及白蛋白检验以评估患者的营养状况。

- 标准腹部X线检查：腹部X线检查有助于发现小肠或结肠的穿孔、梗阻及其他异常。
- 腹部超声检查和CT：使用X线和特殊的计算机软件重建患者胃、小肠和结肠的二维和三维图像。CT可以提供患者腹部器官的多角度视图，或有助于发现其他成像检查看不到的细节。
- 粪便化验：粪便隐血实验可识别微量血液、白细胞，并提供食物不耐受的证据。
- 上消化道内镜检查：经口及食管的上消化道内镜可以仔细检查胃和十二指肠黏膜的溃疡、炎症、感染和肿瘤。
- 结肠镜或乙状结肠镜检查：经直肠的结肠内镜和乙状结肠镜可以分别检查患者的整个结肠或后半部分结肠。
- 超声内镜：能对以前的检查无法得到明确诊断的慢性上腹痛做出成功的诊断。最常见的诊断包括胰胆管解剖异常、慢性胰腺炎和脂肪肝[1]。

三、急性上腹痛

急性上腹痛的病因包括肠内积气、急性胃炎、胃病毒、消化性溃疡、胆结石、肝脏疾病、胰腺疾病、阑尾炎、便秘和肠梗阻、憩室疾病和腹壁肌肉疼痛。

（一）肠内积气

气体自然存在于消化道中。当气体大量积聚时，会引起压力感、腹胀感或饱胀感。细菌或病毒感染、腹泻或便秘可导致剧烈的胃痛。

肠内积气引起的疼痛通常并不严重，服用非处方药（over-the-counter，OTC）对此即有帮助。积气通常会在数小时内消失，无须特殊处理。

（二）急性胃炎

胃黏膜的薄弱容易导致消化液对其造成损害和炎症，从而引起急性胃炎。急性胃炎会导致胃黏膜肿胀和疼痛。急性胃炎发病急且进展迅速，通常是由于细菌感染，如幽门螺杆菌（Helicobacter pylori，H.pylori）。有些情况会刺激胃黏膜，导致慢性胃炎。

对许多患者来说，可以通过减少酸性饮食或服用药物减少胃酸而达到缓解症状的目的。此外，服用止痛药物可以帮助缓解腹部疼痛，而保护胃黏膜的药物可以防止症状恶化。抗生素通常可以治疗细菌感染。

（三）胃病毒

胃肠炎是一种胃部病毒感染，可以引起恶心、呕吐、腹泻及上腹部不适。胃病毒感染者还可能出现头痛、肌肉疼痛和乏力。

避免暴饮暴食和仅进流食可以帮助患者停止呕吐。预防脱水至关重要，因此可考虑喝一些能补充电解质的饮料，如运动饮料，直到症状消失。肠胃炎引起的症状通常在几天内自行消失。一些特殊患者，包括免疫系统受损的患者、婴幼儿、患有肿瘤等严重疾病的患者可能需要治疗以避免脱水。

（四）消化性溃疡

消化性溃疡可伴随一种模糊且反复出现的不适，可能是食管、胃和十二指肠黏膜疼痛的结果。消化性溃疡可引起消化不良。吸烟、酗酒或服用阿司匹林、布洛芬、双氯芬酸、吲哚美辛和洛索洛芬等非甾体抗炎药的患者更易患此病。当患者进食或服用抑制胃酸药物时，疼痛通常会减轻。

（五）胆结石

急性右上腹疼痛是胆结石或胆囊炎最常见的症状[2]。右上腹压痛是最常见的体征[2]。

临床上，29.4%的患者合并肥胖[2]。胆结石是胆固醇或胆红素的硬质沉积物，可在胆囊中形成。大多数结石都是胆固醇结石[2]。通过超声检查可以发现胆结石[2]。

胆囊结石并不总是引起症状，但若结石堵塞胆管可导致剧烈疼痛，以及呕吐、疲劳和乏力。通常在患者吃了一顿高脂肪饮食后出现腹胀感或疼痛感。未经治疗的胆结石有时会阻塞胆管，影响肝脏和胰腺的功能，并导致肝脏或胰腺疼痛。因此，胆结石可能导致肝功能不全。当肝功能不全发生时，患者可能会出现黄疸，即皮肤、巩膜黄染。胆结石还可能导致严重的胰腺炎症。

可以尝试一些溶解胆结石的药物来缓解症状。但在大多数情况下，需通过手术治疗。胆囊切除术是一种安全且最有效的手术，可最终治愈症状性胆结石[2]。在没有胆囊的情况下，患者依旧可以正常生活。

（六）肝脏疾病

肝脏疾病，如急性肝炎，会较罕见地引起急性上腹疼痛。肝脏疾病的其他症状包括黄疸、深色尿液、大便发白、恶心、呕吐、疼痛进行性加剧。

（七）胰腺疾病

如果患者的疼痛来自急性胰腺炎，当患者平躺时疼痛往往更严重，而前倾时疼痛可稍缓解。大多数急性胰腺炎的发生与胆结石有关。急性胰腺炎的诊断通常基于上腹部疼痛症状、脂肪酶和淀粉酶升高，以及腹部超声检查。

治疗上需要早期积极补液、疼痛控制、营养支持和监测病情进展[3]。出现低血容量、全身炎症反应、胰腺坏死和器官衰竭的患者具有较高的死亡率、复发风险和发展为慢性胰腺炎的风险[3]。治疗包括控制疼痛和胰腺外分泌及内分泌症状，同时减少风险因素，特别是酒精摄入[3]。超过80%的病例可在几天内得到好转。

（八）阑尾炎

阑尾炎病因是阑尾感染。在阑尾炎的早期阶段，患者可能会注意到脐周钝痛，但这种疼痛可以向上腹部放射。随着感染加重，疼痛会转移到右下腹部。

在大多数情况下，通过手术切除阑尾来治疗阑尾炎。如果不进行治疗，可能会导致阑尾破裂，进而可能危及生命。

（九）肠梗阻

肠梗阻会导致食物、液体和气体难以顺利通过肠道。肠梗阻往往可引起剧烈疼痛、便秘，以及难以消化和吸收食物。除急性腹痛外，肠梗阻的症状还包括呕吐胆汁、胃胀、停止排气和剧烈的消化道痉挛。

药物、补液和止痛药通常会有所帮助。在某些情况下，可能需要通过手术来消除肠梗阻。肠梗阻是一种医疗急症，因为可能会出现肠道破裂或严重感染。

（十）憩室疾病

结肠中可能出现小袋状物称为憩室。当憩室发炎或感染时，患者可能会出现剧烈的腹痛。疼痛的部位取决于憩室的位置。益生菌和高纤维饮食通常有助于治疗憩室炎。

（十一）肌肉疼痛

轻度的肌肉损伤或痉挛可能会导致上腹部的暂时性疼痛。通过轻柔的按摩和休息通常可以缓解疼痛。一些患者还可以通过使用冷敷和热敷来缓解疼痛。

四、慢性上腹痛

当患者腹痛持续3个月以上时，可能发展成慢性腹痛。慢性腹痛被定义为持续3～6个月的持续或间歇性的腹部不适。

慢性腹痛分为器质性和功能性疼痛。器质性慢性腹痛具有明确的解剖、生理或代谢原因，也可直接起源于腹壁、神经或筋膜。功能性腹痛更常见，但诊断也更具挑战性，即使经过各种实验室检查或影像学检查也无法明确疼痛的来源。

慢性腹痛的症状包括难以描述和定位的疼痛、眩晕、疲劳、头痛、恶心等，有时疼痛不受饮食或体力活动影响，有时症状没有明显的诱因。

非特异性腹痛的年发病率为22.9/1000人。一项针对成年人群的横断面研究显示，高达25%的人曾患有腹痛。在一篇关于儿童和青少年慢性腹痛的系统回顾中，患病率为4%～53%。

慢性腹痛患者的化验结果通常正常。在基层卫生机构，慢性腹痛患者的诊断和治疗往往具有挑战性。导致慢性腹痛诊断工作困难的因素包括病史和体格检查的敏感性差、跨越多个专业的广泛鉴别诊断、通常为阴性的辅助检查。慢性腹痛可以起源于机体任何系统，如胃肠系统、泌尿系统、生殖系统或妇科系统，并且受情绪、生活经历和其他医疗问题的影响。患者的身体解读来自大脑的信号，这可能导致患者对疼痛特别敏感，如内脏高敏感性。

慢性腹痛的原因很多。可能的原因包括肠道炎症、腹部器官水肿和缺血。基层医疗机构常见的成人慢性腹痛的鉴别诊断包括胃轻瘫、功能性腹痛综合征（functional abdominal pain syndrome，FAPS）、功能性消化不良、肠麻醉综合征（narcotic bowel syndrome，NBS）、慢性胃肠炎、炎症性肠病、慢性胰腺炎、肿瘤、胃食管反流病、消化性溃疡、肠易激综合征（irritable bowel syndrome，IBS）、慢性胆结石和慢性腹壁疼痛。其他可能的病因包括尿路感染、肾结石、间质性膀胱炎、膀胱疼痛综合征、原发性痛经、子宫内膜异位症、盆腔炎，以及压力或焦虑。

完全了解患者的病情可能需要一些时间，但短期内有很多方法可以更有效地帮助患者。根据临床经验和文献综述，首先需鉴别主要的腹痛和腹壁疼痛；其次需排除器质性疾病，包括必要时考虑诊断性腹腔镜检查；若考虑为功能性慢性腹痛，需进行一线及二线药物治疗，并进一步在疼痛门诊或精神专科寻求专科治疗及护理[4]。

慢性腹痛患者的治疗可包括药物治疗。包括阿司匹林和非甾体抗炎药在内的药物可能会帮助患者改善腹痛。还需要包括抗抑郁药在内的抗焦虑药物来帮助患者缓解症状。

对于病因不明的慢性腹痛患者，有70%在慢性疼痛治疗结束时报告疼痛完全或显著缓解[5]。疼痛性质、部位、转诊时的诊断并不是缓解疼痛的预测因素。长期缓解疼痛的患者报告比例为35%。由此可见，大量病因不明的慢性腹痛患者受益于慢性疼痛的临床管理。

（一）胃轻瘫

胃轻瘫是上消化道的一种慢性衰弱性神经肌肉疾病[6]，通过识别临床症状和记录胃排空延迟可以确诊胃轻瘫[7]。胃轻瘫可能与多种潜在疾病有关，糖尿病是迄今为止最常见的原因[8]。

胃轻瘫的症状包括恶心、呕吐、上腹部疼痛、进食早期的饱腹感、餐后饱胀感、上腹胀气和体重减轻[6-8]。用^{99m}Tc标记的低脂膳食进行胃显像是诊断胃排空延迟的金标准[8]。

疼痛管理至关重要，因为近90%的患者报告有上腹部疼痛症状[6]。对于症状较轻的患者，改变饮食习惯可以改善症状[6]。胃轻瘫的治疗应包括营养状态的评估和纠正、症状的缓解、胃排空的改善，以及糖尿病患者的血糖控制。患者的营养状况应通过口服饮食调整来管理[7]。仅在补液和营养状态无法维持等少数情况下才需要肠外营养[7]。如果口服摄入不足，则需要考虑通过空肠营养管进行肠内营养[7]。

改变饮食习惯和促胃肠动力药物可以缓解大多数患者的症状[8]。其他治疗方法包括促胃肠动力和抗呕吐疗法[7]。止吐药物尚未在胃轻瘫中进行专门的测试，但可能可以缓解恶心和呕吐[7]。一些严重恶心和呕吐的患者需要抗呕吐药物[8]。其他旨在缓解症状的药物包括未经批准或超适应证用药，如多潘立酮、短期使用的红霉素，以及调节症状的中枢性抗抑郁药[7]。

由于胃轻瘫的治疗远未到达理想效果，因此提出了非常规方法和非标准药物的应用[8]。

较少有患者会因药物治疗失败而继续出现胃轻瘫的症状。此类患者或可以受益于内镜治疗、胃造口术或空肠造口术[8]。

目前批准的治疗方案，包括甲氧氯普胺和胃电刺激（gastric electrical stimulation，GES）。上述方案是基于人道主义豁免获得的批准，但并不能充分满足临床需求[7]。基于开放研究的结果[7]，GES可缓解症状，包括减少每周呕吐频率和营养补充的需求。GES可能是现有的治疗胃轻瘫的最新方法。

（二）功能性腹痛综合征

功能性腹痛综合征是一种罕见的功能性胃肠道疾病，其对医疗保健的影响很大[9]。FAPS的诊断需要症状在6个月内持续或几乎持续至少3个月。FAPS是一种令人难以忍受的疾病，伴有持续或几乎持续的腹痛[10]。FAPS并不是患者假装的，它的确会导致日常功能的丧失。

FAPS不同于其他功能性肠道疾病。疼痛与生理事件（如进食、排便和月经）之间没有或仅偶尔存在关系。FAPS不太常见，症状在很大程度上与生理事件无关，而与精神疾病的共病性更高[11]。

诊断标准只适用于识别具有严重症状的患者，因为他们往往主诉持续或几乎持续的腹痛，并因此丧失日常功能，另外可根据其与排便习惯、饮食或其他肠道相关事件的变化无关而与肠易激综合征进行鉴别[10]。

FAPS的症状不足以满足其他可以解释疼痛的胃肠功能紊乱疾病的诊断标准。从生物–心理–社会的角度来看，更佳的理解是身体症状与心理–社会因素的相互作用[9]。

没有专门针对FAPS的流行病学研究[10]。对患病率的估计为0.5%～1.7%，往往显示女性多见[10]。

关于FAPS的病理生理学机制尚未完全清楚[11]。由于FAPS或是一组异质性疾病，因此在任何一名患者都可能涉及外周神经病理性疼痛机制、内源性疼痛调节系统的改变或两者皆有[11]。FAPS的疼痛主要与中枢疼痛调节系统的功能障碍有关；然而，内脏运动性障碍或超敏反应也可能会对疼痛产生影响[9]。FAPS的病理生理特点表现出独特性，因为疼痛主要是由于对正常脏器输入信号中枢感知的放大，而不是由于腹部脏器的外周刺激增强所致[10]。

FAPS患者具有典型的临床和行为特征[9]。医学评估必须通过心理–社会评估、体格检查和谨慎、高效的手段以排除其他疾病[9]。

FAPS的诊断是基于符合罗马Ⅲ（Rome Ⅲ）诊断标准的症状[10]。在没有警示症状的情况下，只需根据阳性症状标准和长期症状史即可诊断FAPS，而不需要进行过于广泛的诊断评估[11]。

由于是功能性疾病，治疗的目的是减少痛苦和提高生存质量。治疗选择包括治疗方案包括中枢非药物和药物治疗，以及外周治疗，这些可以结合起来以增强疗效[10]。疼痛管理基于生物–心理–社会方法，以患者–医生合作治疗为基础[10]。经验性治疗可使用各类中枢作用药物，包括抗抑郁药和抗惊厥药[11]。治疗方法取决于建立有效的医患关系，设定合理的治疗目标，并使用针对患者需求的多种类医疗和行为策略[9]。药物的选择、剂量和组合受精神性疾病共病的影响[11]。心理治疗选项包括心理治疗、放松疗法和催眠[11]。难治性FAPS患者可能会受益于多学科疼痛管理方法[11]，将其转诊到多学科疼痛治疗中心可能会有所帮助[9]。

（三）功能性消化不良

功能性消化不良是一种慢性或反复发作的疼痛或不适感，主要集中于上腹部，临床和内镜检查未发现已知的器质性疾病。该病非常常见，并导致相当多的劳动力损失[12]。也可能存在与近端胃肠道相关的其他症状，如恶心、早饱和腹胀[13]。消化不良也可表现为上腹灼热感，有时也出现在口腔或喉咙。疼痛也可能感觉像是来自胸部。消化不良患者在就诊时可能出现相应的主诉，如腹痛、腹胀、胃胀、反酸和上腹部压痛[14]。消化不良大多是一种慢性复发问题[15]。频繁发作的、非常痛苦或伴有不明原因的体重减轻的消化不良可能是机体存在更严重问题的预兆。慢性消化不良是指其症状持续存在3个月或更长时间[13]。

消化不良在西方国家非常常见，10%～40%的人口在近1年之内会经历上腹痛或不适感[15]。流行病学研究尚未令人信服地证明幽门螺杆菌与非溃疡性消化不良之间存在关联[13]。

症状可能与进食有关，也可能与之无关[13]。症状通常出现在胃酸过多的情况下，这可能发生在食用高酸性食物之后。消化不良也可由消化性溃疡、胃酸反流甚至胃癌引起，但不太常见。

超过一半的慢性消化不良患者没有消化性溃疡、其他局部病变或系统性疾病的证据，并被诊断为非溃疡性或功能性消化不良[13]。非溃疡性消化不良是一种异质性综合征[13]。有学者提出，该综合征可细分为多个症状集群，这表明可能存在潜在的致病机制[13]。这些分类包括类溃疡性消化不良、运动障碍性消化不良和反流性消化不良[13]。类溃疡性消化不良表现为典型的消化性溃疡症状。运动障碍型消化不良表现为恶心、早饱、腹胀和打嗝等症状，提示胃排空延迟或小肠运动障碍。反流型消化不良表现为胃灼热或反酸，伴有上腹痛或不适。

非溃疡性消化不良的病因尚未确定，尽管它可能是一种多因素性疾病[13]。胃肠运动障碍在某些消化不良患者中起关键作用，但可能无法解释大多数患者的症状[13]。其他潜在的病因机制，如胃酸分泌增加、心理因素、生活事件应激和饮食因素，尚未被证实是非溃疡性消化不良的原因[13]。

无溃疡的消化不良，即非溃疡性消化不良，在人群中至少有2倍于消化性溃疡的患者被诊断为该病[16]。可能出现类似症状的疾病包括胃食管反流、胆道疾病、慢性胰腺炎和肠易激综合征[16]。仔细的病史和体格检查，辅以特定的检验检查，通常可以得出正确的诊断[16]。非溃疡性消化不良的发病机制尚不清楚。胃酸分泌、十二指肠胃反流、心理因素、环境暴露和遗传因素可能并不起主要作用[16]。

一些患者可能有胃肠运动障碍，但这些障碍是否会导致消化不良尚不清楚[16]。幽门螺杆菌感染及相关胃炎、慢性十二指肠炎在非溃疡性消化不良中很常见，但其病因作用存在争议[16]。

持续1个月以上的慢性消化不良患者应评估是否存在警示症状[14]。对消化不良患者的评估包括综合的病史和体格检查[14]。消化不良的鉴别诊断最好采用解剖学方法[14]。虽然病史采集在做出准确诊断方面有其局限性，但它在指导后续检验检查的选择方面是有用的。警示症状需要进行上消化道内镜检查，因为这些征象可能提示恶性肿瘤[14]。对于所有出现警示症状的患者，包括50—55岁后首次出现症状的患者，都有必要及时进行消化内镜检查[15]。而对于其他患者，消化内镜检查不太可能有助于医疗管理[15]。

对于有症状而无器质性病理学证据的患者，需要考虑功能性消化不良和腹痛的其他原因[14]。参与治疗消化不良患者的医生需要了解目前的幽门螺杆菌流行病学情况[15]。在没有警示症状的患者中，如果本地幽门螺杆菌感染率较高，则幽门螺杆菌检测–治疗策略最具效益[14]。幽门螺杆菌感染的检测可分为无创检测和微创检测[14]。当前条件下的最佳方法是检测–治疗策略是指对幽门螺杆菌进行无创检测，如果存在感染，则进行治疗[15]。近期研究中显示，消化不良患者中幽门螺杆菌的感染率为28%～61%[15]。随着幽门螺杆菌流行性的持续下降，所使用的非侵入性幽门螺杆菌检测的准确性需要更高，尿素呼气试验是首选，粪便抗原检测也是一种合理的替代方法[15]。

治疗的首要任务是让患者确信他们没有严重的疾病[12]。患者认识到非溃疡性消化不良的异质性，可以进行更合理的治疗[16]。非处方药在治疗暂时性消化不良方面非常有效。但很少有药物能产生特效，药物的选择取决于哪些症状占主导地位[12]。许多不同的抗生素联合疗法均可用于根除幽门螺杆菌感染，如三联疗法、四联疗法、基于左氧氟沙星的疗法、序贯疗法、伴随疗法、益生菌与根除疗法[14]。

因为对其发病机制知之甚少，非溃疡性消化不良的治疗很困难，并且易因安慰剂反应率高而混淆[13]。在获得更多数据之前，治疗方案针对上述临床分组似乎是合理的[13]。抗酸药在非溃疡性消化不良中并不比安慰剂更有效，尽管具有反流性或溃疡样症状的非溃疡性消化不良患者可能对H_2受体拮抗药有反应[13]。虽然已经推荐使用抗酸药或H_2受体拮抗药进行经验性治疗，但大多数对照试验表明，尽管这些物质可以减轻症状的严重程度，但在非溃疡性消化不良中，它们并不比安慰剂更有效[16]。在许多情况下，这些药物并没有明显优于安慰剂[13]。

相比疼痛、腹胀或恶心为主要症状的患者，

促胃肠动力药物可能对表现为腹部不适感的患者最为有益，而抗胃酸分泌药物对上腹部疼痛为主的患者最为有利[12]。促胃肠动力药物似乎是有效的，可能对运动障碍性和反流性消化不良患者最有用[13]。

在许多研究中，铋剂对幽门螺杆菌患者的疗效优于安慰剂，但这些研究存在一些缺陷，并且其他研究报道了与之相矛盾的发现[13]。硫糖铝在一项研究中被证明优于安慰剂，但另一组研究人员未证实这一发现。

如果患者的幽门螺杆菌呈阴性，并且根除幽门螺杆菌后仍有症状持续，则使用抗胃酸分泌药物进行经验性治疗是合理的[15]。在消化不良人群中幽门螺杆菌的感染率非常低，即低于10%，此时对患者进行幽门螺杆菌的无创检测是没有意义的，第一步应该是抗胃酸分泌药物进行经验性治疗[15]。消化内镜检查仅适用于根除幽门螺杆菌失败的患者[15]。

功能性消化不良最好采用多方面的治疗方法进行综合管理，包括建立良好的医患关系、饮食和生活方式干预、药物治疗、心理治疗和精神药物的使用[14]。

（四）肠麻醉综合征

慢性或频繁复发的腹痛可以使用麻醉药物进行治疗。当麻醉药物剂量减少时疼痛明显加重，而重新使用麻醉药则会有所改善。肠麻醉综合征（NBS）是阿片类肠功能障碍综合征的一个亚组，其特征是慢性或频繁复发的腹痛，随着麻醉药物剂量的持续或增加而恶化[17]。随着阿片类药物应用的增加，人们对其不良后果的认识也增加了，这就包括NBS[18]。疼痛发作的频率、持续时间和强度都呈递增趋势。NBS患者易出现精神疾病共病、灾难性疾病和残疾，这意味着还必须考虑这一人群中的共病药物滥用[18]。

疼痛的性质和强度不能用当前或先前的胃肠相关诊断来解释。NBS应与阿片类药物对胃肠动力和分泌的影响导致的阿片类药物诱导性肠病区分开来[18]。NBS可发生在先前没有胃肠道疾病病史的患者，也可在手术或急性疼痛问题后接受高剂量阿片类药物的患者，以及由不知道阿片类药物痛觉过敏作用的医生治疗的功能性胃肠疾病或其他慢性胃肠疾病的患者[17]。

相比之下，NBS的机制可能是中枢介导的，包括神经胶质细胞激活、背角的双峰阿片类调节、疼痛的下行易化和谷氨酰胺能系统[18]。疼痛感知增强的证据基于以下几个方面：①双峰阿片类调节系统内兴奋性镇痛通路的激活；②延髓头端腹侧疼痛的下行易化，以及强啡肽和胆囊收缩素激活的疼痛易化；③神经胶质细胞的活化导致吗啡耐受并增强阿片类药物诱导的疼痛[17]。

NBS目前尚未被充分认识，并可能变得更加普遍[17]。这可能是由于慢性非恶性疼痛随着麻醉性镇痛药物的使用增加和围绕其使用的治疗不适应性相应增加的结果[17]。

尽管阿片类药物的剂量持续或增加，但腹痛仍不能完全控制，据估计，慢性服用阿片类物质的患者中有4.2%～6.4%发生NBS[18]。

阿片类药物戒断试验可以使绝大多数患者完全戒断，疼痛症状减轻[17]。然而，尽管疼痛有所改善，但约半数患者在3个月内重新恢复使用阿片类药物[17]。需要改进策略来确定对戒断有反应且不会再服用阿片的患者[17]。精神障碍和药物滥用障碍是戒断后的持久反应，应积极寻找并行相应治疗[17]。

有效的医患关系至关重要[17]。治疗包括早期识别该综合征，建立有效的医患关系，根据特定的戒断计划逐步减少麻醉药物的剂量，并通过药物以减少戒断反应症状[18]。

（五）慢性胃肠炎

慢性胃肠炎的病因包括克罗恩病、自身免疫系统疾病、结节病、过敏，以及免疫缺陷患者的病毒感染。当急性胃炎转为慢性时，诊断和治疗潜在的病因可以帮助缓解症状。

（六）慢性胰腺炎

慢性胰腺炎是胰腺的炎症，可引起上腹部疼痛[19]。慢性胰腺炎是一种不可逆的胰腺纤维炎性疾病[20]，其与遗传易感性和反复损伤有关[3]。

慢性胰腺炎表现为反复发作的上腹痛，伴有胰腺外分泌功能不全引起的吸收障碍，以及随着糖尿病的发展而出现的内分泌缺陷[20]。慢性胰腺炎的进展会导致不可逆的后果，与之相关的住院治疗增加会造成患者的高经济负担[20]。早期诊断慢性胰腺炎仍然具有挑战性，因此慢性胰腺炎发病率被认为是低估的[20]。

保守治疗在大多数慢性胰腺炎患者中是可行且有效的[19]。更好地认识与慢性胰腺炎相关的风险因素有助于早期诊断。结合多学科治疗方法，最终目的是减少相关并发症的发生[20]。

（七）癌性疼痛

癌症治疗的每一步都会遇到疼痛[21]。阿片类药物是癌性疼痛治疗的主要方法[21]。然而，新的治疗药物组合增加了辅助镇痛药物[21]。这些辅助镇痛药包括加巴喷丁、普瑞巴林、三环类抗抑郁药、度洛西汀、文拉法辛、皮质类固醇、双膦酸盐、N- 甲基 -D- 天冬氨酸拮抗药和大麻素等[21]。

五、儿童腹痛

许多儿童病例显示，慢性腹痛严重破坏了患儿正常的生活方式和学校教育[22]。该类疼痛的评估和管理取决于潜在器质性疾病的识别，如慢性感染、腹腔疾病或炎症性肠病，但要避免不必要的侵入性调查[22]。对于那些患有功能性肠道疾病的患儿，治疗的目的是安抚、恢复正常生活和控制症状[22]。复发性腹痛就可能是一种功能性障碍疾病[22]。认知行为疗法和家庭治疗等心理干预是有效的，可以减少症状并提高入学率[22]。

六、神经阻滞

交感神经阻滞在许多方面都有助于缓解慢性疼痛。

（一）腹腔神经丛阻滞

慢性上腹痛是各种恶性和良性疾病的并发症，包括胰腺癌和慢性胰腺炎，如果症状存在，可能会导致生存质量降低和死亡率升高[23]。源自上腹部内脏的疼痛通过腹腔神经丛传导，腹腔神经丛是位于腹腔干根部腹膜后的自主神经丛[23]。腹腔神经节在上腹部疾病，特别是慢性胰腺炎和胰腺癌的疼痛管理中起着重要作用[24]。

在神经丛水平上的直接干预，称为腹腔神经丛阻滞（celiac plexus block，CPB）或神经毁损术（取决于注射药物种类），这种微创治疗已被证明可减少疼痛、改善功能和减少阿片类药物的依赖[23]。CBP 适用于腹腔内由腹腔神经丛支配器官的肿瘤所引起的疼痛。

CPB 的适应证包括急性胰腺炎、胰腺癌和上腹部内脏癌性疼痛[25]。使用 CPB 缓解上腹部恶性肿瘤引起的顽固性疼痛已得到广泛证实[26]。CPB 和神经毁损术是治疗慢性上腹痛的安全和有效方法，在出现此类症状的患者中应尽早考虑[23]。CPB 也可作为内脏切除术后疼痛管理的一种补充性治疗选择[24]。

CPB 的各种经皮技术已被报道。无论采用何种方法，通过适当的术前规划、CT 引导的使用和术后护理，并发症的发生率和严重程度已较低，成功率较高[23]。超声内镜引导下腹腔注射和经皮腹腔神经丛阻滞已被大量研究，是目前使用的两种重要方法[24]。

腹腔神经丛毁损技术可以提供镇痛，并减少上腹部晚期肿瘤（主要是胰腺癌）患者的吗啡用量，进而减少阿片类药物带来的不良反应[27]。干预的主要好处可能是减少阿片类药物依赖性和阿片类药物相关不良反应，从而提高生存质量[23]。据报道，70%～90% 的患者疼痛得到显著缓解，从而减少了阿片类药物的使用和阿片类药物相关不良反应的发生[26]。

CPB 镇痛效果的可靠性很高[27]。疼痛缓解的持续时间各不相同，但大多数患者经历了相对无痛的死亡[26]。CPB 是一种相对安全的操作，虽然有一些常见的不良反应（如腹泻、低血压和局部疼痛），但这些大多是暂时的[26]。然而，包括截瘫在内的严重并发症亦有报道[26]。

（二）内脏神经阻滞

胸部内脏神经在上腹部疾病，特别是慢性胰腺炎和胰腺癌的疼痛管理中起重要作用[24]。内脏神经切除和热凝术是目前常用的两种内脏切除术的衍生术[24]。在CT引导下经椎间盘入路的内脏神经阻滞术（splanchnic nerve block，SNB）可提供镇痛，并减少已无法切除的上腹部或食管下段肿瘤患者的吗啡用量，进而减少镇痛药物的不良反应[28]。SNB镇痛效果的可靠性高，严重并发症发生率低。

七、团队协作

通过使用团队协作的方式，可以提供细致的护理，帮助患者获得疼痛缓解[29]。治疗方法可能包括放松技巧、行为疗法、医学营养疗法、疼痛管理、压力管理、替代疗法（如针灸）。包括呼吸练习在内的特殊方法可以帮助患者在家里自己进行，从而帮助腹部肌肉放松。认知行为疗法和心理疗法有助于减轻他们的焦虑，患者可以专注于疼痛之外的其他事情。与胃肠道营养膳食专家的合作，他们可以专门研究胃肠道疾病，并帮助患者找到避免胃部不适的食物。胃肠道疼痛诊所的专家通过提供创新方法，解决了患者疼痛的根源。为了给肿瘤患者提供最佳治疗，疼痛科医生、肿瘤科医生和外科医生之间的合作变得至关重要[29]。已经证实麻醉技术和镇痛药物可以最大限度地减少围术期炎症。

参考文献

[1] Thompson MB, Ramirez JC, De La Rosa LM, Wood AS, Desai S, Arjunan A, Song J, Erickson RA. Endoscopic ultrasound in the evaluation of chronic upper abdominal pain of unknown etiology: a retrospective chart review examining the efficacy of EUS in determining a new diagnosis. J Clin Gastroenterol. 2015;49(2):e17-20. https://doi.org/10.1097/MCG.0000000000000174.

[2] Ersumo T. Gallstone disease in a teaching hospital, Addis Ababa: a 5-year review. Ethiop Med J. 2006;44(1):49-59.

[3] Walling A, Freelove R. Pancreatitis and pancreatic cancer. Prim Care. 2017;44(4):609-20. https://doi.org/10.1016/j.pop.2017.07.004.

[4] Camilleri M. Management of patients with chronic abdominal pain in clinical practice. Neurogastroenterol Motil. 2006;18(7): 499-506.

[5] McGarrity TJ, Peters DJ, Thompson C, McGarrity SJ. Outcome of patients with chronic abdominal pain referred to chronic pain clinic. Am J Gastroenterol. 2000;95(7):1812-6.

[6] Navas CM, Patel NK, Lacy BE. Symptomatic management of gastroparesis. Gastrointest Endosc Clin N Am. 2019;29(1):55-70. https://doi.org/10.1016/j.giec.2018.08.005.

[7] Camilleri M, Parkman HP, Shafi MA, Abell TL, Gerson L; American College of Gastroenterology. Clinical guideline: management of gastroparesis. Am J Gastroenterol. 2013;108(1):18-37; quiz 38. https://doi.org/10.1038/ajg. 2012.373.

[8] Stanciu GO. Gastroparesis and its management. Rev Med Chir Soc Med Nat Iasi. 2001;105(3):451-6.

[9] Drossman DA. Functional abdominal pain syndrome. Clin Gastroenterol Hepatol. 2004;2(5):353-65.

[10] Sperber AD, Drossman DA. Review article: the functional abdominal pain syndrome. Aliment Pharmacol Ther. 2011;33(5):514-24. https://doi.org/10.1111/j.1365-2036. 2010.04561.x.

[11] Clouse RE, Mayer EA, Aziz Q, Drossman DA, Dumitrascu DL, Mönnikes H, Naliboff BD. Functional abdominal pain syndrome. Gastroenterology. 2006;130(5):1492-7.

[12] Hu WH, Talley NJ. Functional (non-ulcer) dyspepsia: unexplained but not unmanageable. Med J Aust. 1998;168(10):507-12.

[13] Talley NJ. Non-ulcer dyspepsia: myths and realities. Aliment Pharmacol Ther. 1991;5(Suppl 1):145-62.

[14] Wee EW. Evidence-based approach to dyspepsia: from Helicobacter pylori to functional disease. Postgrad Med. 2013;125(4):169-80. https://doi.org/10.3810/pgm.2013.07.2688.

[15] Thijs JC, Kleibeuker JH. The management of uninvestigated dyspepsia in primary care. Minerva Gastroenterol Dietol. 2005;51(3):213-24.

[16] Talley NJ, Phillips SF. Non-ulcer dyspepsia: potential causes and pathophysiology. Ann Intern Med. 1988;108(6):865-79.

[17] Kurlander JE, Drossman DA. Diagnosis and treatment of narcotic bowel syndrome. Nat Rev Gastroenterol Hepatol. 2014;11(7):410-8. https://doi.org/10.1038/nrgastro.2014.53.

[18] Grunkemeier DM, Cassara JE, Dalton CB, Drossman DA. The narcotic bowel syndrome: clinical features, pathophysiology, and management. Clin Gastroenterol

Hepatol. 2007;5(10):1126-39, quiz 1121-2.

[19] Pongprasobchai S, Manatsathit S. Natural course of abdominal pain in chronic pancreatitis with intermittent (type A) pain after conservative treatment. J Med Assoc Thai. 2009;92(Suppl 2):S43-8.

[20] Jalal M, Campbell JA, Hopper AD. Practical guide to the management of chronic pancreatitis. Frontline Gastroenterol. 2019;10(3):253-60. https://doi.org/10.1136/flgastro-2018-101071.

[21] Esin E, Yalcin S. Neuropathic cancer pain: what we are dealing with? How to manage it? Onco Targets Ther. 2014;7:599-618. https://doi.org/10.2147/OTT.S60995.

[22] Bremner AR, Sandhu BK. Recurrent abdominal pain in childhood: the functional element. Indian Pediatr. 2009;46(5):375-9.

[23] Cornman-Homonoff J, Holzwanger DJ, Lee KS, Madoff DC, Li D. Celiac plexus block and neurolysis in the management of chronic upper abdominal pain. Semin Intervent Radiol. 2017;34(4):376-86.

[24] Loukas M, Klaassen Z, Merbs W, Tubbs RS, Gielecki J, Zurada A. A review of the thoracic splanchnic nerves and celiac ganglia. Clin Anat. 2010;23(5):512-22. https://doi.org/10.1002/ca.20964.

[25] Chaturvedi A, Dash HH. Sympathetic blockade for the relief of chronic pain. J Indian Med Assoc. 2001;99(12):698-703.

[26] Chambers PC. Coeliac plexus block for upper abdominal cancer pain. Br J Nurs. 2003;12(14):838-44.

[27] Yang FR, Wu BS, Lai GH, Wang Q, Yang LQ, He MW, Ni JX. Assessment of consecutive neurolytic celiac plexus block (NCPB) technique outcomes in the management of refractory visceral cancer pain. Pain Med. 2012;13(4):518-21. https://doi.org/10.1111/j.1526-4637.2012.01332.x.

[28] Plancarte R, Guajardo-Rosas J, Reyes-Chiquete D, Chejne-Gómez F, Plancarte A, GonzálezBuendía NI, Cerezo-Camacho O, Lee A, Medina-Santillan R. Management of chronic upper abdominal pain in cancer: transdiscal blockade of the splanchnic nerves. Reg Anesth Pain Med. 2010;35(6):500-6. https://doi.org/10.1097/AAP.0b013e3181fa6b42.

[29] Gudaitytė J, Dvylys D, Šimeliūnaitė I. Anaesthetic challenges in cancer patients: current therapies and pain management. Acta Med Litu. 2017;24(2):121-7. https://doi.org/10.6001/actamedica.v24i2.3493.

第 25 章　中枢性疼痛

Central Pain

Marc Korn　Mary Leemputte　Dost Khan　著
陈蓓迪　译　　穆　荣　校

一、引起疼痛的原因

中枢性疼痛可由多种中枢神经系统病变引起，包括血管损伤、感染、外伤、肿瘤或脱髓鞘疾病；然而，它最常发生在脑卒中、多发性硬化症和脊髓损伤的情况下。

（一）脑卒中

脑卒中被认为是中枢性疼痛的最常见原因。每年，大约有 795 000 人经历新发或复发的脑卒中[1]。据估计，其中 87% 是缺血性脑卒中，13% 是出血性。虽然大多数脑卒中后中枢性疼痛（central post-stroke pain，CPSP）发生在缺血性脑卒中之后（这可能是由缺血性脑卒中的患病率较高所致），但据估计，缺血性和出血性脑卒中引起 CPSP 的风险是相似的。尽管慢性脑卒中后疼痛见于 8%～14% 的脑卒中患者，但它是最容易被忽略的脑卒中相关并发症之一[2, 3]。

一项基于人群的前瞻性研究评估了 297 名脑卒中患者，发现有 32% 的患者在 4 个月后出现严重疼痛，在 16 个月后降至 21%。研究发现，脑卒中发生 16 个月后的疼痛强度与女性、较低的老年抑郁量表得分、较好的简易精神状态检查得分、较高的糖化血红蛋白水平有关[3]。

一般来说，CPSP 通常在脑卒中发作后 6 个月内发生。一项对丘脑卒中后 CPSP 的回顾性研究发现，36% 的患者在 1～3 个月内出现疼痛，12% 在 3～6 个月内出现疼痛，6% 在 6～12 个月内出现疼痛，11% 在 12 个月后出现疼痛[4]。

就脑卒中部位而言，丘脑（尤其是右侧）和外侧延髓卒中的 CPSP 发生率最高。Dejerine-Roussy 综合征于 1906 年被描述为一种表现为严重对侧疼痛的丘脑疼痛综合征[5]。丘脑脑卒中占所有 CPSP 病例的 25%～33%[6]。外侧延髓的脑卒中会影响脊髓丘脑束和三叉神经丘脑束，导致同侧面部和对侧身体的痛觉、温度觉的变化。右侧丘脑卒中的 CPSP 患病率高可能是由于右侧大脑半球在疼痛处理方面更为突出。

（二）脊髓损伤

脊髓损伤（spinal cord injury，SCI）是另一种常见的中枢性疼痛的原因，通常见于相对年轻的患者（受伤时的平均年龄为 42 岁）。患者通常为男性（80%），损伤通常是由机动车事故、跌倒或暴力创伤引起。SCI 的发病率约为每年 17 000 例[7]。与 SCI 相关的疼痛可以根据损伤部位进行分类。发生在脊髓损伤水平以下的神经病理性疼痛被归类为中枢性疼痛。而对于发生在损伤水平的疼痛，在涉及神经根时被分类为周围性疼痛，在涉及背角时被称为中枢性疼痛。

研究表明，SCI 后疼痛的患病率为 65%～80%[8-10]。进一步的研究表明，在 12 个月的随访中，31% 的患者在损伤水平处，31% 的患者在损伤水平以下出现 SCI 后疼痛，尽管在损伤水平以下的疼痛可能需要长达 2 年的时间才会发生[11]。

肌肉骨骼疼痛是 SCI 患者中最常见的疼痛类型，但这种疼痛通常不那么严重。在一项针对 SCI 患者的纵向研究中，73 名患者中有 59 名（81%）在 SCI 发生后 5 年出现疼痛；其中，59% 出现肌肉骨骼疼痛，41% 为受伤水平（节段性）的神经病理性疼痛，34% 为低于受伤水平的神经病理性疼痛，5% 为内脏痛[9]。在该研究中，患者将疼痛列为与 SCI 相关的第三大令人困扰的并发症（仅次于活动能力下降和性功能减退）[9]。虽然神经病理性疼痛不太常见，但它通常很严重，并导致对患者生活行为的明显受限。SCI 相关的疼痛，尤其是神经病理性疼痛，通常会随着时间的推移而恶化[11]。

（三）多发性硬化症

多发性硬化症（multiple sclerosis，MS）是一种自身免疫性脱髓鞘疾病，由于斑块堆积导致大脑和脊髓功能障碍。该疾病有多种不同表现形式。最常见的是复发 – 缓解型 MS，表现为间歇改善，以及恶化的亚急性神经功能缺损。渐进型 MS 表现为神经功能缺损逐渐恶化而没有明显的发作。无论疾病亚型如何，疾病造成的残疾都是渐进性的，并且慢性疼痛很常见，其患病率为 29%～80%[12, 13]。

在 MS 患者中可以看到多种不同类型的疼痛。疼痛是一些 MS 患者（5%～23%）的最初症状之一，包括三叉神经痛和中枢性疼痛。这些患者已被证明有更高的可能性发展为慢性疼痛[14]。Lhermitte 征是一种颈部屈曲时出现的阵发性射击样疼痛，多见于 MS 患者。它通常与颈椎中的急性或亚急性脱髓鞘斑块有关。这种标志性症状与脊柱后柱的功能障碍有关。另外，中枢神经病理性疼痛与脊髓丘脑束的功能障碍有关。

MS 患者中，中枢神经病理性疼痛可能会发生身体的多个不同部位，这取决于整个中枢神经系统的受累情况。中枢性疼痛在复发缓解型 MS 患者中更为常见。在残疾程度较高和病程较长的 MS 患者中也更常见[14]。

中枢性疼痛的病理生理学基础是由于中枢疼痛通路（尤其是脊髓 – 丘脑 – 皮质通路）受到刺激和损伤。该通路的病变会导致外侧丘脑的过度活跃。

中枢神经系统病变导致去神经支配，以及残存轴突的敏化和过度兴奋。在 CPSP 患者中，外侧丘脑的损伤可导致丘脑腹侧后外侧核的 GABA 能神经元功能紊乱。当输入信息通过残存的感觉神经元向皮层上行时，便会导致疼痛的产生。已在 CPSP 患者的丘脑内发现异常的阵发性电活动，这被推测为疼痛的主要原因。在 SCI 中，由于来自损伤水平轴突的慢性伤害性信号，这会引起神经元的异常放电，进而导致中枢敏化。

静脉注射利多卡因对 SCI 和 CPSP 的疗效表明，中枢性疼痛可能部分由钠离子通道介导。MS 病变也会导致钠通道的产生增加。N– 甲基 – 天门冬氨酸等兴奋性氨基酸也可能在传导外周信息到丘脑核的过程中发挥重要作用[15]。因此，静脉注射氯胺酮已被证实可以减轻这些患者的疼痛。此外，起源于蓝斑的去甲肾上腺素和来自中缝背核的血清素能通路可能对丘脑核具有直接的兴奋作用[16]。最后，一项 PET 研究表明，CPSP 患者的丘脑、岛叶、前扣带回和次级感觉皮层中的阿片受体结合显著降低。研究人员推测，这种结合的减少可能是由内源性释放增加、受体内化或失调、神经元丢失的增加所致[17]。

二、症状和体征

中枢性疼痛的患者可能会出现自发性或诱发性症状。自发性疼痛可以是持续或阵发性的。而诱发性疼痛可能是由伤害性或非伤害性刺激引起。关于疼痛的特点，患者经常主诉为酸痛、烧灼痛、撕裂痛、刺痛、挤压痛和跳痛。包括触摸、温度、压力或运动在内的刺激都会加剧疼痛。患者经常会出现痛觉超敏、痛觉过敏和感觉迟钝。

在 CPSP 患者中，2/3 存在针刺觉、温度觉和触觉受损。振动觉和本体感觉的障碍则不太常见。疼痛最常发生在手臂，较少发生在腿部、躯干或面部。其他神经功能缺陷，包括偏瘫、共济失调和手足舞蹈徐动症，可能见于多达 60% 的 CPSP 患者[2]。疼痛通常出现在脑卒中发生的对侧，但也可以出现迟发的同侧症状[18]。在外侧延髓卒中的患者中，CPSP 可能伴有声音嘶哑、吞咽困难、同侧 Horner 综合征和前庭症状。这些患者通常会出现同侧面部和对侧身体的症状[19]。

三、诊断

对于已知有脑卒中、多发性硬化症和脊髓损伤病史的患者，应考虑中枢神经病理性疼痛的诊断，特别是患者可能会感到异常的寒冷、灼痛、痒感、针刺感、刺痛、挤压感、跳痛和刀割样不适。

神经病理性疼痛问卷已经被开发和建立，并用于筛查具有此类症状的患者，包括神经病理性疼痛问卷和 Leeds 神经病理性症状和体征。这些工具表现出 70%～80% 的敏感性，并尝试根据感觉描述和功能状态来评估患者。神经病理性疼痛患者通常会表现出痛觉超敏和痛觉过敏。尽管仅影响 15%～50% 的神经病理性症状患者，但这些发现对神经性病因是具有特异性的。

然而，这种方法仅对诊断一般的神经病理性疼痛有帮助。由于症状可能重叠，因此区分中枢神经病理性疼痛与周围神经病显得非常重要，因为它们的病因和治疗选择可能不同。为了诊断中枢神经病理性疼痛，症状必须与中枢神经系统损伤区域一致。由于中枢神经病理性疼痛是由脊髓背侧 – 丘脑束功能障碍引起的，因此患者还必须经历明显的感觉缺陷。为此，临床医生可以使用日常办公仪器（如微丝和温度滚轮）评估针刺和温度变化。即使对于最熟练的临床医生来说，将其与 T_8 脊髓损伤后出现的全身广泛感觉缺陷区分开来也特别困难。

因为中枢神经系统受损的患者可能同时出现多种疼痛症状，所以确定准确的诊断过程变得复杂。例如，曾经患有脑卒中、脊髓损伤或多发性硬化症的患者可能会出现神经病理性疼痛、肌肉骨骼疼痛和内脏疼痛的组合症状。临床医生在评估这些疾病的患者时必须采用全面的方法，考虑患者的整体情况。这些患者可能会经历肌肉骨骼活动障碍、痉挛、长期疼痛后的中枢敏化等症状，这些症状可能与中枢神经病理性疼痛非常相似。

同样，肌肉骨骼疾病在该患者群体中也很常见，也可能表现为受累肢体的烧灼痛。由于这些患者可能会遭受肢体不活动和长期的制动，因此这种情况尤其常见。

中枢神经系统损伤引起的痉挛通常表现为受累肢体对运动的僵硬阻力，这种情况下，疼痛可能会自然而然地发生。中枢神经病理性疼痛可能也表现为痛性痉挛，但同时还需要伴随着感觉处理方面的障碍。因此，如果体格检查表明患者脑卒中后单侧上肢紧张、灼热和僵硬的影响，尤其是在快速被动运动时肌张力增加，那么可明确诊断痉挛。然而，为了满足中枢神经病理性疼痛的定义，患者还需要同时存在触觉及温度觉异常。

进一步区分中枢神经病理性疼痛和中枢敏化非常重要。当中枢敏化时，周围神经损伤引起慢性传入信号。这种重复的神经活动导致中枢伤害性通路的活化，从而引起痛觉超敏和痛觉过敏。中枢神经病理性疼痛与中枢敏化的症状可能有相当大的重叠，而那些患有中枢神经系统损伤的患者可能也同时忍受着周围神经病变。例如，慢性下肢不活动可能会促进上肢神经压迫和过度使用损伤。因此，准确的诊断需要详细了解患者的病史，包括对 CT 和 MRI 检查报告的全面分析。

四、一般治疗

一旦确诊为了中枢神经病理性疼痛，应与患者全面讨论治疗方案。没有一种药物或手术干预被证明可以完全改善症状。管理患者对疗效的预期也是治疗的重要部分，因为即使进行多种模式的联合治疗，也可能无法完全解决患者的疼痛。

然而，研究表明数字疼痛等级量表可用于临床疗效的评估，即使在10分制量表上有2分的改善也可能具有临床意义。尽管已有临床试验试图确定对周围神经疾病有效的治疗方案，但想要将这些结果用于中枢性疼痛的治疗需要广泛的外推。这是非常困难的，因为病理生理学和临床过程可能会因为不同的病因而有所不同。干预措施应根据中枢性疼痛的病因进行个性化处理，因为多项研究表明，不同类型的中枢神经系统损伤对相同的干预会产生不同的结果。

（一）药物治疗

患有脊髓损伤、多发性硬化症和脑卒中后综合征的患者通常经历复杂的住院过程，需要大量药物治疗。考虑到这一点，应该避免让有心理、身体和认知并发症风险的患者盲目，服用多种药物。

尽管如此，仔细研究文献后发现，通常需要联合多种模式的治疗方法来减轻患者的症状。常见的治疗方案通常首先采用那些在周围神经病治疗中行之有效的药物，包括抗惊厥药加巴喷丁、普瑞巴林和拉莫三嗪。抗癫痫药被认为通过阻断钠和钙通道、增强γ-氨基丁酸的抑制作用和降低谷氨酸传递的兴奋作用来降低神经元的兴奋性。

然而，综合研究表明，在选择治疗方案时必须考虑中枢性疼痛的病因。例如，对于中枢性脑卒中后疼痛，普瑞巴林和加巴喷丁的作用尚有争议，但拉莫三嗪和阿米替林对疼痛症状有明确的改善。对于脊髓损伤后疼痛，普瑞巴林和拉莫三嗪均具有改善作用。而对于多发性硬化症，不同抗癫痫治疗方案的效果也并不统一。

抗抑郁药长期以来一直被用于神经病理性疼痛的治疗。一般来说，三环类抗抑郁药被认为通过抑制去甲肾上腺素和5-羟色胺的前突出摄取，增强N-甲基-D-天门冬氨酸受体和离子通道的阻滞作用来调节疼痛反应。它们还可能在组胺、毒蕈碱和阿片受体方面发挥调节作用。然而，需要进行更多的研究来确定哪些抗抑郁药适用于中枢性疼痛。度洛西汀已被证明可以改善多发性硬化症患者的疼痛症状。许多患有中枢性神经病理性疼痛的患者合并有情绪障碍。由于精神状态和疼痛阈值之间复杂的相互作用，通常很难区分抗抑郁药本身对中枢性疼痛的改善作用。

（二）手术干预

最近，神经调控作为一种针对难治性疼痛症状的干预方法变得越来越普遍。除了抑制性神经元输出信号减少外，中枢神经病理性疼痛还涉及病理性传入信号。考虑到这一点，神经调节试图通过阻断伤害感受信号同时刺激那些曾经提供有效传出抑制的区域来恢复体内平衡。

损伤疗法是一组旨在中断中枢神经病理传入的干预措施。历史上该疗法包括联合切除术，即切开跨越中线的脊髓纤维。背根入髓区损伤疗法涉及使用射频手术切断脊髓纤维。通过脊髓切开术，在受累疼痛区域对侧的外侧脊髓丘脑束通路水平完成损伤离断。然而，随着时间的推移，这些损伤手段对疼痛的缓解作用可能会受到限制，因为疼痛通常会在数年后复发。

神经调节允许通过在邻近脊髓后感觉柱的硬膜外腔植入电极来刺激脊髓。运动皮层刺激则是将电极与初级运动皮层平行放置。深部脑刺激最近也被用于中枢神经病理性疼痛的治疗。在该方法中，电极被用来干预具有调节中枢性疼痛信号能力的幕上核。这些干预措施对脊髓损伤后的中枢性疼痛非常有效，因为电极可以放置在颈椎或胸部病变附近，同时要使损伤后机械固定造成的破坏最小化。

五、病例报道

已有多个中枢性疼痛综合征患者的病例报道发表，这有助于阐明出现的症状、诊断需考虑的因素和可用的治疗方案。

（一）脑卒中后中枢性疼痛

一名66岁的女性患者因脑血管意外导致双侧基底神经节和左侧丘脑缺血性脑卒中病史，并且出现了右侧面部和手部严重刀割样疼痛已有3

年。疼痛从她的指尖和整个手掌表面逐渐加重，她还主诉右侧面部有跳痛。就诊时，该患者正在接受阿米替林、普瑞巴林和加巴喷丁的治疗，但疗效甚微。使用标准的 0～10 分数字疼痛量表显示，患者的疼痛评分始终为 7～10 分。体格检查发现患者右侧面部疼痛区域的温度觉减退。简明疼痛量表的评分表明，患者的功能状态、睡眠和日常活动因此受到显著损害。患者的焦虑和抑郁评分同样升高。重复的 MRI 检查证实了左侧丘脑缺血性病变表现。尽管医疗团队与患者讨论了采用运动皮层刺激和深部脑刺激等治疗方法的可能性，但出于经济原因，这些都无法实现。最终采用了星状神经节阻滞，术后患者报告了 3 天的无痛期，疼痛评分 0/10，随访 1 个月后的疼痛评分为 3～4 分。分别在 1 个月和 3 个月进行重复注射，1 年后随访患者报告的疼痛评分为 0～2 分。随后患者继续使用阿米替林治疗。

该病例再次强调了解剖学上的中枢损伤与症状相一致在诊断中枢性疼痛的重要性。在本病例中，单侧手和面部的疼痛与 MRI 上显示的已知丘脑损伤一致。这是至关重要的，因为疼痛症状还可能是其他可能合并的病因所导致的。该病例中患者的症状与三叉神经痛非常相似，若确诊是三叉神经痛，将会有不同的治疗选择。此外，该病例中患者的症状导致功能状态受损，并伴有焦虑 / 抑郁评分升高。成功的干预使患者的疼痛评分（10 分制）降低了 2 分以上。尽管仍需进一步研究，而且该患者没有接受运动皮层刺激或深部脑刺激等其他干预措施，但这表明一旦做出准确诊断，星状神经节阻滞可能会产生具有临床意义的疗效。

（二）脊髓损伤

一位 54 岁的女性因触电致不完全性 T_{11} 脊髓损伤，症状表现为低于损伤水平的电击样及针刺样疼痛。她报告的疼痛数字评分为 8/10 分。每晚的持续性疼痛都会影响她的睡眠。她在微触测试中对刷的反应为中度至重度疼痛（即痛觉过敏），对她用温度滚轮进行冷刺激时出现严重的锐痛。使用神经病理性疼痛症状清单（neuropathic pain symptom inventory，NPSI）和多维疼痛清单 –SCI 版本来评估该患者症状的严重程度和社会心理影响。患者最初服用了普瑞巴林和阿片类药物治疗，但症状没有缓解。该患者随后获准参加一项临床试验，并计划接受深部脑刺激治疗。在患者清醒状态下，双侧电极导管被植入前外侧的导水管周围灰质。1 周后，将导管连接到延长电缆，并将其通向发生器。第一次的电极刺激就使症状几乎立即缓解。在调整刺激器设置的同时完成了一项盲法研究。患者注意到在低平均脉冲频率（0.67Hz）下疗效最好，设置更改需要几天才能产生临床效果。

这个病例揭示了深部脑刺激的新适应证。虽然深部脑刺激已成功应用于患有周围神经病和幻肢痛患者的治疗，但该病例证明了它在中枢神经病理性疼痛治疗中的新兴作用。由于 PAG 接收躯体感觉的传入，因此该区域的神经调控可能会改善与疼痛和温度信号相关的体内平衡。虽然需要进一步研究，但 PAG 接收来自前额叶皮层和杏仁核的传入信息，这可能可以解释其在情绪和躯体功能中的作用。然而，值得注意的是，同时进行其他医疗管理也有助于减轻症状。在本病例中，患者继续接受普瑞巴林和间断性阿片类药物治疗。

（三）多发性硬化症

一位 52 岁的高加索裔女性因慢性左手疼痛 2 年接受评估。患者在 15 年前被诊断为多发性硬化症。她主诉左手食指有灼痛感并感到非常寒冷。体格检查发现她左手痛觉过敏（轻触即可感到疼痛）。已知症状还包括左足无力和痉挛。颈椎 MRI 可见 $C_{2\sim4}$ 延伸的累及双侧后柱的脱髓鞘病变。病变的头部区域还包括左侧皮质脊髓束和双侧脊髓丘脑束。就诊时，患者正在接受 Avonex（干扰素 –β-1a）、泮托拉唑、阿托伐他汀、舍曲林、阿仑膦酸、巴氯芬和加巴喷丁治疗。初始治疗包括 4 次星状神经节阻滞。同时调整了加巴喷丁和舍曲林的剂量。患者自诉无法耐受阿片类药物。经过上述治疗，患者的疼痛没有任何缓解，于是尝试了脊髓电刺激（spinal cord stimulation，SCS）治疗。一个单极电极导线被置于脊髓背根左侧，以 $C_{4\sim5}$ 为中心放置，共放置 8 天。患者的症状仍然没有缓解，于是导线被取出。后来患者还尝试了针灸和物理疗法，但症状也几乎没有缓解。疼痛严重影响了她的躯体功能状态和生存质量。随后，研究人员对她进行了第二次脊髓电刺激试验，是在以 $C_{6\sim7}$ 为中心的硬膜外腔外侧隐窝放置了一个单极电极，第二个单极电极位于内侧相邻处。由于导线放置期间及取出后均有镇痛效果，所以 1 个月后在同一位置植入了永久性的脊髓电刺激装置。随访期间患者表示疼痛有明显而持续的改善（用简明疼痛量表评价）。

该病例强调了将症状与中枢神经系统损伤的解剖区域相关联的重要性。在本病例中，有放射学证据表明脊髓丘脑受累与单侧手部不适相一致。该病例还强调了将中枢性疼痛与其他症状（包括痉挛和肌无力）区分开来的重要性。同时存在功能限制性症状。侧位放置导线的方式可改善疼痛症状表明，SCS 有助于将传入负责中枢神经病理性疼痛区域的信号正常化。

结论

尽管中枢神经系统疾病也可引起中枢性疼痛，但周围神经系统的神经病理性疼痛临床更为常见。许多常见的神经系统疾病会导致这种慢性疼痛综合征，因此，临床医生必须认识到该疾病的常见临床表现，并采取适当的治疗策略进行干预。

参考文献

[1] Benjamin EJ, Blaha MJ, Chiuve SE, Cushman M, Das SR, Deo R, de Ferranti SD, Floyd J, Fornage M, Gillespie C, Isasi CR, Jiménez MC, Jordan LC, Judd SE, Lackland D, Lichtman JH, Lisabeth L, Liu S, Longenecker CT, Mackey RH, Matsushita K, Mozaffarian D, Mussolino ME, Nasir K, Neumar RW, Palaniappan L, Pandey DK, Thiagarajan RR, Reeves MJ, Ritchey M, Rodriguez CJ, Roth GA, Rosamond WD, Sasson C, Towfighi A, Tsao CW, Turner MB, Virani SS, Voeks JH, Willey JZ, Wilkins JT, Wu JH, Alger HM, Wong SS, Muntner P, American Heart Association Statistics Committee and Stroke Statistics Subcommittee. Heart disease and stroke statistics-2017 update: a report from the American Heart Association. Circulation. 2017;135(10):e146-603. https://doi.org/10.1161/CIR.0000000000000485.

[2] Kumar B, Kalita J, Kumar G, Misra UK. Central poststroke pain: a review of pathophysiology and treatment. Anesth Analg. 2009;108(5):1645-57.

[3] Jonsson AC, Lindgren I, Hallstrom B, Norrving B, Lindgren A. Prevalence and intensity of pain after stroke: a population based study focusing on patients' perspectives. J Neurol Neurosurg Psychiatry. 2006;77:590-5.

[4] Nasreddine ZS, Saver JL. Pain after thalamic stroke: right diencephalic predominance and clinical features in 180 patients. Neurology. 1997;48:1196-9.

[5] Dejerine J, Roussy G. Le syndrome thalamique. Rev Neurol. 1906;12:521-32.

[6] Andersen G, Vesteraard K, Ingeman-Nielsen M, Jensen TS. Incidence of central post-stroke pain. Pain. 1995; 61(2): 187-93.

[7] National Spinal Cord Injury Statistical Center. Spinal cord injury (SCI) facts and figures at a glance. University of Alabama at Birmingham website, 2016. https://www.nscisc.uab.edu/Public/Facts%202016.pdf

[8] Levi R, Hultling C, Nash MS, Seiger A. The Stockholm spinal cord injury study: 1. Medical problems in a regional SCI population. Paraplegia. 1995;33(6):308-15.

[9] Siddall PJ, McClelland JM, Rutkowski SB, Cousins MJ. A longitudinal study of the prevalence and characteristics of pain in the first 5 years following spinal cord injury. Pain. 2003;103(3):249-57.

[10] Rintala DH, Loubser PG, Castro J, Hart KA, Fuhrer MJ. Chronic pain in a community-based sample of men with spinal cord injury: prevalence, severity, and relationship with impairment, disability, handicap, and subjective Well-being. Arch Phys Med Rehabil. 1998;79(6):604-14.

[11] Finnerup NB, Norrbrink C, Trok K, et al. Phenotypes and predictors of pain following traumatic spinal cord injury: a prospective study. J Pain. 2014;15(1):40-8.

[12] Clifford DB, Trotter JL. Pain in multiple sclerosis. Arch Neurol. 1984;41(12):1270-2.

[13] Svendsen KB, Jensen TS, Overvad K, Hansen HJ, Koch-Henriksen N, Bach FW. Pain in patients with multiple sclerosis: a population-based study. Arch Neurol. 2003;60(8):1089-94.

[14] O'Connor AB, Schwid SR, Herrmann DN, Markman JD,

Dworkin RH. Pain associated with multiple sclerosis: a systematic review and proposed classification. Pain. 2008;137(1):96-111.
[15] McLean DE. Medical complications experienced by a cohort of stroke survivors during inpatient, tertiary-level stroke rehabilitation. Arch Phys Med Rehabil. 2004;85:466-9.
[16] McCormick DA, Wang Z. Serotonin and noradrenaline excite GABAergic neurones of the guinea-pig and cat nucleus reticularis thalami. J Physiol. 1991;442:235-55.
[17] Sprenger T, Berthele A, Platzer S, Boecker H, Tolle TR. What to learn from in vivo opioidergic brain imaging. Eur J Pain. 2005;9:117-21.
[18] Kim JS. Delayed-onset ipsilateral sensory symptoms in patients with central poststroke pain. Eur Neurol. 1998;40:201-6.
[19] Fitzek S, Baumgärtner U, Fitzek C, et al. Mechanisms and predictors of chronic facial pain in lateral medullary infarction. Ann Neurol. 2001;49(4):493-500.

延伸阅读

[1] Bennett M. The LANSS pain scale: the Leeds assessment of neuropathic symptoms and signs. Pain. 2003;19(5):306-214.
[2] Benzon HT, et al. Central pain states. In: Essentials of pain medicine: Elsevier; 2018. p. 370-7.
[3] Burkey A, Abla-Yao S. Successful treatment of central pain in a multiple sclerosis patient with epidural stimulation of the dorsal root entry zone. Pain Med. 2010;11(1):127-32.
[4] Denkers MR, Biagi HL, O'Brien AM, Jadad AR, Gauld ME. Dorsal root entry zone lesioning used to treat central neuropathic pain in patients with traumatic spinal cord injury: a systematic review. Spine. 2002;27(7):177-84.
[5] Farrar JT, Young JP Jr, LaMoreaux L, Werth JL, Poole RM. Clinical importance of changes in chronic pain intensity measured on an 11-point numerical pain rating scale. Pain. 2001;94(2):149-58.
[6] Jensen TS, Finnerup NB. Allodynia and hyperalgesia in neuropathic pain: clinical manifestations and mechanisms. Lancet Neurol. 2014;13(9):924-35.
[7] Jermakowicz W, Hentall I, Jagid J, Luca C, Adcock J, Martinez-Arizala A, Winerstrom-Noga E. Deep brain stimulation improves the symptoms and sensory signs of persistent central neuropathic pain from spinal cord injury: a case report. Front Hum Neurosci. 2017;11:177.
[8] Krause SJ, Backonja MM. Development and preliminary validation of a pain measure specific to neuropathic pain: the neuropathic pain scale. Neurology. 1997;48(2):332-8.
[9] Lee S, Zhao X, Hatch M, Chun S, Chang E. Central neuropathic pain in spinal cord injury. Crit Rev Phys Rehabil Med. 2013;25(3-4):159-72.
[10] Liao C, Yang M, Liu P, Zong W, Zhang W. Thalamic pain alleviated by stellate ganglion block: a case report. Medicine. 2017;96(5):e6058.
[11] Sindrup SH, Otto M, Finnerup NM, Jensen TS. Antidepressants in the treatment of neuropathic pain. Basic Clin Pharmacol Toxicol. 2005;96(6):399-409.
[12] Watson JC, et al. Central neuropathic pain syndromes. Mayo Clin Proc. 2016;91(3):372-85.

第 26 章 初级、二级和姑息治疗中的癌痛管理

Management of Cancer Pain in Primary, Secondary, and Palliative Care

Emma Whitehouse Nick Dando 著

梁依睿 译 彭志友 冯智英 校

一、初级治疗中的癌痛管理

在英国，癌症不仅是人们最担心的疾病之一。而且其中 10% 最恐惧的就是癌症[1]。疼痛是癌症最常见的症状 / 并发症[2]。大约 1/3 患者被诊断为癌症时有疼痛症状。当癌症进展至晚期时，这一比例增加至 75%～90%[3]。一旦确诊为癌症会导致患者害怕疼痛，疼痛也是癌症进展至晚期或恶化的标志[4]。癌痛导致患者生存质量下降[5]，需要更多医疗护理[6]。

尽管治疗方案较多，但癌痛管理仍不尽如意[7]。全国丧亲者调查结果表明，2014 年死于癌症的患者中 10% 在生命的最后 48h 内疼痛缓解不满意[8]。下班后全科医生服务处接到癌症患者的电话中，1/3 抱怨疼痛缓解不满意[9]。

（一）全面、整体评估

对于癌症患者，需要全面、整体或“全方位疼痛”的方法评估疼痛，包括其生理、心理、精神和情感，已被社区、医院和姑息治疗机构广泛采用。在实际可行的情况下，医护人员与患者及其家属或照护者之间进行良好的沟通至关重要，足够的时间和对隐私的保护将有助于诊治方案的规划和建立良好的信任。

在疾病早期询问患者和家属或照护者疼痛问题，让患者能表达自己的想法、恐惧和担忧至关重要。与医护人员的良好沟通可提高患者的治疗配合度，让其更好地接受诊断结果[10]。

医护人员应根据患者的症状、治疗反应和照护者需求，定期评估记录疼痛，经患者同意后，相关信息在参与诊治照护的多学科团队共享。在社区，每次就诊时医护人员需进行疼痛评估。在急诊室或临终关怀机构，入院时需疼痛评估，随后每天重新评估[11]。有效镇痛的最大障碍之一是疼痛评估不充分和缺乏疼痛记录文件[12]。医护人员应告诉患者及其照护者，药物治疗可使大多数疼痛得到有效控制，同时尽可能减少其不良反应，消除患者恐惧。

关键点：全面、整体的疼痛评估

- 让患者及其照护者 / 家人一起参与，探讨他们的想法、恐惧和担忧
- 需要充足的时间沟通
- 急诊室 / 医院：入院时疼痛评估，以后每天重新评估
- 社区：每次就诊时评估
- 评估包含身体状态、心理、情感和精神方面的内容
- 记录，经过患者同意后在多学科团队分享患者的信息（需经同意）

1. 详细评估

与评估其他类型的疼痛一样，医护人员应多维度详细询问、记录癌痛患者病史（框 26–1），并进行相关的体格检查。患者所罹患的疼痛可能与其癌症本身无关。由此确定患者疼痛的性质与进一步确定镇痛方案有关：药物和（或）非药物治疗，适当多学科团队协作。患者记录疼痛日记有助于病情交流，改善患者自我照料和症状报告。不过，患者最初的疼痛日记往往需要医护人员的指导[13]。网上有一些关于患者疼痛日记的案例，包括 Macmillan[14] 和美国癌症协会[15] 的“关于如何指导患者简要完成疼痛日记”。

疼痛评估工具是详细询问病史的有力辅助工具；然而，全世界使用的评估工具不尽相同，尚无一个普遍接受的统一工具。因此，很难对不同的研究进行交叉比较，由于研究和使用的疼痛工具不同，癌症患者疼痛控制不佳比率为 16%～91%[18]。欧洲姑息治疗协会建议在姑息治疗中使用标准化的疼痛评估工具，包括视觉模拟评分量表、数字评分量表和语言评分量表[19]。这些工具也适用于认知障碍、虚弱或姑息治疗期患者。

2. 精神状态

世界范围内的多项研究和报道评估了癌症对患者的影响，包括患者的宗教信仰，患者及其家人面对危及生命的疾病的态度，患者的人生观、经历和自我定位等。研究发现，心理和社会的痛苦比身体的痛苦更严重[20]。2017 年 Macmillan 的一份报道指出，23% 的患者认为一旦诊断为癌症就意味着他们的人生要结束了；85% 的人不希望被诊断为癌症[21]。

全方位癌痛管理，也需包含癌症对个人信仰的影响，包括灵性等各个层面，目标是满足患者各层面的需求，以达到“身心”和谐，肯定生命的价值和意义。评估灵性的一个工具是 HOPE：H 代表希望、意义、安慰、力量、和平、爱和联结的来源，O 代表有组织的宗教，P 代表个人精神和实践，E 代表对医疗和临终关怀的影响[22]。

框 26–1　疼痛评估（改编自 SIGN Guideline 106[16] and British Pain Society Guidelines[17]）

疼痛的描述
- 疼痛的部位和次数
- 疼痛的强度 / 严重程度（可使用疼痛评估工具）
- 是否有放射痛
- 疼痛的时间
- 疼痛的性质
- 加重因素和缓解因素

疼痛的病因学
- 癌症引起的疼痛
- 治疗引起的疼痛
- 癌症引起体弱所导致的疼痛（如压疮、换药）
- 与癌症或治疗无关的疼痛

爆发痛：持续稳定的慢性疼痛背景下出现短暂的中重度疼痛
- 可预测（偶然），如运动时
- 不可预测（自发）

疼痛的类型
- 伤害性
- 内脏性
- 神经病理性
- 复杂性区域疼痛综合征
- 混合性

镇痛药物史
- 获益
- 药物的不良反应，如恶心、便秘

疼痛的影响
- 对功能的影响
- 对日常活动的影响
- 对生存质量的影响
- 对心理健康的影响
  - 评估具有临床意义的心理障碍，如焦虑和（或）抑郁症

信念
- 疼痛的意义
- 治疗的有效性
- 药物治疗的后果

3. 社会心理学

对于非癌性疼痛，心理因素影响着疼痛感知与行为和情绪反应[23]。疼痛可能预示着疾病的进展，肿瘤晚期才使用强阿片类药物。这些在非癌痛患者中没有的心理因素可能影响着癌痛患者。评估焦虑和抑郁，对患者的疼痛管理至关重要，保持心理健康可改善患者对疼痛的情绪和行为反应、某些被疼痛掩盖的症状或疼痛治疗所引起的不良反应[24, 25]。

（二）疼痛管理的原则

1. WHO 成人癌痛阶梯

WHO 成人癌痛三阶梯治疗是癌痛药物管理的基础。如图 26-1 所示，这是一个三阶梯方案，先建议口服非阿片类药物（对乙酰氨基酚、阿司匹林），疗效不佳时建议使用弱阿片类药物（可待因、双氢可待因、曲马多），进而选用强阿片类药物（吗啡、羟考酮），直到患者达到无痛状态。其他辅助类药物可同时使用，如治疗神经病理性疼痛时应用加巴喷丁。

WHO 成人癌痛三阶梯治疗建议药物“按时服用”，如吗啡片每 3～6 h 服用 1 次，而非按需服用。此方案能缓解 80%～90% 的疼痛，而且费用也不高[26]。

使用 WHO 成人癌痛三阶梯治疗方案时，需一个良好的初始计划，后继每个阶段定期随访评估患者的疗效及其不良反应。向患者及其照护者解释规律治疗的合理性和重要性，同时也要提供缓解爆发痛的药物和方法。

2. NSAID

依照 WHO 三阶梯镇痛方案，第一阶梯建议使用非甾体抗炎药（non-steroidal anti-inflammatory drugs，NSAID），对减轻与炎症有关的疼痛和与骨转移有关的疼痛非常有效[27]。可口服和局部外用，尚无一特定 NSAID 被证明优于其他 NSAID。使用前需评估 NSAID 对患者胃肠道和肾脏的可能不良反应，若不建议使用，需改变镇痛治疗方案。

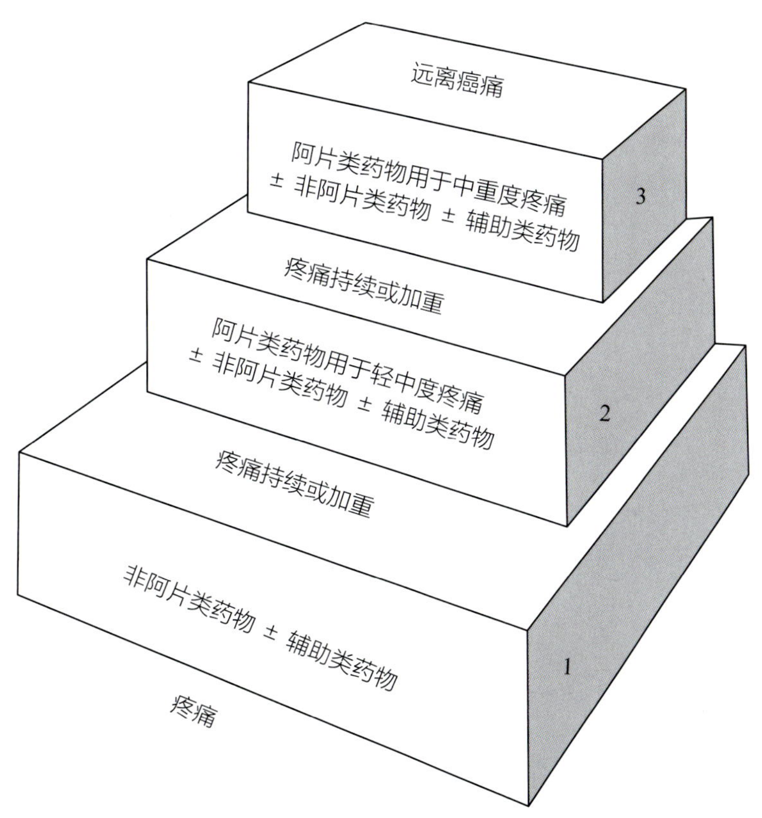

▲ 图 26-1　WHO 成人癌痛三阶梯治疗方案[26]

关键点：口服镇痛药物控制癌痛（基于 WHO 三阶梯镇痛阶梯）[26, 28–30]

- 第一阶梯——轻度疼痛：非阿片类药物 ± 辅助类药物

药物选择对乙酰氨基酚 1g，每天 4 次（24h 内最多 8 片）；NSAID

- 第二阶梯——中度疼痛：弱阿片类药物 ± 非阿片类药物 ± 辅助类药物

药物选择可待因 15～30mg，每天 4 次（24h 内最大剂量 240mg）；二氢可待因（24h 内最大剂量 240mg）；曲马多（24h 内最大剂量 400mg）

- 第三阶梯——中度至重度疼痛：阿片类药物 ± 非阿片类药物 ± 辅助类药物

药物选择：具体如下

口服：一线吗啡；二线羟考酮

皮下注射：一线吗啡 / 二乙酰吗啡；二线羟考酮

在第二、第三阶梯时，需同时应用止吐剂 ± 泻药；使用 NSAID 时需考虑应用胃保护药物，应用阿片类药物的患者要提醒他可能会出现嗜睡

定期复查当疼痛稳定时，可考虑经皮给药

当患者不能口服药物时，可使用皮下注射

关键点：启用第三阶梯——强阿片类药物 [28–30]

- 停止使用弱阿片类药物
- 开始口服吗啡（一线强阿片类药物）
  - 吗啡速释片：每 4 小时口服 2.5～5mg
  - 吗啡缓释片：若每天口服吗啡总剂量 20mg，可调整为吗啡缓释片 10mg，每天 2 次
- 缓解爆发痛，按每天总量的 1/6 给药，例如，吗啡 15mg，每天 2 次 =30mg/d，爆发痛剂量 =30mg 的 1/6，即吗啡速释片 5mg，口服
- 镇痛药物剂量保证最佳效果且最少不良反应，定期复查以权衡利弊
- 若患者有中度及以上的肾功能或肝功能损伤，建议相应的姑息治疗专家会诊
- 若口服吗啡疗效欠佳或者不能耐受其不良反应，可考虑使用羟考酮作为二线药物
  - 羟考酮效力是口服吗啡的 2 倍，即 40mg 口服吗啡，约等于 20mg 口服羟考酮

3. 经皮弱阿片类药物

丁丙诺啡透皮贴剂适用于疼痛病情稳定的患者；尤其是不能口服药物的患者，否则不推荐为一线药物 [28, 29]。由于不会蓄积，肾功能受损患者使用丁丙诺啡经皮贴剂通常也是安全的。它通过肝脏代谢，有严重肝功能不全的患者应慎用。建议按照英国国家处方集（British National Formulary，BNF）的说明书，根据患者所需剂量和疗效每 96h 至每 7 天更换贴剂，这样患者以最低的成本购买药物获得疗效 [28, 29]，同时更换贴剂时建议更换敷贴部位 [31]。

4. 皮下给药

当患者不能口服药物时，可考虑皮下注射阿片类药物，按需或者持续皮下输注（continuous subcutaneous infusion，CSCI）[28, 29]。

5. 补充疗法

大多数补充疗法循证医学证据有限，或只有短期的疗效。它能短期改善心理健康，从而减少“总疼痛”[32]，无须阻止患者去接受补充疗法。

（1）按摩和芳香疗法：没有证据表明能带来长期益处，但按摩和芳香疗法可能会带来短期益处并改善心理健康 [33–35]。

（2）针灸：系统性综述尚未发现针灸治疗癌痛的证据 [36]。然而，一项 RCT 研究表明，与安慰剂组相比（疼痛缓解 2%），耳周针灸后患者疼痛减少了 36%[37]。另一项研究也发现，针灸能减

关键点：启用皮下注射阿片类药物[17, 20, 28-30]

- 当患者无法口服药物
- 使用硫酸吗啡或二乙酰吗啡作为一线药物（取决于局部的情况和所需剂量二乙酰吗啡的溶解度高，因此，只需较小的剂量就能达到较大的药效量）
- 如果患者初次使用阿片类药物：
  - 10mg 硫酸吗啡（10mg/ml），24h 内持续皮下输注
  - 爆发痛时硫酸吗啡首次剂量为 2.5mg（10mg/ml），每小时服用 1 次或根据需要
- 口服阿片类药物的剂量转换：
  - 24h 内口服吗啡总剂量：24h 内硫酸吗啡 CSCI 总剂量 =2∶1
    例如，60mg 口服吗啡 =30mg 硫酸吗啡 CSCI 剂量（10mg/ml）
    爆发痛剂量为硫酸吗啡 5mg（10mg/ml），每 2 小时 1 次或根据需要
  - 24h 内口服吗啡的总剂量：24h 内二乙酰吗啡 CSCI 的总剂量 =3∶1
    例如，90mg 口服吗啡 =30mg 二乙酰吗啡 CSCI
    爆发痛剂量为二乙酰吗啡 5mg，每 2 小时 1 次或根据需要

轻化疗后恶心和呕吐，后者会加重疼痛[38]。

（3）音乐疗法：这方面的证据不一致，在小型研究中可以看到一些疗效，但没有令人信服的 RCT 研究数据支持[39]。有证据表明，音乐疗法能小幅度减轻手术后疼痛，对患者产生一定的益处[40]。

（4）反射疗法：反射疗法治疗癌痛证据有限。一项 RCT 研究发现，与安慰剂组相比，由伴侣为患有转移癌的疼痛患者提供反射疗法，疼痛减少了 34%[41]。其他的大多数研究未显示出令人信服的证据，但可以观察到整体心理健康的改善。

（5）灵气疗法：一项小型研究发现灵气疗法治疗癌痛的作用有效。与阿片类药物和休息相比，当阿片类药物与灵气治疗相结合能略减轻癌痛[42]。

（6）催眠疗法：一些小型研究的有限证据显示，催眠疗法有一定的益处[43]。一项为期 1 年的研究发现，催眠疗法能减轻转移性乳腺癌患者的疼痛[44]。

（7）物理治疗：物理治疗是癌症患者多学科治疗的一部分，其可以预防和减少残疾[45]。物理治疗包括对运动锻炼的安全指导，以及筋膜松解、姿势矫正和肌肉再训练等。所有这些都可以改善患者的心理和身体健康，从而减少“总疼痛”。

（8）职业疗法：职业疗法是癌痛管理多学科方法的一部分。重点是评估癌痛患者的疼痛对其日常生活功能和生存质量的影响。干预措施包括姿势（提供适当的座位和减压）、设备（轮椅、穿衣和进食工具）、应对日常生活和活动的建议，以及改造住宅周围的设施，如扶手、厕所辅助工具等。所有这些都有助于终末期癌痛患者的整体管理[46]。

（9）疼痛教育和认知行为疗法（CBT）：认知行为疗法是管理慢性非癌性疼痛的有效干预措施[23]。也有一些证据表明，CBT 可以改善癌痛患者生存质量和疼痛，从而在癌痛管理中发挥作用。一项大型 Meta 分析显示，CBT 能改善患者的抑郁、身体功能、社会活动和生存质量[47]。

另一项对乳腺癌患者的 Meta 分析发现，CBT 技术能减轻 2/3 的患者的痛苦和忧虑，改善 69% 的患者的疼痛程度；与集体治疗相比，个体治疗对痛苦和忧虑疗效更佳[48]。

（三）病例报道

AB 先生是一位 80 岁的老人，患有转移性前列腺癌，肋骨和脊柱多处骨转移，同时罹患腰椎退行性疾病，与妻子一起住在一个看护公寓。

最初评估显示，骨转移的部位有骨痛，腰部有广泛性慢性疼痛，从椅子和床上站起来时疼痛。下肢不稳，股四头肌萎缩，体重下降。检查时发现他的脊柱关节突关节压痛。夜间起床排尿时很费劲，有几次差点摔倒。患者肾功能正常，疼痛时偶尔会服用对乙酰氨基酚或布洛芬，但不喜欢吃药。

癌痛治疗开始时，AB 先生应用普通的对乙酰氨基酚和 NSAID，并使用质子泵抑制药进行胃肠道保护。治疗后症状有一定的改善。考虑对骨转移灶可以行放射治疗而将其转至肿瘤科，但是放疗后疼痛并未得到明显改善。重新评估后，开始尝试使用弱阿片类药物，可待因 30mg，每天 4 次，但服用后便秘、恶心。重新评估后，患者自己很想继续服用对乙酰氨基酚和 NSAID，但从椅子和床上站起来是他一天中最痛苦的时候，影响其日常生活活动和睡眠。转诊后，物理治疗师指导他做一些椅子练习，以加强患者核心肌群和股四头肌机制。患者同时接受职业疗法，用一个床栏有助于他平躺时坐起，一个滚轮架帮助他在公寓周围活动。应用尿壶让他不必在夜间起床小便。同时，应用硫酸吗啡控制活动引起的疼痛。以上综合方案使疼痛明显减轻，功能和睡眠得到了改善，疗效很好。

二、二级治疗和姑息治疗中的癌痛管理

在患者疾病的初级、二级和姑息治疗阶段，癌痛管理很多是重叠的。疼痛管理的模式何时转为姑息治疗的方式，并没有明确的时间分隔。当患者从积极的肿瘤治疗到抗癌治疗再到支持性和姑息性治疗，症状管理也会逐步演变。有些患者确诊肿瘤时已出现晚期转移，此时症状管理应优先于抗癌治疗。

初级治疗时，癌痛管理的主要原则仍然是在急诊室或癌症中心评估和管理癌痛。

在二级治疗时，需详细评估疼痛，同时积极检查和管理潜在疾病。无论门诊或者入院接受抗癌治疗的患者，常规随访和检查以提供重要的临床信息。急性肾损伤并发症包括脱水、败血症、其他药物所致的肾毒性或梗阻性尿毒症，因此，肾功能检查对指导阿片类药物和其他镇痛药物的选择非常重要，除了体格检查，放射学检查（如 CT）有助于确诊肿瘤或复查重新确定肿瘤分期，可帮助解释患者的疼痛情况。

以上重要的诊断信息通常可在医院迅速获得，临床评估可帮助区分不同类型的癌痛，如躯体疼痛（钝痛、酸痛、跳痛）、内脏疼痛（咬痛、痉挛）或神经病理性疼痛（烧灼样、刺痛、射击样）。癌痛可分为可预测或不可预测性加重。爆发痛是按时服用阿片类药物治疗后，疼痛稳定基础上出现的短暂性疼痛加剧 [49, 50]。爆发性疼痛可能是自发的，也可能是可预测的，往往是一些触发因素（如运动或换药）相关的疼痛 [20]。了解疼痛的起源和潜在的病理生理学有助于指导癌痛管理计划的制订。

当患者接受抗癌治疗或入院治疗时，患者及其家属会感觉到不确定性和恐惧。最初由 Dame Cicely Saunders 描述的“总疼痛”的概念是提供整体姑息治疗的核心。疼痛的感知和个体反映是生理、心理、社会和精神因素之间复杂的相互作用结果 [51]。仔细评估患者的预见能力和情感需求，对理解身体疼痛对患者能力的影响非常重要，而这些有助于理解和处理患者正在罹患的疼痛经历。

（一）二级治疗和姑息治疗中的癌痛控制方法阿片类药物和 WHO 阶梯法

应用于初级治疗的 WHO 三阶梯原则仍是姑息治疗中癌痛管理的有效方法。然而，现在人们发现，若不严格遵循 WHO 三阶梯管理方案，而直接使用强阿片类药物镇痛对癌痛患者是有益的。一项文献综述发现，使用二阶梯弱阿片类药物证据有限，小剂量口服吗啡可用于阿片类药物未耐受的癌症患者，因此，提出一阶梯镇痛若得不到充分控制时可常规使用二阶梯阿片类药物（如可待因），也可以直接应用小剂量三阶梯阿片类药物（如吗啡）治疗 [49]。一项关于低剂量吗啡

与弱阿片类药物（可待因或曲马多与对乙酰氨基酚或单用曲马多）的非盲、多中心随机试验得出的证据表明，低剂量吗啡对中度癌痛的控制更充分，患者耐受性和幸福感更佳[52]。

2016年，一篇Cochrane综述认为，虽然证据质量有限，但口服吗啡仍然是中重度癌痛管理的黄金标准[53]。2012年制订并于2014年和2016年更新的英国国家卫生和临床技术优化研究所（National Institute for Health and Clinical Excellence，NICE）阿片类药物姑息治疗指南也支持使用口服吗啡来控制癌痛，口服速释和缓释制剂阿片类药物均可用于滴定，应取决于患者的偏好[54]。

因此，二级保健或姑息治疗时，中度至重度癌痛的初始管理应使用硫酸吗啡的速释（immediate release，IR）或缓释制剂。

癌痛的一线口服强阿片类药物[55]

- 吗啡是治疗癌痛的一线强阿片类药物
- 口服吗啡的速释和缓释制剂均可用于镇痛的滴定
- 速释和缓释制剂滴定时应根据需要加用口服速释阿片类药物

（二）其他阿片类药物

一项关于治疗癌痛的Cochrane综述支持将吗啡以外的阿片类药物放在WHO阶梯的第三阶梯之上。但也有研究表明，使用WHO阶梯治疗后，不到80%的癌痛患者疼痛缓解满意。有文献提到在20名中度或重度癌痛患者中，接受阿片类药物治疗后的19名患者在14天内疼痛减轻到轻度或完全无疼痛[56]。这些患者可以转换应用其他阿片类药物。

阿片类药物转换是指当第一种阿片类药物的滴定到适当剂量后疼痛仍不能缓解和（或）患者不能耐受不良反应时，应用另一种阿片类药物替代[49]。在使用吗啡不能充分缓解疼痛和（或）出现无法控制的不良反应时，可考虑使用其他阿片类药物[49]。

羟考酮是一种强阿片类镇痛药，可作为中重度癌痛的首选阿片类药物[49]，在考虑转换阿片类药物时也可作为二线选择。一项探索羟考酮在癌症相关疼痛管理中作用的Cochrane综述认为，尽管证据的质量不高，但羟考酮疼痛缓解和不良反应与其他强阿片类药物（包括吗啡）相似[57]。

经皮芬太尼被广泛用于姑息治疗，虽然证据基础有限[58]，但疼痛稳定且不适合口服药物的癌痛患者，可以考虑将其作为阿片类药物一线治疗[49, 54, 55]。与口服吗啡相比，使用芬太尼贴剂的便秘发生率较少[54, 58]。芬太尼经皮给药起效时间较慢[49]，血药浓度平稳，建议应用于疼痛平稳的癌痛患者。若患者需要及时控制疼痛或者爆发痛频发，则需要辅助其他药物或者其他制剂。

丁丙诺啡为癌痛的治疗提供了另一种经皮贴剂选择[49, 55]。有证据表明，它能有效控制癌痛和神经病理性疼痛，与其他阿片类药物相比，镇痛耐受性较低[59]。2016年的一项Cochrane综述认为，与吗啡、羟考酮或芬太尼相比，虽没有足够的证据支持将丁丙诺啡作为癌痛的一线选择，仍建议可以作为特定患者的后期选择[60]。

美沙酮是一种合成阿片类药物，同时通过拮抗NMDA受体发挥镇痛作用。有临床报道姑息治疗中使用美沙酮治疗严重癌痛的经验，但循证医学证据较少[61]。该药物具有复杂的药理特征，可能延长QT间期，并导致心律失常的风险。因此，美沙酮能有效管理中重度癌痛，但应谨慎使用，关注其不良反应，并由有经验的专业人员使用[49, 61]。

用于治疗癌痛的其他阿片类药物包括氢吗啡酮[62]、他喷他多[63]和曲马多[64]，但证据有限。

（三）爆发性癌痛的管理

定时规范应用阿片类药物镇痛的情况下如仍有爆发痛发生，可额外使用速释口服阿片类药物[55]。控制爆发痛的剂量为24h全天吗啡剂量的1/6[20]，若患者定时规范应用阿片类药物而持续性疼痛控制仍不佳者，建议增加其剂量。

对于与某些事件或者治疗相关的可预测性爆

用于癌痛管理的可替代吗啡的强阿片类药物

- 羟考酮（即释型或改进型）可考虑作为吗啡的一线替代品或作为二线选择
  - 羟考酮的药效是口服吗啡的 2 倍，与口服吗啡的药效相比，需减少剂量，比例为 2∶1（吗啡∶羟考酮）[65]
  - 例如，口服硫酸吗啡缓释剂 30mg，每天 2 次（每 24 小时 60mg），相当于口服羟考酮缓释剂 15mg，每天 2 次（每 24 小时 30mg）
  - 口服羟考酮的爆发痛剂量为 24h 剂量的 1/6，因此，本例患者爆发痛剂量为口服羟考酮 5mg
- 对于不能口服的患者，可考虑将经皮芬太尼作为一线阿片类药物，或作为稳定癌痛患者的二线选择应避免用于不稳定癌痛或急性疼痛的治疗
  - 对于稳定和耐受良好的阿片类药物治疗患者，经皮芬太尼与口服吗啡等效比例为 100∶1（芬太尼∶吗啡）[65, 66]
- 对其他阿片类镇痛药物疗效欠佳的患者也可考虑使用经皮丁丙诺啡贴剂
  - 经皮丁丙诺啡与口服吗啡的大致等效比例为 100∶1（丁丙诺啡∶吗啡）[65, 66]
- 请注意，上述换算方法并不是固定和教条的，所有阿片类药物的转换需谨慎，仔细评估，若镇痛良好但患者因不能耐受阿片类药物的不良反应需转换时，建议将转换后的阿片类药物的剂量减少 25%～50%，重启滴定[65]
- 阿片类药物的转换可能很复杂，建议医护人员参考指南或向姑息治疗专家团队寻求会诊

发痛，可以应用口服速释阿片类药物控制；芬太尼经口腔或鼻腔黏膜制剂是另一种有效的替代方法，其潜在优势在于与口服吗啡相比，缓解疼痛的速度更快，作用时间更短，能在可预测性爆发痛相关事件或治疗前提供预先干预治疗[20, 49]。经黏膜新型制剂的出现，能依据患者的个人喜好和疼痛模式提供个体化药物选择。尽管最新的 NICE[54] 不建议将速效芬太尼作为爆发性癌痛的一线解救药物，若患者定时规范应用阿片类药物，速效芬太尼仍为某些特定患者的可预测性爆发痛提供了一个重要的选择。

（四）皮下使用阿片类药物

除了口服、经皮和经黏膜途径给药外，与初级治疗一样，皮下给药是二级治疗和临终关怀时癌痛管理的重要选择。若患者无法口服（如严重恶心或呕吐、头颈部癌症、术前患者），或晚期、肿瘤进展情况下失去吞咽能力的患者，可考虑持续皮下输注（continuous subcutaneous infusion，CSCI）。

吗啡或二乙酰吗啡从口服到皮下的剂量转换关系同初级治疗。

（五）阿片类药物毒性反应的处理

阿片类药物在癌痛管理中发挥着重要作用；

举例说明：从口服硫酸吗啡转为皮下注射羟考酮

步骤 1

- 硫酸吗啡缓释剂每天 2 次口服 60mg（24h 内口服 120mg），相当于每天 2 次口服 30mg 羟考酮缓释剂（24h 内口服 60mg）（吗啡与羟考酮的比例为 2∶1）

步骤 2

- 每天 2 次口服 30mg 羟考酮缓释剂（24h 内口服 60mg），相当于 24h 内皮下注射 30mg 羟考酮（口服羟考酮与皮下注射羟考酮的比例为 2∶1）[65]
- 这仅仅是举例说明转换阿片类药物时，建议医护人员参考指南或向姑息治疗专家团队寻求会诊

然而，患者和医护人员会担心阿片类药物中毒或过量的风险。癌痛治疗中的阿片类药物毒性可能是患者爆发痛频发时意外过量、癌症并发器官损伤（如肾脏或肝脏损伤）、阿片类药物处方等原因导致的。阿片类药物毒性反应的早期症状包括中枢神经系统毒性反应（如嗜睡、镇静）或中枢神经系统过度兴奋（包括肌阵挛和幻觉），处理方式包括减少剂量或更换阿片类药物等[49]。

阿片类药物严重毒性不良反应为呼吸抑制，可用纳洛酮处理。不管是什么原因，如果生命受

到直接威胁或诊断为呼吸抑制，其特点是呼吸频率降低，氧饱和度相应降低[67]。可考虑紧急使用纳洛酮。英国国家医疗服务系统（National Health Service，NHS）的两份患者安全警示特别关注纳洛酮使用方法[68, 69]，同时指出快速或不适当地逆转阿片类药物毒性反应的相关风险。阿片类药物毒性反应处理目标是逆转其不良反应，以确保无呼吸停止的风险[67]，而不是恢复正常的意识水平。因为快速逆转，特别是在长期使用阿片类药物治疗癌痛的情况下，会导致背景疼痛严重恶化。

一系列不同指南关注如何防治阿片类药物导致的呼吸抑制[67]，密切评估患者，加强临床判断。阿片类药物治疗癌痛患者一旦出现呼吸抑制，密切监护下静脉注射小剂量的纳洛酮。

（六）肾功能受损时阿片类药物的应用

肾功能受损时因代谢物的排泄减少和积累，阿片类药物的代谢会发生改变，而肝脏代谢的变化更加剧了其药代动力学改变[70]。因此，在肾功能受损时所有阿片类药物都应谨慎使用[71]。比平时低的小剂量开始，并增加剂量间隔。而肾衰竭患者在必须使用阿片类药物镇痛时可以使用，需权衡利弊，平衡镇痛效果和潜在的不良反应[70]。

关于各种阿片类药物安全性的临床证据有限。大多数研究都是在癌痛患者中进行的，而且没有绝对的肾功能损害，肾功能受损的情况下须慎用[70, 72]。没有RCT证据，循证医学证据质量不高；最近的一项系统综述结果[70]在很大程度上呼应了之前系统综述[72]的结论。阿片类药物的选择应以是否存在活性代谢物、蓄积风险和专家意见为依据[70–72]。

1. 轻度至中度肾功能损害（eGFR30～89ml/min）

阿芬太尼和芬太尼没有活性代谢物，是肾功能损害时最安全的选择。具有活性代谢产物的阿片类药物（可待因、吗啡、二乙酰吗啡、羟考酮）在轻度至中度肾功能损害时可谨慎使用[71]。但应减少剂量和给药频率[72]。应监测肾功能的变化，谨慎地调整剂量，并密切监测患者是否有阿片类药物中毒的症状或体征[72]。

2. 严重肾功能损害（eGFR＜30ml/min）

现有的最佳证据表明，鉴于其没有活性代谢物，药代动力学在肾功能损害时基本没有改变，对于严重的肾功能损害患者应首先使用阿芬太尼或芬太尼[49, 70, 72]。肾功能损害时使用羟考酮的证据有限[70, 72]。最近的一项系统综述认为，肾功能损害时是否可以使用羟考酮并未明确，所以建议此时应谨慎使用[70]。

在eGFR＜30ml/min的患者中能否使用丁丙诺啡还没有足够的证据[70, 71]。然而，使用丁丙

逆转阿片类药物诱导的呼吸抑制（改编自参考文献[65, 67, 71, 73]）

- 如果呼吸频率≥8次/分，并且患者易于唤醒且没有发绀，则采取“等待和密切观察”的策略；考虑减少或弃用下一次常规剂量的阿片类药物
- 如果呼吸频率＜8次/分，并且患者昏迷/无意识和（或）发绀，则采取以下措施
  - 立即静脉注射纳洛酮100～200μg
  - 每2min给予100μg静脉注射，直到呼吸功能稳定
- 或者采取以下措施
  - 用0.9%的生理盐水将纳洛酮400μg稀释到10ml，以便注射
  - 每2～3min静脉注射0.5ml（20μg），直到患者的呼吸状态令人满意，即＞8次/分必要时重复注射纳洛酮，它比大多数阿片类药物作用时间短
- 如果需要多次静脉注射，可考虑连续静脉注射纳洛酮
- 需监测不少于24h，特别是接受经皮阿片类药物贴剂治疗的患者

癌痛且肾功能受损患者阿片类镇痛药物的选择

- 由于循证医学证据有限，因此建议仔细的临床评估、个体化治疗和监测
- 口服阿片类药物治疗肾功能受损的癌痛患者
  - 实用的方法：速释羟考酮减量，间隔时间为2～4h[65]
  - 应密切监测患者是否有阿片类药物中毒的迹象
  - 没有证据支持在严重肾功能损害时优先使用羟考酮而不是吗啡[70, 72]
  - 一旦疼痛稳定，可考虑改用对肾功能损害更安全的阿片类药物（如芬太尼经皮贴剂）
  - 爆发痛可使用口腔或舌下芬太尼制剂
- 经皮阿片类药物治疗肾功能受损的癌痛患者
  - 疼痛稳定的患者，适用芬太尼经皮贴剂
  - 密切监测和复查很重要，以排查因肾功能受损清除率降低而出现的阿片类药物毒性迹象，务必关注经皮制剂有蓄积的风险[65]
  - 根据所需剂量应优先使用芬太尼，而非丁丙诺啡
  - 经皮阿片类药物不应用于需要剂量滴定的疼痛不稳定患者
- 肾功能受损的癌痛患者肠外阿片类药物的应用
  - 应考虑阿芬太尼皮下给药作为一线选择
  - 其效力是口服吗啡的30倍（即30mg口服吗啡等于1mg阿芬太尼）[65]
  - 按需给药（pro re nata，PRN）剂量是24h剂量的1/10～1/6，鉴于其作用时间相当短（血浆半衰期为95min），一次爆发痛可能需要数次给药[71]
  - 阿芬太尼的作用时间很短，在社区等环境中将其作为PRN阿片类药物使用是不现实的。此时，可考虑使用皮下羟考酮作为替代品，减小剂量，并且间隔2～4h才使用一次；务必密切监测蓄积和毒性反应的迹象
  - 临床判断应权衡诸多因素，如预后、药物的可及性、工作人员专业性及其临床经验、药物毒性风险及其成本，建议请姑息治疗专家团队会诊

诺啡有一定的临床经验，一些指南中也推荐使用[49, 59, 65]。因此，丁丙诺啡应谨慎使用，尤其适合于需经皮阿片类药物但尚未达到芬太尼经皮贴剂剂量阈值的患者。

吗啡和海洛因用于严重肾功能受损患者时，其剂量、肾功能损害程度和阿片类药物相关不良反应之间的关系并不明确[70, 72]。eGFR＜30ml/min的患者不应常规使用吗啡和海洛因，因为其代谢物会累积，从而产生阿片类药物不良反应和毒性[72]。

应避免在严重肾功能损害的情况下使用可待因，因为半衰期会明显延长，并且有代谢物蓄积的风险[71, 72]。美沙酮没有活性代谢物，可用于严重肾功能损害时，但由于其半衰期长且不可预测，有蓄积和阿片类药物毒性的风险，只能由具有使用经验的临床医生使用[70, 72]。

（七）阿片类药物在肝功能受损中的应用

大多数药物通过肝脏代谢，因此，肝功能受损时导致其药代动力学和药效动力学改变，包括生物利用度增加，药物及其代谢物蓄积，半衰期延长，以及血脑屏障破坏导致中枢神经系统药物浓度升高[71]。

在肝功能受损情况下应用阿片类药物需考虑的因素

- 肝性脑病：对镇静药、催眠药和中枢神经系统抑制药的敏感性增加
- 腹水：注意一些药物会引起水电解质紊乱，如导致盐和水潴留的药物（如类固醇、NSAID），导致高钠药物（如对乙酰氨基酚泡腾片）
- 凝血病：使用抗凝血药和NSAID时要注意
- 并存的肾功能损害（肝肾综合征）
- 药物相关因素：特别是代谢和消除

肝功能受损时应用阿片类药物的原则

存在显著肝功能障碍的患者应用所有阿片类药物都应谨慎，因为不良反应和潜在毒性的风险会增加，并有诱发肝性脑病的风险。阿片类药物在肝功能损害患者中的代谢复杂，涉及一系列不可预测的因素[74]。然而，必要时仍可应用于管理姑息治疗癌痛患者和合并呼吸困难的患者。在肝功能受损时，选择阿片类药物的现有证据非常少；建议使用时基于是否存在活性代谢物、蓄积风险和共识意见[74-76]。所有阿片类药物都应以较小剂量开始，并延长间隔时间，谨慎滴定。理想情况下，应避免使用缓释制剂和（或）半衰期长的阿片类药物。便秘会加重肝性脑病，需特别注意预防和处理。

（八）辅助性镇痛药物

虽然 WHO 三阶梯和阿片类镇痛药物在癌痛管理中起着至关重要的作用，但一些针对其他疼痛机制的辅助性镇痛药物在癌痛的综合管理中也很重要。

抗抑郁药物和抗惊厥药物

一项系统性综述探讨了抗抑郁药物或抗惊厥药物作为阿片类药物镇痛的辅助药物在癌痛中的作用，结果表明，高达 40% 的癌痛患者存在神经病理性疼痛；同时发现，加入抗抑郁药物或抗惊厥药物辅助治疗后，对减轻神经病理性癌痛有一定的作用；但若应用 0～10 分的数字评分表疼痛强度降低不超过 1 分，可能增加不良反应。需要特别指出，在稳定的阿片类药物剂量中加用辅助药物时会增加明显的不良反应，建议开始使用辅助药物时减少阿片类药物的剂量，两种药物的剂量均需要滴定[77]。

当神经病理性癌痛患者阿片类药物镇痛疗效欠佳时，建议加用阿米替林或加巴喷丁[49]。虽不专用于癌痛，但 NICE CG173 指南[78]为抗抑郁和抗惊厥药物在神经病理性疼痛管理中的应用提供了更多证据。结合临床判断，可考虑加入癌痛患者的临床评估和管理中，特别在姑息治疗时[65]。

肝功能受损患者的阿片类药物镇痛选择（改编自参考文献 [65, 71, 74, 76]）

- 循证医学证据有限，建议仔细的临床评估、个体化治疗和监测

吗啡

- 吗啡常被用作肝功能损害患者口服和肠外使用的一线强阿片类药物
- 由于血浆清除率下降和消除时间延长，使用吗啡时应减少剂量，并延长服药间隔时间[74, 76]
- 在住院时严密监测，最好间隔 2～4h 服用 1 次；而在社区，由于评估次数较住院少建议间隔 4h 服用 1 次较为合适

羟考酮

- 由于药物清除严重受损和半衰期延长，应避免在严重肝功能损害的情况下使用羟考酮[74]，对于轻度至中度肝功能损害，可谨慎使用，降低剂量和延长给药间隔时间

芬太尼

- 在严重的肝功能损害中芬太尼药代动力学无改变，是此类患者合适的阿片类药物选择[74, 76]
- 经皮制剂会导致蓄积，应谨慎使用，密切监测，不建议用于需要滴定剂量的不稳定疼痛患者

阿芬太尼

- 阿芬太尼通过氧化作用代谢，因此，肝功能受损会导致药物清除率降低，延长半衰期，因此，阿芬太尼应谨慎使用

丁丙诺啡

- 轻度至中度肝功能受损者应谨慎使用丁丙诺啡，严重肝功能障碍者应避免使用

可待因和曲马多

- 可待因和曲马多需要经过肝脏代谢才能转化为活性代谢物，因此，在中度至重度肝功能受损时应避免使用

癌症神经病理性疼痛管理中抗抑郁药物或抗惊厥药物的选择（改编自参考文献 [20, 49, 65, 77, 78]）

抗抑郁药物

- 阿米替林 10mg 晚上服用，每 5～7 天递增 1 次，每天最多不超过 75mg。如有心律失常史，请勿使用。
- 度洛西汀每天 30～60mg 的起始剂量（60mg 时有临床疗效），逐步增加到每天 120mg。

抗惊厥药物

- 加巴喷丁 100mg，每天 3 次；滴定到 600mg，每天 3 次（在专家建议下可使用更高的剂量）。肾功能损害时应减少剂量。
- 普瑞巴林 25～75mg，每天 2 次；可滴定至 300mg，每天 2 次。肾功能受损时减少剂量。

（九）癌痛的介入治疗方案

二级医院和临终关怀机构在考虑其他非药物或药物治疗癌痛的同时，应始终考虑癌痛介入治疗方案，包括放疗缓解骨转移患者的疼痛 [20]，经皮骨水泥成形术治疗骨盆骨转移引起的骨痛 [20, 83]，或椎体成形术治疗恶性肿瘤转移所致的椎体塌陷 [20, 84]，局部神经阻滞（如腹腔神经丛阻滞 [20]），或阿片类镇痛药的鞘内给药 [49, 85]。

声明

感谢 Amy Hawkins 博士和 Helen Burgess 博士对肾脏和肝脏损伤时用药建议的贡献。感谢 Cate Seton-Jones 博士和 Jayne Holland 女士允许在本文中使用 Phyllis Tuckwell 临终关怀指南中的强阿片类药物和肾病肝病用药指南。

癌痛管理的其他辅助药物选择（改编自参考文献 [20, 65]）

双膦酸盐类药物

- 在治疗继发于转移性骨病的癌痛时，建议加用双膦酸盐 [20, 79]，大多数临床循证医学证据包含乳腺癌、前列腺癌和骨髓瘤的疼痛管理；但是，没有足够的证据推荐双膦酸盐作为一线治疗药物，该类药物的最大不良反应可能发生在 4 周后 [79]
- 低钙血症和肾功能损害是双膦酸盐治疗的潜在并发症，治疗期间监测，同时补充钙和维生素 D[20]
- 双膦酸盐相关性颌骨坏死（bisphosphonate related osteonecrosis of the jaw，BRONJ）是一种严重的不良事件，会导致上颌骨和下颌骨的骨坏死损伤，颌面部死骨显露，并影响饮食、说话和口腔卫生 [80]，在接受双膦酸盐治疗的癌症患者中，其发病率为 6%～10%，建议患者在开始治疗前进行牙科检查，并提前完成任何有创治疗，双膦酸盐治疗期间避免进行任何牙科治疗

皮质类固醇 [81]

- 皮质类固醇激素对癌痛的作用机制尚不清楚，可能包括抗炎作用和减少局部组织水肿
- 有较弱的证据表明，皮质类固醇可改善癌症 1 周的疼痛，但治疗时需平衡皮质类固醇激素潜在的不良反应
- 应密切监测皮质类固醇激素治疗疗效及其不良反应，若较短的时间内没有临床获益，则应及时停止

氯胺酮 [82]

- 通过阻断 NMDA 受体而起作用的一个分离性麻醉药物，建议有癌痛管理经验的专家指导使用
- 最近的一项 Cochrane 综述认为，没有足够的证据支持氯胺酮用于控制癌痛，并且认为迅速将氯胺酮剂量增加到 500mg 似乎没有临床益处，并且可能导致严重的不良事件

参考文献

[1] Macmillan. Macmillan cancer support/ICM online survey of 2,096 UK adults. Fieldwork undertaken 22nd-24th (March 2017). Survey results are weighted to be representative of the UK population., s.l.: s.n; n.d.

[2] van den Beuken-van Everdingen MH, de Rijke JM, Kessels AG, Schouten HC, van Kleef M, Patijn J. Prevalence of pain

in patients with cancer: a systematic review of the past 40 years. Ann Oncol. 2007;18(9):1437-49.
[3] Portenoy D. Cancer pain. Epidemiology and symptoms. Cancer. 1989;63(11 Suppl):2298-307.
[4] Macmillan. Managing cancer pain [Online]. 2016. Available at: http://be.macmillan.org.uk/Downloads/CancerInformation/LivingWithAndAfterCancer/MAC11670ManagingPainE11lowrespdfALM20161214.pdf. Accessed 3 Dec 2017.
[5] Daut C. The prevalence and severity of pain in cancer. Cancer. 1982;50(9):1913-8.
[6] Kuo SS. The pharmacoeconomics of breakthrough cancer. Pain. 2013;27(2):167-75.
[7] Fairchild A. Under-treatment of cancer pain. Curr Opin Support Palliat Care. 2010;4(1):11-5.
[8] Office for National Statistics. National Survey of bereaved people (VOICES): 2014 (Q35). London: Office for National Statistics; 2015.
[9] Adam WM. Why do patients with cancer access out-of-hours primary care? A retrospective study. Br J Gen Pract. 2014;619:e99-e104.
[10] McLoughlin PA. Community specialist palliative care: experiences of patients and carers. Int J Palliat Nurs. 2002; 8(7):344-53.
[11] De Rond M, De Wit R, Van Dam F, Van Campen B, Den Hartog Y, Klievink R, Nieweg R, Noort J, Wagenaar M, Van Campen B. Daily pain assessment: value for nurses and patients. J Adv Nurs. 1999;29:436-44.
[12] Herr K, Titler MG, Schilling ML, Marsh JL, Xie X, Ardery G, Clarke WR, Everett LQ. Evidence based assessment of acute pain in older adults: current nursing practices and perceived barriers. Clin J Pain. 2004;20(5):331-40.
[13] Schumacher KL, Koresawa S, West C, Dodd M, Paul SM, Tripathy D, Koo P, Miaskowski C. The usefulness of a daily pain management diary for outpatients with cancer-related pain. Oncol Nurs Forum. 2002;29(9):1304-13.
[14] Macmillan. Macmillan pain diary [Online]. 2013. Available at: https://www.macmillan.org. uk/ documents/cancerinfo/livingwithandaftercancer/macmillan-pain-diary.pdf. Accessed 5 Nov 2017.
[15] American Cancer Society. Pain diary [Online]. 2016. Available at: https://www.cancer.org/ content/dam/cancer-org/cancer-control/en/worksheets/pain-diary.pdf. Accessed 5 Nov 2017.
[16] Scottish Intercollegiate Guidelines Network (SIGN) 106. Control of pain in adults with cancer. 2008. http://www.sign.ac.uk/sign-106-control-of-pain-in-adults-with-cancer.html. Accessed 21 Sept 2017.
[17] British Pain Socicty. Cancer pain management [Online]. 2010. Available at: https://www. britishpainsociety.org/ static/uploads/resources/files/book_cancer_pain.pdf. Accessed 18 Nov 2017.
[18] de Wit R, van Dam F, Abu-Saad HH, Loonstra S, Zandbelt L, van BuurenKarin A, van der Heijden K, Leenhouts G. Empirical comparison of commonly used measures to evaluate pain treatment in cancer patients with chronic pain. J Clin Oncol. 1999;17(4):1280-7.
[19] Caraceni A, Cherny N, Fainsinger R, Kaasa S, Poulain P, Radbruch L, De Conno F. Pain measurement tools and methods in clinical research in palliative care recommendations of an expert working group of the European Association of Palliative Care. J Pain Symptom Manage. 2002;23(3): 239-55.
[20] Scottish Intercollegiate Guidelines Network. SIGN 106 Control of pain in adults with cancer. A national clinical guideline [Online]. 2008. Available at: http://www.sign.ac.uk/assets/sign106.pdf. Accessed 5 Nov 2017.
[21] Macmillan. The C-word. How we react to cancer today. 2017. Available at: https://www.macmillan.org.uk/assets/1426915-the-c-word-macmillan-cancer-support-2017.pdf. Accessed 5 Nov 2017.
[22] Anandarajah G, Ellen HE. 'Spirituality and medical practice: using the HOPE questions as a practical tool for spiritual assessment. Am Fam Physician. 2001;63:81-9.
[23] Morley S, Eccleston C, Williams A. Systematic review and meta-analysis of randomized controlled trials of cognitive behaviour therapy and behaviour therapy for chronic pain in adults, excluding headache. Pain. 1999;80(1-2):1-13.
[24] Passik SD, Dugan W, McDonald MV, Rosenfeld B, Theobald DE, Edgerton S. Oncologists' recognition of depression in their patients with cancer. J Clin Oncol. 1998;16(4):1594-600.
[25] Spiegel D, Sands S, Koopman C. Pain and depression in patients with cancer. Cancer. 1994;74(9):2570-8.
[26] WHO. WHO's cancer pain ladder for adults [Online]. 1986. Available at: http://www.who.int/cancer/palliative/painladder/en/. Accessed 5 Nov 2017.
[27] McNichol E, Strassels SA, Goudas L, Lau J, Carr DB. NSAIDs or paracetamol, alone or combined with opioids, for cancer pain. Cochrane Database Syst Rev. 2006; 1: CD005180.
[28] NICE. Palliative care for adults: strong opioids for pain relief. Clinical Guideline 140 [Online]. 2016. Available at: https://www.nice.org.uk/guidance/cg140. Accessed Nov 2017.
[29] NICE. Opioids in palliative care evidence update. 2016. Available from https://www.nice.org.uk/guidance/cg140?unlid=7810781802015112611725. Accessed 21 Sept 2017.
[30] Guidelines and Audit Implementation Network. General palliative care guidelines for the management of pain at the end of life in adult patients. Belfast: Guidelines and Audit Implementation Network; 2011.
[31] MedicinesComplete. BNF [Online]. 2017. Available at: https://www.medicinescomplete.com/mc/bnf/current/. Accessed Nov 2017.
[32] Singh P, Chaturvedi A. Complementary and alternative medicine in Cancer pain management: a systematic review. Ind J Palliat Care. 2015;21(1):105-15.
[33] Fellowes B, Barnes K, Wilkinson S. Aromatherapy and

massage for symptom relief in patients with cancer. Cochrane Database Syst Rev. 2004;4:2004.

[34] Post-White J, Kinney ME, Savik K, Gau JB, Wilcox C, Lerner I. Therapeutic massage and healing touch improve symptoms in cancer. Integr Cancer Ther. 2003;2(4):332-44.

[35] Soden K, Vincent K, Craske S, Lucas C, Ashley S. A randomized controlled trial of aromatherapy massage in a hospice setting. Palliat Med. 2004;18(2):87-92.

[36] Lee H, Schmidt K, Ernst E. Acupuncture for the relief of cancer-related pain—a systematic review. Eur J Pain. 2005;9(4):437-44.

[37] Alimi D, Rubino C, Pichard-Léandri E, Fermand-Brulé S, Dubreuil-Lemaire ML, Hill C. Analgesic effect of auricular acupuncture for cancer pain: a randomized, blinded, controlled trial. J Clin Oncol. 2003;21(22):4120-6.

[38] Ernst, E. Pittler, M. H., Wider, B. (2006) The desktop guide to complementary and alternative medicine. London: Elsevier/Mosby.

[39] Ernst E, Pittler MH, Wider B. Complementary therapies for pain management. London: Elsevier/Mosby; 2007.

[40] Cepeda MS, Carr DB, Lau J, Alvarez H. Music for pain relief. Cochrane Database Syst Rev. 2006;2:CD004843.

[41] Stephenson NLN, Swanson M, Dalton J, Keefe FJ, Engelke M. Partner-delivered reflexology: effects on cancer pain and anxiety. Oncol Nurs Forum. 2007;34(1):127-32.

[42] Olson K, Hanson J, Michaud M. A phase II trial of reiki for the management of pain in advanced. Cancer. 2003;26(5):990-7.

[43] Rajasekaran M, Edmonds PM, Higginson IL. Systematic review of hypnotherapy for treating symptoms in terminally ill adult cancer patients. Palliat Med. 2005;19:418-26.

[44] Nash T. The effectiveness of hypnosis in reducing pain and suffering among women with metastatic breast cancer and among women with temporomandibular disorder. Int J Clin Experiment Hypn. 2010;58(4):497-504.

[45] Headley JA, Ownby KK, John LD. The effect of seated exercise on fatigue and quality of life in women with advanced breast cancer. Oncol Nurs Forum. 2004;31(5): 977-83.

[46] College of Occupational Therapists. Occupational therapy intervention in cancer. London: College of Occupational Therapists; 2004.

[47] Graves KD. Social cognitive theory and cancer patients' quality of life: a meta-analysis of psychosocial intervention components. Health Psychol. 2003;22(2):210-9.

[48] Sullivan MJ, Thorn B, Haythornthwaite JA, Keefe F, Martin M, Bradley LA, Lefebvre JC. Theoretical perspectives on the relationship between catastrophising and pain. Clin J Pain. 2001;17(1):52-64.

[49] Caraceni A, et al. Use of opioid analgesics in the treatment of cancer pain: evidence-based recommendations from the EAPC. Lancet Oncol. 2012;13:e58-68.

[50] Mercadante S, et al. Episodic (breakthrough) pain: consensus conference of an expert working group of the European Association for Palliative Care. Cancer. 2002; 94: 832-9.

[51] Saunders C. The symptomatic treatment of incurable cancer. Prescribers J. 1984;4(4):68-73.

[52] Bandieri E, Marilena M, Ripamonti CI, Artioli F, Sichetti D, Fanizza C, Santini D, Cavanna L, Melotti D, Conte PF, Roila F, Casinu S, Bruera E, Tognoni G, Luppi M. Randonmized trial of low dose morphine versus weak opioids in moderate cancer pain. Journal of Clin Oncol. 2016;34(5):436-42.

[53] Wiffen P, Edwards JE, Barden J, McQuay HJM. Oral morphine for cancer pain. Cochrane Database Syst Rev. 2016;4:CD003868. https://doi.org/10.1002/14651858.CD003868.pub4.

[54] NICE. Opioids in Palliative Care Evidence Update 58. 2014. Available from https://www.nice. org.uk/guidance/cg140/evidence/evidence-update-pdf-186447709. Accessed 10 Dec 2017.

[55] NICE Clinical Guidance 140. Opioids in palliative care: safe and effective prescribing of strong opioids for pain in palliative care adults. 2012. Available from https://www.nice.org.uk/guidance/cg140. Accessed 10 Dec 2017.

[56] Wiffen PJ, Derry S, Moore R. Tramadol with or without paracetamol (acetaminophen) for cancer pain. Cochrane Database Syst Rev. 2017;5:CD012508. https://doi.org/10.1002/14651858. CD012508.pub2.

[57] Schmidt-Hansen M, Bennett MI, Arnold S, Bromham N, Hilgart JS. Oxycodone for cancer-related pain. Cochrane Database Syst Rev. 2017;8:CD003870. https://doi.org/10.1002/14651858.CD003870.pub6.

[58] Hadley G, et al. Transdermal fentanyl in cancer pain. Cochrane Database Syst Rev. 2013;10:CD010270. https://doi.org/10.1002/14651858.CD010270.pub2.

[59] Davis MP. Twelve reasons for considering buprenorphine as a frontline analgesic in the management of pain. J Support Oncol. 2012;10(6):209-19.

[60] Schmidt-Hansen M, Taubert M, Bromham N, Hilgart JS, Arnold S. The effectiveness of buprenorphine for treating cancer pain: an abridged Cochrane review. BMJ Support Palliat Care. 2016;6:292-306.

[61] Nicholson AB, Watson GR, Derry S, Wiffen PJ. Methadone for cancer pain. Cochrane Database Syst Rev. 2017;2:CD003971. https://doi.org/10.1002/14651858.CD003971.pub4.

[62] Bao YJ, Hou W, Kong XY, Yang L, Xia J, Hua BJ, Knaggs R. Hydromorphone for cancer pain. Cochrane Database Syst Rev. 2016;10:CD011108. https://doi.org/10.1002/14651858.CD011108.pub2.

[63] Wiffen P, Derry S, Naessens K, Bell RF. Oral tapentadol for cancer pain. Cochrane Database Syst Rev. 2015;9:CD011460. https://doi.org/10.1002/14651858.CD011460.pub2.

[64] Wiffen P, Wee B, Derry S, Bell RF, Moore R. Opioids for cancer pain—an overview of Cochrane reviews. Cochrane Database Syst Rev. 2017;7:CD012592. https://doi.org/10.1002/14651858. CD012592.pub2.

[65] Watson M, Armstrong P, Back I, Gannon C, Sykes N. Palliative adult network guidelines. 4th ed. Bedfordshire and Hertfordshire: London Cancer Alliance, Northern Ireland Clinical Networks; 2016.

[66] British National Formulary. Prescribing in palliative care. 2017. Available from https://bnf. nice.org.uk/guidance/prescribing-in-palliative-care.html. Accessed 9 Dec 2017.

[67] UK Medicines Information. What naloxone doses should be used in adults to reverse urgently the effects of opioids or opiates? 2017. Available from https://www.sps.nhs.uk/wp-content/uploads/2015/11/UKMi_QA-_Naloxone-dosing_Aug-17_FINAL.pdf. Accessed 9 Dec 2017.

[68] NHS England Patient Safety Alert Stage 1. 2014. Available from https://www.england.nhs.uk/ wp-content/uploads/2014/11/psa-inappropriate-doses-naloxone.pdf. Accessed 9 Dec 2017.

[69] NHS England Patient Safety Alert Stage 2. 2015. Available from https://www.england.nhs. uk/patientsafety/wp-content/uploads/sites/32/2015/10/psa-naloxone-stage2.pdf. Accessed 9 Dec 2017.

[70] Sande TA, Laird BJA, Fallon MT, et al. The use of opioids in cancer patients with renal impairment—a systematic review. Support Care Cancer. 2017;25:661-75.

[71] Twycross R, Wilcock A, Howard P. Palliative care formulary 5. Nottingham: Palliativedrugs.com Ltd; 2014.

[72] King S, et al. A systematic review of the use of opioid medication for those with moderate to severe cancer pain and renal impairment: a European palliative care research collaborative opioid guidelines project. Palliat Med. 2011;25:525-52.

[73] Miaskowski C, et al. Principles of analgesic use in the treatment of acute pain and Cancer pain (6e). Skokie, IL: American Pain Society; 2008. p. 31.

[74] Rhee C, Broadbent AM, et al. Palliation and liver failure: palliative medications dosage guidelines. JPSM. 2007;10(3):677-85.

[75] Hanna M. The effects of liver impairment on opioids used to relieve pain in cancer patients. Palliat Med. 2011;25(5): 604-5.

[76] Larson AM, Curtis JR. (2006). Integrating palliative care for liver transplant candidates: "too well for transplant, too sick for life". JAMA. 2006;295(18):2168-76. https://doi. org/10.1001/jama.295.18.2168.

[77] Bennett M. Effectiveness of antiepileptic or antidepressant drugs when added to opioids for cancer pain: systematic review. Palliat Med. 2010;25(5):553-9.

[78] NICE Clinical Guidance 173. Neuropathic pain in adults: pharmacological management in non-specialist settings. 2013. Available from https://www.nice.org.uk/guidance/cg173. Accessed 21 Sept 2017.

[79] Wong R, Wiffen P. Bisphosphonates for the relief of pain secondary to bone metastases. Cochrane Database Syst Rev. 2002;2:CD002068. https://doi.org/10.1002/14651858. CD002068.

[80] Rollason V, Laverrière A, MacDonald L, Walsh T, Tramèr MR, Vogt-Ferrier NB. Interventions for treating bisphosphonate-related osteonecrosis of the jaw (BRONJ). Cochrane Database Syst Rev. 2016;2:CD008455. https://doi. org/10.1002/14651858.CD008455.pub2.

[81] Haywood A, Good P, Khan S, Leupp A, Jenkins-Marsh S, Rickett K, Hardy JR. Corticosteroids for the management of cancer-related pain in adults. Cochrane Database of Syst Rev. 2015;4:CD010756. https://doi.org/10.1002/14651858. CD010756.pub2.

[82] Bell RF, Eccleston C, Kalso EA. Ketamine as an adjuvant to opioids for cancer pain. Cochrane Database of Systematic Reviews. 2017;6:CD003351. https://doi.org/10.1002/14651858. CD003351.pub3.

[83] NICE Interventional Procedures Guidance (IPG) 179. Percutaneous cementoplasty for palliative treatment of bony malignancies. 2006. Available from https://www.nice.org. uk/guidance/ipg179/resources/percutaneous-cementoplasty-for-palliative-treatment-of-bony-malignancies-pdf-1899863409460165. Accessed 10 Dec 17.

[84] NICE Interventional Procedures Guidance (IPG) 12. Percutaneous vertebroplasty. 2003. Available from https://www.nice.org.uk/guidance/ipg179/resources/percutaneous-cementoplasty-for-palliative-treatment-of-bony-malignancies-pdf-1899863409460165. Accessed 10 Dec 2017.

[85] British Pain Society. Intrathecal drug delivery for the management of pain and spasticity in adults: recommendations for best clinical practice. 2015. Available from https://www.britishpainsociety.org/ static/uploads/resources/files/itdd_2015_pro_v3.pdf. Accessed 10 Dec 2017.

第 27 章　关节痛：类风湿关节炎、骨关节炎和纤维肌痛

Arthritis Pain: Rheumatoid Arthritis, Osteoarthritis, and Fibromyalgia

Afsha Khan　João Calinas Correia　David Andrew Walsh　著
蔡如意　译　　穆　荣　校

缩略语

类风湿关节炎	rheumatoid arthritis	RA
骨关节炎	osteoarthritis	OA
纤维肌痛	fibromyalgia	FM
骨髓病变	bone marrow lesion	BML
瞬时受体电位	transient receptor potential	TRP
神经生长因子	nerve growth factor	NGF
改善病情抗风湿药物	disease modifying anti-rheumatic drug	DMARD
条件性痛觉调制	conditioned pain modulation	CPM
非甾体抗炎药	non-steroidal anti-inflammatory drug	NSAID
随机对照试验	randomised controlled trial	RCT
认知行为疗法	cognitive behavioural therapy	CBT

类风湿关节炎（RA）、骨关节炎（OA）和纤维肌痛（FM）是常见的具有致残且致痛的疾病，其主要是通过炎症、组织重塑和中枢性疼痛机制产生、放大和维持疼痛。不同疼痛机制之间的平衡决定了患者的症状、就医方式和治疗反应。

肌肉骨骼疼痛可持续多年，有时会急性发作，但通常会有相对或完全缓解的时期。疼痛通常在身体多个部位发生，但也可能集中在一个特定的关节上。临床症状可能会迅速演变，也可能在数年时间内逐渐出现。发病的关键机制不仅引起疼痛，而且决定了疼痛的严重程度、持续时间和治疗方法，并决定了症状的复杂程度。缓解症状和延缓因疾病引起的结构变化是治疗的关键目标。

在本章中，我们将讨论 RA、OA 和 FM 等与炎症、结构性或中枢性疼痛机制相关的代表性疾病，以及这些机制如何导致相关的临床症状，并为出现骨骼肌肉疼痛的患者提供最佳管理方案。

一、肌肉骨骼诊断

RA 是最常见的炎症性关节炎，与其他疾病（如银屑病性关节炎、强直性脊柱炎）可能有相同的疼痛机制，并对相似的治疗有反应。RA 的诊断需要结合临床特征并进行炎症的评估。炎症的表现可能包括临床表现（软组织肿胀和压痛）、影像学表现（如超声、X 线异常、放射性侵蚀）或实验室检查异常（如血清 C 反应蛋白、抗瓜氨酸蛋白抗体升高）[1]。全身表现或合并症（如间质性肺病、炎症性肠病或银屑病）可能提示炎症性关节炎。OA 的诊断需要关节结构改变的证据，包括临床表现（如骨性肿胀、弹响声）或影像学表现（骨赘形成，提示新骨形成的软骨下硬化和提示软骨或半月板损伤的关节间隙狭窄）[2-4]。FM 的诊断是基于慢性广泛性疼痛的存在，影响腰部以上和以下区域，身体左侧或右侧，以及轴性疼痛，伴有睡眠、认知或情绪障碍的相关特征[5]。FM 的诊断不依赖化验和关节影像检查。

关节炎可能表现为单个关节受累[6]，但可以根据关节受累的特征模式进行鉴别。RA 受累的关节通常是对称性的，受累关节通常位于手腕、掌指关节和近端指间关节。OA 可以表现为单个或一组关节的受累，如影响膝或髋关节、手足的小关节。不同的关节分布（如广泛性结节性 OA）反映了具有不同遗传易感性和预后的亚组。单膝 OA 患者对侧膝关节出现 OA 的风险高于平均水平，其症状和 X 线变化具有一定的一致性。

二、肌肉骨骼疼痛的机制

了解引发、加剧和维持肌肉骨骼疼痛的潜在机制是明确最佳管理方法的关键[7]。

疼痛是许多风湿性疾病的突出特征，是复杂的生理学相互作用的结果，导致高度异质化的症状表现。外周伤害性信号输入由中枢神经系统处理，其受到增强或减弱疼痛体验的个体基础因素的影响。这些中枢神经系统因素存在很大的个体间差异，因此一些患者即使有大量外周伤害性信息输入（如有关节损伤或炎症的患者），也几乎不感到疼痛，而另一些人可能在很轻微的组织损伤或没有损伤时即会感到疼痛。

疼痛可能是由疾病或生物力学因素引起的。中枢敏化会增强伤害感受的传入。外周神经元中的分子表达和活动改变会增加对机械刺激和内部环境（自发性疼痛）的反应。中枢机制，包括时间总和、下行促进或抑制脊髓伤害性信号传导，任何环节发生改变都可能导致肌肉骨骼疼痛。认知因素可以调节疼痛，包括安慰剂和反安慰剂效应，并影响对疼痛的处理和评估。通常情况下，关节病理学的客观证据与疼痛的严重程度之间只有微弱的关联。即使缺乏进行性疾病的客观证据，疼痛似乎也会增加心理困扰和功能障碍发生的概率。

RA、OA 和 FM 是与炎症性、结构性和中枢驱动的肌肉骨骼疼痛相关的典型疾病，但是肌肉骨骼疼痛的机制可能在不同疾病之间存在交叉。RA 患者也可能同样会出现关节侵蚀，而 OA 患者可能也会有滑膜炎。几乎一半的新发 RA 患者在手或足部已经有骨关节炎的影像学表现[8]。RA 或 OA 患者通常也表现出 FM 的特征[9, 10]。

（一）骨骼肌肉伤害性感受

肌肉骨骼系统具有复杂的感觉神经支配，能够实现正常的本体感觉，并通过痛觉提醒个体实际或潜在的组织损伤。关节囊内有广泛的由游离或包被神经末梢构成的有髓神经纤维网络。正常人的滑膜[11, 12]和软骨下骨[13]也有丰富的无髓神经。类似的神经分布见于肌腱、韧带、深筋膜、骨膜和肌肉。有髓鞘的 Aβ 纤维被有害刺激激活（如超出正常关节活动范围），同时也可能在正常的本体感觉中发挥作用。小的无髓鞘的感觉 C 纤维在关节神经中占主导地位，可被有害的机械刺激、热刺激或化学刺激激活。通常对机械刺激不敏感的纤维可能对发炎关节的机械刺激产生反应（沉默伤害性感受器）。正常成年人的关节软骨无血管，无神经支配，膝关节半月板内 2/3 也是如此[14]。这些软骨结构不是疼痛的直接来源，但可以减缓关节表面的机械力，从而减少邻近组织中伤害性感受器的激活。

肌肉骨骼疼痛常发生在关节运动时，特别是在特定姿势或负重时，表明机械传导是伤害性传导的主要诱因。剪切应力引起神经末梢膜中的机械门控离子通道发生构象变化和开放，从而导致神经去极化[15]。关节不稳和形态改变，异常负荷模式，失去软骨和半月板的正常缓冲作用，以及神经末梢生长进入通常不受神经支配的结构（如关节软骨、半月板）都可能与关节炎中的机械感受器激活有关。滑膜积液可使 RA 膝关节关节内压力从正常的亚大气压（–1.3kPa[16]）增加到最高 +2.7kPa[17]。随着关节内压力的增加，患者会出现膝关节周围的紧绷感和疼痛增加。在动物实验中发现，关节内压力升高会导致关节传入神经元的爆发性放电[18, 19]。

关节炎疼痛也可能是持续的、难以缓解的，在机械刺激停止后仍然持续[20]。这种持续的疼痛可能是由化学因素直接激活神经元介导的，如在炎症期间。低 pH、ATP 和缓激肽激活离子通道（如 TRPV1）或关节内无髓鞘纤维上的 G 蛋白偶联受体，这些无髓鞘纤维可能导致 RA 的炎症性疼痛，而软骨下神经纤维可能部分解释了 MRI 观察到的骨髓病变（bone marrow lesion，BML）与 OA 疼痛的相关性[21]。

（二）外周敏化

正常活动时出现疼痛提示神经已被敏化，有大量证据表明在 RA 和 OA 中，关节内的感觉神经对机械和其他刺激产生了敏化。对产生和维持外周敏化的机制和化学介质更深入的了解有助于发现缓解关节炎疼痛的新药物。滑膜炎是 RA 和 OA 关节损伤后的早期特征。炎症介质协调愈合反应，但也能使神经敏化。小分子炎症介质（包括组胺[22]、5- 羟色胺[23]、腺苷和一氧化氮[24]）、多肽（包括缓激肽[25, 26]）、脂质代谢产物和离子通道配体[27]、细胞因子（如 IL-1β、IL-6 和 TNF-α）、趋化因子（如 CCL2，也称为单核细胞趋化蛋白 –1）[28] 都可以使周围神经敏化。这些被公认在 RA 中促炎的因子[28]，许多也在 OA[29] 中表达上调。生长因子（尤其是 β-NGF，也包括血管内皮生长因子）作为关节炎关节外周敏化的可能介质也引起了人们的关注[28]。

花生四烯酸代谢物通过急性和慢性炎症导致关节伤害性感受器的敏化，这可以通过环氧化酶抑制药（非甾体抗炎药）来减少伤害性感受器的敏感性。其他脂源性因子（如消退素）可能会消除炎症，也有可能通过降低致敏性来消除疼痛。因此，疼痛的缓解可能是一个主动的过程，而不是消除伤害因素的必然结果。疼痛缓解机制的不足可能解释了为什么即使关节炎得到很好的控制，疼痛也会持续存在的原因，这为我们提示了新的疼痛治疗方法。

离子通道表达、磷酸化和开放的增加会促进外周敏化。炎症介质 PGE_2、腺苷和 5- 羟色胺均可增强钠通道动力学和 TTX 抵抗性钠电流[31, 32]。多种瞬时受体电位（transient receptor potential，TRP）通道已被认为与关节疼痛有关，包括 TRPV、TRPA[33]、TRPC[34] 和 TRPM 通道亚家族。TRPV1 会被热量及辣椒中的刺激性成分辣椒素激活。激活后可能出现脱敏、神经末梢回缩和痛觉减少。TRPV1 抑制药减轻了关节炎模型动物的疼痛行为[35]，但由于 TRPV1 抑制药在不引起不良事件的前提下的镇痛效果不足，因此 TRPV1 的临床药物开发一直很困难。此外，反复局部应用辣椒素可缓解 OA 疼痛[36]。

生长因子（特别是 β-NGF，以及血管内皮生长因子）和趋化因子 CCL2（也称为单核细胞趋化蛋白 –1）也引起了人们的关注，它们可能是关节炎关节中外周敏化的介质[28]。NGF 是关节内炎症性滑膜细胞和软骨细胞产生的多肽[37]。NGF 与无髓鞘感觉神经末梢的细胞表面受体结合，引起外周敏化。NGF 信号可以通过在关节内结合和中和 NGF 的生物制剂来抑制，也可以通过抑制 NGF 高亲和力受体 TrkA 的酪氨酸激酶活性达到抑制 NGF 信号的目的[38]。NGF 阻断可以逆转外周敏化，而不抑制正常的保护性伤害性反应。NGF 阻断抗体的随机对照试验已在临床上证明了对 OA 或下腰痛的重要镇痛作用[39]，证实了外周敏化对关节炎疼痛的重要影响。阻断 NGF 的抗体很少与快速进展的 OA 相关，并且目前进行的临床试验正在更好地定义其安全性，以平衡药物的益处和风险。

（三）中枢敏化

中枢敏化是中枢神经系统中痛觉通路中的神经元对其正常或阈下输入的反应性增加，表现为从痛觉传递抑制到促进的平衡转变。它与慢性肌肉骨骼疼痛的发展和维持密切相关。中枢敏化可导致所有感官的敏感性提高，而不仅仅是机械敏感性[40]。它还与认知缺陷（如注意力不集中和短期记忆损害[41]）、情绪困扰（特别是焦虑[42]、睡眠障碍和疲劳[43, 44]）有关。中枢敏化的临床特征与不良疾病行为[45–47]、疼痛灾难化和镇痛药使用[48]相关。中枢敏化的神经机制较为复杂，涉及脊髓和大脑，并可影响来自远离受累关节的组织和身体区域的感觉输入[49–51]。

脊髓中的神经生理学适应包括“上发条现象”（windup），一系列伤害性输入通过“上发条现象”导致二级神经元的反应性逐渐增加。在许多 OA 患者中，类似的时间总和现象也会增强，导致对重复机械刺激的疼痛程度增加[52]。时间总和的时间进程比“上发条现象”效应持续更久（分钟级别），时间总和的电生理关联目前尚未完全明确。

许多情况下，伤害性信号在中枢神经系统内会被抑制，使人们能够采取重要的防御行为（如急性损伤后逃跑）。下行抑制活动可能是由于身体其他部位的另一种疼痛刺激引起的 [条件性疼痛调制（conditioned pain modulation，CPM）实验证明了这一现象]，也可能是通过运动产生的[53]。某些中枢作用的止痛药可能会进一步增强这些内源性抑制通路（如度洛西汀[54]）。患有慢性疼痛的人，如 OA[55] 或 FM[56]，CPM 的能力可能会降低，内源性镇痛机制的缺陷可能导致疼痛的严重程度增强。

中枢敏化可能是由持续的伤害性输入驱动的，但也可以在没有任何明显的组织损伤的情况下发生，或者在任何此类损伤完全修复后持续存在。这一机制是 FM 疼痛的重要因素[57]。中枢敏化在一定程度上也受遗传因素的影响[58]，并与高体重指数[59]、合并症和全身性炎症[28]有关，这些因素都可能导致关节炎疼痛。中枢敏化的分子机制可能包括初级传入神经元增加和神经营养素的释放，以及中枢神经系统内神经胶质细胞释放的细胞因子，如 IL-1[60]。

（四）神经病理性疼痛

神经病理性疼痛是由神经系统的损伤或疾病引起的。神经病变可以导致关节疼痛，例如，在 RA 中，腕关节滑膜炎可导致正中神经卡压，血管炎可导致多发性单神经炎。关节置换手术或关节镜检查可能伴随着手术性神经损伤，以及因此产生的神经病理性疼痛。在炎症性滑膜中，感觉神经末梢可能会减少[12]，在 OA 动物模型中，神经元损伤的标记已被发现定位于背根神经节[61]。

来自不同疾病的神经病理性疼痛可能具有共同的特征（如烧灼感、针刺样疼痛）、感觉异常或感觉丧失，其中一些可能与肌肉骨骼疼痛相同。这可能反映了共同的疼痛机制，而不一定意味着 RA、OA 或 FM 中存在实际的神经病变。如果针对这些共同的疼痛机制开发相关的治疗方法，可能会对关节炎患者的预后有所裨益。

三、关节炎性疼痛的诊断

慢性肌肉骨骼疼痛在世界卫生组织 ICD-11 中被定义为由于影响骨骼、关节、肌腱、肌肉、脊柱或相关软组织的疾病过程而引起的慢性疼痛。该定义不包括神经病理性疼痛，无明显肌肉骨骼起源的疼痛（如 FM）被编码为慢性原发性疼痛。因此，肌肉骨骼疼痛的诊断依赖于通过病史、体格检查、实验室检查来明确肌肉骨骼疾病的存在（表 27-1）。

疼痛和潜在的肌肉骨骼诊断之间通常存在着微妙的联系，这支持了根据疼痛本身为诊断分类的做法[62]。根据外周因素引起的关节炎疼痛（伤害性感受）和由于神经系统变化引起的疼痛（敏化）之间的区别会影响治疗方法的选择。在 RA 中，活动性滑膜炎可以预测对改善病情抗风湿药物（disease modifying anti-rheumatic drug，DMARD）（如甲氨蝶呤或 TNF-α 抑制药）的反应，而关节损伤可以预测对关节置换手术的反应，这些都通过外周机制起作用。敏化引起的疼痛可能会对针对神经系统的治疗（包括药物和心理干预）产生更好的反应。错误的治疗方法使人们暴露在不必要的不良事件风险中，同时也会错失更有效的治疗机会。

关节病理学和疼痛机制的组成部分可能在不同的病理类别的疾病之间存在一致性。RA 的滑膜炎引起的疼痛，或 OA 的软骨下骨病理引起的疼痛，都可能对类似的治疗产生反应，无论患者患有 RA 还是 OA。由中枢敏化引起的疼痛可能同样会针对中枢疼痛机制的治疗产生反应，无论患者是否诊断 RA 或 OA。关节置换术都可以缓解关节疼痛。因此，肌肉骨骼疼痛的管理包括针对特定病理学的方法，以及在不同疾病之间相同的疼痛机制。

（一）炎症引起的疼痛

皮温升高、软组织肿胀和关节积液均提示滑膜炎。关节僵硬在白天随着运动而改善，这是 RA 炎性疼痛的特征[6]。虽然关节僵硬也可能是 OA 疼痛的一个特征，但它与 OA 低水平炎症的关系尚不确定[63, 64]。僵硬和肿胀的感觉可能是由中枢神经系统引起的。RA 关节僵硬可能在被截肢的肢体上感觉到[65]，而 FM 患者则在没有明显关节病变的情况下主诉关节僵硬和肿胀。

血液化验可能提示全身炎症的证据（如 RA 患者的红细胞沉降率或 C 反应蛋白升高），X 线可能显示 RA 关节周围骨质减少或骨质侵蚀，超声或 MRI 可能证实活动性滑膜炎。超声的高频信号或 MRI 钆增强提示血流增加，与急性和慢性炎症的血管扩张和血管生成特征相关[66]。在 OA 患者中，滑膜炎的 MRI 表现也可能与疼痛严重程度密切相关[67]，这表明滑膜炎直接参与了疼痛病理过程。滑膜炎的存在并不一定表明它是目

表 27-1　类风湿关节炎、骨关节炎和纤维肌痛的分类标准总结

关节炎	病　史	查　体	检　查
类风湿关节炎[1]	• 疼痛持续时间>6 周 • 晨僵>30min • 全身症状，如疲劳、食欲不振	• 滑膜炎 • 对称性关节受累 • 关节畸形（如掌指关节尺骨半脱位） • 关节外表现（如皮下结节）	• X 线 /MRI 的放射学骨侵蚀表现 • 超声或 MRI 提示滑膜炎 • 血清学：红细胞沉降率、C 反应蛋白、类风湿因子、抗 CCP 抗体
骨关节炎[2-4]	• 局部关节疼痛 • 年龄通常大于 50 岁 • 晨僵<30min	• 骨膨大 • 捻发音 • 关节活动范围缩小（如膝关节内翻）	• 放射学关节间隙狭窄、骨赘、软骨下囊肿和硬化 • 化验无明显特异性异常
纤维肌痛[5]	• 至少 3 个月的慢性广泛性疼痛伴随睡眠障碍、疲劳、认知不良、抑郁、非关节疼痛（腹痛、头痛）	• 不需要诊断的体征，尽管可能存在广泛性和非关节压痛	• 作用有限，主要是排除其他诊断 • 纤维肌痛的诊断主要基于病史

前疼痛的来源，尽管亚临床滑膜炎可能预示随后的急性发作[68]。当不能排除炎症对持续性疼痛的作用时，可以进行经验性的抗炎治疗。

（二）结构改变引起的疼痛

运动或负重时的疼痛提示疼痛的生物力学机制。结构改变的迹象包括骨肿胀或畸形，关节活动受限，以及关节表面的刺痛感，尤其是在OA的后期。虽然碱性磷酸酶的升高是成骨细胞活性增加的证据，是Paget病活动性的特征，可预测该疾病对双膦酸盐止痛治疗的反应，但目前的血液化验在确定关节炎疼痛的骨源性原因方面的价值有限。RA和OA的骨转换率远低于Paget病，但新骨生成的生物标志物有望成为预测OA疼痛的预后的关键指标[69]。

X线可能显示关节病理的变化（例如，RA中的骨侵蚀，OA中的骨赘，以及在RA和OA中都存在的提示软骨丢失的关节间隙变窄）。放射学侵蚀和关节间隙狭窄与RA患者的功能障碍有关[70]，尽管它们与RA患者疼痛症状的关联较小[71]。在疾病早期，虽然可能有关节痛，但X线通常是正常的。MRI可以显示普通X线上并不明显的关节内紊乱，如半月板撕裂或软骨缺陷。已有疾病的变化可能更多的是先前修复过程的结果，而不是疾病活动的证据，因此通常与疼痛的关联微弱。在OA和RA中观察到的滑膜炎和骨髓损害等MRI特征可能比其他放射学或MRI改变与疼痛严重程度的相关性更强[72]，提示这些特征与疼痛机制关联更明显。

（三）敏化

敏化通常伴随着外周伤害性驱动，仅关注滑膜炎或骨和软骨的变化可能会使人们忽视减少敏化缓解疼痛的治疗方法，而这将使患者失去受益的机会。

敏化可能会改变疼痛的严重程度、性质和分布。疼痛以外的其他症状可能表明中枢神经系统发生了变化。关节疼痛可能伴随着身体感知受损，包括本体感觉敏感度降低[73, 74]。抑郁和中枢敏化有共同的生化机制，因此也有类似药物治疗方法。焦虑和自觉身体高度变化在FM中很常见，焦虑、心悸、睡眠障碍和胃肠功能障碍的症状的原因是自主神经功能失调，以及交感神经功能优于副交感神经功能[75, 76]。

为了明确中枢疼痛机制的重要作用，目前已开发了调查问卷。中枢敏化量表（central sensitization inventory，CSI）汇集了通常与中枢敏化有关的共病症状，包括FM、头痛和肠易激综合征等疾病的特征[77]。即使在没有共病诊断的情况下，关节炎患者的中枢敏化也可能对他们的疼痛有重要作用，焦虑、抑郁、灾难化、神经病理性疼痛、睡眠障碍、疲劳、广泛的疼痛分布和认知影响的8个关键临床特征都预测了膝痛者中枢敏化的定量感觉测试结果异常[78]。

压痛（在无害的轻微压力下产生疼痛）是关节炎疼痛的特征，也表明了敏化的存在。外周敏化可能是由关节炎症引起的，导致关节压痛。中枢敏化可能不仅在关节处，而且在其他部位也会引起压痛[51]。在极少数关节炎患者中，轻微的皮肤摩擦可能会使患者感受到疼痛（动态痛觉过敏）[50]。在RA中，关节压痛与临床医生观察到的炎症特征之间的不一致可能提示患者出现中枢敏化。中枢敏化不仅需要单独治疗，而且还可能干扰类风湿关节炎炎症性疾病活动的临床评估，潜在地导致对需要DMARD递增的需求低估或高估[79]。非关节部位（触发点）广泛的压痛是FM的特征，但目前的FM分类和诊断标准并不要求证实FM压痛点的存在[5]。关节压痛的存在并不排除FM的诊断，而在非关节部位压痛的存在也不排除关节炎的诊断。

压痛在临床上是用足以使甲床变白的压力来检测的。通过定量感觉测试可以提供更标准化的刺激方法。压力测痛法使用1cm^{2}的钝体探头，逐渐增加力度，当压力感转变为痛感时进行测量。通过这种方式测量的压痛检测阈值（pressure pain detection thresholds，PPT）在RA、OA或FM患者中可能会降低[51, 80, 81]。

其他的量化感觉测试模式，如测量时间总和

或 CPM 的测试，目前主要用于基础研究，而不是临床实践。这些方法可以提示肌肉骨骼疼痛患者的脊髓或下行中枢敏化，但需要仔细注意方法学细节以保证足够的可靠性来指导个体的临床决策[82]。神经影像学测量脑体积、功能或连接性的变化也可以提示中枢处理的变化[83]，但是它们作为关节炎疼痛测量的有效性尚不确定。在关节炎疼痛期间活跃的大脑区域也表明疼痛的定位、显著性（疼痛吸引注意力的能力）或情绪成分，这些都可以与非疼痛的刺激共享。

（四）神经病理性疼痛

目前已经开发了一些问卷工具来帮助神经病理性疼痛临床分类，其中包括 PainDETECT 问卷[84]。PainDETECT 使用 Likert 评分来衡量每种疼痛特征的严重程度，因此更严重的疼痛，将更有可能被归类为神经病理性疼痛，而不考虑其起源。此外，如间歇样或射击样疼痛的描述可能被解释为关节炎患者在关节负重或运动时的疼痛。因此，分类问卷并不能证实神经病变的存在，但值得进一步研究作为筛选或评估抗神经病理性止痛药治疗对于骨骼肌肉疼痛效果的分层应用工具[85, 86]。诊断肌肉骨骼疾病患者的神经病理性疼痛可能需要进行广泛的定量感觉测试，包括在不同刺激模式下进行感觉检测阈值评估、神经传导的电生理测量、成像或组织活检。

四、疼痛管理

关节炎治疗的目标是控制疼痛，维持生活质量和功能。快速止痛可以通过直接作用的止痛药或者通过抑制炎症或置换受损关节（炎症或结构变化驱动疼痛时）来实现快速缓解疼痛的目的。

RA、OA 和 FM 通常并存[8-10]，共病的肌肉骨骼疾病可能分别通过不同机制引起关节炎疼痛。仅针对一种疼痛机制的治疗可能不一定产生较好的治疗效果。把关节疼痛简单地描述为一个单一问题，可能会导致患者对治疗有不实际的期望和随之而产生的不满。如果 RA 患者的明显疾病活动主要是由中枢敏化引起的压痛和疼痛，那么过度的免疫抑制治疗可能会使患者承受不必要的感染风险，并转移人们对更有效治疗方法的注意力。然而，关节疼痛的多种机制也提供了多种治疗机会。必要时采用多模式治疗可能会比任何单一治疗提供更好的效益。

（一）有效的关节炎疼痛治疗背景

尽管治疗方法很多，但关节炎患者往往得不到有效的止痛治疗。治疗的障碍主要包括对风险 - 获益的负面看法，以及社会或经济因素。全髋关节或膝关节置换术有效地缓解了晚期 OA 患者的疼痛和功能障碍，但尽管不同地域关节炎的患病率相似，关节置换术的实际手术率在不同地方存在很大差异。是否选择进行关节置换术不仅基于症状和医生建议，而且还基于个人、朋友和家人的既往经验[87]。不同的个体对收益和风险的重视程度不同，适当的信息可以使他们选择与其特定价值观相匹配的治疗方法。

对关节炎的看法可能会影响治疗选择。将 OA 误认为是一种“磨损”状态，以及将慢性疼痛视为像急性疼痛一样的“警告信号”，这与运动的建议并不相符。如果患者认为运动会损伤关节，特别是在运动会导致短期疼痛加重的情况下，他们可能会不愿意参加运动。如果患者担心止痛药可能掩盖疼痛并导致进一步的损伤，他们可能会对是否使用止痛药犹豫不决。

然而，无法控制的疼痛和因此导致的活动减少也是有害的，不仅会给患者带来困扰，还会导致体能下降、社交回避和增加共病风险，既包括关节局部风险（如肌肉无力、本体感觉丧失、关节挛缩），也有全身性风险（如肥胖、代谢综合征、心血管风险）。运动仍然是 OA 和 FM 循证管理的基石，而且在 RA 中也可以改善长期的疼痛结果[88]。运动需可持续且分阶段的。运动期间的疼痛可能是由于神经元敏化或关节的“重构”，而不是任何持续的关节损伤的迹象。“磨损”这个词也许会正确地向患者暗示一种自然过程，与骨折或肿瘤完全不同，关节炎关节会不断地进行自我修复，而不是像汽车那样简单的磨损。使用止痛药来促进活动，并不会对关节造成进一步损伤，反而可能会促进关节的修复和代偿适应。

任何镇痛措施（药物或非药物）对肌肉骨骼疼痛的益处中，约有一半效果源于治疗的特定环境因素，而不是治疗的特定属性[89]。更多的介入治疗，或者那些需要与临床医生接触的治疗，安慰剂效应可能会更大。患者积极的期望是背景性获益的关键。然而，过高的期望也可能导致患者对治疗不满，过度强调风险可能会引发不必要的担忧，从而削弱患者的获益。如果反复治疗无效或伴有不良反应的发生，将会降低患者的治疗预期。

理想的个体化治疗方案应该确保患者在治疗过程中尽早获得最大的治疗效益。考虑到不同个体的疼痛机制、既往的治疗经验和个人风险存在差异，治疗建议应该是个性化的。治疗方法应根据关节炎疼痛的潜在原因制订，而且当患者从治疗中受益时，可以进一步得到确认。治疗应该同时解决短期和长期的疼痛问题，而不是只关注短期止痛需求或长期结构性修复上。

（二）关节炎疼痛的药物治疗

改善关节炎疼痛的药理学目标旨在直接抑制痛觉传递，减少炎症[90]，抑制外周和中枢敏化[91, 92]，或保护关节完整性[90, 93]。世界卫生组织的止痛阶梯虽然通常适用于其他情况，但在肌肉骨骼疼痛方面应谨慎解读。在滑膜炎是疼痛主要原因的情况下，阿片类药物可能并不是比非甾体抗炎药更强的镇痛药物。目前正在开发一些分层工具，以帮助决定哪些治疗最有可能提供有效的镇痛效果，但由于目前缺乏足够的可靠性而不足以单独使用。

1. 减少伤害性信息传递

伤害性信息的传递可以在关节到大脑之间的任意节点被抑制。中枢作用的治疗可能会产生不良影响，如认知功能障碍、恶心或嗜睡，以及阿片类药物依赖。针对主要伤害性感受器且不透过血脑屏障的新型药理药物可能具有优势。在临床前研究中有一些证据支持的潜在靶点，包括钠、TRPV1 和其他离子通道、机械转导分子[94]。然而，这种类型的镇痛药物在肌肉骨骼疼痛的随机对照试验（randomised controlled trial，RCT）中尚未达到关键临床终点。

周围神经的化学或物理干扰也会中断伤害性信息的传递。当注射局麻药到关节或局部神经干时，可以暂时减轻关节疼痛[95]。止痛作用可能比神经阻滞的预期持续时间更长，部分原因可能是安慰剂效应，但也可能是通过促进关节运动和康复，或者通过消除维持中枢敏化的伤害性驱动来实现。成功但暂时的局部麻醉缓解疼痛可能为肌肉骨骼疼痛的来源提供诊断证据，并可能预测更持久的神经消融（如通过冷冻神经消融术）效果[97]。尽管背痛可能源于多个部位，识别孤立的小关节痛可能是一项挑战，但在小关节可能是下腰痛来源的情况下，仍然推荐进行相关部位的射频消融治疗[98]。遗憾的是，许多关节有多个、可变和不可触及的神经支配，从而使局部神经消融变得不切实际。

2. 靶向炎症

药物抑制炎症可以减轻 RA 患者的疼痛和关节损伤，但在 OA 患者中尚未证明具有疾病改善作用。通过关节内[99]、口服[100]或肠外[101]途径进行糖皮质激素治疗可在临床上快速缓解 RA 的疼痛。关节内注射糖皮质激素也能显著改善 OA 的疼痛[102]。但关节内注射治疗 OA 疼痛的机制尚不明确。其疗效取决于准确的注射位置，但与滑膜炎的临床或影像证据似乎无关。全身性糖皮质激素尚未被证明对 OA 有益，即使是在“炎性”亚组中也是如此[103]。关节内糖皮质激素的效益平均持续 6 周。反复的关节内注射引起了人们对软骨受损的担忧，同时也增加了注射相关的缺血性坏死或感染的风险。

各种 DMARD 可以显著降低 RA 炎症，减少或预防关节损伤，保持关节结构和功能（表 27-2）。联合治疗可能比单一的 DMARD 治疗收益更大[104]。DMARD 的止痛效果通常是在治疗开始后 2～6 周，在此期间可能需要其他止痛策略。

表 27-2　用于类风湿关节炎治疗的改善病情抗风湿药（DMARD）

传统合成 DMARD
• 甲氨蝶呤
• 柳氮磺胺吡啶
• 来氟米特
• 羟氯喹
• 环孢素
• 硫唑嘌呤
• JAK 抑制药（如托法替布）
生物 DMARD
• TNF 抑制药
• 阿达木单抗
• 戈利木单抗
• 赛妥珠单抗
• 依那西普
• IL-1 受体抑制药
• 阿那白滞素
• IL-6 受体抑制药
• 托珠单抗
• 抗 CD20 单克隆抗体
• 利妥昔单抗
• CTLA-4 融合蛋白

对 RA 疼痛有效的 DMARD 并没有可靠地证明对 OA 有效[105]。

非甾体抗炎药通过抑制环氧合酶来减少前列腺素的生物合成，从而降低伤害性感受器的活化和敏化，并通过血脑屏障在中枢神经系统内抑制 COX。NSAID 可能会轻微减轻滑膜炎[106]，但并不能减少关节炎中与炎症相关的关节损伤。在 RA[107] 或 OA[102] 中，NSAID 比安慰剂有短期的止痛效果，但在 FM 中不可靠，这可能反映了 FM 中不存在外周炎症[108]。局部应用 NSAID 可能对膝关节或手部的 OA 疼痛有效[102]。口服 NSAID 可能比口服对乙酰氨基酚对 RA[109] 或 OA[110] 的疼痛更有效。长期受益难以通过 RCT 证实，但在开始服用 NSAID 多年后停药可能会导致疼痛增加，而重新使用 NSAID 比使用安慰剂更能有效缓解疼痛[111]。

NSAID 的不良事件，特别是胃肠道出血、心血管事件或肾功能损害的风险是存在的，但不应被夸大。风险随着年龄的增长和合并症或其他药物使用等额外风险因素而增加。一般而言，NSAID 相关的风险随着治疗持续时间的延长而持续存在，但不会随着治疗时间的延长而累积。事实上，心血管事件的风险在 NSAID 开始治疗后可能最高[112]。选择性和非选择性 COX-2 抑制药似乎对肌肉骨骼疼痛效果相同，但导致胃肠道不良事件的风险可能不同。可以通过联合质子泵抑制药来最小化胃肠道不良反应风险。

3. 降低神经敏感性及抗神经病理性止痛药

近期开发的抗体可以结合神经生长因子（never growth factor，NGF）并阻止其与受体的相互作用，从而抑制外周伤害性感受器的敏化。NGF 阻断抗体的 RCT 已经证明，在患有 OA[39] 或腰背痛的人群中，相对于安慰剂组显示出较好且持久的止痛效果[113]。在接受抗 NGF 治疗的患者中，罕见但显著的快速进展性骨关节炎（progressive OA，RPOA）的发生导致在正在进行的临床试验中引入了风险缓解策略。RPOA 在接受 NGF 阻滞药治疗的人群中的机制尚不完全清楚。与共同给药的 NSAID 的相互作用，以及缺乏与镇痛效力的相关性表明，可能存在特定的生物学效应，而不是归因于镇痛本身[37]。尽管临床前研究表明 NGF 驱动 OA 的外周敏化[38]，但目前尚未在人体中证实 NGF 阻断缓解 RA 疼痛的潜力。FM 患者的外周组织中并未发现 NGF 的上调。在不同病理机制的关节炎之间推广 RCT 证据应谨慎，并考虑可能的疾病特异性不良事件，以及是否获益。

多种药物可以通过多种机制改善神经病理性疼痛。不同的药物对不同种类的神经病理性疼痛可能具有不同的疗效。在没有明确证明肌肉骨骼疼痛具有神经病理性起源的情况下，需要针对每种抗神经病理性镇痛药有益的经验证据。招募未经筛选的 OA 人群的阴性试验不一定排除对患者亚组的益处。即便如此，尚不清楚有效的药物是否通过相同的机制对神经病理性疼痛和肌肉骨骼疼痛起作用。抗神经病理性疼痛药物在肌肉骨骼疼痛中的主要作用模式可能是通过减少中枢敏化，如通过增强下行抑制控制。

抗神经病理性疼痛药物在 RA 中的权威试验尚未见报道。外用辣椒素和度洛西汀有关于 OA 止痛疗效的 RCT 证据，尽管推荐用于 OA 的外用辣椒素剂量低于对神经病理性疼痛的有效剂量。度洛西汀也可能改善 OA 的疼痛 [114, 115]。在 OA 髋关节和膝关节疼痛的 RCT 中，加巴喷丁类药物并不优于安慰剂，但最近的一项在手部 OA 的研究表明，服用加巴喷丁有止痛作用 [116]。抗神经病理性止痛药可能对 FM 有益，包括三环类抗抑郁药、选择性 5- 羟色胺和去甲肾上腺素再摄取抑制药（如度洛西汀）和加巴喷丁 [117]。度洛西汀或三环类药物的镇痛作用不依赖于它们的抗抑郁作用。

中枢敏化可以通过去除外周伤害性驱动来逆转，如关节置换手术 [55]。早期抑制 RA 炎症对预防或逆转中枢敏化的影响目前尚不确定。与中枢敏化相关的特征会预测早期和确立病变时对 DMARD 的止痛反应 [118]。中枢敏感化的证据也预示了全膝关节置换术治疗 OA 的不良预后 [119]。

4. 阿片类药物治疗肌肉骨骼疼痛

尽管阿片类药物在短期缓解肌肉骨骼疼痛方面表现出明显的效果，但它并不能长期用于治疗肌肉骨骼疼痛。Mu 类阿片受体激动药（如吗啡）可以减轻 RA 或 OA 的疼痛，但难以证明其持久的益处。与安慰剂相比，许多患者并没有获得更多的益处，并且由于药物不良反应而终止治疗 [120]。医用阿片类药物滥用的日益增加（特别是在美国），以及处方阿片类药物过量造成的死亡人数增加，导致阿片类药物作为镇痛策略的受欢迎程度下降。对于短期疗效和长期益处之间表现出的明显差异，耐受性仍然是一个可能的解释。临床试验不建议使用阿片类药物治疗 FM[117]。目前正在探索多种策略以改善阿片类镇痛药物的效益。未来的制剂可能具有更低的成瘾性或耐受性，与外周限制性阿片类拮抗药联合给药可能会减少一些不良事件，如阿片类药物诱导的便秘 [121]。

5. 其他止痛药

尽管来自 RCT 的有益证据很少，但对乙酰氨基酚仍旧被推荐用于治疗关节炎疼痛 [122]。对乙酰氨基酚早在 RCT 方法标准化之前就已使用，其价格非常便宜，并且可能会被质疑回顾性地开发其长期使用的证据会带来什么益处。然而，对乙酰氨基酚的治疗窗较窄，在略高于推荐的每天剂量时便会引起肝毒性风险，最近的数据表明，使用对乙酰氨基酚会使血红蛋白降低 [123]。对乙酰氨基酚的广泛可用性和低成本可能会降低其作为安慰剂镇痛的潜力。

奈福泮是一种非阿片类镇痛药，有一些证据表明它对肌肉骨骼疼痛有益 [124]。其作用机制尚不确定，但可能包括抑制 5- 羟色胺、去甲肾上腺素和多巴胺再摄取，并可能减少谷氨酸信号传导 [125]。它的使用可能会受到恶心等不良事件的限制，服用抗抑郁药物或易患癫痫的人应谨慎使用。认知不良事件并不少见，尤其是在体弱者和老年人中。

曲马多和他喷他多具有阿片类药物的特性，但也会抑制去甲肾上腺素的再摄取。最初认为曲马多在较低剂量下比 μ 阿片类激动药具有更强的镇痛效果，并且被认为滥用的可能性更小，而现在曲马多是美国最常见的滥用处方药。大麻素也被用于治疗关节炎疼痛，尽管临床获益的证据不足 [126]。

（三）关节炎疼痛的非药物管理

单独使用药物不太可能治愈关节炎疼痛，建议采用多模式，通常是多学科的方法治疗。运动、矫形、心理或手术方法应该考虑单独或与药物一起联合应用。特别是在专家稀缺的情况下，跨学科诊治可能会增加患者获得多种治疗方式的机会。目前，物理治疗师或其他专职医疗人员已掌握基础 CBT 治疗。非药物治疗方法可以被视为“复杂干预”。在 RCT 中需要仔细选择对照干预措施并注意患者盲法，以避免增大试验结果误差。

1. 物理疗法

运动仍然是OA和FM循证治疗的基石，在RA中也可以改善长期疼痛结果[88]。利用RCT直接比较各种运动方式的镇痛效果并未表明哪种运动方式在镇痛方面的优越性[127]。物理治疗师结合多种治疗方式来满足患者的个体需求，确保规定的运动方式既可被患者接受，又可持续。运动可能会减少导致活动性疼痛的机械因素，如通过平衡股四头肌力量、恢复正常的髌骨轴线或恢复运动范围。本体感觉和姿势稳定性障碍在RA[128]、OA[73]和FM[129]中很常见，部分原因可能是与关节痛相关的传入信号的中枢处理发生变化有关。感觉运动障碍可能会使患者更容易受伤（如膝关节“无力”时），但可以通过物理疗法改善这种情况。有氧运动的减少可能会导致疼痛敏感性的增加[130]，而有氧运动可以降低中枢敏感性[131]和改善关节炎疼痛。不同运动方式之间类似的镇痛效果可能反映了环境因素的重要作用，包括更普遍的生活方式建议和认知改善。

矫形器可能会通过让受累关节休息或调整躯体生物力学结构来减轻关节炎疼痛。一般对于关节炎疼痛的治疗并不建议长时间卧床休息，但休息夹板可能对手部活动性滑膜炎有帮助。膝关节矫形器可能有助于矫正因膝关节外翻或内翻所导致的不稳定。鞋垫可能会对肢体受力进行重新分配，如远离疼痛的跖趾关节（跖骨梁）或防止在受力过程中变形（如内踝弓支撑）。矫形器可能旨在增加活动性，并辅之以加强和动员练习。对于FM，不推荐使用矫形器，因为其所致的肌肉骨骼疼痛并不是因为躯体生物力学结构发生改变而导致的。

2. 心理疗法

多种心理治疗方法对关节炎疼痛的治疗很有帮助。特别是认知行为疗法（CBT）可能对RA[107]、OA[102]和FM[117]有用。CBT旨在通过改变信念，建立成功的行为和应对策略，从而改善生活质量。心理学方法对于治疗慢性疼痛的影响更广泛，包括焦虑、抑郁、认知功能、睡眠障碍和疲劳。近年来，人们对慢性疼痛的心理因素的认识有所增加，导致了心理学方法的逐渐改进，包括针对恐惧避免信念的治疗、发展接纳与承诺疗法（acceptance and commitment therapy，ACT）。在这样的充满变化的治疗环境中，通过RCT验证每种治疗方法的效果是不可行的。在缺乏对每种疾病的不同模式的具体RCT评估的情况下，人们普遍认为治疗方法的有效性可以从一种疾病推广到另一种疾病。尽管患者关注的区域在疾病早期和疾病明确诊断之间可能不同，无论关节炎疼痛持续多久，应用CBT治疗可能都会有效。

心理因素可能是应用其他有效治疗的障碍。恐惧回避可能会降低患者对医生锻炼建议的依从性，患者的不良信念可能会导致不足量使用镇痛药而情绪低落和绝望，可能会降低患者参与治疗的动力。接受疼痛是一种疾病或因年龄增长的必然结果，可能会转移人们对有效治疗的注意力。CBT不会直接对关节的病理生理因素产生影响，但是CBT能够让人们坚信坚持治疗的获益性。

心理干预是由该领域的专家制订并实施的，其初步效益的证据通常来自由专业人员提供治疗的随机对照试验。这种独立的干预措施可能很难实施，并可能对其他干预措施存在不利影响。因此，多学科干预可能是较为理想的选择，但这需要大量的人力和物力来实现。多学科合作是通过多个从事各自领域的专业人士作为一个协同的团队进行工作。目前，跨学科合作的模式可能更可行，由护士或物理治疗师提供基于心理的干预已变得较为常见。这些方法是否能够复制（甚至增强）专业人员提供的心理干预所显示的益处，还有待证实。

3. 手术治疗

对于患有严重、持续性疼痛和关节损伤（对保守措施无效）的OA或RA患者，建议进行关节置换术。其他通过改变关节生物力学来缓解疼痛的手术方法包括关节融合和胫骨截骨术。旨在恢复关节软骨完整性的组织工程学的可能镇痛效益是当下临床试验的研究课题。

全髋或膝关节置换仍然是改善生存质量最有效的治疗方法之一。全关节置换术对合并 RA 的患者的益处甚至可能超过 OA 患者[133]。关节置换术是如何减轻疼痛的机制目前还不完全清楚。其可能的机制是，手术中骨、软骨和膝关节半月板，以及这些组织中的神经末梢都会被切除。假体关节将承重力直接传递到骨干骨上，并提供物理屏障，防止炎症介质从滑膜腔影响到软骨下神经。

尽管关节置换术总体上较为有效，但多达 20% 的患者在全膝关节置换术后可能会有持续性的致残性疼痛[134]。术后疼痛的机制可能包括关节因素（如生物力学因素、败血症）或手术中的神经损伤。疼痛也可能来自关节外部（如来自背部或臀部）。中枢敏化可能导致术后的持续性疼痛，即便如此，对于许多人来说，中枢敏化在关节置换术后会得到缓解[135]。

关节置换术后持续性疼痛的危险因素包括情绪低落、焦虑[136]和恐惧回避[137]，这些可能影响患者的术后康复。放射学检查中关节间隙的相对保留[138]和定量感觉测试显示中枢敏化的证据[135]也预测了手术的不良预后，这表明术前疼痛机制并未直接得到关节置换的解决。对于关节结构正常的 FM，则不应进行关节成形术。

（四）控制合并症

肌肉骨骼疾病的诊断通常是共存的。将关节炎疼痛归因于单一的机制可能会导致患者对治疗不切实际的期望，并因此对治疗不满意。OA 患者的关节成形术和 RA 患者的 DMARD 在缓解并存 FM 患者的疼痛方面可能效果不佳，并且可能会增加不良事件发生的风险。非肌肉骨骼合并症也可能加剧关节炎疼痛，并影响其他治疗的效果。有效的减重策略，包括行为、饮食和手术，都可以减轻 OA 膝关节的疼痛[139, 140]。虽然通常用减少受影响关节的生物力学负荷来解释，但其他机制也可以解释降低体重和疼痛减轻的联系，包括运动量的变化、心理社会因素，以及脂肪因子对疼痛的调节。糖尿病与严重的肌肉骨骼疼痛有关[141]。使用非 β 受体拮抗药的降压药的患者可能会主诉更剧烈的疼痛[142]，而存在的合并症可能会影响止痛药的使用。理想情况下，治疗应该既能缓解肌肉骨骼疼痛，又能缓解合并症。治疗合并症可能会影响疼痛的进展，消除治疗障碍，并减少疼痛对个体的影响。

关节过度活动与肌肉骨骼疼痛相关[143, 144]，合并过度活动可能会影响治疗。尽管遗传变异在更常见的关节过度活动综合征中可能无法识别，但仍旧可将过度活动归因于结缔组织基因的遗传变异，如马方综合征中的纤维连接蛋白 -1[145]。关节活动度可以通过锻炼来提高，如通过芭蕾舞训练来提高关节活动度。关节过度活动综合征通常在儿童时期被发现，关节活动度会随着年龄的增长而下降。可以在九个关节区域的临床检查中使用 Beighton 评分来评估活动过度；拇指与前臂的屈肌面重叠，小指、肘关节和膝关节的过度伸展，以及膝关节伸展时手掌着地。详细诊断可能会寻找是否存在某种特定的临床综合征（如马方综合征或 Ehlers-Danlos 综合征），特别是在可能需要进行监测以降低主动脉根部扩张等严重并发症风险的情况下。尽管马方综合征也可能是由复杂和多种遗传变异引起的，如果存在明显家族遗传倾向的前提下，基因检测可能会有效。过度活动中可能会发生超出正常范围的关节运动，而不会引起伤害性疼痛，这表明机械传导受损，而其可能的机制是由于感觉神经末梢和结缔组织之间相互作用的改变。活动过度时的关节痛可能与 FM 有相似的特征，即可能存在中枢敏化，因此可能对针对 FM 推荐的治疗有反应。然而，在关节过度活动的人群中，进行锻炼不应旨在进一步增加关节活动范围。

五、预后

在过去的 1 个世纪中，肌肉骨骼疾病的预后有了显著改善，尤其是在引入关节置换术和 RA 生物制剂的治疗后。人们不再担心随着年龄的增加而出现的功能障碍和社会参与度的减少。然而，RA、OA 和 FM 等疾病尚无已知的治愈方法，治疗旨在控制疼痛和病理进展，同时需要接受疾病的持续存在并可能复发的事实。因此，缓解肌肉骨骼疼痛仍然是一个重大挑战。

肌肉骨骼疼痛有不同的疾病过程[146]。早期 OA 疼痛的特点是间歇性的，患有 RA、OA 或 FM 的人都有报告存在相对缓解期[20]。整个疾病人群的平均疼痛评分可能会暗示疼痛不断恶化，但会隐藏那些表现良好的亚群体。预后因 OA 累及的关节多少而异，髋关节或膝关节疾病的预后通常比手部 OA 更差，尽管结节性手部 OA 导致的持续性疼痛和功能障碍也并不少见[147]。在满足 FM 分类标准的 RA 患者中，尽管存在 FM 复发的可能，但有 75% 的患者可能在 1 年后不再符合该分类标准[9]。

肥胖可以预测 OA 的发生率[148]和较差的疼痛预后[149]，但疼痛进展的其他危险因素通常不同于预测发病的因素。家族史预示罹患 RA、OA 或 FM 的风险增加，但具有相同疾病的家庭成员可能表现出截然不同的病程。年龄和性别对疾病的发生发展的过程有较大影响，而对疼痛的预后影响较小。心理因素可能无法预测 RA 或 OA 疾病的发病，但可以预测不良的疼痛预后。

疼痛的预测因素可能不同于结构性损伤的预测因素。例如，类风湿因子或瓜氨酸肽的血清学阳性，以及就诊时的影像学侵蚀均预示 RA 的结构性不良预后，但不一定预示疼痛的不良预后[118]。OA 影像学改变预示早期膝关节疼痛患者的疼痛预后较差[150]，但即使关节结构没有改变，OA 疼痛的改善也很常见。相反，尽管没有结构性关节损伤，FM 的疼痛预后通常很差。对结构预后不良的人进行早期有效的 DMARD 治疗可能会降低炎症生物标志物对 RA 疼痛的预测价值。然而，在尚未有疾病改变治疗的骨关节炎中，滑膜炎的严重程度仍可能预示 OA 疼痛预后不良[67, 151]。

RA、OA 和 FM 疼痛预后有共有的预测因素。焦虑[152]、抑郁[153]和疼痛灾难化[154]都可能预示持续性或恶化的疼痛。多个部位的疼痛也预示更糟糕的功能预后，但不一定预示受累关节的疼痛增加[155]。定量感觉测试的中枢敏化也预示较差的疼痛预后[155–157]。

可能需要结合多种生物标志物才能准确预测疼痛预后。许多风险因素相互关联，有些因素可能与预后的相关性比其他因素更强。在一个社区队列中，结构性改变和超声检测到的滑膜炎在相互调整后分别预测了的膝关节疼痛预后，其中结构变化似乎具有更大的影响[150]。疼痛本身通常是疼痛预后的最强预测因素，但开发预测算法可以更好地指导对于治疗最有可能获得长期利益的患者进行治疗。

六、病例报道 1

一名 62 岁的女性患者，左膝疼痛加重 4 个月。过去 2 年里，她一直有膝关节疼痛。她的母亲也有过类似的问题，所以她认为这是遗传的，并一直“忍耐”。她已知患有长期的焦虑症、FM 和肠易激综合征，以及轻度慢性阻塞性肺病，在就诊时控制良好。

她担心患有糖尿病，因为她有肥胖，BMI 为 33。由于自己的体型，她会避免运动或剧烈的体力活动，中等强度的运动会导致呼吸急促，即使短暂运动后也会感到双膝和足踝疼痛。膝关节的疼痛严重限制了她的行走，当她试图坚持时，会感到肌肉酸痛和疲劳。过往病史中无外伤史，左膝疼痛的发作是渐进性的。疼痛会影响她的睡眠，因此，她会越来越担心自己的疼痛会逐渐加重，从而影响她的生活。在就诊前的几周里，她的焦虑情绪一直没有得到很好的控制。

就诊时的体格检查提示双侧膝关节轻度骨性肿大和在膝关节被动屈曲时的轻度捻发音，左侧最为明显。单腿负重和蹲起时出现膝关节疼痛，左侧为重。髋关节各向运动时不会引起疼痛，脊柱检查基本正常，但在椎旁和主要腰背部肌肉触诊时有压痛。

初步诊断考虑缓慢进展的膝关节 OA，左侧更为严重。治疗计划包括口服对乙酰氨基酚，外用局部非甾体抗炎药膏，物理治疗转诊，以及建议减轻体重。进一步的检查旨在排除炎症性关节炎；血液检查结果没有异常，包括正常的C反应蛋白。

在初次就诊2个月后的复查中，她的膝关节疼痛较前加重。胃肠道症状、疲劳和焦虑程度同样加重。她没有继续进行物理治疗，因为物理治疗后会导致第二天疼痛加重。她的步行能力已下降到步行400m就不得不停下休息，同时感觉更加气喘，以及疼痛和疲劳加重。体格检查结果较前无明显变化。

（1）讨论：初始治疗遵循了膝关节OA的最佳实践指南，但这并不能保证患者会持续受益。虽然她的短期反应较好，但目前需要制订更长期的治疗计划。进一步的注射治疗可能为患者开始锻炼提供机会，但频繁的重复注射可能会对患者带来伤害风险，更持久的镇痛方法对于实现运动和活动至关重要。如果她在接下来的几个月内对保守治疗没有反应，则可能需要考虑手术治疗。

（2）管理：她随后选择进行膝关节注射治疗，并将局部使用的非甾体抗炎药膏更换为萘普生，同时使用质子泵抑制药作为胃黏膜保护剂。同时安排她进行膝关节X线检查，以便为未来可能的手术治疗提供信息，结果显示双侧膝关节存在程度相近的骨性增生和内侧胫股关节间隙狭窄。

（3）进展：在接下来的6个月里，她的症状得到了改善，并参与了社区理疗和有规律的锻炼。随着她左膝疼痛得到缓解，其胃肠道症状、呼吸困难、焦虑和睡眠同时都有一定程度的改善。她的体重在治疗期间保持稳定，她因此也乐于参加与首次就诊时类似的社交活动，并能够乐在其中。这种改善使她对膝OA的治疗充满了信心。

6个月后，她的疼痛、焦虑、睡眠障碍和胃肠道症状再次恶化，她要求再次行膝关节注射治疗。如果膝关节疼痛能够得到缓解，她便很有动力继续活动。

重复糖皮质激素注射、手术和综合性疼痛管理等不同治疗方式的潜在效益和风险。频繁注射可能有损伤关节的风险，应权衡之前注射的暂时效益。她表现出几种潜在膝关节置换术的不良预后因素，包括焦虑、广泛的疼痛和其他提示中枢敏化的特征，高BMI和近期X线检查显示关节间隙变窄，尽管这些不一定完全除外手术的益处。患者自己已经注意到她的OA、FM、肠易激综合征和焦虑症状之间的联系，并且渴望更多地了解这一点以帮助她控制自己的症状。

七、病例报道2

一名33岁的教师因腕部、双手第二和第三掌指关节、左膝疼痛和肿胀12周就诊。从药房购买的常规布洛芬减轻疼痛的作用较为有限。家族史中，她的姨妈患有RA。体格检查显示，在28个关节中有7个肿胀关节和17个压痛关节，她将过去1周关节炎对她总体健康的影响从“可想象的最佳”到“可想象的最差”在以100分为标准的评分中评为78分。她的关节症状使她感到沮丧，并对自己的未来感到焦虑，并主诉关节疼痛使她难以入睡，整天都感到疲倦。除了稍微升高的血小板计数外，她的全血细胞检查结果正常。血清C反应蛋白（56mg/L）和红细胞沉降率（75mm/h）均明显升高。她的类风湿因子和抗瓜氨酸肽抗体呈强阳性，但抗核抗体呈阴性。手足X线检查显示软组织肿胀和关节旁骨质疏松。结合其病史诊断为早期RA。

（1）管理：她接受肌内注射甲泼尼龙（120mg）以快速缓解症状，并开始联合使用甲氨蝶呤（增加至20mg，每周口服1次）、柳氮磺胺吡啶（增加至1g，每天2次）、羟氯喹（最初每天400mg）。

（2）讨论：这位患者有严重的症状，并且有一些RA不良预后指标，如血清反应强阳性、高炎症标志物和多个关节受累。在初次出现症状的前几周内，放射学上的骨侵蚀可能不常见，但其存在通常预示不良的预后。

12 周后在医院门诊复查时，她主诉在注射糖皮质激素后感觉症状好转，并且能够回到工作岗位，但 3 周后疼痛再次恶化，那时她已经请了 8 周病假。她早上有持续 2h 的关节僵硬感。她一直在与孩子们争吵，孩子们不明白为什么她不能再和他们一起做以前的事情。因此，她要求再次注射激素治疗。检查时，医生发现她的膝关节仍然肿胀，检查的 28 个关节中有 19 个有压痛。她将过去 1 周关节炎对她整体健康的影响评为 82 分（100 分为标准）。血液学检查提示 C 反应蛋白为 10g/L，ESR 为 23mm/h。治疗方面将柳氮磺胺吡啶和羟氯喹停用，改为抗 TNF 治疗与甲氨蝶呤联合使用。她同时又接受了 120mg 甲泼尼龙的肌内注射。

12 周后复查时，她主诉关节疼痛严重，晨僵持续 2h，并且精神不振，甚至做轻度工作也有困难。疼痛影响了她的夜间睡眠，需要在白天休息。她报告说目前的状态比她初诊为 RA 时更糟。她因此放弃了工作。然而，检查没有发现任何肿胀的关节，尽管她的压痛关节数仍然很多（26/28），同时也出现了非关节部位的压痛。ESR 和 CRP 现在正常，但关节疼痛仍然对她的生活产生了重大影响。

这位女士描述的特征与中枢敏化一致，并且满足 FM 的分类标准。尽管她和她的临床医生将这些解释为炎症性疾病活动的自然结果，但事实上，她在最初就诊时就已经表现出 FM 的特征（压痛关节数量大于肿胀关节数量、疲劳、睡眠和情绪障碍）。这些临床特征表明单独抑制炎症的治疗对疼痛的预后不佳，因此在疾病的更早期阶段可能需要更全面的治疗方法。对其的治疗应旨在维持正常的身体功能和社交能力，但对工作的早期影响可能很难逆转。

结论

RA、OA 和 FM 是常见的导致功能障碍和导致疼痛的疾病，说明了炎症、关节结构的改变和中枢疼痛机制对疼痛的产生、放大、维持的作用。伤害感受、外周敏化和中枢敏化决定了疼痛的性质、严重程度、持续时间和缓解方式，以及有时患者主诉的疼痛和观察到的疾病证据之间的不一致性。疼痛机制在不同诊断之间存在一致性，疼痛诊断可以补充疾病诊断，从而为治疗选择提供指导依据。仅仅治疗关节病理学问题可能无法从根本上解决疼痛问题，镇痛应该与可能延缓结构性疾病进展的治疗相辅相成。建议采用多模式方法来实现短期和长期的疼痛缓解，每种干预都在优化的治疗环境中进行。全身或局部给药的药物可能会减少伤害性传导、炎症、致敏或未来的结构损伤。非药物干预包括运动、矫形器、心理和手术。解决合并症可以改善疼痛并消除影响治疗效果的障碍。肌肉骨骼疼痛的预后高度可变且难以预测，其可以持续多年，并可伴随着间断性急性发作或加重，但通常具有相对甚至绝对缓解期。通过最佳治疗，疼痛进展并非不可避免。

参考文献

[1] Neogi T, Aletaha D, Silman AJ, Naden RL, Felson DT, Aggarwal R, et al. The 2010 American College of Rheumatology/European League Against Rheumatism classification criteria for rheumatoid arthritis: phase 2 methodological report. Arthritis Rheum. 2010;62(9):2582-91.

[2] Altman R, Asch E, Bloch D, Bole G, Borenstein D, Brandt K, et al. Development of criteria for the classification and reporting of osteoarthritis. Classification of osteoarthritis of the knee. Diagnostic and therapeutic criteria committee of the American Rheumatism Association. Arthritis Rheum. 1986;29(8):1039-49.

[3] Altman R, Alarcon G, Appelrouth D, Bloch D, Borenstein D, Brandt K, et al. The American College of Rheumatology criteria for the classification and reporting of osteoarthritis of the hip. Arthritis Rheum. 1991;34(5):505-14.

[4] Altman R, Alarcon G, Appelrouth D, Bloch D, Borenstein

D, Brandt K, et al. The American College of Rheumatology criteria for the classification and reporting of osteoarthritis of the hand. Arthritis Rheum. 1990;33(11):1601-10.

[5] Wolfe F, Clauw DJ, Fitzcharles MA, Goldenberg DL, Hauser W, Katz RL, et al. 2016 Revisions to the 2010/2011 fibromyalgia diagnostic criteria. Semin Arthritis Rheum. 2016;46(3): 319-29.

[6] Rindfleisch JA, Muller D. Diagnosis and management of rheumatoid arthritis. Am Fam Physician. 2005;72(6):1037-47.

[7] Phillips K, Clauw DJ. Central pain mechanisms in the rheumatic diseases: future directions. Arthritis Rheum. 2013;65(2):291-302.

[8] McWilliams DF, Marshall M, Jayakumar K, Doherty S, Doherty M, Zhang W, et al. Erosive and osteoarthritic structural progression in early rheumatoid arthritis. Rheumatology (Oxford). 2016;55(8):1477-88.

[9] Wolfe F, Hauser W, Hassett AL, Katz RS, Walitt BT. The development of fibromyalgia-I: examination of rates and predictors in patients with rheumatoid arthritis (RA). Pain. 2011;152(2):291-9.

[10] Brummett CM, Urquhart AG, Hassett AL, Tsodikov A, Hallstrom BR, Wood NI, et al. Characteristics of fibromyalgia independently predict poorer long-term analgesic outcomes following total knee and hip arthroplasty. Arthritis Rheumatol. 2015;67(5):1386-94.

[11] Gronblad M, Konttinen YT, Korkala O, Liesi P, Hukkanen M, Polak JM. Neuropeptides in synovium of patients with rheumatoid arthritis and osteoarthritis. J Rheumatol. 1988;15(12):1807-10.

[12] Mapp PI, Kidd BL, Gibson SJ, Terry JM, Revell PA, Ibrahim NB, et al. Substance P-, calcitonin gene-related peptide- and C-flanking peptide of neuropeptide Y-immunoreactive fibres are present in normal synovium but depleted in patients with rheumatoid arthritis. Neuroscience. 1990;37(1):143-53.

[13] Suri S, Walsh DA. Osteochondral alterations in osteoarthritis. Bone. 2012;51(2):204-11.

[14] Ashraf S, Wibberley H, Mapp PI, Hill R, Wilson D, Walsh DA. Increased vascular penetration and nerve growth in the meniscus: a potential source of pain in osteoarthritis. Ann Rheum Dis. 2011;70(3):523-9.

[15] Heppelmann B, McDougall JJ. Inhibitory effect of amiloride and gadolinium on fine afferent nerves in the rat knee: evidence of mechanogated ion channels in joints. Exp Brain Res. 2005;167(1):114-8.

[16] Levick JR. An investigation into the validity of subatmospheric pressure recordings from synovial fluid and their dependence on joint angle. J Physiol. 1979;289:55-67.

[17] Jayson MI, St Dixon AJ. Intra-articular pressure in rheumatoid arthritis of the knee. I. Pressure changes during passive joint distension. Ann Rheum Dis. 1970;29(3):261-5.

[18] Andrew BL, Dodt E. The deployment of sensory nerve endings at the knee joint of the cat. Acta Physiol Scand. 1953;28(4):8287-96.

[19] Ferrell WR, Nade S, Newbold PJ. The interrelation of neural discharge, intra-articular pressure, and joint angle in the knee of the dog. J Physiol. 1986;373:353-65.

[20] Hawker GA, Davis AM, French MR, Cibere J, Jordan JM, March L, et al. Development and preliminary psychometric testing of a new OA pain measure-an OARSI/OMERACT initiative. Osteoarthr Cartil. 2008;16(4):409-14.

[21] Lo GH, McAlindon TE, Niu J, Zhang Y, Beals C, Dabrowski C, et al. Bone marrow lesions and joint effusion are strongly and independently associated with weight-bearing pain in knee osteoarthritis: data from the osteoarthritis initiative. Osteoarthr Cartil. 2009;17(12):1562-9.

[22] Herbert MK, Just H, Schmidt RF. Histamine excites groups III and IV afferents from the cat knee joint depending on their resting activity. Neurosci Lett. 2001;305(2):95-8.

[23] Birrell GJ, McQueen DS, Iggo A, Grubb BD. The effects of 5-HT on articular sensory receptors in normal and arthritic rats. Br J Pharmacol. 1990;101(3):715-21.

[24] Kelly DC, Asghar AU, Marr CG, McQueen DS. Nitric oxide modulates articular sensory discharge and responsiveness to bradykinin in normal and arthritic rats in vivo. Neuroreport. 2001;12(1):121-5.

[25] Kanaka R, Schaible HG, Schmidt RF. Activation of fine articular afferent units by bradykinin. Brain Res. 1985; 327(1-2):81-90.

[26] Neugebauer V, Schaible HG, Schmidt RF. Sensitization of articular afferents to mechanical stimuli by bradykinin. Pflugers Arch. 1989;415(3):330-5.

[27] Brouwers H, von Hegedus J, Toes R, Kloppenburg M, Ioan-Facsinay A. Lipid mediators of inflammation in rheumatoid arthritis and osteoarthritis. Baillieres Best Pract Res Clin Rheumatol. 2015;29(6):741-55.

[28] Walsh DA, McWilliams DF. Mechanisms, impact and management of pain in rheumatoid arthritis. Nat Rev Rheumatol. 2014;10(10):581-92.

[29] Malfait AM, Schnitzer TJ. Towards a mechanism-based approach to pain management in osteoarthritis. Nat Rev Rheumatol. 2013;9(11):654-64.

[30] Huang J, Burston JJ, Li L, Ashraf S, Mapp PI, Bennett AJ, et al. Targeting the D Series resolvin receptor system for the treatment of osteoarthritis pain. Arthritis Rheumatol. 2017;69(5):996-1008.

[31] England S, Bevan S, Docherty RJ. PGE2 modulates the tetrodotoxin-resistant sodium current in neonatal rat dorsal root ganglion neurons via the cyclic AMP-protein kinase A cascade. J Physiol. 1996;495(Pt 2):429-40.

[32] Gold MS, Reichling DB, Shuster MJ, Levine JD. Hyperalgesic agents increase a tetrodotoxinresistant Na^+ current in nociceptors. Proc Natl Acad Sci U S A. 1996;93(3):1108-12.

[33] Horvath A, Tekus V, Boros M, Pozsgai G, Botz B, Borbely E, et al. Transient receptor potential ankyrin 1 (TRPA1) receptor is involved in chronic arthritis: in vivo study using TRPA1-deficient mice. Arthritis Res Ther. 2016;18:6.

[34] Alawi KM, Russell FA, Aubdool AA, Srivastava S, Riffo-Vasquez Y, Baldissera L Jr, et al. Transient receptor potential

canonical 5 (TRPC5) protects against pain and vascular inflammation in arthritis and joint inflammation. Ann Rheum Dis. 2017;76(1):252-60.

[35] Varga A, Nemeth J, Szabo A, McDougall JJ, Zhang C, Elekes K, et al. Effects of the novel TRPV1 receptor antagonist SB366791 in vitro and in vivo in the rat. Neurosci Lett. 2005;385(2):137-42.

[36] Laslett LL, Jones G. Capsaicin for osteoarthritis pain. Prog Drug Res. 2014;68:277-91.

[37] Jayabalan P, Schnitzer TJ. Tanezumab in the treatment of chronic musculoskeletal conditions. Expert Opin Biol Ther. 2017;17(2):245-54.

[38] Ashraf S, Bouhana KS, Pheneger J, Andrews SW, Walsh DA. Selective inhibition of tropomyosin-receptor-kinase A (TrkA) reduces pain and joint damage in two rat models of inflammatory arthritis. Arthritis Res Ther. 2016;18(1):97.

[39] Schnitzer TJ, Marks JA. A systematic review of the efficacy and general safety of antibodies to NGF in the treatment of OA of the hip or knee. Osteoarthr Cartil. 2015;23(Suppl 1):S8-17.

[40] Phillips K, Clauw DJ. Central pain mechanisms in chronic pain states-maybe it is all in their head. Best Pract Res Clin Rheumatol. 2011;25(2):141-54.

[41] Yunus MB. Role of central sensitization in symptoms beyond muscle pain, and the evaluation of a patient with widespread pain. Best Pract Res Clin Rheumatol. 2007; 21(3):481-97.

[42] Curatolo M, Arendt-Nielsen L, Petersen-Felix S. Central hypersensitivity in chronic pain: mechanisms and clinical implications. Phys Med Rehabil Clin N Am. 2006;17(2):287-302.

[43] Campbell CM, Buenaver LF, Finan P, Bounds SC, Redding M, McCauley L, et al. Sleep, pain catastrophizing, and central sensitization in knee osteoarthritis patients with and without insomnia. Arthritis Care Res (Hoboken). 2015;67(10):1387-96.

[44] Lee YC, Lu B, Edwards RR, Wasan AD, Nassikas NJ, Clauw DJ, et al. The role of sleep problems in central pain processing in rheumatoid arthritis. Arthritis Rheum. 2013;65(1):59-68.

[45] Wieseler-Frank J, Maier SF, Watkins LR. Immune-to-brain communication dynamically modulates pain: physiological and pathological consequences. Brain Behav Immun. 2005;19(2):104-11.

[46] Meeus M, Nijs J. Central sensitization: a biopsychosocial explanation for chronic widespread pain in patients with fibromyalgia and chronic fatigue syndrome. Clin Rheumatol. 2007;26(4):465-73.

[47] Melzack R, Coderre TJ, Katz J, Vaccarino AL. Central neuroplasticity and pathological pain. Ann N Y Acad Sci. 2001;933:157-74.

[48] Valdes AM, Warner SC, Harvey HL, Fernandes GS, Doherty S, Jenkins W, et al. Use of prescription analgesic medication and pain catastrophizing after total joint replacement surgery. Semin Arthritis Rheum. 2015;45(2):150-5.

[49] Hochman JR, Davis AM, Elkayam J, Gagliese L, Hawker GA. Neuropathic pain symptoms on the modified painDETECT correlate with signs of central sensitization in knee osteoarthritis. Osteoarthr Cartil. 2013;21(9):1236-42.

[50] Hochman JR, French MR, Bermingham SL, Hawker GA. The nerve of osteoarthritis pain. Arthritis Care Res (Hoboken). 2010;62(7):1019-23.

[51] Suokas AK, Walsh DA, McWilliams DF, Condon L, Moreton B, Wylde V, et al. Quantitative sensory testing in painful osteoarthritis: a systematic review and meta-analysis. Osteoarthr Cartil. 2012;20(10):1075-85.

[52] Arendt-Nielsen L, Yarnitsky D, Arendt-Nielsen L, Yarnitsky D. Experimental and clinical applications of quantitative sensory testing applied to skin, muscles and viscera. J Pain. 2009;10(6):556-72.

[53] Fingleton C, Smart KM, Doody CM. Exercise-induced hypoalgesia in people with knee osteoarthritis with normal and abnormal conditioned pain modulation. Clin J Pain. 2017;33(5):395-404.

[54] Bannister K, Patel R, Goncalves L, Townson L, Dickenson AH. Diffuse noxious inhibitory controls and nerve injury: restoring an imbalance between descending monoamine inhibitions and facilitations. Pain. 2015;156(9):1803-11.

[55] Kosek E, Ordeberg G. Lack of pressure pain modulation by heterotopic noxious conditioning stimulation in patients with painful osteoarthritis before, but not following, surgical pain relief. Pain. 2000;88(1):69-78.

[56] Lautenbacher S, Rollman GB. Possible deficiencies of pain modulation in fibromyalgia. Clin J Pain. 1997;13(3):189-96.

[57] Sluka KA, Clauw DJ. Neurobiology of fibromyalgia and chronic widespread pain. Neuroscience. 2016;338:114-29.

[58] Hermans L, Van Oosterwijck J, Goubert D, Goudman L, Crombez G, Calders P, et al. Inventory of personal factors influencing conditioned pain modulation in healthy people: a systematic literature review. Pain Pract. 2016;16(6): 758-69.

[59] de Kruijf M, Peters MJ, L CJ, Tiemeier H, Nijsten T, Hofman A, et al. Determinants for quantitative sensory testing and the association with chronic musculoskeletal pain in the general elderly population. Pain Pract. 2016;16(7):831-41.

[60] Nieto FR, Clark AK, Grist J, Hathway GJ, Chapman V, Malcangio M. Neuron-immune mechanisms contribute to pain in early stages of arthritis. J Neuroinflammation. 2016;13(1):96.

[61] Thakur M, Rahman W, Hobbs C, Dickenson AH, Bennett DL. Characterisation of a peripheral neuropathic component of the rat monoiodoacetate model of osteoarthritis. PLoS ONE. 2012;7(3):e33730.

[62] Treede RD, Rief W, Barke A, Aziz Q, Bennett MI, Benoliel R, et al. A classification of chronic pain for ICD-11. Pain. 2015;156(6):1003-7.

[63] Hinton R, Moody RL, Davis AW, Thomas SF. Osteoarthritis: diagnosis and therapeutic considerations. Am Fam Physician.

2002;65(5):841-8.

[64] Punzi L, Oliviero F, Plebani M. New biochemical insights into the pathogenesis of osteoarthritis and the role of laboratory investigations in clinical assessment. Crit Rev Clin Lab Sci. 2005;42(4):279-309.

[65] Haigh RC, McCabe CS, Halligan PW, Blake DR. Joint stiffness in a phantom limb: evidence of central nervous system involvement in rheumatoid arthritis. Rheumatology (Oxford). 2003;42(7):888-92.

[66] Taylor PC. VEGF and imaging of vessels in rheumatoid arthritis. Arthritis Res. 2002;4(Suppl 3):S99-107.

[67] Hill CL, Hunter DJ, Niu J, Clancy M, Guermazi A, Genant H, et al. Synovitis detected on magnetic resonance imaging and its relation to pain and cartilage loss in knee osteoarthritis. Ann Rheum Dis. 2007;66(12):1599-603.

[68] Han J, Geng Y, Deng X, Zhang Z. Subclinical synovitis assessed by ultrasound predicts flare and progressive bone erosion in rheumatoid arthritis patients with clinical remission: a systematic review and metaanalysis. J Rheumatol. 2016;43(11):2010-8.

[69] Nwosu LN, Allen M, Wyatt L, Huebner JL, Chapman V, Walsh DA, et al. Pain prediction by serum biomarkers of bone turnover in people with knee osteoarthritis: an observational study of TRAcP5b and cathepsin K in OA. Osteoarthr Cartil. 2017;25(6):858-65.

[70] Drossaers-Bakker KW, Zwinderman AH, Vliet Vlieland TP, Van Zeben D, Vos K, Breedveld FC, et al. Long-term outcome in rheumatoid arthritis: a simple algorithm of baseline parameters can predict radiographic damage, disability, and disease course at 12-year followup. Arthritis Rheum. 2002;47(4):383-90.

[71] Sokka T, Kankainen A, Hannonen P. Scores for functional disability in patients with rheumatoid arthritis are correlated at higher levels with pain scores than with radiographic scores. Arthritis Rheum. 2000;43(2):386-9.

[72] Neogi T. Structural correlates of pain in osteoarthritis. Clin Exp Rheumatol. 2017;35(Suppl 107(5)):75-8.

[73] Knoop J, Steultjens MP, van der Leeden M, van der Esch M, Thorstensson CA, Roorda LD, et al. Proprioception in knee osteoarthritis: a narrative review. Osteoarthr Cartil. 2011;19(4):381-8.

[74] Nishigami T, Mibu A, Tanaka K, Yamashita Y, Yamada E, Wand BM, et al. Development and psychometric properties of knee-specific body-perception questionnaire in people with knee osteoarthritis: the Fremantle Knee Awareness Questionnaire. PLoS ONE. 2017;12(6):e0179225.

[75] Martinez-Lavin M. Biology and therapy of fibromyalgia. Stress, the stress response system, and fibromyalgia. Arthritis Res Ther. 2007;9(4):216.

[76] Reyes Del Paso GA, Garrido S, Pulgar A, Martin-Vazquez M, Duschek S. Aberrances in autonomic cardiovascular regulation in fibromyalgia syndrome and their relevance for clinical pain reports. Psychosom Med. 2010;72(5):462-70.

[77] Neblett R, Cohen H, Choi Y, Hartzell MM, Williams M, Mayer TG, et al. The central sensitization inventory (CSI): establishing clinically significant values for identifying central sensitivity syndromes in an outpatient chronic pain sample. J Pain. 2013;14(5):438-45.

[78] Akin-Akinyosoye K, Frowd N, Marshall L, Stocks J, Fernandes G, Valdes A, et al. Traits associated with central pain augmentation in the knee pain in the community (KPIC) cohort. Pain. 2018; in press.

[79] McWilliams DF, Ferguson E, Young A, Kiely PD, Walsh DA. Discordant inflammation and pain in early and established rheumatoid arthritis: latent class analysis of early rheumatoid arthritis network and British society for rheumatology biologics register data. Arthritis Res Ther. 2016;18(1):295.

[80] Joharatnam N, McWilliams DF, Wilson D, Wheeler M, Pande I, Walsh DA. A cross-sectional study of pain sensitivity, disease-activity assessment, mental health, and fibromyalgia status in rheumatoid arthritis. Arthritis Res Ther. 2015;17:11.

[81] Carli G, Suman AL, Biasi G, Marcolongo R. Reactivity to superficial and deep stimuli in patients with chronic musculoskeletal pain. Pain. 2002;100(3):259-69.

[82] Kvistgaard Olsen J, Fener DK, Waehrens EE, Wulf Christensen A, Jespersen A, DanneskioldSamsoe B, et al. Reliability of pain measurements using computerized cuff algometry: a DoloCuff reliability and agreement study. Pain Pract. 2017;17(6):708-17.

[83] Cagnie B, Coppieters I, Denecker S, Six J, Danneels L, Meeus M. Central sensitization in fibromyalgia? A systematic review on structural and functional brain MRI. Semin Arthritis Rheum. 2014;44(1):68-75.

[84] Freynhagen R, Baron R, Gockel U, Tolle TR. PainDETECT: a new screening questionnaire to identify neuropathic components in patients with back pain. Curr Med Res Opin. 2006;22(10):1911-20.

[85] Moreton BJ, Tew V, das Nair R, Wheeler M, Walsh DA, Lincoln NB. Pain phenotype in patients with knee osteoarthritis: classification and measurement properties of painDETECT and self-report Leeds assessment of neuropathic symptoms and signs scale in a crosssectional study. Arthritis Care Res (Hoboken). 2015;67(4):519-28.

[86] Rifbjerg-Madsen S, Waehrens EE, Danneskiold-Samsoe B, Amris K. Psychometric properties of the painDETECT questionnaire in rheumatoid arthritis, psoriatic arthritis and spondyloarthritis: Rasch analysis and test-retest reliability. Health Qual Life Outcomes. 2017;15(1):110.

[87] Hawker GA, Guan J, Croxford R, Coyte PC, Glazier RH, Harvey BJ, et al. A prospective population-based study of the predictors of undergoing total joint arthroplasty. Arthritis Rheum. 2006;54(10):3212-20.

[88] Baillet A, Zeboulon N, Gossec L, Combescure C, Bodin LA, Juvin R, et al. Efficacy of cardiorespiratory aerobic exercise in rheumatoid arthritis: meta-analysis of randomized controlled trials. Arthritis Care Res (Hoboken).

2010;62(7):984-92.

[89] Zhang W, Robertson J, Jones AC, Dieppe PA, Doherty M. The placebo effect and its determinants in osteoarthritis: meta-analysis of randomised controlled trials. Ann Rheum Dis. 2008;67(12):1716-23.

[90] Keystone EC, Kavanaugh AF, Sharp JT, Tannenbaum H, Hua Y, Teoh LS, et al. Radiographic, clinical, and functional outcomes of treatment with adalimumab (a human anti-tumor necrosis factor monoclonal antibody) in patients with active rheumatoid arthritis receiving concomitant methotrexate therapy: a randomized, placebo-controlled, 52-week trial. Arthritis Rheum. 2004;50(5):1400-11.

[91] Andratsch M, Mair N, Constantin CE, Scherbakov N, Benetti C, Quarta S, et al. A key role for gp130 expressed on peripheral sensory nerves in pathological pain. J Neurosci. 2009;29(43):13473-83.

[92] Russell FA, Fernandes ES, Courade JP, Keeble JE, Brain SD. Tumour necrosis factor alpha mediates transient receptor potential vanilloid 1-dependent bilateral thermal hyperalgesia with distinct peripheral roles of interleukin-1beta, protein kinase C and cyclooxygenase-2 signalling. Pain. 2009;142(3):264-74.

[93] Nishimoto N, Hashimoto J, Miyasaka N, Yamamoto K, Kawai S, Takeuchi T, et al. Study of active controlled monotherapy used for rheumatoid arthritis, an IL-6 inhibitor (SAMURAI): evidence of clinical and radiographic benefit from an x ray reader-blinded randomised controlled trial of tocilizumab. Ann Rheum Dis. 2007;66(9):1162-7.

[94] Malfait AM, Miller RJ. Emerging targets for the management of osteoarthritis pain. Curr Osteoporos Rep. 2016;14(6):260-8.

[95] Creamer P, Hunt M, Dieppe P. Pain mechanisms in osteoarthritis of the knee: effect of intraarticular anesthetic. J Rheumatol. 1996;23(6):1031-6.

[96] Shanahan EM, Ahern M, Smith M, Wetherall M, Bresnihan B, FitzGerald O. Suprascapular nerve block (using bupivacaine and methylprednisolone acetate) in chronic shoulder pain. Ann Rheum Dis. 2003;62(5):400-6.

[97] Radnovich R, Scott D, Patel AT, Olson R, Dasa V, Segal N, et al. Cryoneurolysis to treat the pain and symptoms of knee osteoarthritis: a multicenter, randomized, double-blind, shamcontrolled trial. Osteoarthr Cartil. 2017;25(8):1247-56.

[98] Ward S, Arvin B, Blowey S, Hill P, Mason M, MacFarlane G, et al. Low back pain and sciatica in over 16s: assessment and management. London: National Institute for Health and Care Excellence; 2016.

[99] Blyth T, Hunter JA, Stirling A. Pain relief in the rheumatoid knee after steroid injection. A single-blind comparison of hydrocortisone succinate, and triamcinolone acetonide or hexacetonide. Br J Rheumatol. 1994;33(5):461-3.

[100] Kirwan JR, Hallgren R, Mielants H, Wollheim F, Bjorck E, Persson T, et al. A randomised placebo controlled 12 week trial of budesonide and prednisolone in rheumatoid arthritis. Ann Rheum Dis. 2004;63(6):688-95.

[101] Choy EH, Kingsley GH, Corkill MM, Panayi GS. Intramuscular methylprednisolone is superior to pulse oral methylprednisolone during the induction phase of chrysotherapy. Br J Rheumatol. 1993;32(8):734-9.

[102] Conaghan PG, Dickson J, Grant RL, Guideline Development G. Care and management of osteoarthritis in adults: summary of NICE guidance. BMJ. 2008;336(7642):502-3.

[103] Wenham CY, Hensor EM, Grainger AJ, Hodgson R, Balamoody S, Dore CJ, et al. A randomized, double-blind, placebo-controlled trial of low-dose oral prednisolone for treating painful hand osteoarthritis. Rheumatology (Oxford). 2012;51(12):2286-94.

[104] Hazlewood GS, Barnabe C, Tomlinson G, Marshall D, Devoe D, Bombardier C. Methotrexate monotherapy and methotrexate combination therapy with traditional and biologic disease modifying anti-rheumatic drugs for rheumatoid arthritis: abridged Cochrane systematic review and network meta-analysis. BMJ. 2016;353:i1777.

[105] Dimitroulas T, Lambe T, Klocke R, Kitas GD, Duarte RV. Biologic drugs as analgesics for the management of osteoarthritis. Semin Arthritis Rheum. 2017;46(6):687-91.

[106] Brandt KD, Mazzuca SA, Buckwalter KA. Acetaminophen, like conventional NSAIDs, may reduce synovitis in osteoarthritic knees. Rheumatology (Oxford). 2006; 45(11): 1389-94.

[107] (NICE) NIoCE. Clinical Guideline 789. Rheumatoid arthritis: The management of rheumatoid arthritis in adults. NICE. 2009.

[108] Derry S, Wiffen PJ, Hauser W, Mucke M, Tolle TR, Bell RF, et al. Oral nonsteroidal anti-inflammatory drugs for fibromyalgia in adults. Cochrane Database Syst Rev. 2017;3:CD012332.

[109] Wienecke T, Gotzsche PC. Paracetamol versus nonsteroidal anti-inflammatory drugs for rheumatoid arthritis. Cochrane Database Syst Rev. 2004;1:CD003789.

[110] Bannuru RR, Schmid CH, Kent DM, Vaysbrot EE, Wong JB, McAlindon TE. Comparative effectiveness of pharmacologic interventions for knee osteoarthritis: a systematic review and network meta-analysis. Ann Intern Med. 2015;162(1):46-54.

[111] Trijau S, Avouac J, Escalas C, Gossec L, Dougados M. Influence of flare design on symptomatic efficacy of non-steroidal anti-inflammatory drugs in osteoarthritis: a meta-analysis of randomized placebo-controlled trials. Osteoarthr Cartil. 2010;18(8):1012-8.

[112] Bally M, Dendukuri N, Rich B, Nadeau L, Helin-Salmivaara A, Garbe E, et al. Risk of acute myocardial infarction with NSAIDs in real world use: Bayesian meta-analysis of individual patient data. BMJ. 2017;357:j1909.

[113] Katz N, Borenstein DG, Birbara C, Bramson C, Nemeth MA, Smith MD, et al. Efficacy and safety of tanezumab in the treatment of chronic low back pain. Pain. 2011;152(10):2248-58.

[114] Chappell AS, Ossanna MJ, Liu-Seifert H, Iyengar S,

Skljarevski V, Li LC, et al. Duloxetine, a centrally acting analgesic, in the treatment of patients with osteoarthritis knee pain: a 13-week, randomized, placebo-controlled trial. Pain. 2009;146(3):253-60.

[115] Abou-Raya S, Abou-Raya A, Helmii M. Duloxetine for the management of pain in older adults with knee osteoarthritis: randomised placebo-controlled trial. Age Ageing. 2012;41(5):646-52.

[116] Sofat N, Harrison A, Russell MD, Ayis S, Kiely PD, Baker EH, et al. The effect of pregabalin or duloxetine on arthritis pain: a clinical and mechanistic study in people with hand osteoarthritis. J Pain Res. 2017;10:2437-49.

[117] Macfarlane GJ, Kronisch C, Dean LE, Atzeni F, Hauser W, Flus E, et al. EULAR revised recommendations for the management of fibromyalgia. Ann Rheum Dis. 2017;76(2):318-28.

[118] McWilliams DF, Walsh DA. Factors predicting pain and early discontinuation of tumour necrosis factor-alpha-inhibitors in people with rheumatoid arthritis: results from the British society for rheumatology biologics register. BMC Musculoskelet Disord. 2016;17:337.

[119] Petersen KK, Arendt-Nielsen L, Simonsen O, Wilder-Smith O, Laursen MB. Presurgical assessment of temporal summation of pain predicts the development of chronic postoperative pain 12 months after total knee replacement. Pain. 2015;156(1):55-61.

[120] Noble M, Treadwell JR, Tregear SJ, Coates VH, Wiffen PJ, Akafomo C, et al. Long-term opioid management for chronic noncancer pain. Cochrane Database Syst Rev. 2010;(1):CD006605.

[121] Mehta N, O'Connell K, Giambrone GP, Baqai A, Diwan S. Efficacy of methylnaltrexone for the treatment of opiod-induced constipation: a meta-analysis and systematic review. Postgrad Med. 2016;128(3):282-9.

[122] Machado GC, Maher CG, Ferreira PH, Pinheiro MB, Lin CW, Day RO, et al. Efficacy and safety of paracetamol for spinal pain and osteoarthritis: systematic review and meta-analysis of randomised placebo controlled trials. BMJ. 2015;350:h1225.

[123] Roberts E, Delgado Nunes V, Buckner S, Latchem S, Constanti M, Miller P, et al. Paracetamol: not as safe as we thought? A systematic literature review of observational studies. Ann Rheum Dis. 2016;75(3):552-9.

[124] Richards BL, Whittle SL, Buchbinder R. Neuromodulators for pain management in rheumatoid arthritis. Cochrane Database Syst Rev. 2012;1:CD008921.

[125] Girard P, Chauvin M, Verleye M. Nefopam analgesia and its role in multimodal analgesia: a review of preclinical and clinical studies. Clin Exp Pharmacol Physiol. 2016;43(1):3-12.

[126] Fitzcharles MA, Baerwald C, Ablin J, Hauser W. Efficacy, tolerability and safety of cannabinoids in chronic pain associated with rheumatic diseases (fibromyalgia syndrome, back pain, osteoarthritis, rheumatoid arthritis): a systematic review of randomized controlled trials. Schmerz. 2016;30(1):47-61.

[127] Uthman OA, van der Windt DA, Jordan JL, Dziedzic KS, Healey EL, Peat GM, et al. Exercise for lower limb osteoarthritis: systematic review incorporating trial sequential analysis and network meta-analysis. BMJ. 2013;347:f5555.

[128] Bearne LM, Scott DL, Hurley MV. Exercise can reverse quadriceps sensorimotor dysfunction that is associated with rheumatoid arthritis without exacerbating disease activity. Rheumatology (Oxford). 2002;41(2):157-66.

[129] Jones KD, King LA, Mist SD, Bennett RM, Horak FB. Postural control deficits in people with fibromyalgia: a pilot study. Arthritis Res Ther. 2011;13(4):R127.

[130] Jones MD, Booth J, Taylor JL, Barry BK. Limited association between aerobic fitness and pain in healthy individuals: a cross-sectional study. Pain Med. 2016;17(10):1799-808.

[131] Naugle KM, Fillingim RB, Riley JL 3rd. A meta-analytic review of the hypoalgesic effects of exercise. J Pain. 2012;13(12):1139-50.

[132] Makris EA, Gomoll AH, Malizos KN, Hu JC, Athanasiou KA. Repair and tissue engineering techniques for articular cartilage. Nat Rev Rheumatol. 2015;11(1):21-34.

[133] Judge A, Arden NK, Cooper C, Kassim Javaid M, Carr AJ, Field RE, et al. Predictors of outcomes of total knee replacement surgery. Rheumatology (Oxford). 2012;51(10):1804-13.

[134] Beswick AD, Wylde V, Gooberman-Hill R, Blom A, Dieppe P. What proportion of patients report long-term pain after total hip or knee replacement for osteoarthritis? A systematic review of prospective studies in unselected patients. BMJ Open. 2012;2:e000435.

[135] Izumi M, Petersen KK, Laursen MB, Arendt-Nielsen L, Graven-Nielsen T. Facilitated temporal summation of pain correlates with clinical pain intensity after hip arthroplasty. Pain. 2017;158(2):323-32.

[136] das Nair R, mhizha-Murira JR, Anderson P, Carpenter H, Clarke S, Groves S, et al. Homebased pre-surgical psychological intervention for knee osteoarthritis (HAPPiKNEES): a feasibility randomized controlled trial. Clin Rehabil. 2018;32:777-89.

[137] Filardo G, Merli G, Roffi A, Marcacci T, Berti Ceroni F, Raboni D, et al. Kinesiophobia and depression affect total knee arthroplasty outcome in a multivariate analysis of psychological and physical factors on 200 patients. Knee Surg Sports Traumatol Arthrosc. 2017;25(11):3417-23.

[138] Valdes AM, Doherty SA, Zhang W, Muir KR, Maciewicz RA, Doherty M. Inverse relationship between preoperative radiographic severity and postoperative pain in patients with osteoarthritis who have undergone total joint arthroplasty. Semin Arthritis Rheum. 2012;41(4):568-75.

[139] Messier SP, Loeser RF, Miller GD, Morgan TM, Rejeski WJ, Sevick MA, et al. Exercise and dietary weight loss in overweight and obese older adults with knee osteoarthritis:

the arthritis, diet, and activity promotion trial. Arthritis Rheum. 2004;50(5):1501-10.

[140] Richette P, Poitou C, Garnero P, Vicaut E, Bouillot JL, Lacorte JM, et al. Benefits of massive weight loss on symptoms, systemic inflammation and cartilage turnover in obese patients with knee osteoarthritis. Ann Rheum Dis. 2011;70(1):139-44.

[141] Magnusson K, Hagen KB, Osteras N, Nordsletten L, Natvig B, Haugen IK. Diabetes is associated with increased hand pain in erosive hand osteoarthritis: data from a population-based study. Arthritis Care Res (Hoboken). 2015;67(2):187-95.

[142] Valdes AM, Abhishek A, Muir K, Zhang W, Maciewicz RA, Doherty M. Association of betablocker use with less prevalent joint pain and lower opioid requirement in people with osteoarthritis. Arthritis Care Res (Hoboken). 2017;69(7):1076-81.

[143] Velvin G, Bathen T, Rand-Hendriksen S, Geirdal AO. Systematic review of chronic pain in persons with Marfan syndrome. Clin Genet. 2016;89(6):647-58.

[144] Syx D, De Wandele I, Rombaut L, Malfait F. Hypermobility, the Ehlers-Danlos syndromes and chronic pain. Clin Exp Rheumatol. 2017;35(Suppl 107(5)):116-22.

[145] Canadas V, Vilacosta I, Bruna I, Fuster V. Marfan syndrome. Part 1: pathophysiology and diagnosis. Nat Rev Cardiol. 2010;7(5):256-65.

[146] Bastick AN, Wesseling J, Damen J, Verkleij SP, Emans PJ, Bindels PJ, et al. Defining knee pain trajectories in early symptomatic knee osteoarthritis in primary care: 5-year results from a nationwide prospective cohort study (CHECK). Br J Gen Pract. 2016;66(642):e32-9.

[147] Green DJ, Jordan KP, Protheroe J, van der Windt DA. Development of hand phenotypes and changes in hand pain and problems over time in older people. Pain. 2016;157(3):569-76.

[148] Reyes C, Leyland KM, Peat G, Cooper C, Arden NK, Prieto-Alhambra D. Association between overweight and obesity and risk of clinically diagnosed knee, hip, and hand osteoarthritis: a population-based cohort study. Arthritis Rheumatol. 2016;68(8):1869-75.

[149] Wesseling J, Bastick AN, ten Wolde S, Kloppenburg M, Lafeber FP, Bierma-Zeinstra SM, et al. Identifying trajectories of pain severity in early symptomatic knee osteoarthritis: a 5-year followup of the cohort hip and cohort knee (CHECK) study. J Rheumatol. 2015; 42(8): 1470-7.

[150] Sarmanova A, Hall M, Fernandes GS, Bhattacharya A, Valdes AM, Walsh DA, et al. Association between ultrasound-detected synovitis and knee pain: a population-based casecontrol study with both cross-sectional and follow-up data. Arthritis Res Ther. 2017;19:281.

[151] Zhang Y, Nevitt M, Niu J, Lewis C, Torner J, Guermazi A, et al. Fluctuation of knee pain and changes in bone marrow lesions, effusions, and synovitis on magnetic resonance imaging. Arthritis Rheum. 2011;63(3):691-9.

[152] Mallen CD, Peat G, Thomas E, Lacey R, Croft P. Predicting poor functional outcome in community-dwelling older adults with knee pain: prognostic value of generic indicators. Ann Rheum Dis. 2007;66(11):1456-61.

[153] Collins JE, Katz JN, Dervan EE, Losina E. Trajectories and risk profiles of pain in persons with radiographic, symptomatic knee osteoarthritis: data from the osteoarthritis initiative. Osteoarthr Cartil. 2014;22(5):622-30.

[154] Alschuler KN, Molton IR, Jensen MP, Riddle DL. Prognostic value of coping strategies in a community-based sample of persons with chronic symptomatic knee osteoarthritis. Pain. 2013;154(12):2775-81.

[155] Carlesso LC, Niu J, Segal NA, Frey-Law LA, Lewis CE, Nevitt MC, et al. The effect of widespread pain on knee pain worsening, incident knee osteoarthritis (OA), and incident knee pain: the multicenter OA (MOST) study. J Rheumatol. 2017;44(4):493-8.

[156] Edwards RR, Dolman AJ, Martel MO, Finan PH, Lazaridou A, Cornelius M, et al. Variability in conditioned pain modulation predicts response to NSAID treatment in patients with knee osteoarthritis. BMC Musculoskelet Disord. 2016;17:284.

[157] Wylde V, Sayers A, Lenguerrand E, Gooberman-Hill R, Pyke M, Beswick AD, et al. Preoperative widespread pain sensitization and chronic pain after hip and knee replacement: a cohort analysis. Pain. 2015;156(1):47-54.

第 28 章　血管性疼痛

Vascular Pain

Kellie Gates　Pegah Safaeian　著

李　赓　译　　李水清　校

一、发病率和危险因素

随着人口平均年龄的增加，可以预期周围血管疾病（peripheral vascular disease，PVD）的发病率也会呈现类似的趋势。慢性血管性疾病的患者通常还患有其他几种合并症，这可能使他们的治疗既困难又昂贵[1]。据估计，40 岁以上的患者中，近 850 万美国人患有某种程度的周围血管疾病[2]。由于症状的非特异性，许多患者往往无法确诊[3]。

周围血管疾病患者有许多危险因素。显著的危险因素包括既往或目前的吸烟史、高血压、糖尿病、高脂血症、慢性肾病和高龄（>60 岁）[4]。可以发现，周围血管疾病的许多危险因素与心血管疾病的危险因素重叠，并且 PVD 患者的心脑血管发病率和死亡率明显较高[5]。

考虑到相关严重合并症的高发病率，PVD 患者通常会频繁入院，根据病情的严重程度，可能需要多次手术干预治疗。在住院期间或围术期，由于患者高龄或合并肾功能不全，限制了药物的使用，这使得患者的疼痛程度会从基线水平进一步严重恶化，并且通常难以治疗[6]。不受控制的疼痛会促进自主神经系统的应激反应和活动增强，这对患者潜在的心脑血管疾病具有重要影响[7]。此外，在围术期，控制不当的疼痛会导致呼吸功能受损、免疫功能减弱、肠梗阻和伤口延迟愈合，这些并发症都会对患者的术后恢复造成灾难性的影响。

缺血性疾病患者通常会出现疼痛症状，包括间歇性跛行（intermittent claudication，IC）、血管闭塞性急性疼痛，进而发展为慢性疼痛和中枢敏化。最常见的症状是在疾病初期，患者会出现活动后的间歇性跛行。部分周围血管疾病患者是无症状的，但他们通常有多种危险因素，这也有助于诊断[8]。疼痛恶化通常与疾病进展有关，出现静息痛提示严重的循环受损和肢体缺血。超过 25% 的严重肢体缺血患者需要截肢，亦有很多患者需要接受动脉重建术[9]。除了需要高风险的手术干预外，严重的肢体缺血本身也预示着患者预后不佳。新诊断的患者在最初诊断 1 年内死亡率高达 20%，5 年内高至 40%～75%[10]。

另外有许多情况可以归类为“血管疾病”。血管炎、血栓栓塞症、雷诺现象和静脉曲张等疾病是患者常见且重要的疼痛来源，这些都会对患者的功能和生存质量产生不利的影响[11]。还有一些综合征也会因血管系统功能或结构的改变而发生，包括复杂性区域疼痛综合征、胸廓出口综合征和幻肢痛[12, 13]。鉴于这些疾病的广泛性和相关病理学的极端差异，本章将主要关注缺血性周围血管疾病和与此相关的疼痛。

二、诊断

在处理周围血管疾病时，可根据患者的临床表现进行分类。美国心脏病学会将 PVD 分为无症状 PVD、间歇性跛行、严重肢体缺血和急性肢体缺血[14]。如前所述，严重的肢体缺血通常表现为静息痛，但也常常表现为病理性皮肤变化，如溃疡，甚至坏疽[15]。急性肢体缺血则发生在血管突然闭塞时，会产生明显的症状，通常被称为“6P 征”，包括感觉异常（paresthesia）、疼痛（pain）、苍白（pallor）、无脉（pulselessness）、皮温改变（poikilothermia）（意味着温度调节受损导致四肢冰凉）和运动障碍（paralysis）。

用于评估周围血管疾病的主要诊断工具是踝肱指数（ankle-brachial index，ABI）。该检查在识别下肢动脉狭窄方面具有高度灵敏性和特异性，也可用于识别创伤患者的动脉损伤。ABI 是通过首先测量上肢血压，然后使用多普勒评估下肢动脉压力来实现。通过给血压计充气直到多普勒上的动脉信号消失（可选择足背动脉或胫骨后动脉），以得到下肢收缩压。将下肢收缩压除以上肢收缩压来计算 ABI[16]。正常为 0.9～1.3，而中度 PVD 的水平为 0.41～0.9。低于 0.4 是严重 PVD，而高于 1.3 则表示血管钙化严重，无法压缩[17]。

考虑到 PVD 的危险因素和患者群体，将 ABI 纳入其评估可以有助于心血管不良事件高危患者的识别[18]。高达 60% 的心肌梗死发生在未发现冠状动脉疾病的患者中[19]，而 60%～80% 的急性 MI 发生在 Framingham 风险评分（一种常用的评估 10 年心血管风险的评分系统）中低风险评分组的患者中[20]。对 16 项研究（包括 48 344 名患者）进行 Meta 分析表明，ABI 有助于识别更多有心血管发病和死亡风险的患者，低 ABI 患者的 10 年总死亡率、心血管意外死亡率和重大冠状动脉事件风险将成倍增加[21]。

三、分级

疾病分级也是血管性疼痛管理和治疗的一个重要方面。Fontaine 分级根据症状对疾病进行了分级，是用于诊断的主要分级工具（表 28-1）。Rutherford 分级则是更详细的分级系统，它考虑了血管疾病的慢性化，如对比急性与慢性病理，还包括踝肱指数、脉搏容积描记和多普勒结果等客观发现[22]。更以外科手术为导向的分类系统是泛大西洋协作组外周动脉疾病共识（Trans-Atlantic Inter-Society Consensus Document，TASC），该共识讨论了血管性疾病的解剖、治疗、开放或血管内手术治疗[23]。

四、病理生理学

许多危险因素促使了周围血管疾病的发生，其中最重要的包括高血压、高脂血症、糖尿病、慢性肾病和吸烟。在细胞水平上，危险因素造成内皮损伤，进而引发动脉粥样硬化。平滑肌细胞的增殖、泡沫细胞的形成、血小板活化和局部炎症共同参与了血管变窄并发生闭塞的过程。

内皮损伤可导致血管壁内低密度脂蛋白（low-density lipoproteins，LDL）的滞留和积存。这些 LDL 容易被活性氧氧化，进而导致炎症状态和表面内皮活化。负责泡沫细胞形成的巨噬细胞和单核细胞常聚集于粥样硬化状态动脉的中心。泡沫细胞是吞噬了 LDL 的巨噬细胞，通常呈泡沫状外观，因此得名。在动脉粥样硬化形成开始时，这种巨噬细胞功能可能是有益的，但缺乏负反馈机制会损伤免疫功能。由于其迁移能

表 28-1　Fontaine 分级[24]

分　级	症　状
Ⅰ	无症状，血管不完全堵塞
Ⅱ	轻度间歇性跛行
ⅡA	间歇性跛行距离＞200m
ⅡB	间歇性跛行距离＜200m
Ⅲ	静息痛，尤其是足部
Ⅳ	肢体坏死和（或）坏疽

力降低，导致泡沫细胞在血管内积聚[25]。在此期间还会发生炎症细胞因子的释放，这可能导致平滑肌细胞增殖和疼痛。最终，形成了倾向于不稳定的纤维斑块，从而导致血栓形成和急性血管闭塞[26]。

五、血管缺血性疼痛

与周围血管疾病相关的疼痛是多方面的，主要与炎症、伤害性疼痛和神经病理性疼痛有关。这些因素的结合是导致这类患者每天所经历的痛苦状态的原因[27]。

（一）炎症性疼痛

正如在动脉粥样硬化形成的病理学中所讨论的，多种炎症细胞因子和其他有害介质在内皮损伤的反应中被释放。在分子水平上，它们会增强伤害感受器的活性，并可以促使这些伤害感受器兴奋。这些代谢产物包括缓激肽、血清素、组胺、类二十烷，细胞因子则包括 IL-1β、TNF-α 和 IL-6[28]。上述物质单独或组合的作用会刺激和敏化伤害性传入纤维。神经生长因子也由巨噬细胞分泌，并可直接改变 Aδ 疼痛纤维，通过增强 P 物质的表达，使更多的疼痛纤维具有伤害感受器特性[29]。

患肢的循环不良通常会导致积聚的有毒代谢产物无法有效清除，而闭塞的远端区域会发生缺氧和酸中毒。大量的游离 H^+ 会导致疼痛和痛觉过敏。在大脑和背根神经节中表达有 H^+ 门控的阳离子通道，包括快速开关 ASIC 通道和持续作用的 DRASIC 通道，这些通道的存在会导致疼痛和痛觉敏化，进而导致组织内酸性条件相关的疼痛[30]。

（二）神经病理性疼痛

当神经元组织受损时会发生神经病理性疼痛。对于周围血管疾病和慢性肢体缺血，神经病变可因神经和周围组织的损伤形成。这种损伤是否主要发生在运动或感觉神经上是一个争论的话题。然而，似乎任何大小和髓鞘化程度的神经纤维都可能受到影响[31, 32]。神经组织学的研究表明，在患有慢性血管炎的患者中，大的有髓鞘的神经纤维比小的无髓鞘轴突更容易缺血[33]。同时研究表明，缺血肢体的温度感觉阈值发生了变化，这表明 Aδ 疼痛纤维受到的影响更为显著[16]。

在需手术干预的血管机械性闭塞后持续疼痛的患者中可观察到，神经病理性疼痛似乎与严重的肢体缺血和慢性疼痛状态的形成有更密切的联系。缺血区域的许多促炎介质可引起外周敏化，而中枢敏化则通过慢性刺激的伤害感受器发生。这两种机制都会导致难以治疗的慢性疼痛。研究表明，除了敏化外周和中枢之外，再灌注损伤也可能导致一定程度的疼痛，在此期间，背根神经节中的 IL-1β 及其受体可能会增加，从而直接刺激和致敏伤害性传入纤维[34]。患有严重肢体缺血的患者的疼痛特征可能表明其疼痛性质更多是神经病理性的，因为疼痛的描述性因素为“烧灼痛、电击痛和刺痛”[35]。

（三）伤害性疼痛

伤害性疼痛通过激活外周伤害性纤维（特别是 Aδ 和 C 纤维）而发生。Aδ 纤维髓鞘较薄，参与快速发作的剧烈疼痛，而 C 纤维无髓鞘，更多参与缓慢发作的烧灼样疼痛。与神经病理性疼痛不同，这与实际的神经元损伤无关。伤害性疼痛可能与间歇性跛行引起的疼痛有关，而不太可能与严重缺血和局部神经元破坏引起的疼痛相关[30]。PVD 中的慢性缺血影响各种大小的神经纤维，包括 Aβ、Aδ 和 C 纤维[37]。

在动脉粥样硬化性血管疾病领域之外，由于血管痉挛或远端动脉闭塞性疾病（特别是雷诺病）而导致下肢疼痛的患者可以从腰交感神经阻滞中获益。通过减少导致肢体血管系统过度活跃的交感神经的输入，从而减少产生疼痛的血管痉挛[36]。交感神经阻滞的有效性提示了自主神经系统对血管性病变的参与，并且应该在特定血管疼痛的管理中加以考虑。

六、慢性疼痛状态的形成

严重的周围血管疾病和中枢敏化之间存在联

系，这通常会导致患者处于慢性疼痛状态[37]。中枢敏化是由长时间的伤害感受器输入和过度刺激引起，导致超敏反应和持续的高反应性状态。中枢敏化包括痛觉过敏和痛觉超敏，这通常继发于大脑电生理和神经激素活动的变化[38]。具体而言，这可能与来自C纤维的持续输入有关，C纤维在缺血状态下被炎症介质激活，也可能被缺血引起的持续肌肉收缩激活[39]。C纤维会出现缠绕现象，这会导致对C纤维的反馈抑制减少，从而促进中枢敏化。感觉的变化也与PVD的恶化相关。研究表明，大（Aβ）和小（Aδ和C）神经纤维的破坏与缺血性疾病的病理学有关。然而，可能是受损的小神经纤维功能更显著地导致与PVD相关的并发症。缺血患肢的小神经纤维损伤通常会导致严重的后果，包括局部灌注不良导致的皮肤溃疡和感染[37]。

七、治疗

控制危险因素

严重肢体缺血（critical limb ischemia，CLI）最常见的原因是动脉粥样硬化导致的动脉闭塞性疾病，通常与糖尿病、高胆固醇血症和高血压相关[40]。因此，应控制个人的危险因素，通常涉及的方式包括改变生活方式、锻炼和包括医疗管理在内的综合计划。

对于糖尿病患者来说，控制血糖对于降低风险因素并减缓周围动脉疾病（peripheral artery disease，PAD）的严重程度和进展速度至关重要。糖尿病患者的动脉粥样硬化倾向于影响远端血管，使这些血管不易实施血管重建手术[41]。除了适当的血糖控制外，还需要注意体重控制、足部护理和预防伤口。关于足部护理，日常评估下肢对于预防皮肤破损和皲裂，从而避免伤口形成和感染非常重要。必须穿着适当的足部保护鞋，如宽鞋头的鞋。

戒烟也是必须要控制的危险因素。吸烟会导致PAD进展的风险几乎增加1倍，并可加速疾病进展。非药物和药物相结合的方式已被证明在戒烟方面具有最大的功效[42]。

八、药物治疗

（一）抗血小板治疗

外周动脉疾病患者建议抗血小板治疗来预防主要的不良心血管事件，包括心肌梗死、脑卒中和血管源性猝死。对于有症状的PAD患者，建议单独使用阿司匹林或氯吡格雷进行抗血小板治疗[43]，可使心血管意外的概率降低22%[43]。然而，对于使用哪种抗血小板药物尚无共识。在一项比较氯吡格雷与阿司匹林的试验中，氯吡格雷比阿司匹林更能有效降低有症状的PAD患者的心血管风险[44]。

虽然关于双重抗血小板治疗的使用数据有限，但它通常用于血管重建术后的患者。在某综述中的两项小型随机对照试验显示，双重抗血小板治疗可使血管重建术后的PAD患者二次手术率减少[45]。氯吡格雷和阿司匹林的双重抗血小板治疗是显著减少下肢血运重建术后截肢的唯一治疗方法[46, 47]。但双重抗血小板治疗应谨慎使用，必须权衡双抗治疗的益处与出血风险的增加。

（二）抗凝治疗

COMPASS试验是一项大样本、多中心、双盲、安慰剂对照研究，评估了口服Xa因子抑制药利伐沙班在下肢、颈动脉及冠状动脉疾病患者中的作用。患者随机接受每天2次低剂量利伐沙班，阿司匹林联合每天2次低剂量利伐沙班，或每天单独服用1次低剂量阿司匹林。评估的主要结果包括重大心血管事件或重大不良肢体事件（如截肢）。阿司匹林联合每天2次低剂量利伐沙班的双重疗法可减少28%的心血管事件。与单独服用阿司匹林相比，双重治疗组的主要不良肢体事件（包括导致血管重建和截肢的肢体缺血）减少了46%。虽然双重治疗确实增加了大出血的风险，但没有增加致命或严重器官出血风险的报道。与单独服用阿司匹林相比，每天2次利伐沙班不会减少心血管或肢体事件[48]。

也有研究评估了华法林联合阿司匹林的治疗

方案，其在预防心血管事件方面并不比单独抗血小板治疗更有效，但危及生命的出血风险却显著增加[49]。

（三）他汀类药物

除了建议改变饮食结构外，所有 PAD 患者都需要使用他汀类药物。与安慰剂相比，服用一种他汀类药物，主要血管事件的发生率降低了 22%[43]。在有症状的 PAD 患者中，与安慰剂相比，他汀类药物在降低胆固醇的同时也能改善无疼痛行走的距离[50]。

（四）降压药物

无论患者是否合并 PAD，都建议采用降压药物治疗高血压以降低心血管事件的风险（表 28–2）。在 PAD 患者的高血压治疗中，没有某一类降压药物被认为优于其他药物[43]。2017 年 11 月，美国心脏病学会 / 美国心脏协会工作组发布了关于血压评估和管理的最新指南，治疗目标是收缩压低于 130mmHg，舒张压低于 80mmHg[51]。值得注意的是，与安慰剂相比，使用血管紧张素转化酶抑制药治疗的血压正常的 PAD 患者，也可使心血管事件风险降低 25%[52]。

（五）间歇性跛行的治疗

间歇性跛行（IC）的症状典型表现为发生在体力活动期间的小腿疼痛、疲劳和抽筋，此时血供循环无法满足肌肉的代谢需求，但在休息期间症状得到缓解。如果体力活动强度未超过阈值，患者将保持无症状状态[53]。

西洛他唑靶向磷酸二酯酶并抑制血小板聚集，但与其他抗血小板药物不同，它还能改善内皮细胞功能。与安慰剂或其他抗血小板药物相比，西洛他唑可以显著改善症状[54]。己酮可可碱也被用于治疗 IC，其作用机制是通过降低血液黏度、增加红细胞柔韧性和改善微循环，然而治疗效果尚不确切。在一项多中心随机对照研究中，该药物与安慰剂对改善间歇性跛行距离没有明显差异[55]。

九、其他治疗

（一）高压氧治疗

虽然没有明确的证据表明高压氧治疗（hyperbaric oxygen therapy，HBOT）可用于治疗严重肢体缺血，但它是一种公认的治疗慢性伤口不愈合的有效方法。在 Cochrane 关于 HBOT 治疗糖尿病足溃疡的综述中，作者发现高压氧治疗 6 周可改善伤口愈合，并可以减少截肢可能[56]。尽管缺乏证据，但 HBOT 可用于无法行血管重建手术或手术效果欠佳的 CLI 患者[57]。

（二）血管再生

血管再生疗法可能通过增殖血管，形成侧支循环来治疗缺血性病变，从而增强组织灌注。可通过注射和基因转移将生长因子用于 CLI 患者，如成纤维细胞生长因子[58]、血管内皮生长因子[59]和肝细胞生长因子[60]。临床一期实验表明，这些治疗是安全的，但需要进行大规模随机对照研究来评估疗效。此外，干细胞治疗也被用于诱导血管再生。在一项包含 37 项试验的 Meta 分析中，肌内自体骨髓细胞疗法在改善缺血、促进溃疡愈合和减少截肢风险方面安全且潜在有效[61]。在另

表 28–2 降压药物

药物推荐	推荐等级	循证医学证据等级
单种抗血小板药物治疗有症状的 PAD	Ⅰ	A
他汀类药物治疗 PAD	Ⅰ	A
降压药物治疗高血压及 PAD	Ⅰ	A
ACEI 药物治疗高血压及 PAD	Ⅱa	B

一项包含13项临床试验的Meta分析中，与对照组相比，干细胞治疗组的避免截肢率、溃疡愈合率和踝肱指数显著提高[62]。尽管干细胞治疗在未来很有前景，但仍需要进一步开展大型多中心随机对照试验。

十、康复

有监督的结构化康复锻炼是间歇性跛行的一线治疗，其目标是减轻症状、改善身体残疾和减少心血管事件的发生率[63]。在一项Meta分析中，有监督的康复锻炼使无痛行走距离增加了180%[64]。此外，行走功能的改善已被证明可以改善患者的生存质量[65]。当比较口服西洛他唑和居家步行组合与髂动脉支架植入术和结构化康复锻炼的治疗效果时，与其他两组相比，康复锻炼组在行走功能和步行距离方面有了显著改善，并且可以显著增加高密度脂蛋白并减少纤维蛋白原[66]。在另一个随机对照研究中，跛行患者除了接受有监督的康复锻炼外，还随机接受血管内血运重建术。观察1年时，两组在步行距离和生活质量方面都有显著改善，但最为显著的则是手术加康复锻炼组[67]。

有监督的康复锻炼计划从初始评估开始，以确定患者步行功能的基线水平。患者最常见的锻炼计划是通过跑步机行走，直到出现跛行，继续运动直到缺血性下肢疼痛接近无法忍受，停止运动直到疼痛消退，然后再次恢复运动。患者应在1h内重复上述过程。运动处方可包括每周训练3次，共12周[68]。监督下的康复锻炼完成后，患者可进行独自锻炼。无论是有监督的还是独自康复训练，坚持全程可能都是具有挑战性的。

十一、疼痛管理

（一）药物治疗

血管缺血性疼痛的理想治疗是通过组织再灌注实现的。正在等待血运重建手术，无法手术或手术效果欠佳的患者，需要使用药物控制疼痛。虽然应该首先尝试用对乙酰氨基酚或非甾体抗炎药来控制疼痛，但通常需要阿片类药物。对于合并高血压或肾功能不全的患者，应避免或慎重使用非甾体抗炎药。评估抑郁状态的症状和体征并进行相应的治疗也很重要[57]。

（二）脊髓电刺激

虽然神经调控治疗主要用于神经病理性或交感神经介导的疼痛，但已有研究评估了脊髓电刺激（spinal cord stimulation，SCS）在缺血性疼痛中的应用。SCS治疗缺血性疼痛的作用机制可能是刺激感觉纤维而激活级联效应，导致血管扩张剂的释放，从而刺激平滑肌松弛，改善微循环，最终通过减少组织缺血，从而减轻疼痛[69]。

一项前瞻性研究将无法手术的肢体缺血患者随机分为两组，分别给予SCS联合止痛药物治疗和单独止痛药物治疗，并随访18个月。只有SCS组出现了长期疼痛缓解。在观察终点，两组的避免截肢率相等。在亚组分析中，SCS组中无高血压患者的截肢率明显较低[70]。在对260名接受SCS的患者的一项独立回顾性研究中，98名患者被诊断为周围动脉疾病，平均随访43个月。在PAD队列中，11%的患者报告疼痛控制不佳（定义为疼痛改善30%～49%），87%的患者报告缓解良好（疼痛改善50%～79%），而并发症发生率则超过17%[71]。

经皮氧分压（$TcPO_2$）为外周动脉疾病患者选择SCS时提供了参考。$TcPO_2$可用于预测血管疾病的严重程度，以及评估预后。$TcPO_2$正常值约为60mmHg，低于20mmHg是血运重建术的指征[72, 73]。在欧洲的一项大型、多中心前瞻性研究中，诊断为CLI的患者被进一步分类为基线$TcPO_2$<30mmHg，以及基线$TcPO_2$<10mmHg但在SCS治疗后增加到$TcPO_2$>20mmHg的实验组，并与对照组对比。SCS治疗使$TcPO_2$改善的患者在微循环、疼痛缓解和肢体保护方面有显著改善。研究认为，$TcPO_2$筛查应在SCS治疗的患者选择中发挥作用[74]。

在一项Cochrane综述中，近450名PAD患者被分为标准护理组和标准护理联合脊髓电刺激组。在12个月的随访中，SCS组截肢的次数较少，需要的止痛药物也更少，而溃疡愈合率无差异。与标准护理相比，SCS更有助于降低截肢率。在并发症方面，12%的患者因电极或导线故障需要二次手术干预，而感染率据报道约为3%[75]。采用SCS治疗必须权衡收益、潜在并发症和增加的医疗花费。

尽管SCS是有潜在前景的治疗，但它仅限于无法手术且保守治疗失败，或手术效果欠佳的患者。

十二、血管重建术

（一）外科血管重建术

外科血管重建术用于急性或严重肢体缺血，以及保守治疗无法改善的间歇性跛行[53]。下肢血管旁路移植术和动脉内膜切除术是主要的术式，其目的是建立远端动脉血流[76]。一般情况下，动脉内膜切除术适合近端动脉，包括主动脉、髂动脉、股动脉和股深动脉，而旁路移植术更适合远端的、较长的动脉或弥漫性疾病[76]。在选择术式时，必须考虑病变部位、疾病严重程度、吻合口、旁路移植静脉材料的可用性[77]。

（二）血管内血管重建术

血管内技术已成为开放式外科血管重建术的一种替代方法，在过去20年中的应用不断增加[76]。一般情况下，较短的狭窄或闭塞性病变可以用血管内技术治疗，而较长的病变可能仍需要开放手术治疗。经皮腔内血管成形术（percutaneous transluminal angioplasty，PTA）是最早使用的介入技术[78]。为了解决残余狭窄的问题，以及改善血管的长期通畅性，该术式进一步发展为支架植入[68]。然而，该术式无论是否植入支架，都可能导致血管损伤，从而导致血管弹性回缩和新生内膜增生，随着时间的推移，导致支架内再狭窄的形成[79]。目前已经开发了药物洗脱支架（drug eluting stents，DES）、药物涂层球囊（drug coated balloons，DCB）和动脉粥样硬化激光切除术来解决这一问题[76, 80]。动脉粥样硬化切除术是另一种使用激光消融的血管内技术，通过激光消除动脉粥样硬化斑块并恢复血管通畅[78]。在EXCITE ISR实验中，与单独PTA比较，联用激光动脉粥样硬化切除术可以降低支架内再狭窄发生率，在6个月时的血运重建方面显示出优势，并且手术并发症也显著减少[81]。

尽管血管内治疗可降低手术致残率和死亡率，但仍存在医疗花费、耐用性和合理应用等方面的问题[76]。血管内血管重建术最常见的并发症包括出血、假性动脉瘤、穿孔、夹层、栓塞和感染[78]。

迄今为止，已有一项随机对照研究直接比较了外科手术和血管内技术，即BASIL实验。452名CLI患者被随机分为下肢血管旁路移植组和球囊PTA组。在2年时，两种术式的无截肢生存率没有显著差异。2年后，旁路移植术在改善生存率（平均7个月）和无截肢生存率（6个月）方面更具优势[82]。但值得注意的是，这项研究没有使用最新可用的血管内技术。

十三、截肢术

据估计，大约5%的间歇性跛行患者在5年内将进行下肢截肢[83]。保守治疗和血管重建术失败后，下肢截肢可能是必要的。一般来说，截肢术是最后的手段，只会在发生严重组织缺损时使用[84]。值得注意的是，在文献中，截肢可以根据手术范围分类，如跖骨截肢、经胫骨截肢（通常为膝盖以下）和经股骨截肢（膝盖以上）。截肢术可分为大截肢和小截肢。小截肢是指发生在足踝以下的截肢，通常对行走能力有轻微影响[84]。大截肢被定义为在足踝及以上高度的截肢，常在广泛坏死或感染性坏疽的患者中进行，以防止发生更严重的并发症[77]。对于有症状的PAD患者，如果不能选择血运重建，则截肢率为20%～25%。截肢后，1年的死亡率估计为48%，3年的死亡率为70%。当然，这取决于截肢的范围，例如，膝上截肢患者的3年死亡率为76%，而膝下截肢患者的同期死亡率为63%[85]。早期识别组织缺损是挽救肢体的必要条件。

结论

周围血管疾病和严重肢体缺血的患病率预计将随着人口老龄化而增加。缺血性疾病通常随着病情进展而产生慢性和逐渐恶化的疼痛。静息痛提示周围循环严重受损。血管性疼痛有多种原因，如血管炎、血栓栓塞、雷诺现象、静脉曲张，以及影响血管调节的疾病，包括复杂性区域疼痛综合征、胸廓出口综合征和幻肢痛。上述疾病都会对功能和生存质量产生不利影响，但本章主要介绍的重点是缺血性周围血管疾病。与之相关的疼痛是多种来源的，包括炎症、伤害性疼痛和神经病理性疼痛。因此，疼痛管理也涉及多方面的方法，包括控制危险因素、使用磷酸二酯酶抑制药（如西洛他唑）、有监督的结构化康复锻炼。最终的治疗包括尝试血管内或外科方法的血运重建，目标是组织再灌注和改善动脉循环以解决缺血。对于保守治疗和血运重建失败或有血运重建禁忌的患者，应考虑脊髓电刺激或其他疼痛管理方法进一步治疗。

参考文献

[1] Mahoney EM, Wang K, Keo HH, Duval S, Smolderen KG, Cohen DJ, Steg G, Bhatt DL, Hirsch AT. Vascular hospitalization rates and costs in patients with peripheral artery disease in the United States. Circ Cardiovasc Qual Outcomes. 2010;3:642-51.

[2] Allison MA, Ho E, Denenberg JO, Langer RD, Newman AB, Fabsitz RR, Criqui MH. Ethnicspecific prevalence of peripheral arterial disease in the United States. American Journal of Preventive Medicine 2007;32(4):328-33. Am J Prevent Med. 2014;47:103.

[3] Hirsch AT. Peripheral arterial disease detection, awareness, and treatment in primary care. JAMA. 2001;286:1317.

[4] Roger VL, Go AS, Lloyd-Jones DM, et al. Heart disease and stroke statistics--2012 update: a report from the American Heart Association. Circulation. 2011;125(1):e2-e220.

[5] Criqui MH, Langer RD, Fronek A, Feigelson HS, Klauber MR, Mccann TJ, Browner D. Mortality over a period of 10 years in patients with peripheral arterial disease. N Engl J Med. 1992;326:381-6.

[6] Talsma J. Pain control in the elderly. Drug Topics. 2013;157(8):p42.

[7] Custodis F, Schirmer SH, Baumhäkel M, Heusch G, Böhm M, Laufs U. Vascular pathophysiology in response to increased heart rate. J Am Coll Cardiol. 2010;56:1973-83.

[8] Mcdermott M, Guralnik J, Ferrucci L. Asymptomatic peripheral arterial disease is associated with more adverse lower extremity characteristics than intermittent claudication. J Vasc Surg. 2008;48:1063.

[9] Jensen S, Vatten L, Myhre H. The prevalence of chronic critical lower limb ischaemia in a population of 20,000 subjects 40-69 years of age. Eur J Vasc Endovasc Surg. 2006;32:60-5.

[10] Wolfe JHN. Defining the outcome of critical ischaemia. A one year prospective study. Br J Surg. 1986;73:321.

[11] Ahumada M, Vioque J. Prevalence and risk factors of varicose veins in adults. Medicina Clinica (Barcelona). 2004; 123: 647-51.

[12] Sanders RJ, Hammond SL, Rao NM. Diagnosis of thoracic outlet syndrome. J Vasc Surg. 2007;46(3):601-4.

[13] Jänig W, Baron R. Complex regional pain syndrome: mystery explained? Lancet Neurol. 2003;2:687-97.

[14] Rooke TW, Hirsch AT, Misra S, et al. American College of Cardiology Foundation Task Force; American Heart Association Task Force. Management of patients with peripheral artery disease (compilation of 2005 and 2011 ACCF/AHA Guideline Recommendations): a report of the American College of Cardiology Foundation/American Heart Association Task Force on Practice Guidelines. J Am Coll Cardiol. 2013;61(14):1555-70.

[15] Creager MA, et al. Acute Limb Ischemia. N Engl J Med. 2012;366(23):2198-206.

[16] Ponka D, Baddar F. Ankle-Brachial Index. Can Fam Physician. 2013;59(3):P270.

[17] Park C (2017) Ankle-brachial index measurement. In: Overview, periprocedural care, technique. http://emedicine.medscape.com/article/1839449-overview. Accessed 4 Jan 2018.

[18] Baena-Díez JCAM, Alzamora MT, Forés R, Pera G, Torán P, Sorribes M. Ankle-brachial index improves the classification of cardiovascular risk: PERART/ARTPER study. Revista Española de Cardiología (English Edition). 2011;64:186-92.

[19] Kannel WB, Doyle JT, Mcnamara PM, Quickenton P, Gordon T. Precursors of sudden coronary death. Factors related to the incidence of sudden death. Circulation. 1975;51:606-13.

[20] Brindle P. Predictive accuracy of the Framingham coronary risk score in British men: prospective cohort study. BMJ. 2003;327:1267.

[21] Ankle Brachial Index Collaboration, Fowkes FG, Murray GD, et al. Ankle brachial index combined with Framingham

risk score to predict cardiovascular events and mortality. JAMA. 2008;300:197.
[22] Mcclurken ME. Suggested standards for reports dealing with lower extremity ischemia. J Vasc Surg. 1987;5:501.
[23] Norgren L, Hiatt WR, Dormandy JA, et al. TASC II working group. Inter-society consensus for the management of peripheral arterial disease. Int Angiol. 2007;26(2):81-157.
[24] Fontaine R, Kim M, Kieny R. Surgical treatment of peripheral circulation disorders [in German]. Helv Chim Acta. 1954;21(5-6):499-533.
[25] Moore KJ, Sheedy FJ, Fisher EA. Macrophages in atherosclerosis: a dynamic balance. Nat Rev Immunol. 2013;13:709-21.
[26] Siracuse JJ, Chaikof EL. The pathogenesis of diabetic atherosclerosis. In: Diabetes and peripheral vascular disease. Totowa: Humana Press; 2012. p. 13-26.
[27] Seretny M, Colvin L. Pain management in patients with vascular disease. Br J Anaesth. 2016;117:ii95-ii106.
[28] Benzon HT, et al. Neurochemistry of somatosensory and pain processing. In: Essentials of pain medicine. Philadelphia: Elsevier; 2008.
[29] Neumann S, Doubell TP, Leslie T, Woolf CJ. Inflammatory pain hypersensitivity mediated by phenotypic switch in myelinated primary sensory neurons. Nature. 1996;384: 360-4.
[30] Waldmann R, Lazdunski M. H -gated cation channels: neuronal acid sensors in the NaC/DEG family of ion channels. Curr Opin Neurobiol. 1998;8:418-24.
[31] England JD, Ferguson MA, Hiatt WR, Regensteiner JG. Progression of neuropathy in peripheral arterial disease. Muscle Nerve. 1995;18:380-7.
[32] Weinberg DH, Simovic D, Isner J, Ropper AH. Chronic ischemic monomelic neuropathy from critical limb ischemia. Neurology. 2001;57:1008-12.
[33] Fujimura H, Lacroix C, Said G. Vulnerability of nerve fibres to ischaemia. Brain. 1991;114:1929-42.
[34] Ross JL, Queme LF, Lamb JE, Green KJ, Ford ZK, Jankowski MP. Interleukin 1β inhibition contributes to the antinociceptive effects of voluntary exercise on ischemia/reperfusioninduced hypersensitivity. Pain. 2017;159(2):380-92.
[35] Rüger LJ, Irnich D, Abahji TN, Crispin A, Hoffmann U, Lang PM. Characteristics of chronic ischemic pain in patients with peripheral arterial disease. Pain. 2008;139:201-8.
[36] Gevirtz C. Pain management in peripheral vascular disease. Semin Cardiothorac Vasc Anesth. 1999;3:182-90.
[37] Lang PM, Schober GM, Rolke R, Wagner S, Hilge R, Offenbächer M, Treede R-D, Hoffmann U, Irnich D. Sensory neuropathy and signs of central sensitization in patients with peripheral arterial disease. Pain. 2006;124:190-200.
[38] Woolf CJ. Central sensitization: implications for the diagnosis and treatment of pain. Pain. 2011;152(3 Suppl): S2-15. https://doi.org/10.1016/j.pain.2010.09.030.
[39] Mense S. Nociception from skeletal muscle in relation to clinical muscle pain. Pain. 1993;54:241-89.
[40] Gordon T, Kannel WB. Predisposition to atherosclerosis in the head, heart, and legs. The Framingham study. JAMA. 1972;221(7):661-6.
[41] Rice TW, Lumsden AB. Optimal medical management of peripheral arterial disease. Vas Endovas Surg. 2006; 40(4): 312-27.
[42] Jonason T, Bergström R. Cessation of smoking in patients with intermittent claudication: effects on the risk of peripheral vascular complications, myocardial infarction and mortality. Acta Med Scand. 1987;221(3):253-60.
[43] Gerhard-Herman M, et al. 2016 AHA/ACC guideline on the management of patients with lower extremity peripheral artery disease: executive summary. A report of the American College of Cardiology/American Heart Association task force on clinical practice guidelines. Circulation. 2016;135(12): 1-273.
[44] Gent M, et al. A randomised, blinded, trial of clopidogrel versus aspirin in patients at risk of ischaemic events (CAPRIE) CAPRIE Steering Committee. Lancet. 1996;348(9038):1329-39.
[45] Burdess A, et al. Randomized controlled trial of dual antiplatelet therapy in patients undergoing surgery for critical limb ischemia. Ann Surg. 2010;52(6):37-42.
[46] Belch JJ, et al. Results of the randomized, placebo-controlled clopidogrel and acetylsalicylic acid in bypass surgery for peripheral arterial disease (CASPAR) trial. J Vasc Surg. 2010;52(4):825-33.
[47] Tepe G, Bantleon R, et al. Management of peripheral arterial interventions with mono or dual antiplatelet therapy--the MIRROR study: a randomised and double-blinded clinical trial. Eur Radiol. 2012;22(9):1998-2006.
[48] Anand S, Bosch J, Eikelboom J, Connolly S, et al. Rivaroxaban with or without aspirin in patients with stable peripheral or carotid artery disease: an international, randomised, doubleblind, placebo-controlled trial. Lancet. 2017;391(10117):219-29.
[49] Anand S, Yusuf S, Xie C, et al. Oral anticoagulant and antiplatelet therapy and peripheral arterial disease. N Engl J Med. 2007;357(3):217-27.
[50] Mohler E, Hiatt WR, et al. Cholesterol reduction with atorvastatin improves walking distance in patients with peripheral arterial disease. Circulation. 2003;108(12):1481-6.
[51] Whelton PK, Carey RM, et al. 2017 ACC/AHA/AAPA/ABC/ACPM/AGS/APhA/ASH/ASPC/NMA/PCNA guideline for the prevention, detection, evaluation, and management of high blood pressure in adults. JACC. 2017; 71(19):e127-248.
[52] Yusuf S, Sleight P, et al. Effects of an angiotensin-converting-enzyme inhibitor, ramipril, on cardiovascular events in high-risk patients. N Engl J Med. 2000;342(3): 145-53.
[53] Vartanian S, Conte MS. Surgical intervention for peripheral arterial disease. Circ Res. 2015;116:1614-28.
[54] Bedenis R, Stewart M, Cleanthis M, Roblcss P, Mikhailidis DP, Stansby G. Cilostazol for intermittent claudication. Cochrane Database Syst Rev. 2014;10:CD003748.
[55] Salhiyyah K, Senanayake E, Abdel-Hadi M, Booth A, Michaels JA. Pentoxifylline for intermittent claudication. Cochrane Database Syst Rev. 2015;1:CD005262.
[56] Kranke P, Bennett M, Roeckl-Wiedmann I, Debus

S. Hyperbaric oxygen therapy for treating chronic wounds. Cochrane Database Syst Rev. 2015;2:CD004123.
[57] Norgren L, Hiatt WR, et al. Inter-society consensus for the management of peripheral arterial disease (TASC II). J Vasc Surg. 2007;45(Suppl S):S5-S67.
[58] Belch J, Hiatt WR, et al. Effect of fibroblast growth factor NV1FGF on amputation and death: a randomized placebo-controlled trial of gene therapy in critical limb ischemia. Lancet. 2011;377(9781):1929-37.
[59] Muona K, Mäkinen K, et al. 10-year safety follow-up in patients with local VEGF gene transfer to ischemic lower limb. Gene Ther. 2012;19(4):392-5.
[60] Morishita R, Makino H, et al. Phase I/IIa clinical trial of therapeutic angiogenesis using hepatocyte growth factor gene transfer to treat critical limb ischemia. Arterioscler Thromb Vasc Biol. 2011;31(3):713-20.
[61] Fadini GP, Agostini C. Autologous stem cell therapy for peripheral arterial disease metaanalysis and systematic review of the literature. Atherosclerosis. 2010;209(1):10-7.
[62] Liu Y, Xu Y, Fang F, Zhang J, Guo L, Weng Z. Therapeutic efficacy of stem cell-based therapy in peripheral arterial disease: a meta-analysis. PLoS One. 2015;10(4):e0125032.
[63] Hamburg N, Balady GJ. Exercise rehabilitation in peripheral artery disease: functional impact and mechanisms of benefits. Circulation. 2011;123(1):87-97.
[64] Gardner AW, Poehlman ET. Exercise rehabilitation programs for the treatment of claudication pain. A meta-analysis. JAMA. 1995;274(12):975-80.
[65] Tsai JC, Chan P, et al. The effects of exercise training on walking function and perception of health status in elderly patients with peripheral arterial occlusive disease. J Intern Med. 2002;252(5):448-55.
[66] Murphy T, et al. Supervised exercise versus primary stenting for claudication resulting from aortoiliac peripheral artery disease, six-month outcomes from the claudication: exercise versus endoluminal revascularization (CLEVER) study. Circulation. 2013;125:130-9.
[67] Fakhry F, Spronk S, et al. Endovascular revascularization and supervised exercise for peripheral artery disease and intermittent claudication: a randomized clinical trial. JAMA. 2015;314(18):1936-44.
[68] Frontera W, DeLisa JA. DeLisa's physical medicine & rehabilitation, practices and principles. Philadelphia: Lippincott, Williams & Wilkins; 2010.
[69] Naoum J, Arbid EJ. Spinal cord stimulation for chronic limb ischemia. Methodist Debakey Cardiovasc J. 2013;9(2):99-102.
[70] Jivegård LE, Augustinsson LE, et al. Effects of spinal cord stimulation (SCS) in patients with inoperable severe lower limb ischemia: a prospective randomized controlled trial. Eur J Vasc Endovasc Surg. 1995;9(4):421-5.
[71] Reig E, Abejón D. Spinal cord stimulation: a 20-year retrospective analysis in 260 patients. Neuromodulation. 2009;12(3):232-9.
[72] Andersen C. Noninvasive assessment of lower extremity hemodynamics in individuals with diabetes mellitus. J Vasc Surg. 2010;52(3 Suppl):76-80.
[73] Byrne P, Provan JL, et al. The use of transcutaneous oxygen tension measurements in the in the diagnosis of peripheral vascular insufficiency. Annals of Surg. 1984;26(3):159-65.
[74] Amann W, Berg P, Gersbach P, Gamain J, Raphael JH, Ubbink DT, European Peripheral Vascular Disease Outcome Study SCS-EPOS. Spinal cord stimulation in the treatment of nonreconstructable stable critical leg ischaemia: results of the European peripheral vascular outcome study (SCS-EPOS). Eur J Vasc Endovasc Surg. 2003;26(3):280-6.
[75] Ubbink DT, Vermeulen H. Spinal cord stimulation for non-reconstructable chronic critical leg ischaemia. Cochrane Database of Syst Rev. 2013;2:CD004001. https://doi.org/10.1002/14651858.CD004001.pub3.
[76] Farber A, Eberhardt RT. The current state of critical limb ischemia. JAMA Surg. 2016;151(11):1070-7.
[77] Aboyans V, Ricco JB, et al. 2017 ESC guidelines on the diagnosis and treatment of peripheral arterial diseases, in collaboration with the European Society for Vascular Surgery (ESVS): document covering atherosclerotic disease of extracranial carotid and vertebral, mesenteric, renal. Eur Heart J. 2017;39(9):1-71.
[78] Shishehbor M, Jaff MR. Percutaneous therapies for peripheral artery disease. Circulation. 2016;134:1-33.
[79] Inoue S, Koyama H, et al. Pathogenetic heterogeneity of in-stent lesion formation in human peripheral arterial disease. J Vasc Surg. 2002;35(4):672-8.
[80] Krankenberg H, Tubler T, et al. Drug-coated balloon versus standard balloon for superficial femoral artery in-stent restenosis: the randomized femoral artery in-stent restenosis (FAIR) trial. Circulation. 2015;132(23):2230-6.
[81] Dippel E, Makam P, et al. Randomized controlled study of excimer laser atherectomy for treatment of femoropopliteal in-stent restenosis: initial results from the EXCITE ISR trial (EXCImer laser randomized controlled study for treatment of FemoropopliTEal in-stent restenosis). JACC Cardiovasc Interv. 2015;8(1 Pt A):92-101.
[82] Bradbury AW, Adam DJ, et al. Bypass versus Angioplasty in Severe Ischaemia of the Leg (BASIL) trial: an intention-to-treat analysis of amputation-free and overall survival in patients randomized to a bypass surgery-first or a balloon angioplasty-first revascularization strategy. J Vasc Surg. 2010;51:5-17.
[83] Hooi JD, Kester A, et al. Asymptomatic peripheral arterial occlusive disease predicted cardiovascular morbidity and mortality in a 7-year follow-up study. J Clin Epidemiol. 2004;57(3):294-300.
[84] Swaminathan A, Sreekanth V, et al. Lower extremity amputation in peripheral artery disease: improving patient outcomes. Vasc Health Risk Manag. 2014;10:417-24.
[85] Jones WS, Patel MR, et al. High mortality risks after major lower extremity amputation in Medicare patients with peripheral artery disease. Am Heart J. 2013;165(5):809-15.